经方治疗脾胃病医案

JINGFANG ZHILIAO PIWEIBING YIAN

主　审　姚乃礼

主　编　马继征　刘绍能　谢　胜

编　者　（以姓氏笔画为序）

丁佳媛　马继征　王东方　刘礼剑

刘园园　刘绍能　刘瑞华　刘慧敏

杜佳雪　宋德超　张　荣　张易从

周文强

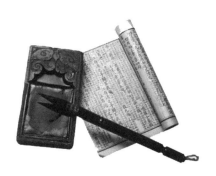

河南科学技术出版社

·郑州·

内容提要

　　临床疗效是中医的魅力源泉，临床疗效的基础在于经典。本书收集整理了20世纪初以来应用经方治疗脾胃病的典型医案，共纳入的经方有161方，每条方下包含该方的原文、组成与用法、功能与主治、临床病案选录等内容，力求部分呈现20世纪初以来应用《伤寒论》《金匮要略》中经方治疗脾胃病的经验，反映经方家论治脾胃病的特色，将经方的传承发展与专科疾病的防治相结合，以前人经验为鉴，更加系统、深入地总结经方治疗脾胃病的经验，开阔诊治思路、提高临床疗效并推动仲景学说的传承与发展。本书适合中医临床、教学、科研工作者和广大中医院校研究生、大学生及中医爱好者阅读参考。

图书在版编目（CIP）数据

　　经方治疗脾胃病医案/马继征，刘绍能，谢胜主编. —郑州：河南科学技术出版社，2021.2
　　ISBN 978-7-5725-0204-0

　　Ⅰ.①经… Ⅱ.①马… ②刘… ③谢… Ⅲ.①脾胃病—医案—汇编 Ⅳ.①R256.3

　　中国版本图书馆 CIP 数据核字（2020）第 223043 号

出版发行：河南科学技术出版社
　　　　　北京名医世纪文化传媒有限公司
　　　　　地址：北京市丰台区万丰路 316 号万开基地 B 座 1-115　　邮编：100161
　　　　　电话：010-63863186　010-63863168
策划编辑：焦万田
文字编辑：张　远
责任审读：周晓洲
责任校对：龚利霞
封面设计：中通世奥
版式设计：崔刚工作室
责任印制：苟小红
印　　刷：河南瑞之光印刷股份有限公司
经　　销：全国新华书店、医学书店、网店
开　　本：720 mm×1020 mm　1/16　　印张：22.5　　字数：430 千字
版　　次：2021 年 2 月第 1 版　　2021 年 2 月第 1 次印刷
定　　价：88.00 元

前　言

　　本书收集整理了我国应用经方治疗"脾胃病"的典型医案,力求部分呈现应用经方论治脾胃病的经验,反映经方家论治脾胃病的特色。为便于学习掌握医案作者的用方经验,对涉及的具体经方,均于医案后附录经典原文加以相互对照,医案与医理相互印证,以期在品读精彩案例的同时,深刻领会经方条文的思想内涵和临床实用价值。

　　书中医案所涉及的"脾胃病"并非仅仅局限于消化系统疾病,而是"脾胃"所主或与"脾胃"互相影响的疾病:"脾主四肢",四肢手足感觉异常疾病;"脾开窍于口",口腔异味、舌体感觉异常及其他口腔黏膜疾病;"脾主运化",代谢相关疾病,如肥胖、高脂血症等;"脾统血",部分血液系统疾病;"卫出中焦""汗为水谷之液",营卫不和所致的寒热、汗出异常相关疾病;虽无相关西医诊断,从临床表现判断与胃食管反流病相关的喉咽部、心胸及背部疼痛、寒热不适等证候;基于"脑-肠轴"的认识,鉴于多种慢性脾胃病常伴有精神情志异常,亦选录部分情志相关病案;"胃不和则卧不安",长期失眠又容易诱发脾胃病,调理患者睡眠是论治脾胃病的重要途径,本书亦收录多则经方论治失眠验案;"阳明主润宗筋",部分男科疾病,足厥阴肝经"绕阴器",部分与"脾胃"密切相关的前阴病亦有收录;以腹痛为主要表现的妇科、外科系统疾病常就诊于脾胃科,故亦收录部分相关医案;与围绝经期综合征同步出现的"脾胃病",或以脾胃病常见症状为主要表现的围绝经期综合征,通过调理脾胃常能取得很好的效果,亦有部分收录。

　　本书参考使用的《伤寒论》《金匮要略》以宋版为依据。

　　本书收集的病案均为公开发表的案例,如有错漏,请以原文献为准。对病案中所使用药物的用法及剂量未作改动,部分药物的用量偏大,这是原作者的经验,仅供读者参考。

　　本书编写的目的在于将经方的传承发展与专科疾病的防治相结合,以前人经验为鉴,不断扩大经方适应证,探索经方防治脾胃病的新经验。借助对专科疾病的防治,促进经方回归临床,在努力提高临床疗效的基础上,更加系统、更加深入地总结经方防治"脾胃病"的经验,以此为突破口,开创经方应用新局面,推动仲景学说的传承发展。

　　由于编者水平有限,加之时间仓促,偏颇之处,敬请同道不吝赐教!

笔　者

目　录

经方治疗 脾胃病医案

1

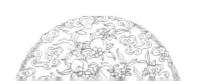

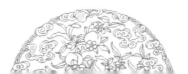

经方治疗

脾胃病医案

经方治疗

脾胃病医案

5

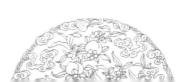

一、白 虎 汤

【原文】

《伤寒论》

176 条:伤寒,脉浮滑,以表有热,里有寒,白虎汤主之。

219 条:三阳合病,腹满身重,难以转侧,口不仁,面垢,谵语,遗尿。发汗则谵语;下之,则额上生汗,手足逆冷。若自汗出者,白虎汤主之。

350 条:伤寒脉滑而厥者,里有热,白虎汤主之。

【组成与用法】

知母六两,石膏(碎)一斤,甘草(炙)二两,粳米六合。

上四味,以水一斗,煮米熟,汤成去滓,温服一升,日三服。

【功能与主治】

清热生津。用于阳明气分热盛,胸中烦热,面红而垢,气粗身重,口鼻气热,小便短赤,不恶寒但恶热,鼻鼾,语言难出,谵语遗尿等,舌红,舌面干,苔少或白糙或干黑有芒刺,脉洪大滑数有力。

【临床病案选录】

1. 反流性食管炎

徐某,女,44 岁。

自诉近 3 个月来,胸中灼热而疼痛。经西医检查,诊断为反流性食管炎,几经中西医治疗,可病证仍在。刻诊:胸中灼热而疼痛,饮食时热痛明显,胃脘不适,口渴欲饮水而不解渴,轻微口苦,舌红苔薄黄,脉浮。辨证为阳明热盛证,其治当清泻盛热,以白虎汤加味。

石膏 45g,知母 18g,粳米 18g,炙甘草 6g,黄连 10g,银花 24g,连翘 24g,桂枝 6g,清半夏 12g。

7 剂,每日 1 剂,水煎,分 2 次服。

二诊:胸中灼热而痛明显减轻,口苦消除,又以前方 7 剂。之后,以前方加减变化用药 30 余剂,病证悉除。

(王付.经方实践论[M].北京:中国医药科技出版社,2006:148.)

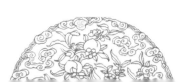

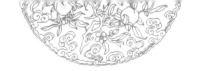

2. 消渴

王某某,男,43 岁。

1989 年 10 月 7 日初诊。患者鼻咽癌放疗后,口干引饮,就诊时携带一行军水壶,不时喝上几口,鼻塞,午后低热,臂部有乒乓球大疮肿,舌红绛苔少,脉弦。证属胃火亢盛,烧灼津液,病人引水自救。治宜泻胃养阴,生津止渴。

生石膏 60g,粳米、芦根各 30g,天花粉、生地各 25g,麦冬、元参、扁豆各 15g,知母 10g,甘草 5g,水煎服,每日 1 剂,连服 7 日。

10 月 14 日二诊:服药后好转,但仍口渴,舌脉同前,上方减扁豆,加莲子心 3g,连翘心 6g,7 剂。

10 月 21 日三诊:药后口渴程度大为减轻,就诊时不必携带水壶,疮肿已化脓,诉腰酸,上方去芦根、天花粉,加怀牛膝、忍冬藤、地龙干各 15g,7 剂。以上方加减,前后治疗 2 个月,共服药 60 剂,计用石膏 3060g,口渴减,饮水正常,臂部疮肿痊愈,余症随之消。

(朱世增. 俞长荣论伤寒[M]. 上海:上海中医药大学出版社,2009:385-386.)

3. 三叉神经痛

宋某,女,48 岁。

自诉:右侧面部阵发性针刺样疼痛,每次疼痛持续 5～10 分钟,进食与刷牙均诱发疼痛,西医诊断为三叉神经痛,多次服用中西药,可治疗效果不明显,近日疼痛明显而前来诊治。

刻诊:右侧面部针刺样疼痛且有热灼感,面部潮红,口干欲饮冷水,月经量多且色鲜红,小便黄赤,舌质红,苔略黄,脉浮紧。辨证为阳明热盛证,其治当清泻阳明盛热,以白虎汤加味。

石膏 45g,知母 18g,粳米 18g,生甘草 12g,生地 24g,黄连 12g,丹皮 12g。3 剂,1 日 1 剂,水煎 2 次,分 2 次服。

二诊:右侧针刺样疼痛明显减轻,面部潮红消除,又以前方 6 剂。之后,累计服用前方 20 余剂,疼痛解除。1 年后相遇,其曰一切尚好。

(王付. 经方实践论[M]. 北京:中国医药科技出版社,2006:147.)

4. 妇人惊恐痉病

有刘守书者,充电车公司查票员,生活小康,时而深夜迟归。其妻王氏,疑其别有金屋也,每瞷良人之所之,然终无所获。而刘已知之,亦不向其道破。一日,其妻知下班时间,刘必随车归公司,乃往公司前门较远之道旁候。候之颇久,心急意烦,当此心思别有专注之时,一切声息,均不入其耳鼓矣。于途旁踱来踱去,低首而思。有另一汽车驶来,轮胎声响,而彼不知觉也。迨车将至,司机者见途旁不让,诚恐招祸,立按喇叭,王氏忽惊此声,仓皇逃避至路旁,道上之汽车,已一掠而过,犹闻汽车司机工友之詈骂声也。王氏无奈,只得返家,沿途犹心跳不已,抵家后饮泣啜泣。无何,即恶寒发热,头重脑涨。至次日,即转烦躁不安,反复颠倒,神昏谵语,如见鬼神,不得一刻宁。口干齿垢,而唇焦脱皮,大渴欲饮,而舌色紫绛,两目红如中酒,目睛转动呆滞。如此情形,似应延医治之矣,然妻则恨不延医,夫亦忿而不理。再至第三日,则热极上冲于脑,忽发痉象,头项强直,手足拘挛,牙关亦紧,两目上窜。症至此时,其夫始延余治。

余既得其病之前情,迨诊查之后,断为由惊惧而皮毛开,由皮毛开而风邪入,由风邪入而寒热起,而迅至化热,由风邪所化之热,与肝郁之内热,合而上攻,于是痉象作矣。再参合其口干欲饮,烦躁热甚等种种症状,乃决为处方。以白虎汤合泻心汤,以清之泻之而除其热,加葛根、瓜蒌根,以清其经腧之热,加远志、石菖蒲,以镇其心中之悸,必得之矣。

生石膏三两,肥知母四钱,炙甘草二钱,锦纹军三钱,生黄芩三钱,上川连一钱,粉葛根四钱,瓜蒌根四钱,远志肉三钱,石菖蒲二钱。

服药之后,大便连下三次。在大便第一次下后,皮肤即继续有汗。三次下后,发热即大减,而痉象亦逐渐减退。翌晨刘君视之,痉已全止,而病者熟睡矣。迨一觉醒来,神识已清。无何,索饮粥汤少许,更觉安静,惟热仍未清。第二诊时,即将大黄稍减,又服一帖。大便复下三次,黄黑色已大减,热全退清,而心烦、口渴全止矣。至第三诊,既恐其余邪未清,再行复发,又虑其热痉伤津,须养阴液,乃改以凉膈散合增液法以为加减,而两面顾及之。

川大黄(酒洗)二钱,元明粉二钱,净连翘三钱,淡黄芩(酒炒)三钱,炙甘草一钱,生山栀三钱,润元参三钱,大麦冬三钱,鲜生地四钱。

连服两帖,神恬气静,津液已回,向之口干舌绛,齿垢唇焦者,均一一复旧,而病愈矣。

复思痉病之治,《金匮》已示汗下之大法,用泻心汤而不用承气者,因其热极而腹不满也,应避厚朴之燥。用蒌葛而不用桂枝者,因其但热而不恶寒,应避桂枝之温也。然此方之化裁,仍以《金匮》之大法所启悟。至后用增液法者,因王氏生儿已多,气血向感不足,加之肝郁之久,阴分早伤,今不得已,而用清凉泻下,病去养阴,又在所必须矣。至《金匮》奔豚篇中,有该病自惊恐得之之明文,余初尚疑之,今观王氏之痉病,亦有惊恐而得,更信仲景先师之不我欺也。

(余瀛鳌.中国百年百名.中医临床家·余无言[M].北京:中国中医药出版社,2001:79-81.)

5. 痿证

朱某,男,11个月。

1983年7月6日就诊。近来发热1个月,热退以后,两腿瘫软,上肢如常,胃纳一般,大便干结,小溲欠畅,两脉带滑,舌苔薄腻。阳明邪热,耗阴灼筋。治需清泄经热为主。

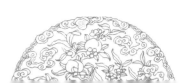

生石膏(先煎)20g,知母 6g,清甘草 3g,陈粳米(包)30g,生地 10g,鸡血藤 9g,车前草 20g,忍冬藤 9g,千年健 9g,伸筋草 9g,5 剂。

诊后回乡,自行连服,10 天后两腿有力,立行均可。于 1984 年 9 月随访,时已 18 月龄,步行如常。

（宋知行,王霞芳.董廷瑶《幼科撷要》[M].上海:百家出版社,1990:218.）

二、白虎加人参汤

【原文】

1.《伤寒论》

26 条:服桂枝汤,大汗出后,大烦渴不解,脉洪大者,白虎加人参汤主之。

168 条:伤寒若吐若下后,七八日不解,热结在里,表里俱热,时时恶风,大渴,舌上干燥而烦,欲饮水数升者,白虎加人参汤主之。

169 条:伤寒无大热,口燥渴,心烦,背微恶寒者,白虎加人参汤主之。

170 条:伤寒脉浮,发热无汗,其表不解,不可与白虎汤。渴欲饮水,无表证者,白虎加人参汤主之。

222 条:若渴欲饮水,口干舌燥者,白虎加人参汤主之。

2.《金匮要略》

《痉湿暍病脉证治第二》:太阳中热者,暍是也。汗出恶寒,身热而渴,白虎加人参汤主之。

【组成与用法】

知母六两,石膏(碎、绵裹)一斤,甘草(炙)二两,粳米六合,人参三两。

上五味,以水一斗煮,米熟汤成,去滓,温服一升,日三服。

【功能与主治】

辛寒清热,益气生津。用于阳明热盛,气津两伤,症见汗出过多,大烦渴,微恶风寒,舌红少津,脉洪大无力或虚大无力。

【临床病案选录】

1. 痢疾

曾治邑诸生王荷轩,年六十七,于中秋得痢证,医治二十余日不效。后愚诊视,

4

其痢赤白胶滞下行，时觉肠中热而且干，小便亦觉发热，腹中下坠，并迫其脊骨尽处亦下坠作疼，且眩晕，其脉洪长有力，舌有白苔甚厚。愚曰："此外感之热，挟痢毒之热下迫，故现种种病状，非治痢兼治外感不可。"

生石膏二两，生杭芍八钱，生怀山药六钱，野党参五钱，甘草二钱。

此即白虎加人参汤，以芍药代知母、山药代粳米也。煎汤两茶盅，分二次温饮下，日进一剂，两日痊愈。而脉象犹有余热，拟再用石膏清之，病家疑年高之人，石膏不可屡服，愚亦应聘他往。后二十余日其痢复作。延他医治疗，于治痢药中杂以甘寒濡润之品，致外感余热永留不去，其痢虽愈，屡次反复。延至明年季夏，反复甚剧，复延愚诊治，其脉象病证皆如前。因谓之曰："去岁若肯多服生石膏数两，何至有以后屡次反复，今不可再留邪矣。"仍投以原方，连服三剂病愈，而脉亦安和。

（张锡纯．医学衷中参西录［M］．石家庄：河北科学技术出版社，2007：4-5.）

2. 中暑

李某，女，35岁，小学教师。

因盛夏田间劳动，感受暑邪，发热汗出，烦渴喜饮，如当风乘凉，则皮肤粟起，汗出减少，体温增高；如用热水抹澡，则汗出增多，体温稍降，口渴益甚。小便赤涩，脉象虚大。此暑热蒸淫，腠理空疏，汗出太多，气阴两伤之故，法当清热去暑、益气生津为治，用白虎加人参汤。

石膏15g，知母10g，党参12g，粳米10g，甘草3g。服2剂，热退汗止，惟口尚渴，精神未复，后用生脉散泡水作饮料，以益气阴。

（谭日强．金匮要略浅述［M］．北京：人民卫生出版社，2006：42-43.）

3. 湿温肠出血证

同乡旅沪之许长林者，年53岁。

1943年患湿温伤寒。初未医治，至四五日后，始延闸北附近之医生治之。时医治外感病，通以豆豉、豆卷为首药，其他药味，不问可知。此顾亭林先生所谓"今之医师，其用药也，使人在于不死不活之间，迟延日久，而终至于死也"，可不惧哉？延至两星期，于夜间八时，忽然肛门出血，涓涓不止，再延附近西医，注射止血针药，仍然不止。至午后十二时，始延余往诊。其儿媳来时，叩门声甚急，启门视之，则泪流满面，告我来因，遂与同往。登楼诊视，则仰面而卧，周身苍白，面无血色，气息微促，不言不语，赤膊赤足，只着一短裤，满染鲜血。余问："体温何时降低。"其妻答曰："未下血前，终日热高，下午以后尤甚。今一出血，热度即行低降。"于是知其为湿温伤寒之肠出血矣。问："下血何如此之多。"曰："已换短裤两条矣，尚有旧布衬于下者，亦均濡湿。"再诊其脉，则沉细而数。两手均冰冷，因之再扪其胸腹及四肢，亦同样发凉。而病者则毫不怕冷，不盖被单。时虽当七月初旬，但在晚间小雨之后，至夜深气候颇凉，而病者四肢不收，亦颇若畏热者。病至此时，值得余之慎重考虑矣。

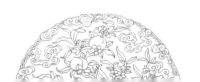

正沉思间，忽触及《伤寒论》中，有一条文云："身大寒，反不欲近衣者，寒在皮肤，热在骨髓也。"正此症矣。乃问病者曰："欲饮冷乎。"病者初无一语，此时忽张目问余曰："能冷饮乎？"余曰："莫问能不能，先问要不要。"病者曰："心中热煞，如何不要，家人不肯与我耳。"余令其妻速购大西瓜来。病者大声曰："许我食西瓜，死无怨矣。"因而书白虎加人参汤，再加黄芩、黄连、鲜生地、粉丹皮四味。

生石膏四两，肥知母四钱，炙甘草三钱，西洋参四钱，粳米一两，黄芩三钱，川连一钱五分，鲜生地一两（捣汁冲），粉丹皮四钱。

配方人去，买西瓜人来。立将西瓜剖开，以汤匙取汁与之，病者连吃数口，大呼称快，忽自起坐，夺瓜及匙，挖大块西瓜，连瓤啖之。七斤半重之大瓜，立尽其半，乃卧平称快不已。无何药来，令其先煎石膏，次下诸药，后下川连，俟药煎成，再将生地汁冲入，使病者服之。事有至怪者，当食西瓜之后，周身已渐觉转温，但尚未恢复至常温，病者自觉肛门血少。迨服药后，不一小时，而血渐止矣，体温亦复常。余乃辞去，嘱病者："西瓜少服，其所余之半，再分三次可也。二煎至十时左右再服。"及出门，已至四时，不知东方之即白也。

病者至十时，服二煎后，情形更佳，血不更出。但周身反又发热，仍欲西瓜。至下午四时，延余复诊。余察其热为中度，尚不过高。问："大便解否。"曰："未也。"余乃将原方中各药减量四分之一，再加粉葛根四钱，锦文军三钱，期其表里两解。再令以西瓜续与之。并嘱："以病者之需要为准，即要食时与食，不要食时，不勉强之。"迨服药之后，先得微汗，药二小时，而表热顿解。至夜间大便解后，里热亦除。据云其所下之粪，均为酱黑色，盖瘀血与粪便俱下也。再服清理余热，佐以调理之剂，数帖而痊愈。

（余瀛鳌．中国百年百名中医临床家丛书·余无言［M］．北京：中国中医药出版社，2001：19-21．）

4. 高热、贫血、巨脾

王某，男，25 岁，农民。

因持续高热伴显著贫血、脾肿大 10 天，于 1987 年 7 月 18 日入院。患者 9 年前曾患"肝炎"，经治疗而愈。平时除偶有齿龈出血外，无其他不适。入院前 10 天在田间干活，忽感头晕眼黑，心悸胸闷，体温达 39.2℃，当地医生按"中暑"治疗，体温持续不退，波动于 39～40℃，于 7 月 18 日转我院。

查体：T 38.8℃，P 92 次/分，R 22 次/分，BP 110/70mmHg，急性高热重病容，神清，明显贫血貌，全身皮肤黏膜未见黄染、出血点，心肺（-），肝上界于右锁骨中线第 6 肋间，下界于肋弓下 2cm，剑突下 5cm，中等硬度。脾大平脐，中等硬度，无触痛。

化验检查：血红蛋白 5g/dl，血小板 145×10^9/L，白细胞 6.4×10^9/L。分类正常，出凝血时间正常。血沉 59mm/h。血涂片未找到疟原虫、利朵小体。肥达反应

（一）。肝功能:黄疸指数 8U,射絮(＋),谷丙转氨酶 79U。尿常规:蛋白(＋),红、白细胞少数。骨髓象:增生性贫血。骨髓涂片未找到疟原虫。

入院后经用青霉素、链霉素、多西环素、激素等治疗 12 天,症状改善不明显,体温不退或退而复升。于 7 月 30 日请全市会诊,多数意见倾向于肝硬化继发胆系感染、脾功能亢进,但有些症状不符,未能确诊。患者拒绝转上级医院诊治,要求中医治疗。

一诊:壮热不寒,口渴,出汗,胸闷,呕恶,苔黄腻,脉洪大。分析:不恶寒,反恶热,表证已罢,邪已入里。高热、口渴、脉洪大,证属阳明经证;胸闷呕恶,舌苔黄腻,高热不退,病属邪伏膜原。治宜清阳明之热,驱膜原之邪。方投白虎汤合达原饮加减。

生石膏 90g,知母 15g,葛根 12g,柴胡 9g,常山 9g,草果 10g,厚朴 12g,槟榔 10g,白芍 15g,生甘草 10g,水煎服。

二诊:服上方 3 剂,体温降至 38℃左右,胸闷呕恶好转,黄苔渐退,患者已觉饥饿,饮食略增,仍感口渴。分析:热为阳邪,易损阴液。患者已高热 20 余日,阴液必伤,故口渴。治宜滋阴以清余热。方投白虎加参汤合增液汤加减。

生石膏 30g,知母 15g,生山药 30g,生甘草 10g,党参 15g,生地 30g,玄参 30g,麦冬 15g,花粉 30g,丹参 30g,赤芍 12g,水煎服。

三诊:服上方 3 剂后,体温正常,已不渴。患者仍面色苍白,倦怠乏力,肝脾肿大。分析:面色苍白,倦怠乏力,为气虚血亏。"气为血之帅""气行血则行",气虚,血行无力而瘀滞,聚而成痞块,即肝脾肿大,故气虚为其本,血瘀为其标。治宜益气生血,活血化瘀。方投当归补血汤加减。

黄芪 30g,丹参 30g,当归 12g,赤芍 12g,三棱 9g,莪术 10g,党参 15g,花粉 15g,知母 15g,鳖甲 12g,水煎服。

以上方偶有加减,共服 24 剂。患者饮食增加,精神、面色、体力明显好转,于 9 月 4 日自动要求出院。出院时复查血红蛋白升至 8g/dl,血沉、肝功能均恢复正常。肝脾明显回缩,肝于剑突下缩至 1cm,肋弓下已不能触及;脾缩小至左肋弓下 3cm。嘱患者出院后继续服药,以善其后。一月后患者遵嘱来院复查,血红蛋白 10g/dl,脾脏于肋弓下刚可触及。

[尚振铎．高热、贫血、巨脾一例治验[J]．江西中医药,1990,21(3):26-27.]

5. 中消善饥

张某,女,26 岁。

秋患中消证,消谷善饥,频频欲食,有时进食稍迟,即觉心中消热难忍,面部时觉烧热。初起每日食 15～16 碗,以后日渐加重,每日非 24～25 大碗不可。曾经多医治疗,月余未效。患者虽多食而形体消瘦,面有浮火,舌苔薄白,脉微带数。当用大剂白虎加人参汤,以怀山药代粳米加减以治之。

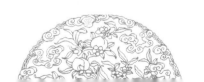

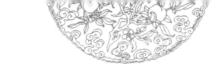

怀山药 30 g,西党参 12 g,生石膏 90 g,肥知母 9 g,生甘草 3 g,海蛤壳 12 g,粉干葛 9 g。

连服 5 剂,消证大减。原方再服 10 余剂而愈。并嘱其继服冬瓜饮多次以善其后。愈后 5～6 年未见复发。

[王金魁,谢娟娟.老中医谢天心应用石膏的独到经验[J].上海中医药杂志,1984(5):26-28.]

三、白虎加桂枝汤

【原文】

《金匮要略》

《疟病脉证并治第四》:温疟者,其脉如平,身无寒但热,骨节疼烦,时呕,白虎加桂枝汤主之。

【组成与用法】

知母六两,甘草二两(炙),石膏一斤,粳米二合,桂枝(去皮)三两。到之,每五钱,水一盏半,煎至八分,去滓,温服,汗出愈。

【功能与主治】

清热通络止痛。用于温疟,发热,身无寒但热,时呕吐,口渴,骨节烦疼,恶风,汗出不彻,舌暗红,脉弦数。

【临床病案选录】

太阳阳明合病发热

王品三,本为太阳伤寒,医者反以热药治之,以致传入阳明,热盛神昏,谵语遗尿,脉数急,苔渐黄,舌边尖皆红。一误再误,有进无退也,危险极巅,勉强遵令处方。

桂枝 3 g,石膏 24 g,知母 9 g,炙甘草 3 g,米仁 12 g,生地黄 12 g。

二诊:热减神清,好得过快,还恐有变。

桂枝 3 g,石膏 30 g,知母 9 g,炙甘草 4.5 g,米仁 24 g,细生地 12 g,天花粉 9 g。

三诊:大势已平,余邪未净。

麻黄 1.5 g,小生地 12 g,麦冬 9 g,杏仁 9 g,枇杷叶 9 g,甘草 3 g,鳖甲 9 g。

（范文甫．现代著名老中医名著重刊丛书——范文甫专辑［M］．北京：人民卫生出版社，2006：50．）

四、白术附子汤

【原文】

1.《伤寒论》

174 条：伤寒八九日，风湿相搏，身体疼烦，不能自转侧，不呕不渴，脉浮虚而涩者，桂枝附子汤主之。若其人大便硬，小便自利者，去桂加白术主之。

2.《金匮要略》

《痉湿暍病脉证第二》：伤寒八九日，风湿相搏，身体疼烦，不能自转侧，不呕不渴，脉浮虚而涩者，桂枝附子汤主之。若大便坚，小便自利者，去桂加白术主之。

【组成与用法】

附子(炮，去皮，破)三枚，白术四两，生姜(切)三两，甘草(炙)二两，大枣(擘)十二枚。

上五味，以水六升，煮取二升，去滓，分温三服。初一服，其人身如痹，半日许复服之，三服都尽，其人如冒状，勿怪，此以附子、白术并走皮内，逐水气未得除，故使之耳，法当加桂四两。此本一方二法：以大便硬，小便自利，去桂也；以大便不硬，小便不利，当加桂，附子三枚恐多也，虚弱家及产妇，宜减服之。

【功能与主治】

温阳化湿，祛风散寒。用于风湿相搏表阳虚而风偏盛之证，症见身体疼烦，不能自转侧，肢节不利，不呕不渴，大便坚，小便自利，脉浮虚而涩。

【临床病案选录】

胁痛

王某，女，49 岁。

1974 年 11 月 5 日初诊。患者罹患早期肝硬化，近年来肝区胀痛，神倦纳呆，面色灰黄，月经二月未转，近来畏寒肢冷，盗汗，脉沉细无力，苔白滑。肝气虚，脾阳弱，气血不足，拟温阳而补气血。

熟附块 9g，生白术 9g，桂枝 6g，炒白芍 9g，炙甘草 4.5g，当归 12g，鸡血藤 15g，

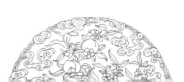

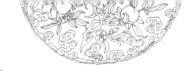

青陈皮各 4.5g。

二诊(1974 年 11 月 19 日):肝区疼痛得减,畏寒肢冷依然,经停已转,寐则多汗,面色萎黄,神疲,纳增,脉细,苔白润。方药合度,仍守前法再进:前方去青陈皮,加红花 6g,炙鳖甲 18g。

服上方后,症情又见好转,再守方掺入枣仁、牡蛎、党参、川芎等药连服 2 个月,肝区胀痛得除,形寒肢冷转温,面色灰黄见转,艰寐盗汗亦瘥。蛋白电泳:γ 球蛋白从 12.5％上升至 15.5％,血细胞沉降率从 35～65ml/h 下降至正常范围,并恢复工作。此后,随访半年余,证情稳定,未见反复。

(严世芸,郑平东,何立人. 张伯臾医案[M]. 上海:上海科学技术出版社,2003:66-67.)

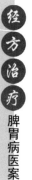

五、白 术 散

【原文】

《金匮要略》

《妇人妊娠病脉证并治第二十》:妊娠养胎,白术散主之。

【组成与用法】

白术四分,芎䓖四分,蜀椒(去汗)三分,牡蛎二分。

上四味,杵为散,酒服一钱匕,日三服,夜一服。但苦痛,加芍药;心下毒痛,倍加芎䓖;心烦吐痛,不能食饮,加细辛一两,半夏大者二十枚。服之后,若呕,以醋浆水服之;复不解者,小麦汁服之;已后渴者,大麦粥服之。病虽愈,服之勿置。

10

【功能与主治】

调理肝脾,温化寒湿。用于脾虚寒湿所致胎动不安,或胎萎不长,心腹痛,呕吐,脘胀,不能进食,食减,泛吐清涎。

【临床病案选录】

妊娠恶阻

汤某,女,30 岁。

1985 年 9 月 28 日诊。患者妊娠 3 月余,胸闷隔阻,恶心欲吐,胃脘胀满而痛,不能进食,嗳气吞腐,以致三个月来,每天只能进稀粥二两。双下肢冰冷,大便稀薄。苔薄舌质淡,脉沉细而滑。曾多次服疏肝益胃,降逆止呕之中药无效。余诊,辨为胃有寒湿,元阳亏虚。治宜温阳散寒,理气和胃,方宗《金匮》白术散加味。

当归 10g,白术 10g,川芎 10g,花椒 5g,细辛 3g,半夏 10g,牡蛎 12g,山楂 10g,二曲 10g。

服至 2 剂,即能进食。连服 3 剂,胃脘疼痛已平,饮食如常。随访足月顺产一男婴。

[何淑英.白术散治妊娠恶阻[J].四川中医,1987(6):37.]

六、白 通 汤

【原文】

《伤寒论》

314 条:少阴病,下利,白通汤主之。

315 条:少阴病,下利,脉微者,与白通汤;利不止,厥逆无脉,干呕,烦者,白通加猪胆汁汤主之。服汤,脉暴出者死;微续者生。

【组成与用法】

葱白四茎,干姜一两,附子(生,去皮,破八片)一枚。

上三味,以水三升,煮取一升,去滓,分温再服。

【功能与主治】

温经回阳,通阳止利。用于少阴寒化证,阴寒极盛,阳气虚衰,下利,恶寒,四肢厥冷,脉微。

【临床病案选录】

重症腹泻

卢某,女,41 岁。

腹泻已一个半月,每日 5 次以上,大便溏薄,食谷不化,近 2 日来,未进饮食,神志昏迷,形神疲乏,呼吸气短,两眶凹陷,面色红,两手躁动不安,手足虽热,但未去衣被,腹部凉。唇不焦,舌淡红,伸出时颤动,脉微细,重按几无。证为真寒假热,阴盛格阳危证,急投白通汤与参附汤加减。

附子 9g,干姜 6g,移山参 6g,葱白 4 茎。

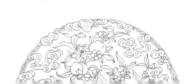

服上方 2 剂后,神志清楚,不再躁动,腹泻止,脉来有神,有饥饿感,乃喂食稀粥,改为香砂六君子汤健脾益气善其后,终获痊愈。

(张云鹏. 中国百年百名中医临床家丛书·姜春华[M]. 北京:中国中医药出版社,2002:165.)

七、白头翁加甘草阿胶汤

【原文】

《金匮要略》

《妇人产后病脉证并治第二十一》:产后下利虚极,白头翁加甘草阿胶汤主之。

【组成与用法】

白头翁二两,秦皮三两,黄连三两,黄柏三两,阿胶二两,甘草二两。
上六味,以水七升,煮取二升半,内胶,令消尽,分温三服。

【功能与主治】

清热坚阴,凉血解毒,燥湿止利。用于气血不足,下利伤阴。症见大便脓血,身卷乏力,心烦,发热,唇干口渴,腹痛,里急后重,舌红少苔,脉数无力。

【临床病案选录】

厥阴热痢

张某,女,49 岁。

子宫颈癌Ⅲ期,在放射性治疗之后一阶段,发生放射性直肠炎,食欲差,脉略弦,舌质红,有裂纹,苔淡黄。初用合霉素栓塞肛门数天,效果不显。六经辨证为厥阴热痢,肝火下迫,热甚伤阴。用白头翁加甘草阿胶汤加减。

白头翁 12g,秦皮 5g,黄柏 7g,黄连 2g,黄芩 7g,白芍 10g,玄参 7g,甘草 5g。

5 剂后,便次大减,日 5～6 次,稍有血性黏液,里急后重减轻,续以上方加阿胶、地榆炭、马齿苋等 10 余剂,大便正常,坚持完成放射疗程后出院。

(何任,张志民,连建伟. 金匮方百家医案评议[M]. 杭州:浙江科学技术出版社,1991:391.)

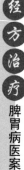

经方治疗 脾胃病医案

八、白头翁汤

【原文】

1.《伤寒论》

371条：热利下重者，白头翁汤主之。

373条：下利，欲饮水者，以有热故也，白头翁汤主之。

2.《金匮要略》

《呕吐哕下利病脉证治第十七》：热利下重者，白头翁汤主之。

【组成与用法】

白头翁二两，黄柏三两，黄连三两，秦皮三两。

上四味，以水七升，煮取二升，去滓，温服一升，不愈，更服一升。

【功能与主治】

清热除湿，凉血解毒。用于湿热痢疾，而见下利脓血，鲜紫相杂，腐臭较著，腹痛，里急后重，肛门灼热，发热，口渴，烦躁不安，甚至昏迷痉厥。舌红苔黄腻，脉滑数。

【临床病案选录】

急性细菌性痢疾

张某，女，14岁，学生。

患急性细菌性痢疾住某院治疗，静脉点滴，灌肠，肌内注射，口服药等多方治疗2天，体温仍达39.8℃，血便不止，5～8次/日，色鲜红无粪便，腹痛阵作。请中医会诊，查舌红苔白腻，脉滑数，口渴。尿黄，诊为湿热痢，治以白头翁汤。

白头翁30g，黄连10g，黄柏10g，秦皮6g。

因以血便为主，加生地榆12g，赤小豆(打)30g，嘱其在6个小时内将首剂药分3次服完。1剂药后腹痛大减，血便量少，便次亦减。3剂药服完，脉静身凉而安。

（裴永清．伤寒论临床应用五十论[M]．北京：学苑出版社，2005：239-240．）

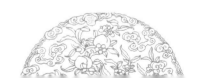

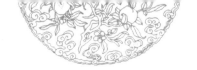

九、百合地黄汤

【原文】

《金匮要略》

《百合狐惑阴阳毒病证治第三》：百合病，不经吐、下、发汗，病形如初者，百合地黄汤主之。

【组成与用法】

百合（擘）七枚，生地黄汁一升。以水洗百合，渍一宿，当白沫出，出其水，更以泉水二升，煎取一升，去滓，内地黄汁，煎取一升五合，分温再服。中病即止，勿更取。大便当如漆。

【功能与主治】

润肺滋肾，清热凉血。用于百合病，症见神志恍惚，头晕目眩，心悸失眠，坐卧不宁，如寒无寒，如热无热，欲眠不眠，若有所思，行动异常，口苦而干，小便短赤。舌红少苔，脉细数。

【临床病案选录】

1. 百合病（神经官能症）

谢某，女，23岁。

患神经官能症，主诉经常头痛，失眠，眼冒金花，口干口苦，手足心烧，食欲有时好有时不好，月经提前，量少，小便短赤，大便秘结。若问其有无其他不适，则恍惚去来疑似有无之间。其人营养中等，面色如常，舌润无苔、边尖俱赤，脉象弦细而数。病已年余，西药如谷维素、安定片、利眠片、维磷补汁之类；中药如丹栀逍遥散、天王补心丹、六味地黄丸之类，遍尝不效。此《金匮》所谓"百脉一宗，悉致其病"，治宜滋养心肺之阴、佐以清热镇静，用百合地黄汤、百合知母汤、栝蒌牡蛎散、百合滑石汤合为一方：

百合23g，生地15g，知母10g，滑石10g，花粉12g，生牡蛎20g，淮小麦15g，生白芍10g，炙甘草6g，大枣3枚。

服10剂，口苦口干已好，小便转清，于原方去知母、滑石、花粉，加沙参15g，麦冬10g，枣仁10g，阿胶（蒸兑）10g，鸡子黄（冲服）2枚，连进20余剂，诸症悉平。

（谭日强．金匮要略浅述［M］．北京：人民卫生出版社，2006：55．）

经方治疗 脾胃病医案

2. 情志异常

岳某,男,55岁。

1989年3月受刺激后患神经官能症哭笑无常,喜说话,心中明白,口中说不清,稍激动即难以控制,甚至昏厥,须臾自醒,纳可,口干喜冷饮,失眠,心中烦热,头昏乏力,心悸易惊,神情抑郁,畏缩,面色晦暗,形瘦,舌红苔白腻,多齿痕,脉沉细弱。1991年6月15日初诊,方用百合地黄汤、甘麦大枣汤合生脉散加味。

百合30g,生地30g,甘草10g,小麦30g,红枣10枚,党参30g,麦冬30g,五味子15g,酸枣仁30g,柏子仁30g,菖蒲10g,远志10g,生龙牡各30g。

1991年11月13日家人告知,服上方30剂,病获痊愈,上班工作。

（万有生．中国百年百名中医临床家丛书·万有生[M]．北京:中国中医药出版社,2003:145-146.）

十、百合鸡子黄汤

【原文】

《金匮要略》

《百合狐惑阴阳毒病证治第三》:百合病,吐之后者,用后方主之。

【组成与用法】

百合(擘)七枚,鸡子黄一枚。先以水洗百合,渍一宿,当白沫出,去其水,更以泉水二升,煎取一升,去滓,纳鸡子黄,搅匀,煎五分,温服。

【功能与主治】

养阴清热,和胃润燥。用于百合病误吐后出现烦躁不安,嘈杂,干呕等。

【临床病案选录】

肝昏迷

患者王某,男,44岁。

因肝炎后肝硬化合并克-鲍二氏征,第二次出现腹水已9个月,于1970年9月4日入院。入院后经综合治疗,腹水消退,腹围减到71cm。1971年1月15日因食冷餐引起急性胃炎,予禁食、输液治疗。1月21日患者性格改变,一反平日谨慎寡言而为多言,渐渐啼哭不宁,不能辨认手指数目,精神错乱。考虑肝昏迷I度。因心电图上有V波出现,血钾3.26mmol/L,补钾后,心电图恢复正常,血钾升到4.3mmol/L。同时用谷氨酸钠,

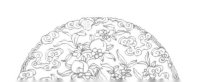

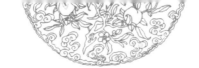

每日 23～46g,达 12 天之久,并用清营开窍、清热镇静之方。患者症状无改变,清晨好转,午后狂乱,用安定剂常不效,需耳尖放血,始能平静入眠,而精神错乱如故。考虑其舌红脉虚,神魂颠倒,乃从百合病论治,于 2 月 1 日起加用百合鸡子黄汤。

百合 30g,鸡子黄 1 枚,水煎服,每日 1 剂。

2 月 2 日患者意识有明显进步,因多次输入钠盐,腹水出现,加用氨苯蝶啶每日 200mg,并继用百合鸡子黄汤。2 月 3 日患者神志完全恢复正常,继用百合鸡子黄汤 2 剂后改服百合地黄汤。

百合 30g,生地 15g。

患者病情保持稳定。1971 年 3 月 21 日出院时,精神良好,如常人行动,腹水征(一),肝功能试验基本正常。1972 年 6 月与患者联系,情况保持良好。

(何任,张志民,连建伟.金匮方百家医案评议[M].杭州:浙江科学技术出版社,1991:30-31.)

十一、柏叶汤

【原文】

《金匮要略》

《惊悸吐衄下血胸满瘀血病脉证治第十六》:吐血不止者,柏叶汤主之。

【组成与用法】

柏叶、干姜各三两,艾三把。

上三味,以水五升,取马通汁一升,合煮取一升,分温再服。

【功能与主治】

温中止血。用于虚寒性吐血,症见吐血不止,面色萎黄,肢冷,精神不振,舌淡胖大,脉虚软无力。

【临床病案选录】

慢性胃窦炎并发出血

李某,女,65 岁。

1974 年 9 月 30 日初诊。年逾花甲,阴分本亏,阴阳不相为守,呕血,倾盆盈碗,色暗红,总量达 800ml,头晕胃脘胀痛,脉细,舌淡。前人谓:"吐血不止者,侧柏叶汤主之。"

侧柏叶 15g，干姜 3g，党参 9g，川连 2.4g，炒黄芩 4.5g，炒竹茹 6g，枳实 9g，仙鹤草 30g，煅牡蛎（先煎）30g。1 剂。

二诊（1974 年 10 月 1 日）：昨服降逆止血之剂，呕血止，便色深黄，头晕脘胀依然，脉苔同前。再守原方，前方续进 3 剂。

三诊（1974 年 10 月 4 日）：呕血未复发，大便色暗黄，头晕面色萎黄，胸闷脘胀，脉虚细，舌淡红。失血后，气血两伤，脾胃失健，拟调补气血而健脾胃。

党参 15g，炒白术 9g，淮山药 15g，炒当归 12g，炒白芍 12g，炙甘草 4.5g，制香附 6g，砂仁（后下）2.4g，侧柏叶 12g。

服 5 剂，大便隐血阴性。

（严世芸，郑平东，何立人．张伯臾医案［M］．上海：上海科学技术出版社，2003：77-78．）

十二、半夏厚朴汤

【原文】

《金匮要略》
《妇人杂病脉证并治第二十二》：妇人咽中如有炙脔，半夏厚朴汤主之。

【组成与用法】

半夏一升，厚朴三两，茯苓四两，生姜五两，干苏叶二两。

上五味，以水七升，煮取四升，分温四服，日三夜一服。

【功能与主治】

理气降逆，化痰散结。用于气滞痰结致咽中如有炙脔的梅核气治疗。症见自觉咽中如有烤肉块梗阻不适，咯之不出，吞之不下，胸闷气塞感，咳嗽气喘，痰多胸闷，腹胀，恶心，呕吐，食欲不振，舌苔多厚腻，白腻，脉滑。

【临床病案选录】

1. 咽喉胀、吐血

初诊：周夫人，初病因惊悸，曾发热，服奎宁旋止。今稍见吐血，自觉咽喉胀，常冲逆失眠，食饮亦不多，脉甚弱。除神经与心脏衰弱外，无他病。

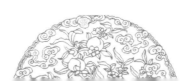

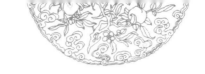

厚朴 4.5g,干姜炭 2.4g,大生地 18g,黑附块 6g,姜夏 12g,干苏叶 9g,谷麦芽各 9g,上肉桂(研末,饭丸吞)1.5g,焦山栀 9g,珍珠母(先煎)21g,茯苓 12g,陈皮 6g。

二诊:药后冲气遂平,咽头亦宽,血不复见,稍稍能寐。前方颇中肯,再斟酌损益之。

干姜(炒黑)3g,姜夏 12g,上肉桂(研末,饭丸吞)1.5g,白芍 6g,焦山栀 9g,小朴 4.5g,制首乌 9g,珍珠母(先煎)15g,云苓 15g,原钗斛 9g,大生地 18g,干苏叶 6g,银柴胡 6g。

三诊:精神颇复,能起坐,食亦稍增,喉但燥,不复胀。口苦,晡时两颊红,皆虚损之象,宜甘寒滋上,甘温养下。

天麦冬各 9g,当归 9g,桔梗 4.5g,黑山栀 9g,败龟甲 12g,远志肉 4.5g,甘中黄 6g,川芎 4.5g,制首乌 12g,人参(另煎,冲)2.4g,生龙骨(先煎)12g,玄参 9g,菟丝饼 12g,上肉桂(研末,饭丸吞)1.8g,煅牡蛎(先煎)30g,钗斛 9g。

(陈沛沛,杨杏林.陆渊雷医案[M].上海:上海科学技术出版社,2010:128-129.)

2. 围绝经期综合征

一妇人年四十六七,体格中等,肥胖型,年来常患月经不调,头晕耳鸣,因此常为妇科医生之座上客,同时也常来我处门诊。后来病情发展至卧床不起,心悸亢进,通宵失眠,邀余诊。脉细弦数,舌苔微白,望诊营养状态良好。体温及大小便均正常。主诉:常自觉气往上冲,忽而脑涨头晕,如颠如簸,颜面突然潮红,时而肢麻肉瞤,患者表情则呈特殊情状。目瞑不敢启视,语音极度轻微,其时最感苦恼者谓胸中有一股气,时时上塞咽喉,要她的女儿自上而下抚摩胸口。据云西医诊断为心脏病,高血压,神经衰弱。予考虑到上冲症状较显著,因投以柴桂龙牡汤,药后不见效应。再三思索,考虑到妇人更年期,可能是脏躁病类,七情所作,乃作梅核气论治。用半夏厚朴汤,一剂即见效。数剂后不仅梅核气消失,且心悸失眠等全部症状均随之而愈。

[朱世增.叶橘泉论医药(第一版)[M].上海:上海中医药出版社,2009:16-17.]

3. 气郁胃痛

胡某,男,46 岁。

某年初,陡患昏厥,急来邀诊。至则见患者牙关紧闭,口角流涎。询知在餐时因与家人争吵致此。并知素性抑郁,且有胃痛宿疾。触诊胃脘部作拒按状,脉弦滑舌苔白滑。此属气郁痰闭,上蒙清窍,以致形成闭证。急与苏合香丸 2 粒灌下,用以化痰理气,开闭醒脑。约 2 小时许,神志渐醒,惟胃脘疼痛又大发作。再与开郁理气和胃止痛之法。用《金匮》半夏厚朴汤(半夏、厚朴、紫苏叶、茯苓、生姜),加砂仁、橘红、制香附、佛手片与服。2 剂后,胃痛渐轻。再诊:前方加白芍、炙甘草、炒枳壳,参以柔肝和胃活营缓急之法。又服药 3 剂而病愈。

(湖北中医学院.李培生医学文集[M].北京:中国医药科技出版社,2003:209.)

十三、半夏麻黄丸

【原文】

《金匮要略》

《惊悸吐衄下血胸满瘀血病脉证治第十六》：心下悸者，半夏麻黄丸主之。

【组成与用法】

半夏、麻黄等分。

上二味，末之，炼蜜和丸小豆大，饮服三丸，日三服。

【功能与主治】

蠲饮降逆，通阳宣肺。用于水饮致悸的病证，症见心与胃脘处有悸动感，胸闷脘闷纳少，泛吐痰涎，舌苔白腻。

【临床病案选录】

1. 失眠

郭某，男，33岁。

1957年3月1日初诊。心悸失眠半年，屡用益气补血，宁心安神之剂罔效。现频发心悸，动则甚，伴胸脘痞满，肢寒纳少，舌苔白腻，脉沉缓。证属饮停心下（胃），治宜和中化饮，宣通阳气。投半夏麻黄丸治之。

半夏140g、麻黄120g，共末炼蜜如小豆大，饭前开水送服6g，每日3次。1个月后全症皆消。

[梅和平．半夏麻黄丸临床运用体会[J]．吉林中医药，1990，25(5)：27.]

2. 痞满

喻某某，女，47岁。住四川省眉山市。

1985年10月7日初诊。自诉病已二月，食少，腹胀，胃脘痞满不适，曾在院外服药10余剂，未见明显好转，即来我处求治。诊得患者形体偏胖，脘痞不舒，得食加剧。按之软。时呕清水，气短息促，二便正常，舌质淡红，苔薄白，脉沉缓，此为饮邪内阻，脾阳不运之证。方用半夏麻黄丸加味。

半夏10g，麻黄9g，茯苓15g，白术12g，炮干姜9g，炙甘草6g。

二诊：1985年10月13日。服前方2剂，脘痞减轻，呕吐已止。余证同前。前方加炒扁豆12g，炒麦芽12g，炒谷芽12g。

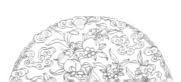

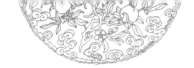

三诊：1985 年 10 月 17 日，服前方 2 剂，基本痊愈。前方加陈皮 12g，党参 15g，砂仁 6g。共 6 剂。共为末，炼蜜为丸，早晚各服 10g。

2 个月后随访，病已痊愈。

[周建国. 应用《金匮》半夏麻黄丸的体会[J]. 成都中医学院学报，1987，10(3)：32.]

十四、半夏泻心汤

【原文】

1.《伤寒论》

149 条：伤寒五六日，呕而发热者，柴胡汤证具，而以他药下之，柴胡证仍在者，复与柴胡汤。此虽已下之，不为逆，必蒸蒸而振，却发热汗出而解。若心下满而硬痛者，此为结胸也，大陷胸汤主之。但满而不痛者，此为痞，柴胡不中与之，宜半夏泻心汤。

2.《金匮要略》

《呕吐哕下利病脉证治第十七》：呕而肠鸣，心下痞者，半夏泻心汤主之。

【组成与用法】

半夏(洗)半升，黄芩三两，干姜三两，人参三两，黄连一两，大枣(擘)十二枚，甘草(炙)三两。

上七味，以水一斗，煮取六升，去滓再煎，再煎取三升，温服一升，日三服。

【功能与主治】

辛开苦降，和中消痞。用于寒热错杂，中焦痞塞，升降失常所致上腹部满闷不适，但按之无抵抗感，恶心，呕吐，腹泻，肠鸣，舌苔薄腻，黄腻，或黄白相兼，脉滑或弦滑。

【临床病案选录】

1. 慢性腹泻

吴某，女，33 岁。

有慢性肠炎病史 12 年，一直大便稀溏，夹有不消化食物，曾间断服药乏效。刻诊：上症仍在，大便每日 3～6 次，便色深黄，臭秽异常，心下痞闷，腹中鸣响，苔薄黄，脉沉。据证当为中气虚而湿热蕴结，治以苦寒清泄湿热，辛甘益气和中，半夏泻心汤加减。

黄芩9g,黄连3g,半夏9g,党参9g,干姜5g,炙甘草3g,茯苓9g,枳实5g。3剂,日一剂,水煎服。

药后大便成形,便次减少至每天2次,臭秽之气显减,但面色仍萎黄。原方加大枣4枚,又服9剂,便次每日仅1次,大便成形,余无不适,嘱以饮食调养。

(张喜奎.陈亦人医案医话[M].北京:中国中医药出版社,2012:92.)

2. 肥胖病

林某,男,40岁,工人。

1995年9月20日初诊:身高168cm,体重83kg。曾被确诊为"肥胖症""高脂血症",服西药及减肥中药多月,未效。近1个月来,日趋肥胖,竟增加到93kg。刻诊:自觉全身皮肤有绷紧感,身倦,神疲,嗜睡,口淡时苦,涎多,呕恶嗳气,纳增便软,肠鸣矢气,脉缓,舌淡,苔白腻,舌苔上有痰涎稠黏。腹诊:心下痞硬,按之微微不适,大腹便便,按之松软。此为太阴类病,痰湿内蕴,脾胃气机升降受阻,使脾主肌肉、四肢之职失司。法宜调和脾胃,辛开苦降。予半夏泻心汤加味。

半夏20g,黄芩、党参、干姜、荷叶各10g,黄连3g,大枣3枚,炙甘草3g,山楂30g。每日1剂。共服15剂,体重下降3.5kg,自觉神振脘舒,呕恶减少,大便成形。故不更方,仍宗上方化裁,续服15剂,体重又降4kg,臃肿体形渐消,心下痞硬之症稍减。原方加减继服15帖,体重降至80kg。继以上方煎汤代茶,每日频服,坚持两个月,体重降至75kg,血脂等各项指标均明显下降,接近正常范围。随访2年,一切正常。

(娄绍昆著,娄莘杉整理.中医人生——一个老中医的经方奇缘[M].北京:中国中医药出版社,2012:458-459.)

3. 胃脘痛(胃窦炎)

蔡某某,男,46岁。

1974年4月28日就诊。胃脘胀痛已四年,经上海某医院X线检查诊断为轻度胃窦炎。疼痛一般在冬季发作较明显,夏季较轻。白天活动后较轻,深夜较显。食欲不振,食后觉胀。喜食热物,喝牛奶时即泄泻。喜按喜暖。偶有头后疼痛,夜不易入睡。大便正常。脉浮细弦,重按无力。舌苔微黄根腻。诊为脾虚挟湿,胃气不展,虚中夹实,寒中蕴热。治拟苦辛芳合化,辅以甘温,予半夏泻心汤加减。

党参15g,半夏9g,干姜、黄连、黄芩各6g,砂仁4.5g,甘草3g。

上药服20剂,症状缓解。1977年12月底询知,胃脘痛未再发。

(朱世增.俞长荣论伤寒[M].上海:上海中医药大学出版社,2009:349.)

4. 失眠

陈某某,男,19岁。

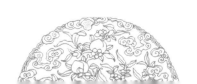

1975年5月6日就诊。两个月来经常失眠。近日食后辄吐食物,伴胃脘微痛,额前及脑后痛。记忆力减退。脉细弦,舌质红,苔黄腻。诊为脾虚肝郁、肝胃不和。治则疏肝和胃,予半夏泻心汤合左金丸加减。

潞党参15g,白术9g,半夏、黄连、黄芩、吴萸各6g,干姜3g,炙草4.5g,生姜2片,大枣3枚。服3剂。

至同年8月2日询知,药后诸症解除。

(朱世增.俞长荣论伤寒[M].上海:上海中医药大学出版社,2009:353.)

5. 胃脘痛(贲门失弛缓症)

张某,女,29岁。

1995年8月23日就诊。患者近3个月每因情绪波动、进食生冷或辛热等刺激性食物诱发胸骨下、上腹部疼痛。两天前因情绪激动,于进食时胸骨下及上腹部胀痛不适,伴有烧灼感,并放射至心前区及背部,有哽咽感,咽下困难,心下痞满,温温欲吐,体瘦身疲,大便干结,舌质红,苔腻色微黄,脉濡细。X线食管钡餐检查示"食管贲门失弛缓"。证属寒热中阻,脾胃失和,胃气上逆所致,治以和胃降逆,消痞开结。选方半夏泻心汤加味治之。

法半夏12g,川黄连6g,黄芩12g,干姜10g,炙甘草6g,党参15g,茯苓15g,大枣4枚,柿蒂10g,大黄10g。

服4剂后吞咽困难明显减轻,进食较前自然,上腹及胸骨下胀痛已消大半,大便已通,但仍胸闷欲吐,胃纳稍差,上方去大黄加神曲、鸡内金、素馨花调治,并另服香砂六君丸以巩固疗效,嘱节饮食,禁辛辣生冷,调情志,经治疗2个月余,诸症全消,饮食如常,体重渐增,随访1年未再发病。

(李赛美,朱章志.经方研究与临床发微[M].北京:人民卫生出版社,2008:257-258.)

6. 高脂血症

范某,女,56岁,退休干部。

1993年4月5日就诊,患糖尿病10余年。现症:牙痛,齿龈肿胀色淡,腹胀脘闷,便溏,心悸气短,手足麻木,眩晕,耳鸣,甚至头不能转动,转动则眩晕加重如坐舟中。体胖,面色黄虚浮。查:TG:6.74mmol/L,TG:2.24mmol/L,HDL-C:0.78mmol/L。舌苔白而厚腻,脉象濡微滑。诊为脾失运化,湿浊内停,郁久作热。治宜健脾和胃,除湿清热。方用葛根芩连汤合五苓散。

葛根15g,川黄连12g,黄芩12g,茯苓15g,泽泻10g,炒白术12g,桂枝10g。

药服2剂,牙痛已止。继服6剂,腹胀、便溏减轻,余症仍存。本病病程长,湿浊停滞日久,痞塞中焦,湿热互结影响水湿运化。治宜和胃除湿泻痞,方用半夏泻心汤合五苓散加减。

半夏10g,潞党参15g,炮干姜10g,川黄连6g,黄芩12g,茯苓12g,猪苓12g,泽

经方治疗 脾胃病医案

泻 12g,桂枝 10g,白术 12g,山楂 10g,薏苡仁 12g。

服药 3 剂,症状改善明显,继用上方调治 5 周血脂下降。TG:6.2mmol/L,TG:1.77mmol/L,HDL-C:1.06mmol/L。继续治疗 1 个月,血脂转为正常。

[石惠欣,袁国卿,杜妍. 经方治疗高脂血症的经验体会[J]. 河南中医药学刊,1997,12(6):23-24.]

十五、奔 豚 汤

【原文】

《金匮要略》

《奔豚气病证治第八》:奔豚气上冲胸,腹痛,往来寒热,奔豚汤主之。

【组成与用法】

甘草、芎䓖、当归各二两,半夏四两,黄芩二两,生葛根五两,芍药二两,生姜四两,甘李根白皮一升。

上九味,以水二斗,煮取五升,温服一升,日三夜一服。

【功能与主治】

下气降逆,清热调肝。用于血虚肝郁,化热上逆而致奔豚气病的证治。症见自觉气从少腹上冲至胸,脘腹或少腹疼痛,往来寒热。舌淡红,苔薄黄,少津,脉弦细或略数。

【临床病案选录】

1. 梅核气

潘某某,女,38 岁。

1991 年 8 月 27 日初诊。长期以来自觉咽喉阻塞不适,伴眩晕,耳鸣,嗳气,月经色暗黑,舌质淡红,苔根薄微黄,脉细弦。曾经多项检查,除乳腺小叶增生外无特异发现。拟为肝气郁滞,肝气上逆之证。治宜疏肝降逆,佐以甘缓宁神。

李根皮 15g,半夏 10g,葛根 15g,黄芩、白芍各 10g,当归、川芎各 6g,小麦 30g,甘草 6g,红枣 3 枚。

9 月 28 日复诊:服 6 剂,咽喉异物感消失,仅偶觉有痰阻喉间,伴胸膺胀,心悸,口臭,"口厚"。仍照上方去小麦、大枣,以免甘缓生痰,加瓜蒌仁宽胸通下。

至同年 11 月 9 日询知,上方续服 6 剂后,除痰仍较多外,诸症基本缓解(乳腺

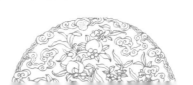

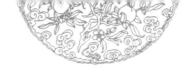

小叶增生仍在)。

（朱世增．俞长荣论伤寒［M］．上海：上海中医药大学出版社，2009：415．）

2. 奔豚证（更年期综合征）

欧阳某，女，48 岁。

1989 年 12 月 2 日初诊。患者平素性情急躁，月经失调 3 个月，经期延长，量多，色红，偶有血块，近来猜疑自己患了不治之症，忧思不安。诊见巅顶头痛，视物模糊，胸中烘热，自觉热气从少腹上冲，少腹微痛，夜寐不宁，舌暗红苔薄，脉沉细弦。病由经血过多，肝阴亏损，加之惊恐恼怒，肝气郁结化热，随冲气上逆所致。治宜养血平肝，降逆平冲，方用奔豚汤加减。

李根皮、粉葛根、双钩藤、淮小麦各 15g，黄芩、半夏、白芍、酸枣仁各 10g，当归 6g，甘草 5g，红枣 3 枚，每日 1 剂，连服 6 天，水煎服。

12 月 14 日二诊：上药服后，头痛消失，余症随之减。自行停药 1 周，又出现胸中烘热，少腹胀痛，热气上冲等症状，舌暗红苔薄，脉沉细。守前方再服 6 剂，诸症消除。嘱每月经前期服 3 剂，随访半年，顺利渡过更年期。

（朱世增．俞长荣论伤寒［M］．上海：上海中医药大学出版社，2009：402-403．）

3. 失眠

鄢某某，女，19 岁。

1988 年 11 月 12 日初诊。平素学习用功，成绩优异，年年考试均名列前茅，惜性格内向，而又好胜。今年 4 月间因成绩略逊，自感面上无光，由是耿耿于怀，中午不能入睡，此后又复失眠，伴思虑纷纭，心悸易惊，心烦躁急，甚则欲哭乃安，胸次不舒，健忘，小便黄，大便干结。2 年来月经紊乱（或数月一潮或一月两潮），量少。脉细数，唇舌红，苔黄中微灰。拟为肝郁化火，气上冲逆之证。治宜降逆下气，清肝宁神。

李根皮 15g，半夏 10g，葛根 15g，黄芩、白芍各 10g，当归、川芎各 6g，北柴胡 10g，百合 15g，甘草 5g。服 7 剂。

12 月 3 日因在外地，来信诉述：服药后，胸次通畅许多，思虑纷纭减轻，睡眠好转。照前方去柴胡，加知母、麦门冬各 10g，瓜蒌仁 15g。

上方服 15 剂，睡眠趋于正常，余症亦见好转，能继续学习，此后仍以奔豚汤为基本方加减，续服 28 剂，睡眠基本正常。1989 年秋如愿升学。

（朱世增．俞长荣论伤寒［M］．上海：上海中医药大学出版社，2009：416．）

4. 肠易激综合征

彭某，女，49 岁。

自诉：慢性腹泻已数年，屡经中西药治疗，可腹泻反复发作，曾经检查：大便细菌培养无异常，肠胃全消化道 X 线检查，提示肠运动加快，结肠袋形加深。诊为肠易激综合征，经用调节神经药及消炎药与维生素类药，均没有取得治疗效果，近日病证加重前来诊治。刻诊:腹泻发作加重或与情绪紧张有关,心烦急躁易怒,口干欲饮水,时有腹痛,腹中常有浊气上冲心胸,若浊气冲出于口则舒,舌质偏红,苔薄黄,脉略弦。辨证为肝热气逆证,其治当清肝降逆,以奔豚汤加味。

炙甘草 10g,川芎 6g,当归 12g,清半夏 12g,黄芩 6g,生葛根 15g,白芍 12g,生姜 12g,李根白皮 24g,防风 12g,白术 15g,黄连 9g。

6 剂,每日 1 剂,水煎 2 次,分 2 次服。

二诊:腹泻明显减轻,腹中气上冲消除,又以前方 6 剂。之后累计服用前方 20 余剂,数年腹泻得以解除。

(王付.经方实践论[M].北京:中国医药科技出版社,2006:241.)

5. 奔豚证

盛某,女,40 岁,农民。

初起头眩耳鸣,心悸不宁,肢体困倦,渐至卧床不起,且畏光惧明,乃闭户塞牖,躺于暗室,如此一卧不起,竟长达四年之久。但语声、饮食、二便正常,众皆惑为奇病。

1969 年盛夏,余往视之,见病人所居之卧室昏暗,门窗紧闭。询其病状,心悸而有恐惧感,目胀而眩,视物模糊,所见有如大雾弥漫之状;胸中闷痛,一阵阵犹如大水撞击,四肢疲倦乏力,不能动作,如稍微动作,其"大水撞心"便更加剧烈,心中愈是难忍,兼之泛泛欲吐;若见阳光,则眼珠胀而似欲进出。如此,既不能动作,又不敢见阳光,终日卧床于暗室而不起。四年多来,其饮食、二便均需人料理。

余欲望舌察色,欲将病人抬出外室诊察,患者坚决拒绝。因其神志清楚,语言清晰,乃遣四人将其稳稳抬出室外平放于卧榻上,患者竟然昏厥,四肢逆冷,口闭眼合,急以姜汤灌之,少时而醒,犹自以手扪胸,痛苦莫可名状。察其面色惨白,形容憔悴,蓬头垢面,秽气熏人,舌质淡红、苔灰白,脉弦而稍数。

详审此证,其言胸中闷痛,一阵阵犹如大水撞击,甚为难受,恰似奔豚之势;久居暗室之中,自觉心悸恐惧,实为惊恐之兆。其目胀、畏光、头眩、耳鸣,泛泛欲吐以及脉弦而稍数,当属肝阳亢逆之候。综观诸症,乃系肝气上逆而发为奔豚。此病奔豚猖盛,虽正气已虚,然究其所因,仍当以治奔豚为急务。乃取平肝和胃以降冲逆之法,用《金匮要略》奔豚汤加减。其火热不甚,减去黄芩之苦寒,脾虚饮泛,取用茯苓之淡渗。

李根白皮 30g,茯苓 15g,当归 12g,白芍 12g,川芎 6g,法半夏 10g,葛根 6g,甘草 6g,生姜 12g。

药进 3 剂,诸症缓解,服至 8 剂,信步出卧室。乃以六君子汤加当归、白芍,调理月余,恢复健康,嗣后追访,病已痊愈。

(熊继柏.熊继柏医论集[M].北京:中医古籍出版社,2005:198-199.)

6. 奔豚气(脑膜瘤切除术后继发腹型癫痫)

王某,男,57 岁,军人。

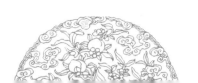

1976 年 7 月 14 日初诊。脑膜瘤手术切除术后,时有气从少腹上冲至口,头晕屋转,甚则昏倒,后头项胀痛,两足筋脉拘急,脉小弦滑,苔薄白腻,某医院诊断为继发性腹型癫痫,曾长期服用抗癫痫药物无法控制。据脉论证,为奔豚气也,乃由脾肾阳气不足,痰浊内生,肝气挟痰浊上逆而发。治拟温阳逐饮化痰降浊。

熟附片(先煎)9g,生白术 9g,福泽泻 15g,川桂枝 4.5g,茯苓 12g,葛根 9g,制半夏 9g,陈胆星 9g,石菖蒲 9g,炒当归 12g,生白芍 12g,白金丸(分吞)3g。稍加减服20 剂。

二诊(1976 年 8 月 3 日):头晕,气从少腹上冲之症本周只发 1 次,1 分钟即止,较前大为好转,后头项胀痛亦减,两足筋脉拘急依然,自汗盗汗,脉沉迟,苔薄腻。仍守前法增入益气养血之品。

熟附片 9g,生白术 9g,福泽泻 15g,川桂枝 4.5g,云茯苓 15g,炙甘草 3g,制半夏 9g,炒当归 12g,制熟地 12g,炙黄芪 15g,生白芍 12g,白金丸(分吞)3g。14 剂。

三诊(1976 年 8 月 18 日):劳则易发头晕,后头项板胀未作,两足筋脉拘急已平,出汗亦减,脉虚弦,苔薄腻已化,舌质淡红。痰浊已化,气虚两亏,虚风上扰渐平,原法迭投,更进一筹。

原方加生晒参(另煎代茶)9g。14 剂。

四诊(1976 年 9 月 1 日):头晕未发,后头项已舒适,口不干,精神转佳,脉沉细,舌淡有裂纹。气血两亏渐复,虚风得平,证势已有向愈之象。

熟附片 9g,炒白芍 9g,福泽泻 15g,潞党参 12g,炙黄芪 12g,全当归 12g,制熟地 12g,炒川芎 6g,制半夏 9g,云茯苓 12g,白金丸(分吞)3g。7 剂。生晒参(另煎代茶)9g。

(严世芸,郑平东,何立人 . 张伯臾医案[M]. 上海:上海科学技术出版社,2003:211-213.)

7. 奔豚证

黄某妻,45 岁,城关镇金溪村。恶寒发热,腹中作痛,感气从小腹上冲胸部,时逾旬日,口渴,苔白脉数。缘与邻居口角后而发病,遂以奔豚汤为治。

栝蒌根 16g,当归身 5g,生白芍 10g,川芎 3g,黄芩 10g,法半夏 6g,葛根 10g,甘草 4g,荆芥 5g。连服 4 剂寒热除,冲气平息。

(何任,张志民,连建伟 . 金匮方百家医案评议[M]. 杭州:浙江科学技术出版社,1991:123-124.)

十六、鳖甲煎丸

【原文】

《金匮要略》

《疟病脉证并治第四》：病疟，以月一日发，当以十五日愈，设不差，当月尽解。如其不差，当云何？师曰：此结为癥瘕，名曰疟母，急治之，宜鳖甲煎丸。

【组成与用法】

鳖甲（炙）十二分，乌扇（烧）三分，黄芩三分，柴胡六分，鼠妇（熬）三分，干姜三分，大黄三分，芍药五分，桂枝三分，葶苈（熬）一分，石韦（去毛）三分，厚朴三分，牡丹（去心）五分，瞿麦二分，紫葳三分，半夏一分，人参一分，䗪虫（熬）五分，阿胶（炙）三分，蜂窠（炙）四分，赤硝十二分，蜣螂（熬）六分，桃仁二分。

上二十三味，为末，取煅灶下灰一斗，清酒一斛五斗，浸灰，候酒尽一半，着鳖甲于中，煮令泛烂如胶漆，绞取汁，内诸药，煎为丸，如梧子大，空心服七丸，日三服。（《千金方》用鳖甲十二片，又有海藻三分，大戟一分，䗪虫五分，无鼠妇、赤硝二味，以鳖甲煎和诸药为丸）

【功能与主治】

消癥扶正，化瘀祛痰。用于痰瘀结成癥瘕，无论病在何部位，正气不甚虚者皆可应用，若正气虚弱，又当与补益药合用。

【临床病案选录】

1. 脾肿大

郭某，女，52岁。

脾肿大4～5年，5年前曾患定期发寒热，经县医院诊断为疟疾，运用各种抗疟疗法治疗，症状缓解，而遗留经常低热。半年后，经医生检查，发现脾大2～3cm，给予各种对症疗法，效果不佳，脾脏继续肿大。近1年来逐渐消瘦，贫血，不规则发热，腹胀如釜，腹痛绵绵，午后更甚。食欲不振，消化迟滞，胸满气促，脾大至肋下10cm，肝未触及，下肢水肿，脉数而弱，舌胖有齿印。据此脉证，属《金匮要略》所载之疟母，试以鳖甲煎丸治之。

鳖甲120g，黄芩30g，柴胡60g，鼠妇（即地虱）30g，干姜30g，大黄30g，芍药

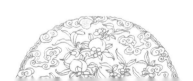

45g,桂枝 30g,葶苈 15g,厚朴 30g,丹皮 45g,瞿麦 15g,凌霄花 30g,半夏 15g,人参 15g,䗪虫 60g,阿胶 30g,蜂房(炙)45g,芒硝 90g,蛴螬 60g,桃仁 15g,射干 20g,以上诸药,蜜制为丸,每丸重 10g,日服 2 丸。

服完 1 料后,各种症状有不同程度的好转,下肢水肿消失。此后又服 1 剂,诸症悉平,脾脏继续缩小,至肋下 6cm,各种自觉均消失,故不足为患。遂停药,自己调养。

(赵明锐,赵树胆.经方发挥[M].北京:人民卫生出版社,2009:146.)

2. 肝硬化

彭某,男,41 岁。

患慢性肝病已 4 年,现肝脾肿大,肝肋下一指半,脾肋下半指,两胁胀痛,纳差,大便溏薄,唇、咽、舌尖均红,苔白,脉细弦。治拟健脾疏肝,活血理气,以四逆散加味及鳖甲煎丸同用。

柴胡 9g,延胡 9g,白芍 9g,枳壳 9g,甘草 6g,丹参 9g,丹皮 6g,连翘 9g,神曲 6g。5 剂。另鳖甲煎丸 6g,分 2 次吞服。

药后显著进步,续方 5 剂。后以鳖甲煎丸单服 1 个月左右。经西医内科检查,肝脾肿大显著缩小。

(张云鹏.中国百年百名中医临床家丛书·姜春华[M].北京:中国中医药出版社,2002:81-82.)

经方治疗 脾胃病医案

十七、柴胡桂枝干姜汤

【原文】

《伤寒论》

147 条:伤寒五六日,已发汗而复下之,胸胁满微结,小便不利,渴而不呕,但头汗出,往来寒热,心烦者,此为未解也,柴胡桂枝干姜汤主之。

【组成与用法】

柴胡半斤,桂枝(去皮)三两,干姜二两,栝楼根四两,黄芩三两,牡蛎(熬)二两,甘草(炙)二两。

上七味,以水一斗二升,煮取六升,去滓,再煎取三升,温服一升,日三服,初服微烦,复服汗出便愈。

【功能与主治】

和解少阳,温化水饮。用于少阳病兼水饮的证治,症见往来寒热,心烦,胸胁满微结,小便不利,渴而不呕,但头汗出。

【临床病案选录】

1. 风湿性心脏病喘满自利口渴

刘某,女,56岁。

既往风湿性心脏病房颤病史,近年曾有多次心功能不全发作,素服地高辛、美托洛尔、呋塞米、螺内酯等药物。2010年3月中旬,再次出现气促,夜间不能平卧,双下肢浮肿,小便减少。3月18日拟"心功能不全"入住我院,予抗心衰处理。3月21日,黄师查房,见患者面色晦暗,动则气促,口干唇燥,胸闷,胁痛,间有背痛,腹胀满,双下肢浮肿,小便减少,大便溏泄,8～10次/天。

师问众人:"此何方证?"皆答曰:"木防己汤证。"师曰:"非也。"此证兼有口干唇燥,胁痛,腹满,大便溏,此寒热错杂之证,非木防己汤所能治,亦非真武汤所能治。黄师曰:"此证诚非木防己汤一方可治,口干唇燥,胸满,胁痛,大便溏者,柴胡桂枝干姜汤证也。"众人恍然大悟,《伤寒论》147条:"伤寒五六日,已发汗而复下之,胸胁满微结,小便不利,渴而不呕,但头汗出,往来寒热,心烦者,此为未解也,柴胡桂枝干姜汤主之。"师常言,此汤证为胆热脾寒兼有血结,脾寒多于胆热。

柴胡24g,黄芩15g,桂枝30g,干姜15g,牡蛎(先煎)30g,花粉30g,甘草15g,防己24g,石膏90g。

4剂后,胸闷、气促大减,已能平卧。双下肢无浮肿,间有胁痛及背痛,大便6次。继续服药,10剂后,已无胸闷、胁痛等症,大便溏泄仍四次,单予柴胡桂枝干姜汤,干姜加至20g,出院继续门诊治疗。

(何莉娜,潘林平,杨森荣.黄仕沛经方亦步亦趋录——方证相对医案与经方问对[M].北京:中国中医药出版社,2011:27-28.)

2. 疟母

顾姓老人60余岁,农民。勤于耕种,酷暑暴雨,经常经受,岁时既久,寒热往来不清,头昏呕吐,胸中闷满,四肢无力,不思五谷,请医生诊治,认为暑湿相搏蕴于内,应用芳香化浊如青蒿白薇佩兰之属,服后毫无效果。另请医诊察,适热多寒少,热度较高,口渴欲饮,面红溲赤,时欲恶心。诊为瘅疟,用石膏知母甘草再加清暑之品。2剂后,热不退,腹部左侧膨胀不软,胸中更闷,不欲食,善呕恶,日夜不安。于是又请医求治。改弦易辙,予以温中之品,药服2剂,腹中较舒,寒热往来如故。遂遍访名医多人,治皆不效。闻祝医之名,请其医治。祝诊曰:"贵恙风寒之邪进入少阳,一剂小柴胡汤可愈者,何惜而不用欤!只见高热而用白虎,以致腹部胀满,左侧

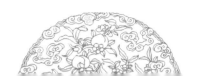

硬而不软,即气血积聚,此即疟母,乃脾脏肿大,疟疾形成疟母,如不刈其根,则疟疾不愈。"乃用柴胡桂枝干姜汤、达原饮、人参鳖甲煎丸法复方图治,直入少阳以祛风寒湿邪,再益正软坚以刈疟母。

柴胡、桂枝、炒白芍各 9g,淡干姜 6g,制川朴、草果各 9g,姜半夏、附片(先煎)各 12g,生牡蛎 30g,制南星 6g,人参鳖甲煎丸(包煎)9g,陈皮 9g。

服 3 剂,寒热时间已经缩短,左胁坚硬已经转软,腹胀渐松。再照前方加入人参 9g,又服 3 剂,诸症已消,已能食,精神日佳,面现红色。继续调治 1 个月以后,康复正常。

(招萼华.祝味菊医案经验集[M].上海:上海科学技术出版社,2007:106.)

3. 牝疟

李某,男,45 岁。

患牝疟,发作时畏冷发抖,虽盖厚被两床,仍然寒战不已、头痛身疼、恶心、呕吐、面色苍白,持续约 5 小时,后微热汗出而解,渴喜热饮,舌苔白滑,脉象弦细而濡。此寒湿久羁,阴盛阳衰,拟温寒散湿、助阳抗疟,先用熟料五积散,寒战时间缩短,诸症相应减轻,继用柴胡桂枝干姜汤。

柴胡 10g,酒芩 6g,桂枝 10g,干姜 6g,牡蛎 15g,甘草 3g,栝蒌根 10g,醋炒常山 10g,槟榔 10g,草果 5g。

服 3 剂疟止,后用四兽饮(党参、白术、法夏、茯苓、陈皮、草果、乌梅、甘草、生姜、大枣)以巩固疗效。

(谭日强.金匮要略浅述[M].北京:人民卫生出版社,2006:72.)

4. 口腔溃疡

患者,女,57 岁。

平常易出汗、鼻塞、易感冒。时有盗汗、易疲乏,时常有身体僵硬、浮肿感,肩周炎、耳鸣、口渴、口苦,时而面部发热。多年来口腔炎频繁复发,几乎每月一次,口腔内反复出现口疮,部位不定。身高 152cm,体重 53kg,皮肤色白、汗多,总是潮湿。舌略干,无苔,舌下静脉略扩张,腹软,余无特殊。2000 年 10 月初诊。初用柴胡桂枝干姜汤,后用柴胡桂枝干姜汤合当归芍药散,不久口腔内炎症不再出现,口渴、肩周炎、盗汗等亦改善。

[岩崎勋,金钟大,具春花译.柴胡桂枝干姜汤在口舌疾病中的应用[J].日本医学介绍,2002,11(23):525.]

5. 口腔扁平苔藓

患者,女,75 岁。

1993 年开始颊黏膜出现糜烂,渐成溃疡。在大学医学院口腔外科诊为扁平苔藓,治疗未见效,束手无策。1995 年 2 月来诊。身高 138cm,体重 52kg。两颊大臼齿附近有 1cm 左右红色糜烂,中央溃疡。舌略干,苔厚白,脉硬,腹软,仅有右胸胁苦满,余无异常。首先给予黄连解毒汤加甘草(颗粒),疼痛略减,溃疡程度按溃疡的分类是 H3～S1。继续治疗,其他症状仍不见好转。1996 年 2 月,开始服用柴胡桂枝干姜汤加山栀子治疗 1 个月,溃疡从 S1 转为 S2,以后溃疡不再发作,病若失。后病人因变形性膝关节症的膝痛,服用其他方剂,口腔内患处曾一过性变红,但未见溃疡。

[岩畸勋,金钟大,具春花译. 柴胡桂枝干姜汤在口舌疾病中的应用[J]. 日本医学介绍,2002,11(23):525.]

6. 腹胀(慢性乙型肝炎)

刘某某,男,54 岁。

患"乙型肝炎",然其身体平稳而无所苦,最近突发腹胀,午后与夜晚必定发作。发时坐卧不安,痛苦万分。刘老会诊其处,其家小恳请顺路一诊。患者一手指其腹曰:我无病可讲,唯夜晚腹胀,气聚于服,不噫不出,憋人欲死。问其治疗,则称中、西药服之无算,皆无效可言。问其大便则溏薄不成形,每日两三行。凡大便频数,则夜晚腹胀必然加剧。小便短少,右胁作痛,控引肩背酸楚不堪。切其脉弦而缓,视其舌淡嫩而苔白滑。仲景谓"太阴之为病,腹满,食不下,自利益甚"。故凡下利腹满不渴者,属太阴也。阴寒盛于夜晚,所以夜晚则发作。脉缓属太阴,而脉弦又属肝胆。胆脉行于两侧,故见胁痛控肩背也。然太阴病之腹满,临床不鲜见之,而如此证之严重,得非肝胆气机疏泄不利,六腑升降失司所致欤?亦肝脾共治,选柴胡桂枝干姜汤。

柴胡 16g,桂枝 10g,干姜 12g,牡蛎(先煎)30g,花粉 10g,黄芩 4g,炙甘草 10g。

此方仅服 1 剂,则夜间腹胀减半,3 剂后腹胀全消,而下利亦止。

(陈明,刘燕华,李方,等. 刘渡舟临证验案精选[M]. 北京:学苑出版社,2002:77-78.)

7. 肝硬化

费某,男,46 岁。

1965 年 8 月 20 日初诊。1961 年 6 月发现急性黄疸型肝炎,不断治疗,病情反复。近半年来,出现腹胀、腹水,某医院检查发现有食道静脉曲张、脾大,诊断为肝硬化腹水,服西药症状反而加重,而求中医治疗。现症:腹胀甚,胸胁满,纳差,嗳气,头晕目花,口干稍苦,有时鼻衄,舌苔白,脉沉弦滑。证属血虚水盛,水郁久化热,治以养血利水,与柴胡桂枝干姜汤合当归芍药散加减。

柴胡四钱,桂枝二钱,黄芩三钱,天花粉四钱,干姜二钱,炙甘草二钱,生牡蛎三钱,当归三钱,川芎三钱,白芍三钱,苍术三钱,泽泻五钱,茯苓四钱,生地炭三钱,阿胶三钱。

上药服十四剂,9 月 4 日复诊,口苦咽干已,鼻衄未作,腹胀稍减,改服茯苓饮合当归芍药散、五苓散:茯苓四钱,党参三钱,枳壳三钱,陈皮一两,苍术三钱,木香

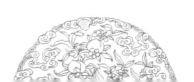

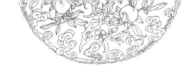

三钱,大腹皮三钱,木瓜三钱,当归三钱,白芍三钱,川芎二钱,桂枝三钱。

上药加减治疗五个月余,腹胀、腹满已不明显,下肢浮肿消,腹水明显减少。嘱其回原籍继续服药,并加服鳖甲煎丸,以图进一步好转。

(冯世纶.中国百年百名中医临床家丛书·胡希恕[M].北京:中国中医药出版社,2001:42-43.)

8. 舌痛

患者,74 岁,女性。

主诉:因短暂性脑缺血发作(TIA)和便秘,给予桃核承气汤,其效维持良好。一日,诉舌痛难忍,未见特殊应激刺激。患者的舌痛症状考虑到伤寒论条文中的"渴而不呕",给予柴胡桂枝干姜汤加桃核承气汤。复诊时舌痛完全消失,且未见复发。

[金钟大,具春花.舌痛症与柴胡桂枝干姜汤[J].日本医学介绍,2000,21(7):334.]

9. 寒热不调

刘某,女,73 岁。

1983 年 3 月 29 日初诊。昼日恶寒无汗,夜则发热汗出,已 40 余日。患者自今年春节后即罹此疾患,白天恶寒肢冷,自觉如坐于冷水之中,至晚间则但热不寒,口渴思饮,上半身出汗而下半身无汗,伴右胁肋隐痛不休,心中烦闷,周身酸困乏力,恶心时作,不思纳谷,大便 4～5 日一行,解而不畅。曾用过多种西药,迄无效应。刻下患者仍感寒战,胁肋疼痛,右胁下按之有饱满抵抗感,叩击痛(＋),大便已三日未行,欲解而难出,少腹坠胀。体温 36℃,舌淡红、苔薄白根部厚腻,脉沉细弦。证属少阳不和,水饮内停,治以和解少阳,温化水饮。柴胡桂枝干姜汤加味。

柴胡 20g,桂枝、干姜各 5g,黄芩、太子参各 10g,天花粉、牡蛎各 15g,制半夏、甘草各 6g。

服药 2 剂,遍体汗出,症情缓解,原方柴胡改为 10g,续服 2 剂,诸症告平。

[李廉诚.柴胡桂枝干姜汤治验[J].江苏中医,1984(5):35.]

十八、柴胡桂枝汤

【原文】

1.《伤寒论》

146 条:伤寒六七日,发热,微恶寒,支节烦疼,微呕,心下支结,外证未去者,柴胡桂枝汤主之。

2.《金匮要略》

《腹满寒疝宿食病脉证治第十》:《外台》柴胡桂枝汤方:治心腹卒中痛者。

【组成与用法】

桂枝(去皮)一两半,黄芩一两半,人参一两半,甘草(炙)一两,半夏(洗)二合半,芍药一两半,大枣(擘)六枚,生姜(切)一两半,柴胡四两。

上九味,以水七升,煮取三升,去滓。温服一升。本云,人参汤作如桂枝法,加半夏、柴胡、黄芩,复如柴胡法。今用人参作半剂。

【功能与主治】

和解少阳,兼以解表。用于太阳少阳并病的治疗。症见心下支撑闷结,心烦喜呕,发热恶寒,支节烦疼等。

【临床病案选录】

1. 面痛

韩某,女,80 岁。

2010 年 3 月 8 日初诊。右侧颜面部阵发性疼痛 2 年余,触碰即痛,呈刺痛。西医诊断为三叉神经痛,给予口服卡马西平等药物及口服中药治疗,效果欠佳。伴见睡眠极差,晚上咽干、盗汗,入睡后小腿易“抽筋”,足冷,纳食尚可,饮食不慎易腹泻。右侧颈部淋巴结肿大。无口苦,无尿频,无心下痞满。舌苔白,脉细弦。

辨六经属太阳、少阳合病,辨方证属柴胡桂枝汤加石膏方证,处方如下。

柴胡 12g,黄芩 10g,清半夏 15g,党参 10g,桂枝 10g,白芍 10g,炙甘草 6g,生石膏(先煎)45g,生姜 15g,大枣 4 枚。6 剂,水煎服。

2010 年 3 月 15 日二诊:疼痛减轻,诸症明显好转。舌苔白,脉细弦。上方加生龙骨、生牡蛎(先煎)各 15g,苍术 10g。6 剂,水煎服。

2010 年 3 月 22 日三诊:疼痛进一步减轻,睡眠基本正常,盗汗止,颈部淋巴结肿大减小,口中和,舌苔白,脉细。上方加吴茱萸 10g,6 剂,水煎服。

此后又复诊 2 次,上方稍作调整,继服 12 剂,临床治愈。

(李赛美．当代经方名家临床之路[M]．北京:中国中医药出版社,2010:37-38.)

2. 胁痛(肝硬化)

张某某,男,29 岁,公安人员。

患早期肝硬化半年余。乏力纳呆,呕恶不食,食难用饱,两胁胀痛,消瘦明显,尿黄口苦,舌暗苔白,脉弦不畅,诊为肝郁血滞兼气血不和,投以柴胡桂枝汤加味。

柴胡 12g,黄芩 9g,党参 12g,清半夏 12g,生姜 9g,桂枝 9g,白芍 9g,茜草 9g,

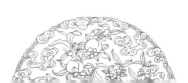

土鳖虫 9g,炙甘草 6g。

服药 7 剂后,自觉周身已不乏力,饮食有增,胁痛有减,自购原方连用 30 余剂,已无任何不适。促其去医院检查,结果正常,继以原方再进 30 剂后停药。3 年后遇见病人,面色佳,精神好,健康无病。

（裴永清．伤寒论临床应用五十论［M］．北京：学苑出版社，2005：241-242．）

十九、柴胡加龙骨牡蛎汤

【原文】

《伤寒论》

107 条:伤寒八九日,下之,胸满、烦惊,小便不利,谵语,一身尽重,不可转侧者,柴胡加龙骨牡蛎汤主之。

【组成与用法】

柴胡四两,龙骨、黄芩、生姜(切)、铅丹、人参、桂枝(去皮)、茯苓各一两半,半夏(洗)二合半,大黄二两,牡蛎(熬)一两半,大枣(擘)六枚。

上十二味,以水八升,煮取四升,内大黄,切如棋子,更煮一两沸,去滓,温服一升。本云柴胡汤,今加龙骨等。

【功能与主治】

和解少阳,通阳泄热,宁心安神。用于伤寒误下邪陷,出现胸满而烦,谵语惊惕,小便不利,一身尽重难于转侧。

【临床病案选录】

1. 纳呆、消瘦

吕某,男,66 岁。

近 10 个月来,咽中如有物阻,吞咽不畅,进食明显减少,每日仅能进食米粥一碗左右,进行性消瘦,体重下降 25kg,曾至某医院行全身检查,未发现器质性病变。2010 年 10 月 8 日患者前来住院,求助于中医。入院时见患者精神疲倦,消瘦,咽中有物阻感明显,吞咽不畅,进食少。偶有咳嗽,咯痰,痰白质黏。无胃脘部疼痛,无嗳气反酸,无腹痛黑便等。舌红,苔少,脉细弱。见其咽中如有物阻,予半夏厚朴汤加减。

川朴(后下)20g,法半夏24g,茯苓24g,苏叶15g,生甘草15g,桔梗15g,诃子10g,玄参20g。水煎内服,每日1剂。

服药3剂后,症状未见减轻。患者及家属甚焦急,请黄师前来查房。黄师查房时见患者语声低弱,形销骨立,言辞间流露出焦急之情。进一步追问,继诉10个月前爱女去世,始觉咽中有物不欲进食,常感头晕。但觉时有心悸,胸胁闷满,夜眠差。舌瘦红,无苔。黄师给予安慰与鼓励,并处方以柴胡加龙骨牡蛎汤加减。

生龙牡(先煎)30g,磁石(先煎)30g,柴胡24g,党参30g,大枣12g,桂枝12g,茯苓24g,法夏24g,五味子15g,黄芩15g,大黄6g。

水煎内服,每日1剂,共4剂。服药后患者吞咽不畅感明显减轻,纳差有所改善,每餐可进食米饭1碗,已无心慌心悸。患者信心大增,再予服上方4剂,患者吞咽不畅感消失,胃纳已恢复至发病前。黄师继以炙甘草汤调治,嘱出院后门诊治疗继续调养。

10月29日门诊,见患者精神饱满,心情开朗。自诉食欲大增,体重较入院时增加2kg,谈笑自若。仍予炙甘草汤酒水同煎,久服缓收全功。

(何莉娜,潘林平,杨森荣.黄仕沛经方亦步亦趋录——方证相对医案与经方问对[M].北京:中国中医药出版社,2011:89-90.)

2. 精神分裂症

孙某某,男,22岁。

1976年2月27日初诊。据称于本月15日开始发病。精神错乱,恐怖惊疑,不食不眠,目直神呆,情绪忧郁,时时叹息,胸胁抑闷,按之有蹙眉苦满感,大便偏干,间日1次。按中医理论,乃属阴证,阴盛则为癫,主要证候是胸胁苦闷,压迫感,是为柴胡汤证,因此授以柴胡加龙牡合温胆汤加减。

柴胡9g,半夏6g,黄芩6g,桂枝6g,朱茯苓9g,甘草6g,龙骨9g,牡蛎15g,远志4.5g。

4剂后,明显好转,又来复诊,略为加减,续服4剂而愈。

(朱世增.叶橘泉论医药[M].上海:上海中医药大学出版社,2009:297.)

3. 味觉消失

患者,男,43岁。

于1年前患精神分裂症,在精神病院治疗,近来味觉丧失,大便干结,曾用大黄粉、番泻叶之类治疗未效,改用柴胡龙骨牡蛎汤浸膏颗粒剂,每日6g,分3次口服,以及大黄甘草丸每日4g,分2次口服,服后味觉逐渐出现,3个月后味觉恢复三成,大便通畅,精神好转,并恢复阅读和工作能力,用药1年后,味觉完全恢复正常。

[杜顺福.味觉障碍的汉方治疗[J].日本医学介绍,2000,21(7):334.]

4. 唇周麻木、味觉障碍

患者,女,76岁。

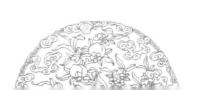

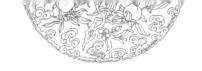

　　因患腰椎间盘突出症及忧郁症,长期用抗炎镇痛药及安定类安眠药治疗,服用12年后出现口唇周围麻木,继之发生味觉障碍,食不知味,只能感觉辛辣等刺激较剧烈的味道。用黄连解毒汤加大黄治疗后,口唇周围感觉好转,但味觉未改善,用柴胡加龙骨牡蛎汤治疗3个月后味觉恢复正常。

　　[杜顺福.味觉障碍的汉方治疗[J].日本医学介绍,2000,21(7):334.]

二十、柴胡加芒硝汤

【原文】

《伤寒论》

　　104条:伤寒十三日不解,胸胁满而呕,日晡所发潮热,已而微利,此本柴胡证,下之以不得利,今反利者,知医以丸药下之,此非其治也。潮热者,实也,先宜服小柴胡汤以解外,后以柴胡加芒硝汤主之。

【组成与用法】

　　柴胡二两十六铢,黄芩一两,人参一两,甘草(炙)一两,生姜(切)一两,半夏(洗)二十铢,大枣(擘)四枚,芒硝二两。

　　上八味,以水四升,煮取二升,去滓,内芒硝,更煮微沸,分温再服。不解,更作。

【功能与主治】

　　和解少阳,泄热去实。用于少阳兼阳明燥热证,日晡潮热,胸胁满而呕,烦躁,口渴,大便难解,舌红苔白或微黄,脉弦数。

【临床病案选录】

1. 胆囊结石

谢某,女,62岁。

　　2009年8月来诊。患者面色苍白,形体消瘦,胃脘胀闷,不思饮食,右胁下隐隐胀痛,背部困疼,口苦咽干,大便偏干,舌红,苔腻略黄,脉弦细数。曾在某医院确诊为胆囊炎、胆结石,患者不愿手术治疗。门教授诊后处方如下。

　　柴胡9g,黄芩6g,姜半夏9g,党参9g,白术12g,茯苓15g,炙甘草6g,郁金9g,片姜黄9g,芒硝(冲服)6g,生姜3片,大枣4枚。10剂,水煎服,每日1剂,饭前半小时服。

20 日后复诊,自诉服药后胀痛明显减轻,纳食转佳,大便正常,效不更方,前方剂量酌减,继服 15 剂,药后诸症消失,随诊 1 年无复发。

[麻莉,李霞,门九章.门九章教授治疗胆结石经验撷要[J].山西中医学院学报,2010,11(6):51-52.]

2. 黄疸

漆某,男,38 岁。

1997 年 5 月 11 日初诊。尿黄、身目黄 6 天,既往无肝炎病史。检查:肝功能 TBIL:194.5μmol/L,DBIL:132.4μmol/L,ALT:9701.9nmol/(s·L),AST:7834.9nmol/(s·L),凝血酶原活动度 34.5%,HBsAg(+),诊断为急性重症乙型肝炎。予中西药物治疗 1 周无效,TBIL 升至 275.2μmol/L,凝血酶原活动度降为 28.5%。诊见:患者身目深黄,黄色鲜明,口苦,时有呕吐,纳差,1 周来日晡潮热,T 37.5～38.2℃,舌红,苔黄,脉弦,证属少阳阳明合病。治以和解少阳,泻热去实,方以柴胡加芒硝汤加味。

柴胡、炙甘草、生姜、大枣各 6g,黄芩、党参各 10g,芒硝(冲服)9g,法半夏 12g,神曲 15g,金钱草 30g。4 剂,每天 1 剂,水煎服。

5 月 15 日二诊:服 4 剂,患者日晡潮热除,呕吐止,精神、食欲改善,大便通,守方七剂。

5 月 22 日三诊:服 7 剂后,皮肤黄染减退,尿黄变浅。查 TBIL:165.6μmol/L,DBIL:110.7μmol/L,ALT:6367.94nmol/(s·L),AST:6167.9nmol/(s·L),凝血酶原活动度 37%。治疗有效,继守方 7 剂。

5 月 29 日四诊:身目黄、尿黄明显减退,无口苦等,复查 TBIL:24.5μmol/L,DBIL:15.6μmol/L,ALT、AST 正常,凝血酶原活动度 80%,HBsAg(+),临床接近痊愈,带药出院。

柴胡、芒硝(冲服)各 6g,黄芩、茵陈各 10g,金钱草 15g。

7 剂后,复查肝功能各项指标均正常。

[王绪红,周秀荣,马月玲.经方治疗重症乙型肝炎验案 3 则[J].新中医,2002,34(11):64-65.]

3. 慢性胆囊炎急性发作

陈某,女,65 岁,退休。

1975 年 4 月 28 日住院。患者 3 天前右上腹疼痛,日渐加重,继而阵发性绞痛,向肩背放射。伴有往来寒热,胸胁胀满,恶心呕逆,口苦而干,大便 3 日未解,曾用解热镇痛药、抗生素治疗,无显效。查体:体温 38.1℃,脉搏 82 次/分,血压 150/90mmHg,急性病容,巩膜轻度黄染,右上腹压痛、反跳痛明显,肝脾未扪及。舌质淡红,薄白黄苔,脉弦细。既往有同类病史,曾在某医院做胆囊造影检查,诊断为慢性胆囊炎、胆石症。

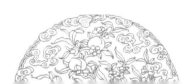

根据脉证,本是大柴胡汤证,因正气偏虚,故不用大柴胡汤,而用柴胡加芒硝汤加减。

柴胡10g,法夏10g,黄芩10g,党参12g,川楝子10g,郁金10g,白芍15g,海金沙15g,甘草5g,元明粉(冲服)10g,1剂,水煎服。

第2天,大便得通,腹痛减轻,继用原方去元明粉,3剂药后,体温正常,腹痛基本消失,余证减轻,仍照方服5剂,诸证消除,继以柴芍六君子汤调理。

[简丁山.柴胡汤类方治验一得[J].湖南中医学院学报,1984,(2):46-47.]

二十一、赤小豆当归散

【原文】

《金匮要略》

《百合狐惑阴阳毒病脉证治》:病者脉数,无热,微烦,默默但欲卧,汗出,初得之三、四日,目赤如鸠眼;七八日,目四眦黑。若能食者,脓已成也,赤小豆当归散主之。

【组成与用法】

赤小豆(浸,令芽出,曝干)三升,当归三两。

上二味,杵为散,浆水服方寸匕,日三服。

【功能与主治】

清热利湿,化瘀排脓。用于湿热蕴毒成脓的狐惑证,目赤如鸠眼,或目四眦黑,下血、先血后便,肠痈便脓及下部恶血诸疾,痔疮出血,赤白带下,心烦,默默但欲卧,有汗,舌暗红苔黄腻,脉数。

【临床病案选录】

1. 肝痈

毛某,男,50岁。2月诊。

右胁下胀痛,按之更甚,难以转侧,身热口渴,不时索饮,烦躁不宁。近日来胃纳反而转佳,恐脓已成矣。脉象滑数,舌苔薄黄。证属:气滞血瘀、肝络失疏。拟予化瘀排脓。

赤小豆(包)30g,酒炒归尾9g,酒炒赤芍6g,桃仁(杵)5g,制军5g,五灵脂(包)

9g,半枝莲12g,蒲公英15g,银花9g,净乳香5g,净没药5g,另吞小金丹1粒。

二诊:肝痈已成化脓之候,身热未退,胁部痛势依然,仍难转侧。继宗前法。

赤小豆(包)30g,酒炒归尾9g,酒炒赤芍6g,桃仁(杵)5g,制军5g,蒲公英15g,炒蒲黄9g,五灵脂(包)12g,败酱草15g,半枝莲15g,净乳香5g,净没药5g,另吞小金丹1粒。

三诊:两进化瘀排脓之剂,便下黑秽甚多,热势顿减,胁部胀疼渐缓,且能转侧安卧。脓去积瘀未净,再守原法继进。

(浙江省中医研究所等.现代著名老中医名著重刊丛书——叶熙春专辑[M].北京:人民卫生出版社,2006:102.)

2.痔疮

冯某,女,49岁,工人。

1988年10月31日入院。自诉痔疮出血20余年,1983年做过痔疮手术。近20天来大便下血较多,色鲜红,肛门肿痛,有异物感。头晕目眩,肢软,纳食无味,舌质淡红,苔薄黄,脉濡数。肛诊见混合痔。前医辨为肠胃郁热,用清热泻火、凉血止血之剂,药用生地、大黄、丹皮、侧柏叶等治疗4天,不效。余据舌苔黄腻,大便溏而不爽,脉濡数,从湿热论治,拟清肠健脾利湿、活血止血法,更用赤小豆当归散合槐花散加味。

当归10g,赤小豆30g,苡米30g,地榆15g,枳壳10g,防风10g,荆芥10g,槐花10g,侧柏叶10g,仙鹤草10g,熟军3g。

服药12剂,便血止,肛门不适等症状消失。

[张瑾.赤小豆当归散合槐花散治痔疾[J].江西中医药,1989(6):38.]

二十二、赤石脂禹余粮汤

【原文】

《伤寒论》

159条:伤寒服汤药,下利不止,心下痞硬,服泻心汤已,复以他药下之,利不止,医以理中与之,利益甚。理中者,理中焦,此利在下焦,赤石脂禹余粮汤主之。复不止者,当利其小便。

【组成与用法】

赤石脂(碎)一斤,太一禹余粮(碎)一斤。

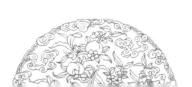

上二味,以水六升,煮取二升,去滓,分温三服。

【功能与主治】

涩肠止泻。用于下焦虚寒证,下利不止,滑脱不禁,兼有心下痞硬。

【临床病案选录】

脱肛

陈某,男,56 岁,职员。

1960 年 12 月 16 日初诊。患者于 10 年前,因便秘努责,导致脱肛,劳累即坠,甚至脱出寸余,非送不入。继之并发痔疮,经常出血,多方医治不愈。按脉虚细,舌淡,形体羸瘦,肤色苍白,精神萎顿,腰膝无力,纳食滞呆,大便溏泄。证属:气虚下陷,脾肾阳微。以赤石脂、禹余粮固肠涩脱为主,加温补脾胃、升提中气。

赤石脂、禹余粮各 15g,菟丝子、炒白术各 9g,补骨脂 6g,炙甘草、升麻、炮干姜各 4.5g。

服药 3 剂后,直肠脱出后能自收入,粪便略稠。继服 3 剂,直肠未脱出肛门,大便正常,食欲增加。后随证略为损益,续服 6 剂,脱肛完全治愈,如黑枣大的痔疮亦缩小为黄豆大。1 年后来诊,询知脱肛未复发。

(聂惠民. 伤寒论与临证[M]. 广州:广东科技出版社,1993:261-262.)

二十三、大半夏汤

【原文】

《金匮要略》

《呕吐哕下利病脉证治》:胃反呕吐者,大半夏汤主之。《千金》云:治胃反不受食,食入即吐。《外台》云:治呕心下痞硬。

【组成与用法】

半夏(洗完用)二升,人参三两,白蜜一升。

上三味,以水一斗二升,和蜜扬之二百四十遍,煮取二升半,温服一升,余分再服。

【功能与主治】

和胃降逆,补虚润燥。用于中焦脾胃虚寒,健运失职之反胃。朝食暮吐,暮食朝吐,宿谷不化,面色不华,倦怠乏力,舌淡苔白,脉弱。

【临床病案选录】

1. 噎隔

黄某,男,55岁,农民。

1994年10月12日诊。患噎隔2月余,每得食则噎隔作声连连,心下痞闷,食难入胃,后因畏噎而废食,仅以汤水延生。身体渐瘦,面色萎黄。询知其人性情急躁,每多抑郁,病来迭更数医,所用方药,亦皆理气和胃、开郁利疾之品,而病情终无起色。口干咽燥,小便短少,大便干结,数日一行,脉象细弱沉涩,舌上无苔,质红少津。窃思此证,前医之治法本无误,然以三朝两易,而又间断无常,致药不胜病,反耗气伤阴,观其脉舌,实属气阴匮乏,急宜降逆和胃,补虚润燥,遂投大半夏汤加牛涎治之。

法半夏30g,党参90g,白蜜120g,黄牛涎150ml(取牛涎法:以韭菜一大把和水洗牛口,下以盘盛其涎,至韭菜如绒乃止)。将上药加水500ml搅匀,煎取250ml,频服。

3日后复诊,患者自诉服完3剂药,噎隔现象明显减轻,已能缓慢进软食,口干、便秘等症均有缓解。继以原方再进5剂,越旬日随访,患者诸症已除,噎隔全消,已康复如常。

孙思邈"服牛涎二匙,终身不噎",李时珍"牛涎能治喉闭",著于《危氏得效方》之香牛饮,《普济方》之千转丹,《医学正传》之大力夺命丸等均皆用之,是则牛涎治噎隔有功,由来尚久。

[张林茂.大半夏汤治疗噎隔[J].湖南中医杂志,1997,13(5):37-38.]

2. 呕吐(青盲,青光眼)

张某某,男,24岁,武警战士。

1991年5月8日初诊。患青光眼半月余,眼痛,视力急剧下降,头痛剧烈,如束铁箍,恶心而呕吐频作,且控制不住,大便偏干。查眼压:左眼37mmH$_2$O,右眼32mmH$_2$O。舌质红,苔白腻,脉来弦滑。刘老以其呕吐不止,脉又弦滑,辨为痰浊之邪上犯清阳,天气冒明之证。治当健脾和胃,化痰降浊。急疏《金匮》大半夏汤。

半夏20g,生姜30g,党参12g,蜂蜜50g。于蜂蜜中加两大碗水,以勺扬之约10分钟后煮药,温服。

5月15日二诊:服药后,一周内仅呕吐1次,查眼压:左眼28mmH$_2$O,右眼26mmH$_2$O。两目充血,低头时眼胀,大便正常。舌苔白略腻,脉弦。药已奏效,守

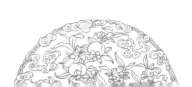

方续进 7 剂,患者头痛、眼胀、呕吐诸症悉除。查眼压:左眼 21mmH$_2$O,右眼 18mmH$_2$O,已属正常。

(陈明,刘燕华,李方. 刘渡舟临证验案精选[M]. 北京:学苑出版社,1996: 185-186.)

3. 呕吐(顽固性贲门失弛缓症)

唐某,女,54 岁,干部。

1984 年 4 月 11 日入院。主诉:食入呕吐反复发作 10 年,加重 1 月。患者 1974 年春患呕吐,X 线钡餐检查诊为贲门失弛缓症。当时经治一度好转。尔后,每遇劳累或情绪不畅时,经常反复发作。各大医院辗转治疗,收效甚微。西药 654-2、东莨菪碱及中药旋覆代赭、吴茱萸汤、丁香透膈散等服之迨遍。1 个月来证情加重,食入即吐,甚时茶水难入,脘痞,气短,乏力,形体消瘦,面色㿠白无华。舌质淡、苔薄白,脉虚细。体检:神清,精神疲乏,营养差,贫血貌,消瘦,心肺(一),腹软,呈舟状,上腹部有轻压痛,肝脾(一)。纤维胃镜:贲门痉挛。入院诊断:顽固性贲门失弛缓症。中医辨证:呕吐日久,胃虚气逆,治用大半夏汤。

制半夏 30g,人参(另炖,兑服)10g,白蜜 10ml。

3 剂后,呕吐好转,能进少量流质饮食。效不更方,继进 3 剂,呕吐渐止,饮食大增,精神好转。继以六君子丸善后,巩固疗效。1985 年 6 月随访。前证终未再发,饮食正常,精神饱满,体重增加,早已恢复工作。

[黄福斌. 大半夏汤治愈顽固性贲门失弛缓症[J]. 江苏中医杂志,1986(11):16.]

4. 顽固性呃逆

熊某,男,57 岁,工人。

1983 年 6 月 20 日初诊。罹呃逆数月,曾做多项检查,未见器质性病变。西医诊断:胃神经官能症。服多种中西药,效果不显。近 1 个月来逐渐加重,伴见心烦易躁,大便干结,饮食减退,神疲消瘦,舌苔白而干,脉沉细略数。此为脾之气阴两虚,胃气上逆。治以益气润燥、降逆止呃,大半夏汤加味。

半夏 15g,党参 12g,竹茹 12g,芦根 12g,枳壳 9g,蜂蜜(冲服)12g。

服 5 剂见效,30 剂后呃逆痊愈。半年后随访,未见复发。

(赵孟川. 顽固性呃逆一例[J]. 四川中医,1986,1:18.)

5. 过服巴豆吐泻交作

某君曾治一高干子弟,用巴豆霜 3g,2 次分服,1 服即吐泻交作,人渐脱形。余曰:"0.3g 犹嫌其多,何鲁莽之甚也。"急用大半夏汤以安脾胃,继以异功,调理数月始见康痊。

(蒲志孝,张斯特,刘正才. 蒲辅周医话十则[J]. 辽宁中医杂志,1984,2:29-31.)

二十四、大柴胡汤

【原文】

1.《伤寒论》

103条：太阳病，过经十余日，反二三下之，后四五日，柴胡证仍在者，先与小柴胡；呕不止，心下急，郁郁微烦者，为未解也，与大柴胡汤下之则愈。

136条：伤寒十余日，热结在里，复往来寒热者，与大柴胡汤；但结胸，无大热者，此为水结在胸胁也；但头微汗出者，大陷胸汤主之。

165条：伤寒发热，汗出不解，心中痞硬，呕吐而下利者，大柴胡汤主之。

2.《金匮要略》

《腹满寒疝宿食病脉证治》：按之心下满痛者，此为实也，当下之，宜大柴胡汤。

【组成与用法】

柴胡半斤，黄芩三两，芍药三两，半夏（洗）半升，生姜（切）五两，枳实（炙）四枚，大枣（擘）十二枚。

上七味，以水一斗二升，煮取六升，去滓再煎，温服一升，日三服。一方加大黄二两，若不加，恐不为大柴胡汤。

【功能与主治】

和解少阳，内泄热结。用于少阳阳明合病，寒热往来，胸胁苦满，呕不止，心下痞硬，或拘急疼痛，大便不解或泄热下利，舌红苔黄，脉弦数有力。

【临床病案选录】

1. 胃脘痛

张某，男，40岁。

1965年10月28日初诊。1962年即确诊为十二指肠球部溃疡，去年又查出有慢性肝炎。经常疲乏无力，纳差，右胁痛，胃脘痛，时有头晕、吐酸烧心，怕冷。前医辨证为脾胃虚寒，投与黄芪建中汤加味，服六剂，头晕加重，每早起右胁痛，胃脘痛更明显，咽干思饮，大便干，苔白腻，浮黄，舌尖有瘀点，脉沉细。辨证为瘀血胃脘及胁痛，为大柴胡汤合桂枝茯苓丸方证。

柴胡四钱，枳实三钱，黄芩三钱，半夏三钱，赤芍三钱，桂枝三钱，桃仁三钱，生姜三钱，大枣三钱，大黄二钱。

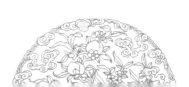

上药隔日一剂,服第二剂后胃脘痛已,服九剂后胁痛已,纳增,大便如常。

(胡希恕. 中国百年百名中医临床家丛书·胡希恕[M]. 北京:中国中医药出版社,2003:68.)

2. 腹痛(胆囊结石并感染)

江某,女,84 岁。

1973 年 9 月 11 日诊。夙有脘腹疼痛反复发作史,近旬来恶寒发热,右胁及中脘胀痛,按之痛剧,面目深黄,口苦呕恶,尿赤便秘。住某医院外科,诊为胆结石并发感染,意欲手术,以其年高体弱,且素有心脏疾病(房颤),故不敢贸然行事,暂行保守治疗,且发病危通知书。其子力促吾予会诊。见舌苔黄厚腻,脉弦实,时有结代,腹满不可转侧,仰卧直呼胀痛。胁下硬满,口苦呕恶,寒热往来乃少阳证;面黄尿赤,热邪逼胆汁外溢也;呕吐便秘腹痛拒按者,为阳明里实证。今少阳不解阳明里热复见,治当和解少阳、通下胃腑。然年高体衰,正虚邪实,颇为有虑……感友之诚,投以大柴胡汤合金铃子散出入。

柴胡 10g,黄芩 10g,炒白芍 10g,半夏 10g,枳实 10g,生军(后入)10g,广郁金 20g,川楝子 10g,延胡索 10g,生姜 3 片。

才入 1 剂,逾两时许,急欲便,泻下盈盂,奇臭,家人洗之,砂石甚多。接服第 2 剂,又泻少许,多日所积,一泻而净,后安然而睡。次日神情清爽,寒热俱退,胀痛消,呕吐止,黄也大瘥,觉饥欲食。原方减大黄至半,再服 1 剂,诸症皆除,自求出院,续予调理而安。

(赵国仁. 中医临床验案四百例传心录[M]. 北京:人民卫生出版社,2012:17-18.)

3. 腹痛(胆囊扭转)

沈某某,男,43 岁。

1991 年 10 月 14 日初诊。右上腹阵发性疼痛 30 余天。患者于 1989 年 2 月曾发右上腹绞痛一次,当时在武汉某医院急诊住院,经 B 超、CT 等检查,诊断为肝肾囊肿,胆囊扭转。旋即做外科胆囊拨正手术,疼痛缓解,但术后不久,便发右上腹隐痛,几年不愈。近月来突发右上腹绞痛,经某医院 B 超等检查,再次考虑胆囊扭转可能,劝其手术探查,以拨正胆囊,而病人未允,则用抗炎、镇痛处理,疼痛如故。经人介绍,特请诊治。刻诊所见:右上腹绞痛,以手支撑右上腹部,冀图缓解,面色青紫,脘腹胀痛,纳谷不馨,嗳气频作,恶心厌油,口干口苦,大便干结如羊屎,2～3 日解一次,腰部腹痛,小便黄而有灼热感,双下肢酸胀发软,有时怕冷,舌质红苔薄黄干,脉弦数。直断为阳明腑实,浊气壅滞,气血瘀阻,胃失和降。治拟泻热通腑,行气活血,疏肝利胆,佐以和胃降逆之法。

生大黄 15g,软柴胡 10g,炒枳实 10g,赤白芍各 15g,炒黄芩 10g,元胡索 10g,炒金铃子 10g,湘花粉 10g,火麻仁 15g,代赭石 12g,旋覆花 10g,白花蛇舌草 10g。3 剂。

二诊：大便通利，腹痛减半，纳食增进，已无腹胀，但时有嗳气，舌质红苔薄黄干，脉弦略数。腑实得通，邪气衰退，但肝胆气郁，通行不畅。再治从疏肝利胆、行气活血为主，兼以和胃降逆，润肠通便，以防积滞复发。

元胡索10g，炒金铃子10g，炒竹茹10g，炒枳实10g，柏子仁10g，香橼皮10g，生麦芽15g，大丹参12g，橘皮络各10g，火麻仁15g，芦根18g，白茅根18g，郁金10g。六剂。

三诊：腹痛消失，大便通畅，食欲旺盛，精神亦振。原青紫之面色渐转红润，舌质红苔薄黄，脉弦细。仍宗上法加油当归10g，续服30余剂。后做B超复查，不见胆囊扭转，原有之肝肾囊肿与前几次B超检查相比，亦已明显缩小。追访1年，腹痛未见复发。

（湖北中医学院. 李培生医学文集[M]. 北京：中国医药科技出版社，2003：293-294.）

4. 胆石症术后心下满痛

陈某，男，78岁。

2009年4月10日入院。因反复右上腹疼痛2月余就诊。患者于2009年2月无明显诱因下开始反复出现右上腹胀痛，时有加重，当时无身目黄染，无解浓茶样小便，无恶心、呕吐、发热、气促、嗳气、泛酸、腹泻等。2009年2月27日至广东省中医院住院，查CT示：①胆总管结石，并其上水平胆总管、肝内胆管扩张；②胆囊多发结石，胆囊炎。2009年3月3日在气管内插管全麻下，行腹腔镜检查术＋胆总管切开取石术＋胆囊切除术＋胆道镜检查术，术后予补液、护肝、营养支持、抗感染、中药等治疗后腹痛减轻，T管造影未发现结石残余，出口通畅。2009年3月17日出院。出院后时有右上腹疼痛不适，纳差，恶心，大便欠畅，门诊予补液、换药、抗炎等治疗后症状未见明显改善，故入院住院治疗。入院症见：精神疲倦，右上腹疼痛，纳呆，恶心欲呕，大便4天未解，小便尚调。查体：T：36.2℃，P：76次/分，R：20次/分，BP：142/69mmHg，形体消瘦，营养欠佳，语言清楚，慢性病容表情，右胁部见一引流管接引流袋，引流袋内可见金黄色胆汁约50ml。全身皮肤无黄染，心肺听诊无异常。全腹平，上腹部压痛（±），墨菲征（±），肠鸣音正常，3～5次/分。舌淡红，苔黄白略腻，脉细滑。入院诊断：①胆总管结石切开取石术后，②胆囊切除术后。

黄师查房所见：患者反复右上腹疼痛，恶心欲呕，纳呆，大便难解，舌淡红，苔黄白略腻，脉细滑。为邪郁少阳，腑气不通之象。治疗拟和解少阳、通腑行气为法。方用大柴胡汤加减。《金匮要略》"按之心下满痛者，此为实也，当下之，宜大柴胡汤。"此处用大柴胡汤意在和解少阳之寒热，清泻阳明之里实。

柴胡15g，黄芩15g，法夏15g，枳实15g，白芍24g，大黄（后下）10g，川朴（后下）10g，生姜10g。

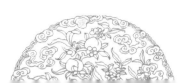

上药加水 3 碗,武火,煎取 1 碗,温服,每日 1 剂,共 3 剂。

服上药 3 剂后,患者精神较前好转,右上腹疼痛明显减轻,大便通畅,但时有胃脘胀满,纳仍欠佳,嗳气频频,兼见呃逆。舌淡红,苔黄白略腻,脉细滑。

黄师查房后指出,患者年老体弱,且术后伤正,胃气已虚,入院时邪郁少阳,腑气不通,急则治标,故以大柴胡汤和解少阳,通腑行气。药后腑气得通,大便得解,肝胆得疏,胁痛减轻,但胃脘胀满,纳欠佳,嗳气频频,兼见呃逆。为本虚标实,胃虚痰阻,虚气上逆。治疗以补虚和胃、降逆化痰为法。方用旋覆代赭汤加减。

代赭石(包煎)30g,党参 45g,旋覆花(包煎)15g,大黄 15g,生姜 15g,炙甘草12g,法夏 24g,大枣 12g。

上药加水 3 碗,武火,煎取 1 碗,温服,每日 1 剂,共 4 剂。

药后患者诸症悉除,出院继续调养,半月后拔除引流管,症状未再反复。

(何莉娜,潘林平,杨森容. 黄仕沛经方亦步亦趋录——方证相对医案与经方问对[M]. 北京:中国中医药出版社,2011:82-83.)

5. 腹痛发热(结核性腹膜炎、结核性子宫内膜炎)

彭某,女,30 岁。

1976 年 7 月 8 日初诊。半年前开始出现腹胀腹痛,时有泄泻,继则低烧不除,少腹痛胀,白带量多而稠。遂进某医院治疗,住院月余,单用西药抗痨、消炎等药物治疗,效果不显。低烧不退,腹痛加剧,具有腹水体征,颜面萎黄,神疲肢软,五心烦热,睡眠不宁,口干思饮,饮而不多,夜间盗汗,纳谷无味,小便深黄,大便日 1～2次。舌质红,苔黄腻,脉象弦细。生育史:孕 4 次,人流 1 次,正产 3 胎。月经史无异常。当时妇检:阴道脓性分泌物,宫颈中度糜烂,宫体后倾,稍大,质中,活动。病理活体组织检查报告:结核性子宫内膜炎。血沉:23mm/h。腹水培养、腹水化验:结核菌生长,为浑浊液体,白细胞 3.0×10^9/L,中性粒细胞 0.35,淋巴细胞 0.65。西医诊断:结核性腹膜炎合并结核性子宫内膜炎。辨证:肝郁气滞,湿热蕴结。立法:疏肝清热。

柴胡 15g,黄芩 10g,百部 12g,枳实 15g,当归 10g,香附 10g,酒大黄 5g,大腹子皮各 10g,延胡索 3g。

二诊:服上方 20 剂,腹胀明显消退,痛减,纳谷稍增,但低烧未退,守方加地骨皮再进。

柴胡 15g,黄芩 10g,百部 12g,枳实 15g,当归 10g,香附 10g,酒大黄 5g,大腹子皮各 10g,延胡索 3g,地骨皮 10g。

三诊:又服上方 20 剂,低烧近平,精神较佳,腹水消失,腹胀痛近除,食欲增加。继续守方增减,或以健脾益气,或以养血活血,调治 8 个月,诸症基本控制,已上班工作。

(董建华. 中国百年百名中医临床家丛书·董建华[M]. 北京:中国中医药出

版社,2003:204-205.)

6. 胁痛兼呕吐不止(胆结石并胆囊炎)

吴某某,男,47岁,汽车司机。

患者于1984年10月3日夜间突然呕吐不止,右胁下及胃脘部剧痛,伴有发热,体温38.5℃,当即去某医院急诊。诊断为胆结石并发胆囊炎。B超报告胆囊内多个结石,大者0.7cm,医院建议住院治疗。患者因素有风湿性心瓣膜病,曾开胸做二尖瓣剥离术,恐于手术,转诊于中医。查:右胁疼痛拒按,心下拘急疼痛拒按,呕吐不止,口苦便干,尿黄,舌苔厚腻而黄,治以大柴胡汤加减。

柴胡24g,黄芩12g,枳实12g,清半夏15g,生姜15g,大黄6g,白芍15g,金钱草30g,鸡内金12g,海金沙(布包)30g。

服药1剂后,呕吐基本消失,便通痛减,3剂后剧痛消失。仍宗原法,以大柴胡汤加减治之三十余剂,无明显不适,停药并恢复工作。半年后,忽一日夜间病发如初,呕吐甚剧,面白汗出,心下及右胁剧痛难忍,涕泪俱出,舌黄质红,脉弦有力,便干口苦。诊为肝胆郁热,胃气不和。仍投以大柴胡汤治之。1剂后吐止,3剂后疼痛基本消失,微感胃脘阻塞不通,继投原方加减。治疗年余,经检查,胆囊炎已愈,结石渐少。停药观察2年,健康工作。

(裴永清.伤寒论临床应用五十论[M].北京:学苑出版社,2005:227-228.)

7. 肝炎

刘某,男,63岁。

1965年3月1日初诊。一周前高烧,不久两眼巩膜发黄,小便黄如柏汁。现兼见两胁胀满,纳差,口苦,恶心,舌苔白,舌质红,脉弦稍数。GPT 219U(正常值100U),黄疸指数20U。据证分析此为大柴胡合茵陈蒿汤方证,用其加减。

柴胡四钱,半夏三钱,黄芩三钱,白芍三钱,枳实三钱,栀子三钱,大黄二钱,茵陈蒿一两,生姜三钱,大枣四枚。

上方服七剂,黄疸退,服二十一剂,症渐消,一个月后复查肝功能正常。

(胡希恕.中国百年百名中医临床家丛书·胡希恕[M].北京:中国中医药出版社,2003:35-36.)

8. 肝炎

索某,男,25岁。

1978年5月8日初诊。患者自1977年4月诊断为肝炎,GPT一直波动在300~600U,曾经住院服西药治疗一年无效。本月查肝功:GPT 600U以上,胆红质定量1.6毫克%,TTT 10U,TFT(+),HBsAg 1:32。主要症状:乏力,肝区痛,常咽痛,小便黄,舌苔薄白,脉弦数。胡老诊脉后指出:此证虽病久且见乏力,乍看为虚,但细看脉证,实为肝郁偏实热之证。故拟以疏肝祛瘀、清热利湿之法。予大柴胡汤合桂枝茯苓丸、茵陈蒿汤:

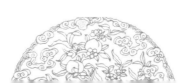

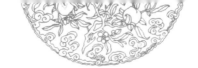

柴胡六钱,黄芩三钱,白芍三钱,大枣四枚,半夏四钱,桂枝三钱,大黄二钱,生姜三钱,枳壳三钱,桃仁三钱,丹皮三钱,茯苓四钱,炙甘草二钱,茵陈蒿八钱。

上药加减服用三个月,咽痛已,肝区痛偶现。查肝功能:GPT 143U,TTT(一),TFT(一),胆红质定量 0.9 毫克%,HBsAg 1:32。但大便转溏,乏力腹胀明显,说明邪实去,而本虚明显。证为血虚水盛为主。故予柴胡桂枝干姜汤合当归芍药散加减,药用:

柴胡六钱,桂枝三钱,黄芩三钱,天花粉四钱,生牡蛎四钱,干姜二钱,炙甘草二钱,白芍三钱,川芎三钱,当归三钱,苍术三钱,泽泻三钱,丹参一两,茵陈蒿八钱,茯苓四钱。又服一个月,症状消失,肝功正常,HBsAg(一)。

(胡希恕. 中国百年百名中医临床家丛书·胡希恕[M]. 北京:中国中医药出版社,2003:40-41.)

9. 肝脓肿合并膈下脓肿

张某,男,50岁。

1964年9月12日初诊。阿米巴肝脓肿合并膈下脓肿,持续高烧不退半年多,某医院以西药治疗不效,审其脉弦滑数,胃脘有明显的不可触按之象。李老认为,脓肿应治之清热解毒之法,但根据经验看,凡抗生素有效者,应用清热的解毒之剂亦效,无效者亦殊难取效,故不可但用清热解毒之法治之。此证应按其腹,寻其脉,若压痛明显者必予攻下,但攻下不可大下,大下则痛难除,脉滑数者应予化痰,弦者重在和解。

柴胡 18g,半夏 12g,黄芩 12g,枳实 15g,赤芍 15g,白芥子 9g,瓜蒌 30g,桔梗 15g,蒲公英 30g,银花 30g,连翘 30g,大黄 3g。

次日,患者家属告知,体温由 39.8℃下降至 38.5℃,腹痛大减,饮食稍增。乃嘱其继服 2 剂。3 剂后,食欲大增,体温恢复正常。

(王象礼,赵通理. 中国百年百名中医临床家丛书·李翰卿[M]. 北京:中国中医药出版社,2003:218.)

10. 肠梗阻

冯某,男,9岁。

1974年9月22日初诊。患儿于一个月前,与同伴在供销社仓库捉迷藏,为倒下的衰草包压住,当即昏迷,在当地治疗数日后,神志已清。但腹胀、腹痛,伴恶心呕吐,不饮不食而转县医院,诊断为"粘连性肠梗阻"。复经专区医院拍片确诊为空肠、乙状结肠广泛粘连,拟行手术。家属不愿手术,返县后经医师介绍求我诊治。察其舌脉无异常,腹部柔软,无压痛,不食不便者已经数日。无证可辨,姑依病因从气滞血瘀、腑气不通用药。

柴胡 10g,枳实 10g,赤白芍各 10g,桃仁 10g,当归 10g,生大黄(后下)6g,法半夏 10g,丹参 12g,薤白 10g,败酱草 30g,槟榔 10g,木香 6g,红花 6g,台乌药 6g。7

经方治疗
脾胃病医案

剂,每日1剂,分6次少量频服。

药后大便得通,能进少量流质饮食,唯食物稍多则腹胀痛,家长在其腹胀痛时即取1~2剂药与服,断断续续,前后用药20剂左右,病不再发。在我来北京之前,曾连续追访4年,一切正常。

(何绍奇.读书析疑与临证得失[M].北京:人民卫生出版社,1999:292-293.)

11.脂肪肝

患者,男,39岁。

2008年9月21日初诊。主诉:右胁胀闷不适已3个月,诱发加重4天。患者体形较肥胖,平日喜饮酒。近3个月以来自觉右胁时常胀闷不适,曾经西医诊治,B超检查:脂肪肝,胆固醇6.21 mmol/L,甘油三酯2.26 mmol/L,经服西药未能缓解。自得悉患脂肪肝后,心情抑郁。现症见:右胁胀闷,脘腹胀满,大便干结,纳可,睡眠差。舌质淡红,苔微黄而腻,脉弦滑。中医诊为"胁痛""积聚"。证属肝郁气滞、湿浊蕴结。治宜疏肝解郁、祛湿化浊,兼以导滞。方用大柴胡汤化裁。

柴胡、枳实、大黄、制香附各9g,半夏、首乌、莱菔子、丹参、白芍、泽泻各15g,山楂、茯苓各20g,黄芩6g。3剂,每日1剂,水煎服。

药后大便畅顺,右胁、脘腹胀闷减轻。照上方加减调理2个月后,诸症消失而愈。后经B超复查,胆固醇、甘油三酯均在正常范围。

[温桂荣.香港地区应用经方治疗胃肠病浅析[J].世界中西医结合杂志,2011,6(11):985-986.]

12.胆囊炎低热

吴某,女,85岁,重庆人,退休教师。

2002年9月10日初诊。多年前发现有胆囊充填性结石、慢性胆囊炎,曾数次急性发作均经西医治疗而缓解。5天前突然恶寒发热,体温38.5~39.2℃,全身不适,右侧胆囊部隐隐作痛,伴恶心欲呕。立即去某省立医院诊治,查白细胞与中性粒细胞均升高,诊断为"胆囊炎急性发作",住急诊病房。用进口头孢菌素药输注2日,体温降至38℃左右,白细胞正常,又继续输注2日,诸症缓解,唯低热持续不解,毫无食欲,自行停止西药治疗而前来求治于中医。

现症:自诉近3日体温早晨37.2℃左右,下午38~38.5℃,大便已4日未解,口苦、咽干,不欲饮食,而恶寒发热已罢。察其体质中等,神清气爽,语言清晰,右胁下轻微压痛,腹壁软,舌苔薄白润中淡黄,脉滑躁急。辨证:此乃少阳阳明并病也。初为少阳病经西医治疗衰其大半,但未和解表里,以致邪热已内涉阳明之腑,不过热而未实罢了。仿大柴胡汤法治之。

(1)柴胡18g,黄芩18g,法半夏10g,茵陈20g,郁金10g,太子参20g,炙甘草5g,金钱草30g,谷芽20g,生姜10g,大枣5g。

(2)大黄5g,泡服,解便后停服。

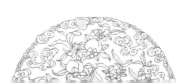

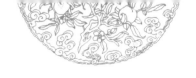

上方各 2 剂,每日 1 剂,水煎 2 次,分 3 次服。

9 月 13 日复诊。患者诉:服煎剂 1 次即通畅解出乌黑大便,此后每日解大便 2 次,渐变成正常黄色,因此未服大黄。目前午后已不发热(自测体温正常),唯不思饮食,精神稍欠佳,舌正脉平。邪热已去,腑气通利,只需调理脾胃收功。书六君子汤加谷芽、鸡内金、茵陈、黄连少许,2 剂善后。

(黄学宽. 郭子光临床经验集[M]. 北京:人民卫生出版社,2009:174-175.)

13. 慢性胰腺炎

邓某,女,38 岁。

患慢性胰腺炎,常因情绪波动,或饮食不慎,引起急性发作。其证:左上腹疼痛,引及左侧背部亦痛,伴有寒热口苦,胸胁逆满,呕吐黄绿苦水,大便干结,舌苔黄腻,脉象弦滑。此由肝郁化热,胆胃不和所致。治宜疏肝清热、和胃利胆,方用大柴胡汤。

柴胡 10g,黄芩 6g,法夏 10g,枳实 6g,白芍 10g,大黄 10g,生姜 3 片,陈皮 5g。

服 3 剂,呕吐已止,大便亦畅。继用原方去大黄,加瓜蒌 12g,薤白 10g,服 5 剂,腹痛背痛均止。后用逍遥散加枳实、陈皮 5 剂,归脾汤加柴胡、白芍 10 剂收功。

(谭日强. 金匮要略浅述[M]. 北京:人民卫生出版社,2006:159-160.)

二十五、大承气汤

【原文】

1.《伤寒论》

208 条:阳明病,脉迟,虽汗出不恶寒者,其身必重,短气,腹满而喘,有潮热者,此外欲解,可攻里也。手足濈然汗出者,此大便已硬也,大承气汤主之。

209 条:阳明病,潮热,大便微硬者,可与大承气汤,不硬者,不可与之。

212 条:伤寒若吐若下后不解,不大便五六日,上至十余日,日晡所发潮热,不恶寒,独语如见鬼状。若剧者,发则不识人,循衣摸床,惕而不安,微喘直视,脉弦者生,涩者死。微者,但发热谵语者,大承气汤主之。若一服利,则止后服。

215 条:阳明病,谵语有潮热,反不能食者,胃中必有燥屎五六枚也。若能食者,但硬耳。宜大承气汤下之。

217 条:汗出谵语者,以有燥屎在胃中,此为风也。须下者,过经乃可下之。下之若早,语言必乱,以表虚里实故也。下之愈,宜大承气汤。

220 条:二阳并病,太阳证罢,但发潮热,手足漐漐汗出,大便难而谵语者,下之则愈,宜大承气汤。

238条:阳明病,下之,心中懊憹而烦,胃中有燥屎者,可攻。腹微满,初头硬,后必溏,不可攻之。若有燥屎者,宜大承气汤。

240条:病人烦热,汗出则解,又如疟状。日晡所发热者,属阳明也。脉实者,宜下之;脉浮虚者,宜发汗。下之与大承气汤;发汗宜桂枝汤。

241条:大下后,六七日不大便,烦不解,腹满痛者,此有燥屎也。所以然者,本有宿食故也,宜大承气汤。

242条:病人小便不利,大便乍难乍易,时有微热,喘冒不能卧者,有燥屎也。宜大承气汤。

251条:得病二三日,脉弱,无太阳、柴胡证,烦躁,心下硬,至四五日,虽能食,以小承气汤,少少与,微和之,令小安,至六日,与承气汤一升。若不大便六七日,小便少者,虽不受食,但初头硬,后必溏,未定成硬,攻之必溏;须小便利,屎定硬,乃可攻之,宜大承气汤。

252条:伤寒六七日,目中不了了,睛不和,无表里证,大便难,身微热者,此为实也。急下之,宜大承气汤。

253条:阳明病,发热汗多者,急下之,宜大承气汤。

254条:发汗不解,腹满痛者,急下之,宜大承气汤。

255条:腹满不减,减不足言,当下之,宜大承气汤。

256条:阳明少阳合病,必下利。其脉不负者,为顺也。负者,失也,互相克贼,名为负也。脉滑而数者,有宿食也,当下之,宜大承气汤。

320条:少阴病,得之二三日,口燥咽干者,急下之,宜大承气汤。

321条:少阴病,自利清水,色纯青,心下必痛,口干燥者,可下之,宜大承气汤。

322条:少阴病六七日,腹胀,不大便者,急下之,宜大承气汤。

2.《金匮要略》

《痉湿暍病脉证治》:痉为病,胸满口噤,卧不着席,脚挛急,必龂齿,可与大承气汤。

《腹满寒疝宿食病脉证治》:腹满不减,减不足言,当须下之,宜大承气汤。问曰:人病有宿食,何以别之?师曰:寸口脉浮而大,按之反涩,尺中亦微而涩,故知有宿食,大承气汤主之。脉数而滑者,实也,此有宿食,下之愈,宜大承气汤。下利不欲食者,有宿食也,当下之,宜大承气汤。

《呕吐哕下利病脉证治》:下利三部脉皆平,按之心下坚者,急下之,宜大承气汤。下利脉迟而滑者,实也,利未欲止,急下之,宜大承气汤。下利脉反滑者,当有所去,下乃愈,宜大承气汤。下利已差,至其年月日时复发者,以病不尽故也,当下之,宜大承气汤。

《妇人产后病脉证治》:病解能食,七八日更发热者,此为胃实,大承气汤主之。产后七八日,无太阳证,少腹坚痛,此恶露不尽,不大便,烦躁发热,切脉微实,再倍发热,

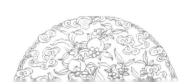

日晡时烦躁者,不食,食则谵语,至夜即愈,宜大承气汤主之。热在里,结在膀胱也。

【组成与用法】

大黄(酒洗)四两,厚朴(炙,去皮)半斤,枳实(炙)五枚,芒硝三合。

上四味,以水一斗,先煮二物,取五升,去滓,内大黄,更煮取二升,去滓,内芒硝,更上微火一两沸,分温再服。得下余勿服。

【功能与主治】

峻下热结。用于阳明腑实证,大便不通,频转矢气,脘腹痞满,腹痛拒按,按之硬,甚则潮热谵语,手足漐然汗出,舌苔黄燥起刺,或焦黑燥裂,脉沉实;热结旁流证,症见下利清水,色纯青,气臭秽,脐腹疼痛,按之痞硬结块,口干舌燥,脉滑实;里实热证,症见热厥、痉病、发狂等。

【临床病案选录】

1. 泄泻

嘉定花业巨擘高继昌,年六十余岁,久泻不止,百药罔效,诸医皆束手无策。其脉右关沉滑且实。予因其脉右关沉滑且实,即用大承气汤,1剂泻减,2剂泻愈。

(王雨三. 王雨三治病法轨[M]. 北京:中国中医药出版社,2017:92.)

2. 宿食

李某,男,23岁。饮食不节,暴饮暴食,致胃中宿食1个月之久,症见食欲不振,口渴能饮,大便不利,小便短赤,日晡手心潮热,胸下及少腹疼痛拒按,脉洪大而数,舌质红,老苔。经服大承气汤1剂,大便泻下数次,3日后痊愈。

(赵明锐. 经方发挥[M]. 北京:人民卫生出版社,2009:98.)

3. 瘟疫病燥热内结证

谢某之妻,车姓,18岁,住四川省会理县南街。

于1920年3月,感瘟疫病邪,发病已2日,起始则见发热而渴,恶热而不寒,头疼体痛,脉浮弦而数,唇赤面垢,舌白如积粉。病虽初起,但邪不在经,若发汗,则既伤表气又易耗损津液,势必热邪愈炽。此乃瘟疫之邪盘踞募原,有入里化燥伤津之势,宜输转募原之邪,使之达表而解,以达原饮加石膏主之。

槟榔10g,厚朴10g,草果10g,知母12g,杭芍12g,黄芩10g,甘草6g,生石膏(碎,布包)15g。

服1剂后,证情稍减,惟大便已3日燥结不通,于是续前方加大黄12g,嘱即服。因患者之父略知医理,认为该女素体虚弱,恐不能耐受寒下之剂,竟私自将大黄、石膏减去未用。隔日延余再诊,见患者舌苔转黄而燥,胃实胸满,拒按呼痛,烦渴饮冷,小便短赤,大便仍燥结,壮热未解,时发谵语。此系邪已入腑,燥热结滞,非清热泻下不能力挽危绝。当即拟白虎加承气汤合方一剂。其父仍有难色，不敢与服。随后，患者忽鼻衄不止，色鲜红而量较多，少顷，衄血即凝而成块。病家惶恐，另延中医彭某诊视，断为阳虚亡血之证，且谓如系热证，鼻衄流出之后，必不致凝结成块，主以四逆汤。病家疑虑，踌躇无决，仍不敢与服之。又复求询于余，余据理解释，力说病家：此及邪热亢极灼阴之证，急宜大剂凉下以救真阴，缓则真阴灼尽，危殆难治。又告之，余素谙于用姜附者，尚不敢以温热之剂妄投，当此证情，苦寒泻下犹恐不及，倘若误服温热之剂，犹如火上浇油，危亡立至。因余力主，病家始而信服，遂拟方清热凉下治之。

生石膏（碎布包）60g，生大黄（泡水兑入）30g，枳实（捣）20g，厚朴20g，芒硝13g，知母20g，生地16g，甘草6g。

上方煎汤日夜连进之后，鼻衄方止，神志转清，身热退去六、七。次日照原方再服1剂，服后则二便通畅，脉静身凉，惟仍渴思冷饮，此系余热未净、津液未复所致，以生脉散加味治之。

沙参30g，麦冬13g，五味子6g，当归16g，生地16g，杭芍16g，石膏16g，大黄6g。

连服3剂，渴饮止，津液满口。其后于此方减去石膏、大黄连服3剂而痊。

（吴佩衡.吴佩衡医案[M].北京：人民军医出版社，2009：6-7.）

4. 痢疾

马某，男，38岁。夏秋之季因染痢疾，日下20多次脓血便，里急后重，腹痛阵阵，发热而渴。前医给予中西药治疗，次日痢止。但隔日又现腹痛大作，发热欲吐，口干渴，里急后重，欲便不能，痛苦万分。诊其脉数而有力，苔黄厚，舌质红。此是因痢虽止，但湿热之毒郁于肠胃，无所出处。投以大承气汤1剂，泻下数次脓血便，次日诸症若失。

（赵明锐.经方发挥[M].北京：人民卫生出版社，2009：97.）

5. 胃心痛（急性胰腺炎）

郑某，女，23岁。

1973年3月9日初诊。昨日中午过食油荤，入夜上腹剧烈疼痛，拒按，并向腰部放射，恶心欲吐，口干便秘，今起发热38℃，血液检查：白细胞17 100，中性82％，淀粉酶1600U，脉小弦，苔薄黄腻。湿热瘀滞互阻中焦延及胰腺，不通则痛，急拟清热解毒通腑法，方以大承气汤加减。

生大黄（后下）9g，元明粉（冲）9g，枳实12g，生山楂15g。另红藤30g，败酱草30g，两味煎汤代水煎上药。

服1剂腹痛减，2剂腹痛除，热退，血液白细胞分类计数及血淀粉酶、尿淀粉酶均正常。

（严世芸，郑平东，何立人.张伯臾医案[M].上海：上海科学技术出版社，2008：69-70.）

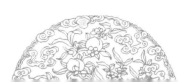

6. 糖尿病并发胰腺炎

患者某,女性,60岁。

2003年7月1日入院。自诉四肢酸软,腹胀4天,精神萎靡不振,便秘3天。查腹膨隆,腹软无压痛、反跳痛,肝脾未扪及,血常规及电解质检查正常,患2型糖尿病7年,查血糖10.8 mmol/L,给予二甲双胍、格列本脲、青霉素和氨苄西林针静滴,并予生脉注射液静滴。治疗3天后,患者自觉症状无明显改善,复查血糖升为12.6 mmol/L,并加用胰岛素静滴,口服生地、石斛、玉竹、北沙参等滋阴清热的中药,2天后血糖降为8.8 mmol/L,但腹胀症状未改善,并感胸闷而喘、恶心呕吐,不思饮食,食后腹胀、腹痛更为明显,查血清胰淀粉酶130U/L,嘱其禁食,患者次日无明显好转,并感皮肤发痒,小便黄,查肝功能转氨酶升至64U,黄疸指数为18U,血糖又升为11.8 mmol/L,诊断考虑为糖尿病并发胰腺炎。患者精神欠佳,口干苦,不饮水,腹胀腹痛,压之则甚,皮肤及小便黄,大便数日未解,舌红而干,苔黄腻而燥,脉弦数而沉,中医诊为黄疸和腹痛,病机为湿热内阻中焦,阳明腑气不通,故予三仁汤和承气汤及茵陈蒿汤加减,虑其久病脾胃之气必衰,故重用太子参45g益气生津以益脾,使其攻下之中不忘扶正。

杏仁12g,苡仁24g,厚朴12g,通草6g,滑石24g,法夏12g,淡竹叶18g,太子参45 g,大黄12g,芒硝(冲服)15g,枳实18g,郁金24g,茵陈24g,栀子12g。

患者服此方1剂后,自觉腹痛及皮肤瘙痒减轻,有便意但仍未通,口干亦好转,故上方继用,患者服第2剂后,大便通畅,腹痛若失,精神明显好转,且能进食,苔黄微腻,脉滑,上方去大黄、芒硝,加茯苓、连翘,服1周后复查,血糖降为8 mmol/L,患者自觉无不适感出院。

[陈义. 中医治疗急腹症1例[J]. 第三军医大学学报,2008,30(13):1271,1278.]

7. 积滞下利

陈姓少年,住无锡路矮屋,年十六,幼龄丧父,惟母是依,终岁勤劳,尚难一饱。适值新年,贩卖花爆,冀博微利。饮食失时,饥餐冷饭,更受风寒,遂病腹痛拒按,时时下利,色纯黑,身不热,脉滑大而口渴。家清寒,无力延医。经十余日,始来求诊。察其证状,知为积滞下利,遂疏大承气汤方,怜其贫也,并去厚朴。

大黄四钱,枳实四钱,芒硝二钱。

书竟,谓其母曰:倘服后暴下更甚于前,厥疾可瘳。其母异曰:不止其利,反速其利,何也?余曰:服后自知。果一剂后,大下三次,均黑粪,干湿相杂,利止而愈。此《金匮》所谓宿食下利,当有所去,下之乃愈,宜大承气汤之例也。

【按】 大论曰:少阴病,自利清水,色纯青,心下必痛,口干,咽燥者,急下之。宜大承气汤。

(曹颖甫. 经方实验录[M]. 福州:福建科学技术出版社,2007:102-106.)

8. 产后阳明病

同乡姻亲高长顺之女嫁王鹿萍长子,住西门路,产后六七日,体健能食,无病,忽觉胃纳反佳,食肉甚多。数日后,日晡所觉身热烦躁,中夜略瘥,次日又如是。延恽医诊,断为阴亏阳越。投药五六剂,不效。改请同乡朱医,谓此乃桂枝汤证,如何可用养阴药?即予轻剂桂枝汤,内有桂枝五分,白芍一钱。二十日许,病益剧。长顺之弟长利与余善,乃延余诊。知其产后恶露不多,腹胀,予桃核承气汤,次日稍愈。但仍发热,脉大,乃疑《金匮》有产后大承气汤条,得毋指此证乎?即予之,方用:生大黄五钱,枳实三钱,芒硝三钱,厚朴二钱,方成,病家不敢服,请示于恽医。恽曰:不可服。病家迟疑,取决于长顺。长顺主与服,并愿负责。服后,当夜不下,次早,方下一次,干燥而黑。午时又来请诊,谓热已退,但觉腹中胀,脉仍洪大,嘱仍服原方。实则依余意,当加重大黄,以病家胆小,姑从轻。次日,大下五六次,得溏薄之黑粪,粪后得水,能起坐,调理而愈。独怪近世医家遇虚羸之体,虽大实之证,不敢竟用攻剂。不知胃实不去,热势日增,及其危笃而始议攻下,惜其见机不早耳!

(曹颖甫.经方实验录[M].福州:福建科学技术出版社,2007:101.)

9. 手掌汗多

夏某,男,36 岁。

2003 年 11 月 8 日初诊。自诉手掌汗多,如同在水中刚捞出,脚汗也多,曾多次就诊,均未取得治疗效果。刻诊:手掌汗多,大便干结困难,3～4 天 1 次,小便少,舌质红,苔黄厚燥,脉沉滑。辨证为阳明热结,浊热熏蒸证,其治当泻热去实涤痰,以大承气汤加味。

大黄 6g,芒硝 3g,枳实 5g,厚朴 24g,牡蛎 30g,黄柏 10g,桂枝 6g,麻黄根 24g。6 剂,每日 1 剂,水煎 2 次,分 3 次服。

二诊:手掌汗出明显减轻,大便 2 天 1 次,舌苔黄燥有好转,又以前方 6 剂。之后,复以前方服用二十余剂,汗出病证得以彻底解除。

(王付.经方实践论[M].北京:中国医药科技出版社,2006:294.)

10. 发热

裴某,女,67 岁,北京前门大街人。

1985 年 12 月 6 日初诊。自诉于半月前曾因发热而夜间从床上摔下地,遂去附近大栅栏医院急诊,并接收住院治疗 4 天,体温 38.5～39℃,头痛头晕,自己要求出院转请中医诊治。余查其面色潮红,舌苔黄燥而厚,舌质绛,脉沉数有力。询知素日手足心热,小便灼热,今大便已十余日未解,但腹不满不痛,乃诊为阳明里实证。念其年高体瘦,投以调胃承气汤两剂,体温降至 38℃ 左右,但精神烦躁,病人自诉两眼视物不清,有"重视",羞明畏光。余霍然醒悟,此正仲景所云"目中不了了,睛不和,无表里证,大便难,身微热,此为实证也,急下之,宜大承气汤",遂投以大承气汤,1 剂后便通如羊屎数枚,2 剂后大便转稀,日二三行,热退身凉,神清而安,舌黄

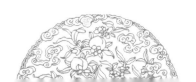

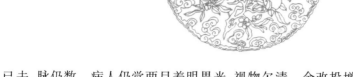

已去,脉仍数。病人仍觉两目羞明畏光,视物欠清。余改投增液汤加生石膏、竹叶、太子参治之,服十余剂后病告愈。

(裴永清. 伤寒论临床应用五十论[M]. 北京:学苑出版社,2005:133.)

11. 泄泻

梁某,女,58岁,农民。

1963年9月病泄痢,下利7日,腹中疼痛,日下十余次,泄而不爽,所下稠黏,恶臭难闻,肛门灼热,更兼潮热、烦躁等状。已服清热止泻之药,用过黄连素、氯霉素之类,曾稍有缓解,而后泄泻依然如前,且病势益甚。望其舌质红舌苔黄厚,诊其脉,滑而有力。综诸脉症,系一派实热征候。此实热结聚大肠,而为热结旁流。当效"通因通用"之法,乃以大承气汤下之。

大黄10g,厚朴10g,枳实10g,芒硝(冲服)10g。

服药1剂,病人泄下秽水甚多,中夹硬屎数枚。嘱其再进2剂,仅下稀溏之物,而后下利即止,腹痛亦除,诸症悉解。察其脉舌均已转佳,乃以益胃汤加黄连,一以滋养胃阴,一以清除余热。

玉竹15g,沙参15g,麦冬15g,生地12g,黄连5g,甘草6g。

服药3剂,其病获愈。

(熊继柏. 熊继柏医论集[M]. 北京:中医古籍出版社,2005:205.)

12. 湿温夹食重证

南通刘辉庭之长子,年22岁,习业于上海西藏南路厚康祥布店。在1939年中秋之夕,店中高级职员至别家晚宴,嘱学徒三人,将所有酒菜尽量而食。盖秋令尚酷热异常,恐菜类留至次日,亦将腐坏而不能食也。于是刘等乃恣意饮啖,即醉且饱。刘则露宿于凉台之上,至天将明时,觉身寒而返卧室中。无何,即发热头痛。次日延医诊治,时医以薄荷、豆卷等治之不效。

延已五日,始延余诊。余见其高热自汗,舌苔润黄,胸闷腹满,间以谵语。询知饱食荤腻,大便不解。断为夹食之湿温。且温病下不厌早。况如此大热大实之症乎,乃为之处方,名曰清凉承气汤。

生石膏六两,粉葛根六钱,净银花、净连翘、天花粉、瓜蒌各五钱,制半夏、杏仁泥、薏苡仁、飞滑石、佩兰各四钱,锦纹军、元明粉各八钱,上川朴三钱,炒枳实五钱。

连服两剂,只肤有微汗,便下黄水少许而已,而发热胸闷腹满仍如故也。乃将石膏加至三两、四两,硝、黄加至五钱、六钱,而大便仍为稀黄水,热仍不退,积仍不下也。余乃敬谢不敏,请其另延他医。

刘父乃请西医灌肠,二日连灌二次,亦皆灌出稀黄水而已,而发热胸闷腹满仍如故也。复又延余,余乃胆量骤增,检出《伤寒论》之原文:"腹满不减,减不足言,宜大承气汤"与刘父观之,以坚其信心。将石膏加至六两,硝、黄各用八钱,一帖不效,再帖又不效,大便仍为稀黄水耳,此时余亦感计穷。因惊叹曰:所食即是生铁,亦应

经方治疗 脾胃病医案

攻之使下矣,何积聚如此之坚也。店中女仆忽曰:"其他鱼肉不计,但肥鸡一只,已有大半在其一人之腹中。"二学徒亦证明女仆所言不虚。

余闻此言,忽忆中国医学史中,节录《南齐书》褚澄治李道念食鸡一案,以苏子一升,服之而愈。乃决将原方减味,加苏子霜与服。嗣思若加苏子而果效,则为苏子之功耶,抑仍为硝、黄之功耶,将不得而知之矣。决将硝、黄改为五钱,另加苏子五钱。

生石膏四两,粉葛根、净连翘、天花粉、全瓜蒌、飞滑石各四钱,锦纹军、元明粉各八钱,川厚朴三钱,炒枳实四钱,紫苏子霜五钱。

孰意一服之后,夜间即大下数次。如胶如漆,黏腻异常,恶臭不堪,最可怪者,夹有酒气。腹满仍不甚减。四日之间,续服四剂。积乃去其六七,嗣乃逐渐减量。又服三剂,宿垢去尽,渐思薄粥。再进调理之剂,而渐痊可。

(余瀛鳌.中国百年百名中医临床家丛书·余无言[M].北京:中国中医药出版社,2001:21-23.)

13. 食中

合肥路之柏芗村 30 号,有陈媪者,年 62 岁。于 1934 年 10 月间,某日晨,其家中人人都起,而陈媪不起。其媳唐氏,至床前呼之,亦不应,推之亦不动,始知其神昏不语矣。观其情形,似无痛苦,如睡眠然,惟喉中觉略有痰声。其子陈如年,急延医为之诊治。医以中风及痰厥治之,三易其医,数日无效。盖口不能开,药难下咽也。

嗣延余诊。余察其脉息颜色,未犯绝象,乃细询未病之前有无他故。如年曰:"余母在未病之前,异常健啖,一日三餐,尤以晚膳为最多。食必二三大碗,约近两旬,日日如是。且最奇者,晚膳后立即就寝,人谓其不易消化,强之少坐片时,然后再睡,而余母不听也。至前日忽患此疾,今已三易其医矣,皆无效也。"余细思之,此必食积为患也。乃决以大承气汤加莱菔子下之:

锦文大黄五钱,元明粉五钱(分冲),炒枳实四钱,上川朴三钱,莱菔子四钱(研)。

但因口闭难开,服未尽剂。泻只一次,其量亦不甚多,恶臭难闻。神识虽有时清醒,但旋又昏糊。病家复延他医治之,均无效果。盖药难下咽,灌之大不易也。

如此不言不动,仅有一息者,计二十一日,不死亦不得生,乃复求余诊。余以其延迟已二十余日,且年过六旬,不敢用药,只答以尽人事而已。乃以灌肠器行灌肠法,久之大便未通。乃复以大量蓖麻子油,用开口器开口灌之。不三小时,而腹鸣大泻。泻出之粪,如黑酱,如车轴油,如痰状,如鱼冻,其中夹有黑团,坚不可碎,恶臭不堪。由此大泻之后,神识渐转清明,手足略能屈伸。问其病已二十余日,不言不语,汝知之乎?则陈媪茫然不知也。后仍续服蓖麻子油两次,泻清肠垢,乃思饮食,于是庆更生矣。吾国医书所谓塞者通之,盖亦自然疗法之一例耳。

(余瀛鳌.中国百年百名中医临床家丛书·余无言[M].北京:中国中医药出

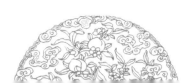

版社,2001:44-46.)

14. 儿童食积痉病

镇江蒋鹤龄中医师,寓于贵州路镛寿里,夫妇年近五旬,只庶出一子,爱逾拱璧。时年8岁,在小学二年级读书,身体素壮,活泼而顽皮,课外活动,更不逮言,故素平不易致病也。在端阳佳节之次日晨,以包车送至学校,尚无丝毫病象,至十一时,校方以电话通知蒋医师云,其子发热头痛,速来包车接回。蒋即自乘车往,抱之而归。自己诊查后,投以解表退热之剂,不效。再服二煎,仍不效。延至下午四时许,热度更高,头痛神糊,而又时或烦躁。角弓反张,项背均强,两目上耸,手足拘挛,牙关紧闭,欲呕不出,口角流涎。

一家惊惶失色,延余诊之。蒋即问余曰:"此时脑膜炎颇有流行,吾子得非是证耶。"时余年才三十,见其身体颇壮,知为健啖之儿童,且为独子,平时杂食必多。因按其脘腹,则儿知拒按,膨满而硬实。询其日来所食何物,据蒋师母告余,谓"因节在端阳,三日前已食角黍(即粽子)。早晨及下午,皆以角黍为点心,中午及晚餐,皆有鱼肉鸡鸭及火腿等。因其素来健啖,故未之禁。即今晨上学时,尚食角黍两大枚,一小枚,其他枇杷、荔枝,更无论矣。中午前车接归来,下午即病变如此,先生救我爱儿。"

余闻其言,知为食积胃脘,腑气不通。不通则闭,闭则酿生内热,循经反射于脑,因而致痉。若不急攻其胃家实,则痉必不止而殆矣。因思《金匮》痉病篇,有以大承气汤治阳明痉病之法,今可师仲景之法以治之。因拟硝黄蒌葛汤,令其速服无疑。

生大黄三钱,元明粉(分冲)四钱,炒枳壳三钱,全瓜蒌四钱,粉葛根三钱,生黄芩三钱,焦楂肉四钱,莱菔子三钱,鲜竹叶三十片。

蒋从余言,立令配方灌之。初灌之时,吐出痰涎颇多,夹以少量不消化之食物。稍停再灌,缓缓灌至二十分钟,始将头煎灌下。后不二小时,大便即解,如胶如酱,此时痉象已减。再隔半小时,又解一次,于是神识清醒,痉象全无矣。次日再延复诊,全家称谢至再至三。又将前方减量,加和胃及清热之品,两帖而安。

(余瀛鳌整.中国百年百名中医临床家丛书·余无言[M].北京:中国中医药出版社,2001:77-79.)

15. 青年饮冰食中证

曹家渡有刘裕昌窑货号,其小主人年25岁,毫无前驱症状,于夜间二时左右,忽然昏糊不语。当时延附近医生治之,或云中风,或云痰厥,或云中恶。至日间下午四时,五易其医,丝毫无效,乃飞车延余往诊。余入病者之卧室,见其父母妻子,皆流泪满面。因诊病者之脉,沉实而有力,身体四肢如常,不厥不热,一如常人。呼吸略粗,而鼻微带鼾声,与常人睡眠无异。以手扳其下颌,亦随手而开,无牙关紧急之痉象。使余无从知其病原,惟按其脘口,则颇满硬。

因问其妻曰,"夜间得病,汝何由知其不语,始于夜间二时左右乎?"曰:"昨夜伊随友人某君,同至金城大戏院看电影。因腹中饥饿,又恐夜间戒严(时在敌伪时期),回至家中,命我为备夜膳。食毕即就寝,时已十二时有余矣。始尚言语、翻身,至二时余,我询其欲饮茶否,则已不能语矣。"余闻所食何物,及食之多寡。曰:"猪油炒饭一大碗,另加油煎荷包蛋二枚。以其饥甚,故多与之也。"余曰:请招其友来。

无何友至。余又问曰:"刘君昨与阁下同去,可有其他饱食否。"其友曰:"别无他物,只在戏院中,频呼胸热口渴,伊一人曾食冰淇淋两客。散场后,又食棒冰三支,即各归家。"余曰:"病情得之矣。"立书大承气汤加瓜蒌、干姜与之。

大黄八钱,芒硝八钱,川朴四钱,枳实六钱,全瓜蒌一两,干姜三钱。

并嘱其速服,迟恐气闭不救。病家无法,只得照服。余归来后,则不能安枕。

次日上午十时,复来延余。曰:"昨日下午六时灌药,幸得缓缓灌下。至八时大便一次,依然昏糊。九时半又大便一次,其量甚多,病者旋即清醒。告以昏糊已一日夜,则如梦初醒,茫然不知,今晨更觉清醒矣。"余闻之大喜,立即偕与俱去,至则合家欢欣,病者亦含笑道谢。余即细为之诊察,改用调胃承气之轻剂,加理气和中之品,以清其根株。

并告以"此病名食中,因先饮冷,而大暴食,大伤脾胃,因而不能蠕动。胃家如此之实则气闭,气闭则交感神经失其作用,影响于脑,故完全失其知觉。非风非热,故不痉;非虚非寒,故不厥;非上焦有痰,故呼吸不喘哮。此亦宿食之证,《金匮》未言,而后世方书曾言之矣。所见不多,故医家能言之者亦少,即或遇此证,其不当中风惊厥治者亦鲜矣。设问诊及腹诊稍一疏忽,则不明病原,药剂妄投,病者之生命危矣。"病家皆大叹服。

(余瀛鳌.中国百年百名中医临床家丛书·余无言[M].北京:中国中医药出版社,2001:46-48.)

16. 热病夹食重证

粤人陈某,年23岁,在新闸桥北顺昌押典当中为学徒。于1940年6月间,患温热病,诸医不效,延已旬余。门人郭文忠为其同乡,介余往诊。余见其大热无汗,烦躁不安,谵语频作,唇焦齿垢,舌苔黄腻带黑,而有芒刺,大渴引饮,无时或休,大便秘结,小便短赤,身发有瘄疹,大如绿豆,与寻常之瘄疹绝不相同。余乃以白虎汤合增液承气汤投之。

石膏用至四两,硝、黄各用四钱,并令恣啖西瓜。然大便虽解黄水,而积滞不下。次日石膏加至五两,硝、黄各加至五钱,仍然如故。

心计大肠之津液枯矣,正气怠矣。乃先为之注射灭菌葡萄糖1000毫升,然后仍进前药。并将石膏加至六两,硝、黄各加至六钱,而仍然解下稀水而已。再仿黄龙汤法,加党参三钱,并令卧于湿地,仍然无效。不独无效,且增狂妄,竟欲夺窗而走。乃于方中复加紫雪丹四分,石菖蒲三钱,连进两剂。狂虽止而谵语仍作,便时

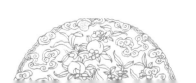

通而滞绝不下。余为计穷,曾嘱郭生致意病家,另延明哲。而病家以余认症的确,用药有胆有识,设再委之于时医,则必死无疑。力请续诊,虽有不测,绝无异言。余见其小便赤黑如鸡血,虽将方笺置诸案上,而搁笔不能为一药。因前举诸方诸法,温热病之治法尽矣。

踌躇半日,忽忆刘辉庭之子,方中加苏子霜而愈。乃细询未病之前,曾食何荤腥。据店中同事云,"曾食鸭肉颇多。"余细思鸡、鸭是一类家禽,刘子食鸡肉成疾,治之有效。陈姓食鸭肉成疾,亦必有效也。乃以前方加苏子霜、莱菔子霜各五钱,促令与服:

生石膏四两,肥知母四钱,炙甘草二钱,鲜生地四钱,鲜铁皮石斛三钱,锦纹军、元明粉各五钱,炒枳实、紫苏子霜、莱菔子霜各五钱,炒粳米一两。

是夜即得积滞大下。其量颇多,如果酱、如鱼冻,成团成块,陆续下行。腹部稍软,舌苔渐退。四日中连进四帖,积滞去其大半,而小便赤污如故,烦渴不减。计先后所服石膏有四五斤之多,硝、黄各有五六两之多,大西瓜约食二十余只,而病仍如此不易清澈,诚出人意料之外。乃将前方分量略减,并加暹犀角六分,连进两帖,滞乃全去,小溲始清,渐思薄粥。接服调理之剂,又周日而安。

(余瀛鳌. 中国百年百名中医临床家丛书·余无言[M]. 北京:中国中医药出版社,2001:24-26.)

17. 急性阑尾炎

张某父,57岁,梓潼县土产日杂公司职工。

以右下腹阵发性剧痛,诊断为急性阑尾炎,入院后未予手术,输抗生素观察。乃请我会诊。刻诊:右下腹疼痛拒按,大便不下已3日,舌苔黄腻,有裂纹,脉沉实。议用大黄牡丹皮汤,服1剂,仅便1次,量亦不多,扔疼痛拒按。非药不对证,药力不及也,痞满燥实坚俱备,舍大承气不可为功。

大黄15g,玄明粉(冲)12g,枳实15g,厚朴15g,败酱草30g,红藤30g,莱菔子15g,苡仁30g。二剂,每日1剂。

服后得畅便,日3行,一帖痛即大定,次日痛即全止,易方调理而安。

(何绍奇. 读书析疑与临证得失[M]. 北京:人民卫生出版社,1999:292.)

18. 腹痛(急性胃肠炎)

杨某,男,38岁。

1961年12月14日初诊。主诉:腹痛2天。前天晚上从外地回京,腹中饥饿,即急食米面蒸糕约半小盆,食后即睡,未盖被而受了凉。次晨即觉上腹部及脐左处疼痛,胃脘痞塞胀满,不思饮食,小便短赤,大便3日未行,今日疼痛难忍,急来就诊。观其舌苔白,脉象弦滑有力。上腹及脐左处疼痛拒按。白细胞计数11.7×10^9/L,分类:中性粒细胞0.86。据此脉症诊为食滞腹痛。治以消导攻下之法,以大承气汤随证加减。

酒军 12g,枳实 12g,厚朴 9g,芒硝(后下)6g,焦槟榔 9g,焦三仙各 9g。

水煎服,1 剂,立即针合谷、内关、商阳、天枢四穴,不留针,以迅速止痛。

药后排出稀臭大便两次,胃脘及脐部之疼痛完全消失,病即痊愈。以后追访,腹痛未作,早已上班工作。

(焦树德. 焦树德临床经验辑要[M]. 北京:中国医药科技出版社,1998;376-378.)

19. 腹胀

屈某,女,25 岁,农民。

1980 年 2 月 19 日入院。进行性消瘦、腹痛已半年,出汗、不规则发热并头痛已 10 天。入院后诊为全身结核病:①Ⅰ型肺结核;②结核性脑膜炎;③结核性腹膜炎。经西医治疗效果不佳,于 2 月 23 日请我科会诊,家属代诉腹部鼓胀而痛已 12 天未解大便,小便则自插导尿管后已能流出,未见恶心、呕吐及咳嗽。慢性病容,无神,骨瘦如柴,腹部大而膨隆,压之觉胀痛,脉略滑而无力,舌质稍红,有少量剥苔。疑为脾气拥滞兼伤阴。

大黄 4.5g,芒硝(冲)6g,枳实 10g,厚朴 10g,2 剂。

病人 24 日下午 8 时开始服第 1 剂,夜 12 时排便 1 次,量较多,为 1～1.5kg,有成粒的,亦有稀烂水样的,4 个小时后再排便 1 次,量较少。

自第 1 次排便后,腹胀即大减,25、26 日未再排便,27 日腹又渐胀,至晚 10 时因较明显,乃即服第 2 剂中药,2 个小时后大便 1 次,28 又解 2 次,均为稀烂便,量亦不多,此后鼓胀即消失。

3 月 5 日及 12 日,当出现类似情况时,均各服 1 剂,亦证实有效。截至 3 月 31 日止,病人已不再鼓胀。

(苏翼联. 严重腹胀两例治验报告[J]. 广西医学院学报,1980,2:118-119.)

20. 泄泻误治(热邪内闭)

黄翁冠三,自奉甚丰,有病辄喜温补,以为年老体衰,非此不可,医亦以此逢迎之。1947 年夏月患泄泻,腹鸣作痛,日十余行。自视为虚,蒸参汤代茶饮。医不审其证,徇其意,疏予理中汤,利益甚,更增赤石脂、禹余粮固涩之,利得止。此后胸腹胀满,呕不能食。易医,犹以为虚,给服香砂六君子汤,意在调气止呕健脾进食。讵知三剂后,目合欲睡,口不能言,不烦不渴,渐见昏厥。更医数辈皆寒者温之、虚者补之之意,进退十余日,病无增损,遂而停药,日惟以参汤养之。由其内兄何君之介,百里迎治。

患者僵卧如尸,面色枯黄,唇红燥,肢虽厥而气不短,目白连珠有红丝,珠虽鲜动而神光朗然,舌苔老黄刺裂,两手脉若有若无,足脉三部按之现有力,腹部硬满,热气蒸手。问大小便? 其妻曰:"大便日下稀黄水,小便短赤,均甚臭秽。并谓其夫自某友留饮后,归即腹泻,泻止即病如斯。"因知该病先伤于酒食,则泻非虚泻。不

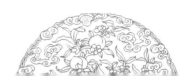

为消导,反进温补,以致愈补则邪愈固,内热结聚,阳不外越,故肢厥而不温;胃热不降,逆而上冲,故神昏不语。证为热邪内闭,自非清热攻下不可。无如耽于酒色,肾阴亏损,兼之热久伤阴,不胜攻伐,攻之则有虚脱之虞,不攻则热无外出之路,证情若此,宜策出安全,乃仿古人黄龙汤遗意,以大承气汤加玄参、生地、麦冬,貌虽近增液承气汤而微有不同,此则调气宽胀之力为大。

玄参、生地各一两,麦冬五钱,大黄四钱,元明粉(另冲)三钱,枳实、厚朴各二钱,兼吞牛黄清心丸一颗,并蒸力参五钱备防不测。

不二时,患者腹鸣如鼓,旋泻数次,继复大汗出,突现虚脱象征。即将参汤灌下,同时温粉扑身,顷间汗止。午夜阳气回,厥止发热,四肢能自移,目能视而口不能言,此内邪已动而阳气外出之象,佳兆也。次晨,脉现细数,舌苔黄燥退,色呈紫绛,证似大减,但尚神昏不语,阴分极虚,一时难复。改处大定风珠大滋阴液,加犀角、石菖、莲心开窍清热,日服二剂,四日神清能言,可进稀粥少许。舌不绛,气短吸微,肢倦乏力,因余热已清,专重养阴,只服大定风珠原方,不另加味,十日则起床活动。又随进杨氏还少丹(改汤)半月,并吞杞菊地黄丸,建奏全功。

(赵守真.现代著名老中医名著重刊丛书——治验回忆录[M].北京:人民卫生出版社,1962:7-8.)

21. 痢疾

吾师蔡仁山先生邃于医学,时起大病,殁虽四十年,人犹称之。特录本案,以见一斑。豪绅宁翁,自奉甚奢,以不慎酒食,由泻转痢。翁时以体虚为言,而医不究病因,从而阿附,不敢尽攻逐之能事,仅以痢门套方加参、归杂进,渐致腹胀痛,利频不爽,脓血杂下,日夜无度,因而卧莫能兴,尚进归、地、枳、朴诸品,企图缓解,病更不瘥。家人惧,飞舆迎吾师。诊脉沉实,舌苔黄燥,腹痛里急,下利脓血,口微渴,小便黄。师笑曰:"此大承气、白头翁汤证。人虽虚,证则实,当急攻之以存阴,不可养病以贻患,攻即养正,何惧之有。"

厚朴四钱,大黄五钱,枳实、黄连、黄柏各三钱,元明粉(另兑)三钱,红藤、隔山消各二两。浓煎顿服,益一日二剂。

其家惊为药重。师曰:"病重宜药重,药轻何益,服此可立愈。"药后,脓血大下,腹痛锐减,再剂脓血少,食知味,腹已舒,可起床自便。是时病势大挫,不宜重药,改服清导滋阴之白头翁、银花、连翘、枳实、厚朴、归尾、生地、芍药等品,又三剂,诸证悉退,再略事清补收功。然前医明知证实而不敢攻,因循坐误,其势日亟。吾师见病知源,毅然攻逐,实胆大而心细也。非吾师经验之富,曷克臻此。

(赵守真.现代著名老中医名著重刊丛书——治验回忆录[M].北京:人民卫生出版社,1962:84-85.)

二十六、大黄附子细辛汤

【原文】

《金匮要略》

《腹满寒疝宿食病脉证治》：胁下偏痛，发热，其脉紧弦，此寒也，以温药下之，宜大黄附子汤。

【组成与用法】

大黄三两，附子（炮）三枚，细辛二两。

上三味，以水五升，煮取二升，分温三服；若强人煮取二升半，分温三服，服后如人行四、五里，进一服。

【功能与主治】

温里散寒，通便止痛。用于寒实内结之腹满痛证，胁下偏痛，发热，畏寒肢冷，大便不通，舌淡苔白腻，脉弦而紧。

【临床病案选录】

1. 泄泻

王某，男，37岁，直属小学炊事员。

病泄泻四年余，大便不成形，久治无效。曾服四君、六君、附子理中、参苓白术及温肾摄纳药物如莲子、芡实、五味子、肉果、诃子、禹余粮之类，都能收小效，但不旋踵病情如故，或反而增剧，特请先生诊治。自言大便溏泄日5～6次，便后肛门痛。当汗多时便泄即减，汗少时即感便泄次数增，显然与水分之调节有关。患者面色营养正常，左少腹有按痛，平卧时亦有痛感。病发时有疝状物隆起如冰棍状，应是肠道水气不利之征。苔白脉滑。当与疏导，此乃通因通用之法，中医谓"六腑以通为补"，良有以也。

制川附子二钱，制大黄二钱，黑丑二钱，郁李仁三钱，当归三钱，肉苁蓉三钱，桃仁三钱，杏仁三钱，木香三钱，枳实二钱，大腹皮三钱，香附四钱。连服10剂，诸恙皆减，大便溏泻亦止，观察半年，未见再发。

（陈熠．中国百年百名中医临床家丛书·陈苏生[M]．北京：中国中医药出版社，2014：72．）

2. 抑郁症

张某，女，54岁。

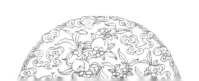

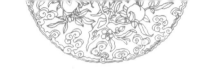

2 年前因其夫患帕金森病而郁闷不解,致情绪低落,后诊断为抑郁症。曾多次服中药治疗效果不佳,方药多为疏肝解郁、养心安神类,后服用百忧解维持至今。症见头晕神疲,面淡无华,自觉胸闷胁胀,右胁下时痛,周身不适,失眠健忘,纳差,大便干,3～4 天一行,小便如常,舌质淡、苔薄白腻,脉弦。观其脉症,辨为肝经寒郁胃府不降,寒实内结证。予以大黄附子汤,取其温经散寒、通便破结之功,以破胸腹之滞,静观其效,此乃釜底抽薪之变法。附子(先煎)15g,细辛 6g,生大黄(后下)15g。每日 1 剂,水煎分 2 次温服,便行减量。服 5 剂后复诊,胸闷胁胀明显减轻,右胁下未再疼痛,食欲增加,睡眠渐多,精神渐佳。改上方中生大黄15 g 为炙大黄 10 g,继服 6 剂,嘱渐停百忧解。随证加减共服药 2 月余,病愈。随访半年未复发。

[程海泉,李金田.经方辨证临床应用三则[J].甘肃中医学院学报,2012,29(5):34-35.]

3. 肋下痛(胆囊炎)

张某,男,35 岁。

于 1968 年开始患右肋下疼痛。食后尤甚,空腹减轻,并伴有食后恶心、呕吐等症。某医院初以为肝炎治疗无效。1969 年起此种疼痛的感觉逐渐增加,每到冬天发作较重,至春夏即自然缓解。出力、疲劳和饮食不适都能引起疼痛的加重。至1974 年经过几个大医院确诊为慢性胆囊炎,以后即以胆囊炎治疗,服过不少中西药,但病情一直时好时坏,每到冬天仍剧痛不休。患者的疼痛部位,适当于乳中线的肋缘下,局部拒按,绵绵作痛,间有剧烈发作,发作时恶心呕吐,脉沉而迟,舌质红,苔黄薄,食欲不佳,二便正常。治以大黄附子汤。

附子 10g,细辛 4g,大黄 12g。

宗此方先后共服 30 余剂,诸症痊愈,随访 2 年,概未发作。

(赵明锐.经方发挥[M].北京:人民卫生出版社,2009:107-108.)

4. 右肋下痛

王某,男,12 岁。

患儿患腹胀,起初是午后胀,以后即整日胀。约 1 个多月以后,伴发阵发性的右肋下疼痛。该父是医师,曾给予对症治疗,症状毫无改善。后腹胀肋痛继续增重,患儿体质也日渐衰弱。以后经历了省、市的各大医院及中医研究所等 8 家医院的治疗,诊断意见不能统一,有的医院考虑为肝炎、肝脓肿或肝癌,有的医院考虑为胆囊结石或腹膜炎等,经服药打针治疗 2 个月,俱不见效。

患儿就诊时已是发病以后将近 3 个多月。腹胀经市中医研究所中药治疗已好转(药物不详),唯右肋痛增剧,部位在乳根下距腹中线五分,平均每数十分钟即发作 1 次,日夜数十次发作,剧痛难忍,满床打滚,汗出淋漓,面色口唇㿠白,2～3 分钟以后自行缓解,每于发作后精神更加疲惫不堪。脉浮数无力,舌淡,苔薄。胃纳尚可,二便正常。投以大黄附子汤 2 剂。

附子 6g,细辛 3g,大黄 10g。

服药以后其病若失,观察数月概未发作。

(赵明锐．经方发挥[M]．北京:人民卫生出版社,2009:108.)

5. 腹痛

王某,男性,年 40 余,山东省威海市人。

1956 年求诊。患者患脘腹痛多年,每痛时数日不大便,脉沉紧。出示以前曾服过的药方,大多是枳实、厚朴、大黄等行气泻下药,其中大黄有用至 30g 者,但大便仍不通畅。诊毕予大黄、附子、细辛各 9g,1 剂即大便畅下,粪中有黑色粒状物,大者如黄豆,数量甚多,坚硬异常。自后腹部舒适。

(李克绍．李克绍医学文集[M]．济南:山东科学技术出版社,2006:974.)

6. 痢疾(溃疡性结肠炎)

谷某,女,40 岁。

1962 年 9 月 6 日初诊:3 年来,泄泻,每日 4～6 次,大便稀溏兼有少量黏液脓血,里急后重。某医院始诊为痢疾,住院 3 个多月治疗无效。后又至某院查肠镜及下消化道造影,确诊为溃疡性结肠炎,结肠息肉。改请中医以芍药汤、桃花汤、四神丸等加减治疗 1 年多,仍无明显效果。又以乌梅丸加减治之,20 余剂仍无效果。李老诊后,云:"除便痢脓血,里急后重外,尚见口疮,胃脘压痛,脉沉细。此乃寒积不化所致。治宜温中导滞。"

附子 3g,木香 9g,香附 9g,乌药 9g,党参 8g,白术 8g,大黄 3g,干姜 3g。一周 1 剂。

次日患者来诊,云无明显效果。李老云:无妨,下周再用药可也。1 周后来诊,云:大便转为 1 日 2 次,脓血便消失。李老云:1 周 1 剂可也,不可多服,此乃候气之来复意。共服 4 剂,愈。

(王象礼,赵通理．中国百年百名中医临床家丛书·李翰卿[M]．北京:中国中医药出版社,2003:50.)

7. 急性胰腺炎

曾治一男性患者,急性胰腺炎,先用复方大柴胡汤十几剂不效,邀李老诊之,审脉弦紧,胃脘剧痛,拒按,诊为寒实证,予大黄附子汤加减:

大黄 3g,细辛 3g,附子 6g,枳实 9g,厚朴 9g。

1 剂取效,10 剂疼痛消失。

(王象礼,赵通理．中国百年百名中医临床家丛书——李翰卿[M]．北京:中国中医药出版社,2003:214.)

8. 寒积腹痛

李某,男,36 岁。

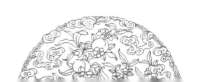

于某年9月初诊。自诉二十岁时,因患三阴久疟数年始愈。近因暑月某夜,食冷食过多,当即胸痞不舒,随即腹痛,大便泻而不爽。延医诊治,连进化食消导及寒下之剂,痛势不减,便仍未畅,视其面色萎黄,手足清冷,腹痛甚时,直至厥逆。大便次数虽多,但欲便而不得畅,其量甚少。扪其腹部胀满不舒,不许揉按;舌质淡,苔白厚,脉弦缓。此阳虚脏寒有素,又兼食滞中焦成实。脏寒宜温,腑实当下,当参仲景温下寒实成法,拟大黄附子汤合小承气汤并用之法。

熟附子6g,细辛1.5g,酒洗大黄10g,紫油朴10g,炒建曲10g,炒枳实10g。

2剂,水煎服。药后大便稍多,腹痛较和。

再诊:加当归10g,以助温润通便之用。又2剂,服后得大便甚多,腹痛已止。随与调补气血药以善其后。

(湖北中医学院.李培生医学文集[M].北京:中国医药科技出版社,2003:163.

9. 寒结腹痛证

患者段大柱,系一劳动工友,住京江路平房中。在1948年9月间,段之邻人顾云龙,于深夜冒雨乘车,来余诊所叩门,其声甚急。启门询之,则告我以段性急证,来请出诊者,于是相偕登车而去。将至其门,即闻病者呼痛之声,刺入耳鼓。及入病者之房,见病者身体屈曲,作虾儿状,两手自抚其腹,重则号叫,轻则呻吟。额上有汗,扪之清冷,轻按其腹,则痛不可近,而少腹尤甚。询其大便,已四日未解,诊其两脉,则沉实而有力,察其舌苔,则厚腻而微干,尖白根黄,而中则白而带黄,扪其周身,则毫无热度,而四肢微厥,手足较甚。断其为寒结无疑,非温下之不为功也。

因再询其致病之由,据其妻代述颇详。谓"段为劳动工人,惟因工作关系,时常饥饱不均,饿则饥肠辘辘,饱则大腹便便。于前日曾取得工资,购买猪头肉及螃蟹食之,又加饮酒数杯,身有微汗。食后于门前少立,开怀当风,不片时即觉身凉,而阖户就睡。至后半夜,即觉腹痛而醒,愈痛愈剧,曾发呕吐两次,痰涎与食物并出,但所吐之量不多。翌日晨,即至平民医院就诊。据医生断为急性腹膜炎,非施行开刀手术不为功。询其手术费几何,则其数之大,又非我等劳动阶级所能负担。即回家延中医诊治,服药均无效果。延至今夜,因腹痛之极,曾发厥两次,故情急谋于顾君,而于深夜烦先生也。"

余得其追述之情况,更坚信心,以温下为得。望闻切三者,既得其大概,加以问诊,则得其全盘病理矣。乃处以大黄附子汤合甘草干姜汤。

生大黄(酒洗)五钱,熟附片五钱,北细辛一钱,炙甘草三钱,炮姜炭三钱,生姜五片。

嘱如其法煎服。设药后而仍发呕吐,则呕出亦佳,如不呕吐,则必于三小时内可以得下,追一下之后,必渐转安静矣。病家如法煎与服之,初则泛泛欲吐,及服至一半,则反较平。待全服后,依卧片时,已不欲呕,始行卧下,而腹犹阵痛不已也。

半小时后,觉腹内与周身较有温感,痛亦略轻,至二小时又十分钟,果觉腹内作响,渐至转动下行,肛口忽迫,不片时而大便解矣。先下干燥之粪便,继下干燥之粪球,终下黏腻之污泥状物,于是疼痛立减其半。至翌晨续服二煎后,又解大便二次。则黏腻较深,黑污较减,然尚夹有小核之粪粒也。下午复请再诊,将前方减量,加行气之品(少减大黄、姜、附之量,去细辛,加木香、砂仁、槟榔、枳壳),再服一帖,于是腹痛全除。接服调理之剂,扶持正气焉。

(余瀛鳌．中国百年百名中医临床家丛书·余无言[M]．北京:中国中医药出版社,2001:50-52．)

10．肠梗阻

王小斌,男,3岁,住巴中市曾口乡。

患儿因腹痛、腹胀、呕吐 6 天,肛门不矢气,停止排便 3 天,于 1984 年 12 月 28 日急诊入院。

入院后行剖腹探查术,术后诊断为:①原发性腹膜炎;②粘连性肠梗阻。

术后第 4 天,患者再次出现腹痛、腹胀、呕吐,肛门停止矢气、排便。经消炎、禁食、纠正电解质紊乱,并给予新斯的明促进肠蠕动等措施无效,梗阻症状逐日加重。经两次会诊,决定再行手术治疗。患儿家长拒绝再次手术,并要求服中药治疗。

患儿腹部手术后 8 天,腹满胀痛,时有呕吐,不矢气,不大便。精神萎靡,目光呆滞,呼吸短浅微弱,面色萎黄虚浮。全腹以绷带加压包扎,去其绷带,只见全腹胀大,肚脐突出,似有暴裂之势;轻按似软,重压则腹部张力有增无减,叩之如鼓;四肢不温,呕吐物清稀不臭,舌质淡,苔薄白水滑,脉沉迟而细。

《金匮》云:"病者腹满,按之不痛为虚,痛者为实。"又云:"虚寒当以温药服之,实寒则从温药下之。"治当温下之法治其标实,温补之法治其本虚。拟用大黄附子汤加人参。

大黄(后下)5g,附片(先煎)6g,细辛 3g,人参(另炖)6g。

1 剂。嘱少量多次服用,5 小时内服药 4 次,下午 4 时从胃中呕吐棕色黏液约 50ml,下午 5 时,患者精神好转,腹部变软,索要饮食,家长给清米粥小半碗。当夜 5 时,患儿腹胀加重,呻吟、躁动不安。

第 2 日复诊:脉舌苔无明显变化,将原方附片增为 8g,并加干姜 5g,枳壳 8g,1 剂,少量多次服用,禁食。当夜凌晨 5 时,闻及肠鸣,次日上午 9 时排出秽浊黏液稀大便约 5g,尔后 2 小时又泻出黏液粪便 300g 左右,腹胀顿减,精神好转,继服所煎药汁。

第 4 日再次复诊,腹部平坦,腹痛消失,精神更好。改服香砂六君子汤加肉桂调理脾胃,以复真阳而善其后,并嘱少量递增地食用清淡易消化食物。

第 5 日出院,患儿至今健康。

[付传国．大黄附子汤治愈肠梗阻一例[J]．云南中医学院学报,1988,11(1):47.]

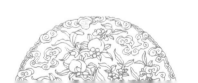

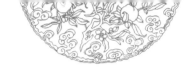

二十七、大黄甘草汤

【原文】

《金匮要略》

《呕吐哕下利病脉证治》：食已即吐者，大黄甘草汤主之。

【组成与用法】

大黄四两，甘草一两。

上二味，以水三升，煮取一升，分温再服。

【功能与主治】

泄热去实。用于胃肠实热壅滞，腑气不通，食入即吐，便秘，口渴，口臭，舌红苔黄，脉实。

【临床病案选录】

顽固性呕吐

邢某，女，40岁，社员。

1984年10月21日初诊。主诉不时呕吐已2年。1982年5月突然发生食后呕吐，时作时止，常不经治疗而吐自止。经菏泽地区医院钡餐透视肠胃，无异常发现，西医诊断：神经性呕吐，服西药无效，便来求治。自诉食后即吐，胃脘微有热感，大便干燥，2～3日一行，伴嗳气，咽干，舌尖红，苔薄黄而少津，脉沉滑。初认为证属胃阴不足，失其和降所致，拟以益胃生津，降逆止呕治之，用麦门冬汤加竹茹、橘红、生姜，嘱服3剂。于10月24日复诊，服上方无效，仍食后即吐，伴咽干口臭，胃脘微烧灼感，大便3日未行，小便短少，舌红，苔薄黄少津，脉沉滑。据《活法机要》所谓呕吐有气、寒、积三因，分析其证候，此乃属于积热，浊气不降所致，其病机正合《金匮要略·呕吐哕下利病脉证治篇》中述"食已即吐者，大黄甘草汤主之"，故改用大黄甘草汤泻热下浊。

制川军（后下）12g，甘草3g，嘱服2剂。

10月27日随访，上方服1剂，食已不吐，服2剂因生气而药后无效。嘱继服3剂，大黄（后下）15g，甘草3g。

10月28日随访，1剂后食已不吐，大便通，得矢气。服完3剂，诸恙若失。虑其病久,虽吐止,纳谷渐启,然脾胃功能较差,随证调理,以善其后。

(张广霞. 大黄甘草汤治疗顽固性呕吐一例[J]. 山西中医,1986,4:42.)

二十八、大黄甘遂汤

【原文】

《金匮要略》

《妇人杂病脉证并治》:妇人少腹满如敦状,小便微难而不渴,生后者,此为水与血俱结在血室也,大黄甘遂汤主之。

【组成与用法】

大黄四两,甘遂二两,阿胶二两。

上三味,以水三升,煮一升,顿服之,其血当下。

【功能与主治】

破血逐水。用于妇人水血俱结血室,少腹满,甚则突起,小便微难,或见产后恶露不尽,月经不调,舌胖、暗,脉弦。

【临床病案选录】

1. 少腹胀痛(闭经)

谭秋香,三旬孀妇也。子女绕膝,日忙于生计,操劳过度,悒悒于心,以致气血内耗,身体渐羸,月经不行,少腹肿胀,行动则喘促,数月于兹。昨随其叔婶来治,切脉细数而涩,口干不渴,大便燥结,两三日一行,小便黄短,少腹不仅肿胀,有时乍痛,虽闭经已久,尚无块状。窃思本病关键,首须明悉经闭与肿胀之先后,如肿胀由经闭而起,则以通经为先;如经闭由肿胀所引发,则以利水为宜。细询之下,其为经闭先而肿胀后,乃属于瘀血郁积,而小便又不利,则不仅血结亦且水结矣。况其先由思虑伤脾,忧郁伤肝,肝伤则气滞而血瘀,脾伤则运化失常,久则累及于肾,水不宣泄而停蓄其中,故水与血互结而为病。至于治法,前贤亦有明确之指示:"谓先病水而后经闭者,当先治水,水去则经行;先病闭经而后水肿者,先行其瘀,瘀去则肿消。"本证瘀水胶结,同属严重,如逐瘀而不行水,则瘀未必去;祛水而不行瘀,则水未必可行,法当标本兼治,行水与逐瘀并举,因选用《金匮》中之大黄甘遂汤、桂枝茯苓丸合剂。

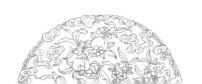

大黄、阿胶各三钱,甘遂(另冲)五分,桂枝、丹皮各二钱,茯苓四钱,桃仁三钱,丹参五钱,土鳖钱半。

服后便水甚多,杂有血块。又三剂,水多而血少,腰腹胀减,已不肿,诸证消失。改用归芍异功散调理,无何经行,痛解,又进归脾汤善后,时经一月,遂得康复。

(赵守真. 现代著名老中医名著重刊丛书——治验回忆录[M]. 北京:人民卫生出版社,1962:59-60.)

2. 产后小腹膨大症

苗某,女,27岁,1998年3月27日初诊。自诉:于1996年3月生产后,小腹膨大至今,几经中西医治疗,均因效果不佳而更医。多次经妇科检查,且未发现明显异常。刻诊:小腹膨大,小便偏少,小腹偶尔疼痛,痛则如针刺,月经量偏少但经期正常,带下正常,舌质黯,苔无变化,脉沉。辨证为胞中水气与血相结。治疗化瘀利水,通畅经气,以甘遂大黄汤加味。

大黄6g,甘遂2g(分2次冲服),阿胶10g,益母草18g。

5剂。水煎大黄、益母草20分钟左右,阿胶烊化,甘遂研末冲服。

累计服药20余剂,小腹膨大解除,如同正常人腹部,小便偏少等也恢复正常。

(王付. 经方实践论[M]. 北京:中国医药科技出版社,2006:356.)

二十九、大黄黄连泻心汤

【原文】

《伤寒论》

154条:心下痞,按之濡,其脉关上浮者,大黄黄连泻心汤主之。

164条:伤寒大下后,复发汗,心下痞,恶寒者,表未解也,不可攻痞,当先解表,表解乃可攻痞。解表宜桂枝汤,攻痞宜大黄黄连泻心汤。

【组成与用法】

大黄二两,黄连一两,黄芩一两。

上三味,以麻沸汤二升,渍之须臾,绞去滓,分温再服。

【功能与主治】

泄热消痞。用于气热结于中焦之气痞证,心下痞,按之濡,心烦,口渴,舌红苔黄,脉浮。

【临床病案选录】

1. 阳明经热证

林宝荣,女,23 岁,教师。

1974 年 5 月 6 日就诊。自诉近周来常觉脸上发黄,两耳发红,自觉烦躁,体温、血压均正常,西医无法确认。我诊视之,其脉洪,两寸更为有力,舌质红,苔薄黄,心下痞,按之濡,深按觉不适,平时便秘,近几月来常有便血,经期每月提前 4~5 天,量多色红,断为邪火内炽,迫血妄行,须降热泻火,使血行归于宁静,予以泻心汤。

生大黄二钱,川连一钱,黄芩三钱。

服后诸症悉退,继予凉血养血之剂,以善其后。

(娄绍昆. 中医人生——一个老中医的经方奇缘[M]. 北京:中国中医药出版社,2012:446.)

2. 吐血

陈某,男,28 岁。

2000 年 11 月 5 日初诊。诉胃脘灼痛、吐血反复发作 1 年余。此次因大量饮酒后发病,症见胃脘部热痛,口干,每日清晨吐鲜血 4~6 口,便结,舌红,苔黄,脉弦。钡餐摄片诊断为十二指肠球炎;胸片示双肺纹理增粗。予泻心汤合犀角地黄汤加味。

生地 15g,丹皮 10g,白芍 20g,水牛角片 20g,黄芩 10g,黄连 4g,生大黄 5g,甘草 6g,田七粉(冲服)20g。

服 3 剂,脘痛缓,吐血大减,再进 7 剂,脘痛除,吐血止,大便得畅,舌苔转薄,脉细略数。改拟益胃汤加减以善后。3 个月后因来治感冒诉脘痛吐血一直未发。

(熊继柏. 熊继柏医论集[M]. 北京:中医古籍出版社,2005:297.)

3. 呕吐

陈某,男,37 岁。

呕吐及食后胸骨疼痛反复发作 3 年余。每因情志不遂或饮食不节而引起呕吐,为胃内容物,食入即吐。食已胸骨后灼痛,伴泛酸,吞咽困难,口干欲饮,大便干结。曾在某医院做胃镜检查,提示“慢性食道炎,贲门失弛缓症”。舌质暗红,苔黄稍腻,脉象弦滑。证属胃热内盛,胃失和降,治当清热通降,理气和胃。

黄连 3g,黄芩 10g,酒军 3g,山栀 10g,橘皮 10g,枳实 10g,清半夏 10g,竹茹 6g,瓜蒌 15g,芦根 20g,吴茱萸 1.5g。

经服 4 剂,呕吐泛酸明显减轻。续以前法治疗,呕吐消失,大便通畅。

(董建华. 中国百年百名中医临床家丛书·董建华[M]. 北京:中国中医药出版社,2003:165.)

4. 胃脘痛

唐某,女,46 岁。

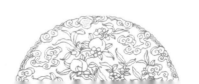

1977年7月9日初诊。1年前因饮食失节而胃痛,屡经中西药治疗,一直未能控制。就诊时胃痛较剧,闷胀不舒,拒按,嗳气,四肢倦怠,食欲不振,口干而苦,大便干结,矢气甚多,带多色黄,尿黄灼热。钡餐检查:慢性胃炎。舌质红,苔腻,中心稍黑,脉细滑而数。湿热壅滞脾胃,升降失司。治宜清热化湿,理气导滞。

苏梗10g,香附10g,陈皮10g,黄连2.5g,黄芩10g,大黄6g,砂仁5g,枳壳10g,大腹皮10g,桑枝15g,神曲10g。

7月16日二诊:服上方6剂,腑气通畅,大便转溏,胃痛大减,嗳气亦除,略思饮食,苔尽化,黄苔明显减少,上方去大黄再进。

7月25日三诊:易饥思食,纳谷较香,胃脘疼痛已除,继以五味异功散加鸡内金以善其后。随访1年,痛未再发。

(董建华.中国百年百名中医临床家丛书·董建华[M].北京:中国中医药出版社,2003:259.)

5. 腹泻

李某,男,35岁,分析仪器厂工作。

1983年1月25日初诊。腹泻2年余,经我院诊为慢性结肠炎。右下腹疼痛拒按,便秘与腹泻常交替出现,不思食,口苦咽干,不思饮,头晕乏力,舌质红,苔黄腻,脉弦细数。积滞在肠,蕴久化热,先拟通降之法。

大黄15g,黄连10g,黄芩12g,木香10g,枳壳12g,白芍15g,甘草6g,大枣10g,8剂。

二诊(1983年2月3日):服药后泻下腐秽甚多,目前泻止,每日可进食300～400g,口干,头晕乏力,舌红,苔腻,脉细数。

党参10g,白术10g,茯苓15g,甘草6g,山药15g,白芍25g,砂仁6g,莲子10g,苡仁15g,石斛30g,麦冬10g,黄芩10g,黄连6g,柴胡10g,焦三仙15g,木香6g,车前仁(包)10g,8剂。

三诊(1983年3月27日):大便正常,已成形,乏力头晕,稍多饮食则腹胀,舌质红,苔黄腻,脉滑数。

上方去柴胡、黄芩、木香、车前仁。8剂。

(何绍奇.读书析疑与临证得失[M].北京:人民卫生出版社,1999:344-345.)

6. 痢疾

30年前,家母病痢,我采马齿苋绞汁进之,竟无效。腹痛,里急后重,便下脓血相杂,一日如厕二十余次。据脉证,乃湿热痢,于是改用清热燥湿,调气导滞之方,药如黄连、黄芩、白芍、木香、山楂、枳壳之类。书毕,又虑及家母年高体弱,且有痰饮宿恙,脾运不健,惟恐虎狼之药伤正,踌躇再三,更加党参、白术、甘草、大枣四味,自以为新并宿恙,俱皆照顾,扶正去邪,两不相妨。不意服后腹痛陡转为然转剧,日夜呻吟,腹如火燎,舌苔由黄腻径转为黄燥,脉滑数无伦。细思之,不禁汗流浃背,愧悔交加。盖湿热之邪，蕴积化火，迫灼肠道，壅而补之，适以助邪，真愚不可及者，当即改用大黄黄连泻心汤苦寒泄火，加木香、槟榔，导滞行气，一剂而安，二剂即愈。

（何绍奇．读书析疑与临证得失［M］．北京：人民卫生出版社，1999：246.）

7. 胃痞

王某某，女，42 岁。

1994 年 3 月 28 日初诊。患者心下痞满，按之不痛，不欲饮食，小便短赤，大便偏干，心烦，口干，头晕耳鸣。西医诊断为自主神经功能紊乱。其舌质红，苔白滑，脉沉弦小数，此乃无形邪热痞于心下之证。治当泄热消痞，法《伤寒论》"大黄黄连泻心汤"之法。

大黄 3g，黄连 10g，沸水浸泡片刻，去滓而饮。

服 3 次后，则心下痞满诸症爽然而愈。

（陈明，刘燕华，李方．刘渡舟临证验案精选［M］．北京：学苑出版社，1996：96.）

8. 脱肛

陈某某，男，25 岁。

1980 年 3 月 26 日初诊。患者素嗜酒。20 余天前大便秘结，努责后致肛脱不收。某医与补中益气汤 10 剂罔效，再进 10 剂，便结肛脱如故。刻诊：直肠脱出约 4cm，色红肿痛，伴见面赤，腹胀纳呆，大便结，小便黄赤短少，舌质红，苔黄厚腻，脉濡数。此湿热蕴积于中焦，下迫于大肠，气机阻滞下陷而成脱肛之证。治当清化湿热，兼理大肠气机。

佩藿梗各 12g，法夏、茵陈、泽泻、厚朴各 10g，黄连、大黄各 6g，滑石 15g，枳壳 30g。

服 2 剂，大便畅解，肛门肿消痛止，直肠还纳，余症亦减。续与原方调治数日而愈。随访数月，未见反复。

［王文铎．脱肛治验 2 则［J］．成都中医药大学学报，1989，12(1)：39.］

三十、大黄牡丹汤

【原文】

《金匮要略》

《疮痈肠痈浸淫病脉证并治》：肠痈者，少腹肿痞，按之即痛如淋，小便自调，时时发热，自汗出，复恶寒，其脉迟紧者，脓未成，可下之，当有血。脉洪数者，脓已成，不可下也。大黄牡丹汤主之。

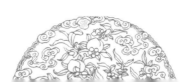

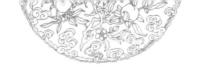

【组成与用法】

大黄四两,牡丹一两,桃仁五十个,瓜子半升,芒硝三合

上五味,以水六升,煮取一升,去滓,内芒硝,再煎沸,顿服之,有脓当下;如无脓,当下血。

【功能与主治】

泄热破瘀,消肿排脓,攻下通腑。用于肠痈初起,湿热毒邪蓄于肠中,血瘀成痈,未成脓或初成脓,右下腹疼痛拒按,或右足屈伸痛甚,甚则局部肿痞,小便自调,时时发热,自汗恶寒,舌苔薄腻而黄,脉滑数。

【临床病案选录】

1. 肠痈(急性阑尾炎)

某患者。

1978年7月15日初诊。十多天前下痢,治愈初期下腹疼痛,近二三天右下腹起一包块如鸡蛋大,按之痛甚,行走艰难,大便秘结,饮食减少。西医诊断为急性阑尾炎。舌质紫暗,苔黄厚腻,脉象沉细。湿热瘀阻肠间。治宜行气化瘀,解毒导下。

桃仁10g,枳壳10g,金铃子10g,红藤30g,赤芍10g,银花10g,生苡仁15g,大黄6g,丹皮10g,元胡5g,芒硝3g。4剂。

二诊:药后大便畅行,前两天大便夹有脓血样黏液,腹痛减轻,肿块渐消。守上方,去金铃子、元胡、芒硝。连服6剂,症消病愈。

(董建华. 中国百年百名中医临床家丛书·董建华[M]. 北京:中国中医药出版社,2003:262-263.)

2. 肠痈化脓症

1941年,南汇张工六教授,述及其乡有一刘姓者,善治肠痈症,能治疗医院断为必须开刀之蚓突炎(即阑尾炎),使之内消内溃,脓从大便而出。其方即红藤一两,单方一味,煎服立瘥。张教授谓其乡中,初有吴姓少年,患生肠痈,经治之无效,后来上海至宏仁医院就诊。经医师诊断,确为蚓突炎,金谓非开刀剖腹,割除其蚓突不为功。其父母以爱儿之切,不肯开刀,而其子更惧,拒绝医师之劝告。医师亦无如之何,只好令其出院……

适有一人言邻乡有刘姓者,善治肠痈之证。立即倩人去请,不数小时,刘君已至。经其诊察之后,断为内已有脓,但服药可内溃下泄而消也。立出药一包,片色带红。人问其名,刘云"此红藤也。"但此不常用之药,众觉名似未闻,遂亦置之,且观其效何如也。

讵一服之后,是夜即腹中雷鸣,有时痛更加甚。续服二煎,至天将明时,即连续大便二次。粪中有干有稀,夹杂脓血,其黏滞及污垢之物,一鼓而下。疼痛大减,腹侧肿胀,立即消去大半。次日再请续诊,仍以红藤六钱,加薏仁一两煎服。续下脓血颇多,疼痛更轻,已能思食,食之亦能安。后经调理,不旬日而痊愈。……

后阅杨玉衡《伤寒瘟疫条辨》,偶于第四卷中,见亦有肠痈秘方一则。其文云:肠痈秘方,凡肠痈生于小肚角,微肿,而小腹隐痛不止者,是毒气不散,渐大,内攻而溃,则成大患矣,急以此方治之。

先用红藤一两,酒二碗,煎一碗,午前二服,醉卧之。午后用紫花地丁一两,酒二碗,煎一碗,服之。服后,痛必渐止为效。

由此观之,则此刘姓之方,即《伤寒瘟疫条辨》之方也。于是更坚我试用此药之信心。

至1943年4月间,有船户曹海洪者,年32岁,经营内河之航运。忽而江南,忽而江北。时船泊于造币厂桥西苏州河岸,忽患肠痈之疾,诸医罔效。右腹盲肠部,疼痛肿胀,右足亦不能伸直。后入沪西平民医院,医者亦云:非开刀不可。病者为经济能力所限,即最低之开刀医药费,亦不能筹措。时余与附近之中药店,有为贫病施诊、施药之设,刊诸报端。患者闻而求治。据诊察之下,确系肠痈无疑,盲肠部肿如拳大。按之抗力颇强,时发寒热。大便已五日未解,小溲赤涩,舌根腻,其脉沉紧而微迟。

余思红藤之方,今可试矣。且病势甚急,大便不解已多日。设红藤解毒力有余,而泻下力不足,反致迟延时日。何不以红藤为主,合《金鉴》丹皮大黄汤法,以一试之,庶可面面俱到也。主张既定,遂为之处方如下,定名曰红藤丹皮大黄汤。

红藤一两,粉丹皮五钱,锦纹大黄五钱,桃仁泥四钱,元明粉四钱(分冲),瓜蒌仁四钱,京赤芍三钱,加酒一杯煎服。

令其加酒如法煎服。迨头煎服后,不四小时,即腹中咕咕作响,无何,大解一次。先之以燥矢,继之以溏粪,与脓血夹杂而下,腹痛大减,腿亦较能得伸。续服二煎,又大便两次。均为脓血粪便夹杂之物,于是一夜安眠,盲肠部已无大痛苦,只隐隐微痛而已。次日复诊,余见病已大减,心喜无量。乃将大黄、桃仁等减量,去元明粉,加紫花地丁六钱,银花藤六钱。

红藤一两,粉丹皮四钱,锦纹大黄三钱,桃仁泥三钱,瓜蒌仁三钱,京赤芍三钱,紫花地丁六钱,银花藤六钱,加酒一杯煎服。

连服两帖,脓水渐少,并令以薏仁红枣粥时时服之。一星期后,脓血已极淡,大便亦转淡黄,小溲渐清,改服调理之剂而愈。

(余瀛鳌. 中国百年百名中医临床家丛书·余无言[M]. 北京:中国中医药出版社,2001:104-107.)

3. 肝痈

患者邵梅生,住长寿路梅芳里,在厂中作工。1948年夏季,由厂中归来,即觉

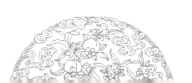

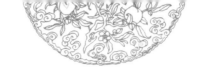

微有寒热,右胁隐隐作痛,而左胁亦觉微胀。次日请假休息,而胁下肿胀更甚,当请附近医生治之。以医与小柴胡汤,因时在夏季,柴胡只用一钱,服之无效。第三日右胁肿痛之处,渐形突出,其大如拳,按之则痛牵胸腋。至第四日,至沪西平民医院求诊。经医诊察之下,断为肝脏发炎,有化脓之可能,须速行开刀,住院疗养。能于开刀后不发手术后炎症,则可日渐痊愈,否则有发生意外危险之可能。病家要求,保证开刀无险,方敢住院,而医师不可。病者本人,亦反对开刀。于是返家,另行延医治疗。服药打针,均无寸效,而局部之肿胀则更甚。

至第五日,谋之于余之外甥王成龙,以电话招余往诊。余见其肿在右胁,突出于肋下,如拳如瓜,以其人体质本瘦,肋骨条条可数,更形明显。扪之则其坚如石,上下左右,四围均硬,毫不柔软,决为尚未成脓。问其大便,已四日未解,即平常之大便,亦干燥者多。其他口苦咽干,舌苔根黄,尖及边部均绛,口干欲饮,而小便黄赤,头亦觉眩,而时则眼火闪发。综合许多症候,有用泻下之必要。当此时肝体发炎,尚未化脓。设因一泻而肿消,未尝非意中事也,姑一试之。乃为之处方,以牡丹汤合龙胆泻肝汤,以为加减。盖体虽较弱,而证则大实,且肝热颇重,可以夺其实而泻其热也。

牡丹皮六钱,锦纹军五钱,元明粉五钱,生黄芩四钱,桃仁泥四钱,龙胆草三钱(酒炒),春柴胡三钱,生地黄六钱,当归尾四钱(酒洗),均木通三钱,夏枯草三钱,金银花一两。

迨服药之后,病者即渐觉痛势微减,而肿则如故。二小时后,觉腹内蠕动而雷鸣,无何,即大泻干溏夹杂之粪便,有干硬如球者,有湿粘如酱者。于是续服二煎,则更多矣。次日一觉醒来,自视其患处,已肿消其半,复招余诊。余再扪之,亦觉肝肿部之抵抗大减,肋下之皮肤,已可扭撮成皱,余亦大喜。因西医谓非经开刀不可,而竟以中药消散之,岂非一治疗之奇迹哉。乃只将大黄、芒硝,各减一钱,嘱再服一剂。迨服后于一日夜间,大便又续下四五次,肿痛消去七八。再次日复延余诊,特为之加入益气养血之品,减大黄、胆草,去芒硝:

前方各药,减大黄、胆草,去桃仁、芒硝、木通,加赤芍三钱、茯苓三钱、白术三钱、薏仁四钱。续服二帖,而完全治愈。

(余瀛鳌.中国百年百名中医临床家丛书·余无言[M].北京:中国中医药出版社,2001:102-104.)

4. 泄泻(慢性肠炎)

黎某,男,24岁。

1993年6月30日初诊。患者常年大便溏泄,每日3～4行,少腹疼痛,一痛即泄,而有不尽之感,虽泻而其腹痛不减,大便带有白色黏液。西医诊为"慢性肠炎"。患者面色秽滞,胁肋胀满,口虽干而不欲饮,舌质暗红,苔白腻,脉弦小涩。此证为肠有滞热,热灼津液下注为利,又兼有肝气郁滞疏泄不利,气郁化火等证情,而非一般腹泻之可比,治当用泻热破结,"通因通用",散结理气之法治之,用大黄牡丹汤合四逆散加减。

大黄 3g,丹皮 12g,冬瓜仁 30g,桃仁 14g,双花 15g,柴胡 12g,枳壳 10g,木香 10g。

5 剂都尽,少腹疼痛大减,大便次数减为每日 2 次,仍有黏液和下利不爽之感,此乃余邪不尽之症,又服 5 剂,少腹不痛,大便顺畅,每日 1 次,黏液不见。后以调理脾胃善后,数剂而愈。

(陈明,刘燕华,李方. 刘渡舟临证验案精选[M]. 北京:学苑出版社,1996:102.)

三十一、大黄硝石汤

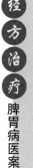

经方治疗

脾胃病医案

【原文】

《金匮要略》

《黄疸病脉证并治》:黄疸腹满,小便不利而赤,自汗出,此为表和里实,当下之,宜大黄硝石汤。

【组成与用法】

大黄、黄柏、硝石各四两,栀子十五枚。

上四味,以水六升,煮取二升,去滓,内硝,更煮取一升,顿服。

【功能与主治】

通腑泄热,利胆退黄。用于黄疸病热盛里实证,身黄如橘子色,自汗出,小便赤涩不利,腹胀满、疼痛拒按,大便干结,或见发热气喘,胸满,口燥等,舌红苔黄,脉沉实。

【临床病案选录】

黄疸

获原辨藏,患黄疸,更数医,累月不见效,发黄益甚,周身如橘子色,无光泽,带黯黑,眼黄如金色,小便短少,色如黄柏汁,呼吸迫促,起居不安。享和癸亥 7 月,求治于予。以指按胸肋上,黄气不散,此为疸证之极重者,仍用茵陈蒿汤合大黄硝石汤,作大剂,日服 5~4 剂。30 日许,黄色始散,小便清利而痊愈。(片仓鹤陵医案,

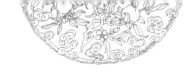

录自汤本求真:《皇汉医学》)

（何正,张志民,连建伟.金匮方百家医案评议[M].杭州:浙江科学技术出版社,1991:277.）

三十二、大黄䗪虫丸

【原文】

《金匮要略》

《血痹虚劳病脉证并治》:五劳虚极,羸瘦,腹满不能饮食,食伤、忧伤、饮伤、房室伤、饥伤、劳伤、经络营卫气伤,内有干血,肌肤甲错,两目黯黑。缓中补虚,大黄䗪虫丸主之。

【组成与用法】

大黄(蒸)十分,黄芩二两,甘草三两,桃仁一升,杏仁一升,芍药四两,干地黄十两,干漆一两,虻虫一升,水蛭百枚,蛴螬一升,䗪虫半升。

上十二味,末之,炼蜜和丸小豆大,酒饮服五丸,日三服。

【功能与主治】

活血消癥,祛瘀生新。用于虚劳干血,身体消瘦,腹满不能饮食,肌肤甲错,两目暗黑,舌暗,有瘀点、瘀斑,脉涩。

【临床病案选录】

1. 肝硬化、脾肿大

程某,男,52岁。

2001年9月4日就诊。自诉:患乙肝病史有9年以上,在2000年元月经当地省级医院彩超等多项检查,均诊断为乙肝、肝硬化、脾肿大,近日肝区不适加重前来诊治。刻诊:形体消瘦,面色黧黑,右胁下疼痛,腹胀,纳呆,大便3～4日一行,小便尚可,舌质略暗,苔厚略腻,脉沉细。诊其右胁下不适且拒按,触诊肝胁下约2指、剑突下约1指,脾胁下约3指。辨证为肝瘀血脉阻证,其治当活血化瘀通络,以大黄䗪虫丸加味。

大黄3g,黄芩12g,甘草9g,桃仁12g,杏仁12g,白芍18g,生地黄30g,干漆3g,虻虫6g,水蛭6g,蛴螬4g,䗪虫12g,牡蛎24g,鳖甲12g。6剂,水煎2次,分2

次服。

二诊:肝区疼痛,有所减轻。之后,又以前方加减变化累计服用有 70 余剂,经复查脾肿大基本消失,肝硬化明显好转。后复以前方改为丸剂,以资巩固疗效。

(王付.经方实践论[M].北京:中国医药科技出版社,2006:231-232.)

2. 虚劳(干血痨)

陈镜湖,万县人,半业医,半开药铺,有女年十七,患干血痨。经停逾年,潮热,盗汗,咳逆,不安寐,皮肉消脱,肌肤甲错,腹皮急,唇舌过赤,津少,自医无效,住医院亦无效,抬至我处,困惫不能下轿,因就轿边诊视。脉躁急不宁,虚弦虚数,予曰:脉数、身热、不寐,为痨病大忌,今三者俱全,又加肉脱皮瘪,几如风消,精华消磨殆尽,殊难着手。渠乃为敷陈古今治痨方治,略以《金匮》以虚痨与血痹合为一篇颇有深意,仲景主小建中阴阳形气俱不足者调以甘药,唐·孙氏又从小建中悟出复脉汤,仲景用刚中之柔,孙氏用柔中之刚,功力悉敌,究之死血不去,好血无由营周,干血不除,新血无由灌溉,观大黄䗪虫丸,多攻破逐瘀之品,自注缓中补虚,主虚痨百不足,乃拟方:

白芍六钱,当归四钱,生地四钱,鳖甲五钱,白薇三钱,紫菀、百部各三钱,甘草一钱,大黄䗪虫丸十粒,煎剂分二次服,丸药即二次用药汁吞下。

十日后复诊,咳逆略缓,潮热盗汗渐减,原方去紫菀、百部加藏红花、琥珀末各八分,丸药米酒下。

又十日复诊,腹皮急日渐宽舒,潮热盗汗止,能安寐,食思渐佳,改用复脉汤嘱守服久服。越三月,予在高笋塘闲步,在某药店门首见一女,酷似陈女,询之果然,系在渠家做客,已面有色泽,体态丰腴,不似从前尪羸。虚痨素称难治,然亦有短期治愈者。

(冉雪峰.现代著名老中医名著重刊丛书——冉雪峰[M].北京:人民卫生出版社,2006:28.)

三十三、大建中汤

【原文】

《金匮要略》

《腹满寒疝宿食病脉证治》:心胸中大寒痛,呕不能饮食,腹中寒,上冲皮起,出现有头足,上下痛而不可触近,大建中汤主之。

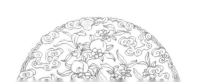

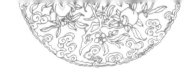

【组成与用法】

蜀椒(炒去汗)二合,干姜四两,人参二两。

上三味,以水四升,煮取三升,去滓,内胶饴一升,微火煎取一升半,分温再服;如一炊顷,可饮粥二升,后更服。

【功能与主治】

温中补虚,和里缓急。用于脾胃阳虚,阴寒内盛之脘腹疼痛,心胸中大寒痛,呕不能饮食,腹中寒,上冲皮起,出现有头足,上下痛而不可触近,舌苔白滑,脉细沉紧,甚则肢厥脉伏。

【临床病案选录】

1. 嗜食辛辣

胡某,男,33 岁。

1983 年 9 月 17 日诊。两年来嗜食辣椒,有时日达数两之多。诊见:面色萎黄,精神萎靡,神疲懒言,形体消瘦,纳差。舌质淡嫩,苔薄白,脉沉迟细弱,尤以右关为甚,此乃脾胃受寒,寒邪内积之证。投大建中汤加味。

蜀椒 15g,白芍、干姜各 10g,泡参 30g,甘草、香附各 6g,白术 9g,盐附子(先煎1 小时)15g,水煎服。

7 剂后,诸证悉除。因虑上方多大辛大热之品,恐其伤津竭液,改投沙参益胃汤 3 剂而收功。随访 3 年,未复发。

(黄亚香. 特异嗜食辣椒一例[J]. 四川中医,1987,7:11.)

2. 太阴证胃脘痛

邓某某,女,45 岁。

1971 年夏,因感受风寒,过食生冷,觉胃脘不适,旋即发作剧烈疼痛,痛则呕吐清水。立即送至某医院急诊,诊断为"急性胃炎"。住院 8 天,经输液、注射止痛药,疼痛缓解。出院半月余,病复发,遂来就诊。

症见:胃脘阵阵剧痛,频频泛吐清涎,纳呆,神疲,形体消瘦,手足不温,面色萎黄无华,舌淡苔白厚腻,脉沉。此为中阳不振,寒湿内阻,寒气凝滞于胃,故痛甚;脾虚失于运化,水饮停聚,格拒于中焦,故清涎上泛。

蜀椒 12g,干姜 15g,党参 12g,饴糖(兑服)60g。

二诊:上方服 3 剂后,自觉胃脘发热,气窜动,咕咕有声,疼痛缓解,泛涎停止。寒凝水聚虽已渐消,但脾胃虚寒未解,宜再进温中健脾之剂,扶正气,驱余邪,以竟全功。

党参 12g,白术 12g,炙甘草 6g,干姜 15g,砂仁 10g,法半夏 15g。

连服 3 剂,病愈。1979 年 7 月 26 日追访,患者身体一直健康,胃痛从未复发。

(范学文,徐长卿.范中林六经辨证医案选[M].北京:学苑出版社,2011:55-56.)

3. 腹痛吐蛔

杨某,男,6 岁。

患蛔虫性肠梗阻,脐腹绞痛,呕吐不能食,吐出蛔虫 1 条。其父正拟护送进城就医,适我自省城归里,转而邀我诊治。患儿面色萎黄有虫斑,身体瘦弱,手脚清冷,按其腹部有一肿块如绳团状,舌苔薄白,脉象沉细。此中气虚寒,蛔虫内阻,治以温中散寒,驱蛔止痛,用大建中汤治之。

西党参 10g,川椒 3g,干姜 3g,饴糖 30g,加槟榔 10g,使君子 10g,喂服 2 剂。

因患儿哭闹不休,进城买药,缓不济急,乃先用青葱、老姜切碎捣烂,加胡椒末拌匀,白酒炒热,布包揉熨腹部,冷则加热再熨,肠鸣转气,腹痛渐减。此时药已买到,急煎成汤,分小量多次服。1 剂,呕吐已止,再剂腹痛消失,并排出蛔虫 100 多条,后用当归生姜羊肉汤,加盐少许佐餐,治其贫血。

(谭日强.金匮要略浅述[M].北京:人民卫生出版社,2006:162.)

三十四、大青龙汤

【原文】

1.《伤寒论》

38 条:太阳中风,脉浮紧,发热恶寒,身疼痛,不汗出而烦躁者,大青龙汤主之。若脉微弱,汗出恶风者,不可服之,服之则厥逆,筋惕肉瞤,此为逆也。

39 条:伤寒脉浮缓,身不疼但重,乍有轻时,无少阴证者,大青龙汤发之。

2.《金匮要略》

《痰饮咳嗽病脉证并治》:病溢饮者,当发其汗,大青龙汤主之,小青龙汤亦主之。

【组成与用法】

麻黄(去节)六两,桂枝(去皮)二两,甘草(炙)二两,杏仁(去皮尖)四十枚,生姜(切)三两,大枣(擘)十枚,石膏(碎)如鸡子大。

上七味,以水九升,先煮麻黄,减二升,去上沫,内诸药,煮取三升,去滓,温服一升。取微似汗。汗出多者,温粉粉之。一服汗者,停后服。若复服,汗多亡阳遂虚,

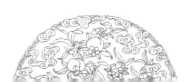

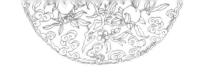

恶风烦躁,不得眠也。

【功能与主治】

发汗解表,兼清里热。用于外寒内热证,并治溢饮,恶寒发热,头疼身痛,或四肢浮肿,无汗而喘,烦躁而渴,舌苔薄黄,脉浮紧。

【临床病案选录】

1. 肠伤寒

王某,男,37岁。

1987年4月14日初诊。主诉:发热头痛、恶寒无汗10天。

现病史:患者于10天前突然高热,以后体温持续在39~40℃,伴骨节酸楚不适,全身乏力,大便秘结3天未解。无咽痛、咳嗽、腹痛、呕吐、腹泻。10天来曾先后6次急诊,拟诊发热待查,以病毒性感染而选用复方氨基比林,柴胡、柴菊针剂,安乃近,扑尔敏,头孢立新,庆大霉素,SMZco,泼尼松等,均告无效,高热依旧,便自动终止服用上药,来本院中医门诊求诊。

血常规检查:白细胞,3.4~5.4×10⁹/L(3400~5400/mm³),中性68%~73%,淋巴27%~32%,嗜酸性粒细胞绝对计数0。4月10日与4月13日长征医院和上海第六人民医院分别做"血清伤寒凝集试验",均未报告结果。胸片:两肺无活动性病变,心(一)。B超:肝胆未见异常。

体检:体温38.5℃,咽无红赤,扁桃体无肿胀,心率104次/分,律齐,无杂音,脉浮紧数,舌苔黄腻少津,腹平软,肝肋下未及,脾肋下3cm,质软,皮肤未见皮疹。

根据症状与体征,辨证为太阳病大青龙汤证。治拟辛温解表兼清里热,投大青龙汤。

净麻黄9g,川桂枝9g,杏仁9g,清炙甘草4.5g,生石膏(先煎)20g,生姜3g,大枣4枚。2剂。

4月16日再诊:服药后遍体汗出,遂身热退净,体温36.8℃,大便行,头痛大减,仅略感余痛,胃纳佳而自约食量。脉缓,苔薄。此时见4月10日长征医院所检"血清伤寒凝集试验"报告示:H 1:160,O<1:20,A<1:20,B<1:80;及4月13日上海市第六人民医院所检"血清伤寒凝集试验"报告示:H 1:160,O 1:160,A<1:40,C<1:40。发出传染病报告,并建议患者接受氯霉素治疗。患者认为症状缓解,坚信中药,拒绝氯霉素治疗。

续守仲景法清余邪佐以扶正,予竹叶石膏汤。

淡竹叶9g,生石膏(生煎)9g,党参9g,麦冬9g,姜半夏6g,生姜3g,北秫米9g。2剂。

药后,患者体温始终保持37℃,无任何不适。4月18日复查"血清伤寒凝集试验"已降至正常范围:H 1:40,O<1:40,A<1:40,B<1:40,C<1:40。所检大小便常规及培养均阴性,排除沙门菌感染;3 次晨尿找包涵体均阴性,排除巨细胞病毒感染。追踪病史,患者无伤寒病史,从未接种伤寒疫苗。4 月 18 日经院内专家会诊,确诊伤寒。以后又多次复查"血清伤寒凝集试验",均属正常。整个病程未出现任何并发症。

[金能革.大青龙汤治愈肠伤寒 1 例[J].上海中医药杂志,1990,(8):34.]

2. 无汗烦躁

刘某,女,29 岁。农民。

1989 年 8 月 23 日初诊。自诉 15 年来每至夏季即身热、无汗、烦躁不安,不能从事室外劳动,多次服用清热解暑及养阴凉血方药无寸效,天气转凉则自安。刻诊:体温 38.2℃,面赤,烦躁不安,口渴喜冷饮,身灼热,扪之无汗,溲赤,苔黄,脉滑。《内经》云:"天暑衣厚则腠理开,津液出,汗大泄。"患者暑日当汗出而不汗出,显系腠理闭塞所致。详询病史,患者 14 岁时因天热汗出冷水洗浴后,即患无汗症至今,即是气候炎热或剧烈活动亦从未出过汗。余顿悟:此乃寒客腠理,毛窍闭塞,汗不得出而热不得泄之故。治当辛温发汗,开泄腠理,清透郁热。方选大青龙汤。

麻黄 15g,桂枝 10g,杏仁 6g,甘草 6g,大枣 5 枚,生姜 9g,生石膏(先煎)60g。水煎服,每日 1 剂。2 剂后周身汗出,头无汗,面部如虫行皮中。减麻黄用量至 10g,继服两剂,汗出如常,烦躁止,体温降至正常。3 年后随访未复发。

[王贵.大青龙汤治愈 15 年无汗烦躁证[J].国医论坛,1992,(2):44.]

3. 手臂酸重不举

吕某,男,46 岁。

患两手臂酸重难举,诊脉时抬手都感觉吃力。西医诊为神经炎,注射维生素 B 无效。其人身体魁梧,而脉来濡缓,舌苔白滑而腻。初诊认为卫虚挟湿,投防己黄芪汤反使病情加重。于是,始悟仲景"饮水流行,归于四肢,当汗出而不汗出"之语,乃疏大青龙汤令发汗,果一剂而瘳。

(刘渡舟,聂惠民,傅世垣.伤寒挈要[M].北京:人民卫生出版社,2006:44.)

三十五、大陷胸汤

【原文】

《伤寒论》

134 条:太阳病,脉浮而动数,浮则为风,数则为热,动则为痛,数则为虚,头痛

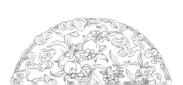

发热,微盗汗出,而反恶寒者,表未解也。医反下之,动数变迟,膈内拒痛,一云头痛即眩。胃中空虚,客气动膈,短气躁烦,心中懊憹,阳气内陷,心下因硬,则为结胸,大陷胸汤主之。若不结胸,但头汗出,余处无汗,剂颈而还,小便不利,身必发黄。大陷胸汤。

135 条:伤寒六七日,结胸热实,脉沉而紧,心下痛,按之石硬者,大陷胸汤主之。

136 条:伤寒十余日,热结在里,复往来寒热者,与大柴胡汤;但结胸,无大热者,此为水结在胸胁也,但头微汗出者,大陷胸汤主之。

137 条:太阳病,重发汗而复下之,不大便五六日,舌上燥而渴,日晡所小有潮热,从心下至少腹硬满而痛不可近者,大陷胸汤主之。

149 条:伤寒五六日,呕而发热者,柴胡汤证具,而以他药下之,柴胡证仍在者,复与柴胡汤。此虽已下之,不为逆,必蒸蒸而振,却发热汗出而解。若心下满而硬痛者,此为结胸也,大陷胸汤主之。但满而不痛者,此为痞,柴胡不中与之,宜半夏泻心汤。

【组成与用法】

大黄(去皮)六两,芒硝一升,甘遂一钱匕。

上三味,以水六升,先煮大黄取二升,去滓,内芒硝,煮一两沸,内甘遂末,温服一升,得快利,止后服。

【功能与主治】

泄热逐水。用于大陷胸证,心下疼痛拒按,按之硬,或心下至少腹硬满疼痛不可触近,日晡潮热,短气烦躁,口干舌燥,大便秘结,舌红苔黄,脉沉紧有力。

【临床病案选录】

1. 阳明臟胀

范某某,女,22 岁,成都市龙泉驿区长风乡,农民。

两岁时开始患腹胀,其后发展到全身皆肿,肌肉变硬。下阴常流黄水,臭味异常。十多年来,病魔缠身,其父为之四处求医,未见显效。1969 年 8 月,前来就诊。症见:腹胀如鼓,胸胁满闷,皮色苍黄,全身肌肤胀硬。大便常秘结,所下如羊粪,已4 日未行;下阴不断渗出臭黄水。舌质深红,苔黄燥,脉沉实有力。此为阳明腑证兼水热互结。法亦峻下热结,兼逐积水,以大承气并大陷胸汤加味主之。

生大黄 18g,厚朴 30g,枳实 30g,芒硝 30g,甘遂(冲服)15g,芫花(冲服)15g,桑皮 60g。

先服 1 剂,泻下燥屎十余枚,并臭秽黄水甚多,腹部硬胀消失大半。续服 1 剂,胸腹肿胀皆消,全身肌肤变软,下阴外渗之黄水亦止。因自觉病势顿减,加以客居成都,经济困难,遂自行停药回家。不久患者邻友来告,已康复如常。1979 年 7 月追访,病愈结婚,并生一子。10 年来身体一直很好。

(范学文,徐长卿.范中林六经辨证医案选[M].北京:学苑出版社,2011:34.)

2. 妊娠热实结胸

徐姓女,41 岁。有胃病史。时值夏季,不慎口腹,复感外邪,热多寒少,类似疟疾,旋即但热不寒,烦闷呕吐。诊时,自言胸闷欲死,烦乱叫喊,大便已五六日未下。因怀孕三个月,医者投鼠忌器,不敢用药。诊脉沉弦而实,舌苔白厚而腻,罩黄苔湿润,口渴不欲饮,发热不高,自谓腹痛,按之,痛在胃脘,胸胁间胀满,膈内剧痛,短气躁烦,上腹部硬满而痛,此属"热实结胸"。经文有"有故无殒"之训,径与大陷胸汤合当归芍药散。

制甘遂末(分冲)1g,生大黄(后下)10g,风化硝(分冲)12g,当归、白芍、泽泻各 6g,白术、茯苓各 8g,川芎 5g。

服后呕吐痰涎,大便畅下,痛苦顿释。继以小陷胸汤加味调治,逐渐而愈。

(朱世增.叶橘泉论医药[M].上海:上海中医药大学出版社,2009:30-31.)

3. 厌食

袁茂荣六月十九日病延一月,不饥不食,小便多而黄,大便阙,但转矢气,脉形似和,藏无他病,下之当愈,上膈有湿痰,宜大陷胸汤。

生川军(后入)五钱,制甘遂(先煎)二钱,元明粉(冲)三钱。

【按】 有名袁茂荣者,南京人,年四十四,以卖面为业,其面摊即设上海民国路方浜桥顺泰当铺前人行道旁。体素健,今年六月间忽病,缠绵床第者达一月之久,更医已屡,迄未得效。胸闷异常,不能食,两旬不得大便,一身肌肉尽削,神疲不能起床。半月前,胯间又起跨马疽,红肿疼痛,不能转侧,至是有如千斤重量负系其间。自问病笃,无可为已。曰:有能与我竣剂剧药者,虽死,无怨也!史君惠甫与茂荣居相近,怜其遇,慨然邀师诊。师至,按脉察证,曰:此易耳。

不能食者,湿痰阻于上隔也。不大便者,燥矢结于大肠也,湿痰阻于上者,我有甘遂以逐之。燥矢结于下者,我有硝黄以扫之。一剂之后,大功可期,勿虑也。故师径用大陷胸汤如上载,但嘱服初煎一次已足。

茂荣以经营为生,性甚敏悟,虽不明医理,顾知此为剧药,必难下咽。因俟药汁稍凉,闭目凝睫,满欲一口而尽饮之。但药汁气味过烈,勉啜二口,辄不能续进,余其小半而罢。服后,呕出脓痰,且觉药力直趋腹部,振荡有声,腹痛随作,欲大便者三四次。卒无所下。至夜三鼓,腹痛更剧,乃下燥矢五六枚,随以溏粪。据云矢粪积于纸制香烟匣中,满二匣。予尝诘之曰:何不用便桶耶?曰:际此衰疲之时,尚有何能力起床耶?况家无长物,故权假烟匣作便桶耳。予为之莞尔。

翌早,茂荣一觉醒来,方入妙境。向之胸闷如窒者,今则渐趋清明,昨之腹痛如

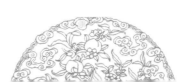

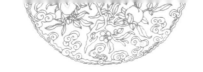

绞者,今则忽转敉平。而胯间之疽亦崩溃而脓出,重痛大除,盖内证愈而外疽无所附丽也。于是思食,能进粥一碗。喜悦之情无以复加,盖其与粥饭绝缘者,已一月有余,不意得重逢时也。后溃疽由西医调治十日,即告收功,不劳吾师之再诊矣。茂荣性情诚恳,而言语滑稽,予与惠甫崇景曾共访之,故知其病情。

(曹颖甫. 经方实验录[M]. 福州:福建科学技术出版社,2007:171-174.)

4. 腹痛(急性腹膜炎)

李某,女,15 岁,大连人。

发热头痛,周身不适,五六日后,突然发现上腹部疼痛,每到下午则发热更甚,乃到医院诊视,诊断为急性腹膜炎,留其住院,其父因经济负担,乃转请中医治疗。

切其脉紧而有力,舌苔黄厚,大便已七日未解,小便色红而少,不欲饮食,时发谵语、周身亢热,腹肌板硬疼痛拒按。

此证从不大便、谵语、潮热分析,应属阳明燥热成实的大承气汤证。然从腹部泛发性疼痛板硬拒按,与舌苔虽黄厚不燥分析,则又非大承气汤证。此证乃由外感失治,邪热内陷,同水饮相凝结而成为大陷胸汤证,观其脉紧、心下痛、按之石硬为大结胸三症皆备,故治当急下:

大黄二钱,芒硝二钱,冬瓜子五钱,生苡米五钱,甘遂末(另包)三分。

令先煮大黄,汤成去滓,内入芒硝,火上一沸,再下甘遂末和匀,嘱分两次服。初服约一时许,大便泻下,但不甚块,又将第二服分其半与之。服后不久,大便畅通,水与大便齐下,约半痰盂多,患女身热腹痛顿消,腹肌变软,胃纳亦开,乃令糜粥自养。

(刘渡舟,聂惠民,傅世垣. 伤寒挈要[M]. 北京:人民卫生出版社,2006:70-71.)

5. 胃脘痛

陈某,男,21 岁,某市当营业员。近来患胃痛,疼痛异常,经该市几大名医诊治迨遍,无大效;有徐姓医进硝黄下剂,服后能令痛势暂止,但须臾又发。越数日,其父偕其子归里,急来邀诊。愚触诊其中脘部结硬而疼痛拒按。此时胃痛尚未剧烈发作,若发作时,疼痛不堪耐受,躁扰不宁。并诉唯服硝黄类下药,得下后则痛势可暂时缓解,然越时又痛作如前。脉弦紧,舌苔黄,口渴思饮而不能多饮,食少亦不敢多食,小便黄。因思病程将近两月,幸患者适值壮年,体质健壮,可耐受许多下药,而元气未散。然此证正《伤寒论》之热结胸也。水热结实,硝黄能泻下燥实,而不能破其水结。当宗仲景法,用大陷胸汤原方,庶水热结实,一齐尽蠲,惟煎服法须根据现有病况,而略为变通。

川大黄 15g,开水浸泡半小时;继用元明粉 15g,用大黄汁调化;再用以上药汁一半,服时另调入醋炒甘遂末 1g,合药汁吞下。

上方药物不用煎煮法,因此病部位正在心下,义取泻心汤水渍法之意也。初一服,无动静。越 2 小时后,续按前法,送服第 2 次药。服后俄顷患者忽痛甚而厥,暴

经方治疗 脾胃病医案

下水液及燥屎多枚。病家急邀往诊,至则病人神识已清醒,自云:得下后胸中甚爽快,按之已不甚痛,因令其糜粥自养,停药两天,以观病情变化。越 2 日,再诊,胃痛已止,并能进食。再与香砂六君子汤去甘草合入少量控涎丹(甘遂、大戟、白芥子)调服。治法是于和胃健脾中兼破水结,攻宿积,攻补兼行,以靖余波。又服数剂而病痊愈。

（湖北中医学院．李培生医学文集[M]．北京:中国医药科技出版社,2003:207-208.）

三十六、当归贝母苦参丸

【原文】

《金匮要略》

《妇人妊娠病脉证并治第二十》:妊娠,小便难,饮食如故者,当归贝母苦参丸主之。

【组成与用法】

当归、贝母、苦参各四两。

上三味,末之,炼蜜为丸如小豆大。饮服三丸,加至十丸。

【功能与主治】

养血开郁,清热除湿。妊娠血虚湿热的小便不利证。小便短黄不爽,或尿频、尿急、淋沥涩痛,舌红苔黄,脉细滑数。

【临床病案选录】

1. 复发性口腔溃疡

杨某某,男,48 岁。

2009 年 11 月 18 日初诊。反复口腔溃疡 2 年,经抗感染以及补充维生素等治疗无效。就诊时见口腔内壁以及舌边侧均有溃疡,咽痛,舌嫩红,苔黄少,脉细。方选当归贝母苦参汤加味。

当归 15g,贝母 20g,苦参 15g,甘草 6g,生地黄 20g,百合 12g,乌药 15g,槐角 15g,白茅根 20g,白芷 12g,薏苡仁 30g。6 剂,水煎服,每日 3 次,每日 1 剂。

二诊时口腔内壁以及舌边侧溃疡均已愈合,已无咽痛,舌嫩红,苔黄少,脉细。

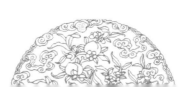

继用前方加减服 5 剂巩固而愈。随访半年未复发。

[吴泽湘. 吴光炯教授应用当归贝母苦参汤经验[J]. 中国中医药现代远程教育,2011,9(16):9-10.]

2. 慢性腹泻(溃疡性结肠炎)

瞿某某,男,43 岁。

2009 年 9 月 15 日初诊。慢性腹泻半年,大便有白色黏液,多汗,伴腹痛、肠鸣,食欲可,怕冷,舌暗红苔黄腻,脉细。经肠镜检查为:溃疡性结肠炎。方选当归贝母苦参汤合葛根芩连汤加味。

当归 15g,贝母 15g,苦参 15g,葛根 15g,黄连 10g,黄芩 9g,防风 9g,杏仁 10g,吴茱萸 6g,炒山楂 9g。5 剂,水煎服,每日 3 次,每日 1 剂。

二诊大便已不带黏液,无肠鸣,发热偶有腹痛,食欲可,舌红,苔黄腻,脉细。药后诸症改善,证明药已中的,继用前方加减巩固疗效。5 剂。后随访服药后诸症消失。

[吴泽湘. 吴光炯教授应用当归贝母苦参汤经验[J]. 中国中医药现代远程教育,2011,9(16):9-10.]

3. 胃脘痛

宫某,女,28 岁。

1986 年 7 月 21 日初诊。上腹部疼痛 3 年。3 年前正值午餐之时与人发生口角,当即感心口不适,有痞塞不通之感,同时嗳气,未经任何治疗。

又遇生气,当即上腹痛,其痛隐隐,而且烧心,钡餐检查诊为胃炎。经治疗好转,两个月后感上腹疼痛,且多于空腹时疼,有时累及两胁胀痛,痛甚则吐酸水或清水,严重时吐饭,将饭物吐出后则感痛减。食后上腹部胀满不舒,有烧灼感,食辛辣及甜物后烧心尤甚,伴饮食减少。舌质红,苔白厚微黄,唇紫。脉弦细。诊为肝胃郁热型胃痛,法当清热泻火解郁。

当归 30g、大贝母 10g、苦参 10g。6 剂,每日 1 剂以水 1500ml 煎至 50ml,分 3 次服。

6 剂后胃脘痛止,又继服上方 6 剂,痛未发,烧心嗳气已除,饮食亦恢复正常。

[毕明义. 当归贝母苦参丸治疗胃脘痛 180 例[J]. 河南中医,1992,12(01):17-18.]

4. 便秘

王某,男,45 岁。建筑工人,大同市人。

自诉大便干燥,4～5 日一行,约 2 年左右,余无所苦。诊其脉沉有力,视其舌苔薄黄而干。细思患者为建筑工人,劳动力较强,必经常出汗。盖肺主皮毛与大肠相表里,汗出日久,津液亏乏,热郁肠燥,遂致便秘。治以养血清热润燥,处以当归贝母苦参丸。

经方治疗 脾胃病医案

当归 60g,贝母 60g,苦参 50g,嘱其共研细末,每服 6g,日服 2 次,炙紫菀 9g 煎汤,分 2 次送服。

后随访,服此药 1 料,大便已调。

[李琦.当归贝母苦参丸临床应用一得[J].山西中医,1988(06):39.]

5. 血痢

陆某,男,5 岁。

1968 年 8 月 28 日诊。便血一周,腹痛阵作,赤冻频频,鲜血也不时泻下,唇艳红,口干欲饮,食纳尚可,舌淡红苔薄白,脉细弦数。湿热之邪留稽肠腑,灼伤血络,碍于气机也。

苦参 16g,川贝 6g,当归 10g,旱莲草 20g,地榆 10g,赤小豆 30g,2 剂后血冻减半,腹痛亦止。继予原方 2 剂即已。

[胡国俊.当归贝母苦参丸的临床运用.安徽中医学院学报,1986,5(4):40-41.]

三十七、当归芍药散

【原文】

《金匮要略》

《妇人妊娠病脉证并治》:妇人怀娠,腹中疠痛,当归芍药散主之。

《妇人杂病脉证并治》:妇人腹中诸疾痛,当归芍药散主之。

【组成与用法】

当归三两,芍药一斤,川芎半斤,茯苓四两,泽泻半斤,白术四两。

上六味,杵为散,取方寸匕,酒和,日三服。

【功能与主治】

养血调肝,健脾渗湿。用于由于肝脾失调,气滞血瘀湿阻所导致的腹部拘急,疼痛绵绵,伴头晕,面唇少华,或四肢肿胀、麻木,疲倦乏力,小便不利,舌淡苔白腻,脉弦细。

【临床病案选录】

1. 肛门下坠

陈某,男,56 岁,干部。

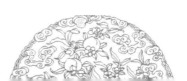

2002年3月7日初诊。患者觉肛门下坠感4月余,大便成形,无黏液便,纳食正常,睡眠欠佳,口不苦稍黏,神疲乏力,腰不酸,夜尿多。有脑梗死病史,曾在某院肛肠科治疗月余无效,甚以为苦,乃来就诊。舌淡苔薄黄,脉沉右关弦。关弦为肝病,拟以当归芍药散加味。

当归10g,白芍15g,川芎5g,茯苓10g,泽泻10g,白术10g,枳壳10g。7剂。另服肾气丸。

2002年3月16日二诊,肛门下坠感大减,夜尿仍多,脉舌同前,守方再服7剂。药后肛门下坠感消失,右关弦亦平,遂停服当归芍药散,因夜尿仍较多,肾气丸继服。7月患者因偏头痛来诊,询知上病未复发。

(李赛美.经方临床运用[M].北京:中国中医药出版社,2010:182.)

2. 腹痛

任某,女,28岁。既往体健,数月前上节育环后即开始腹痛,痛而拒按,腰困,伴有阴道不规则出血,白带较多,其余无异常。曾服用四环素及维生素K₃等药物治疗未见效,如此缠绵3～4个月投以桂枝茯苓丸、当归芍药散之合方3剂,诸症消失,经妇科及X光透视检查,环位置正常。

(赵明锐.经方发挥[M].北京:人民卫生出版社,2009:72.)

3. 痛经

朱某,女,34岁。

患痛经已年余,每次月经将来之时,腹痛腹泻,经来量少,过两天后,经行始畅,痛泻才止,平日胃纳较差,腰痛,有白带,脉象左弦右缓,此肝脾失调之候,宜调理肝脾为治。前医曾用逍遥散、归芍六君子之类,于法颇相近似,惜少利经之药,而服药又在经行之后,所以无效。乃用当归芍药散。

当归10g,白芍10g,川芎5g,白术10g,茯苓10g,泽泻10g,陈皮6g。

共研为末,嘱于每月经来之前服之,每日3次,每次10g,白酒调下。3个月后,经行正常,白带亦止。

(谭日强.金匮要略浅述[M].北京:人民卫生出版社,2006:371.)

4. 高脂血症、血压病

何某,女,60岁。

1999年12月13日,胸闷气短易汗出5年。近5年常胸闷、气短,平素身体弱、易感冒,致咳嗽、痰多、畏风、背冷、小便频,大便有时正常,有时便秘,曾查心电图示:ST段倒置。血脂高,血压高,长期服用血脂康、降压药及多种维生素、鱼油等。既往有梅尼埃综合征,1964年因甲亢行手术。

刻诊:双眼睑浮肿,形体肥胖,双下肢轻度浮肿,舌质淡,舌体胖大嫩,舌苔白腻,脉滑,舌下静脉瘀滞。辨证属痰湿之体,脾虚,水邪内犯,伴有气虚、血瘀、水液代谢异常,气血运行受阻。治以益气活血利水,当归芍药散合防己黄芪汤加减。

黄芪 15g,当归 10g,赤白芍各 10g,川芎 10g,茯苓 10g,泽泻 10g,制苍白术各 10g,防己 10g,益母草 10g,蒲黄 15g,冬瓜皮 30g,苡仁 15g,白芥子 10g,丹参 10g。14 剂。

二诊:诉服药后身体轻爽,气短、胸闷、双下肢肿明显好转,痰较前减少,大便正常,小便略多。嘱服上方 1 个月,加黄芪 15g。

三诊:诉服药 1 个月后精神状况明显好转,体重下降约 2kg,胸闷、气短很少出现,双下肢基本不肿,舌质红,苔薄,脉弦。嘱继服轻燕胶囊 3 个月(治肥胖、高脂血症验方),定期复查血脂、心电图。

(王琦.王琦临床医学丛书[M].北京:人民卫生出版社,2004:763.)

5. 黄褐斑(内分泌失调)

张某,女,40 岁。

1997 年 12 月 18 日初诊。主诉:肥胖、面部黄褐斑 5 年。5 年前开始体重增加,身高 1.58m,体重 72.5kg。曾服用多种减肥药无效,面部有黄褐斑,双下肢乏力,常在来月经时体重增加,经后体重又有所减轻,月经周期不准,经色紫红,血块多,便秘,多 4~5 天一次,小便正常。查:体胖,面部黄褐斑满布,舌质黯,苔薄黄,脉细涩。辨证属脾虚水湿内泛,瘀血阻滞,痰湿内生;治以健脾利湿、活血行气。当归芍药散加减。

当归 10g,白芍 10g,川芎 10g,泽泻 15g,茯苓 10g,菟丝子 30g,白术 10g,薏苡仁 10g,白蒺藜 15g,益母草 15g,冬瓜皮 15g。30 剂。

二诊:服药后诉全身轻松,面部黄褐斑明显消退,月经正常,血块亦明显减少,体重减少 3.5kg,惟大便仍时有便秘。舌质淡红,苔薄,脉弦细。上方加生大黄 10g,守方 1 个月。后来诊诉一切基本正常,黄褐斑已很淡,体重又减轻 2kg。嘱服轻燕胶囊 3 个月,随访。

(王琦.王琦临床医学丛书[M].北京:人民卫生出版社,2004:804.)

6. 腹痛

邵某某、眭某某二女同志,均患少腹作痛。邵某某腹痛,白带多,头晕,诊断为慢性盆腔炎。予以当归芍药散作汤。

当归 9g,白芍 18g,川芎 6g,白术 9g,茯苓 9g,泽泻 12g。

数剂后,腹痛与头晕基本消失,白带见少。

眭某某长期腹痛,小腹重坠,白带多,头目眩晕。投以当归芍药散作汤用,三剂,腹痛白带均减,改用少腹逐瘀汤治其白带证。

尤在泾曰:"疗音绞,腹中急也。乃血不足而水反侵之也,血不足而水侵,则胎失其所养,而反得其所害矣"。

(岳美中.岳美中医学文集[M].北京:中国中医药出版社,2000:282.)

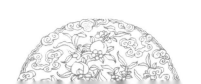

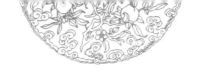

三十八、当归生姜羊肉汤

【原文】

《金匮要略》

《腹满寒疝宿食病脉证治》：寒疝腹中疗痛，及胁痛里急者，当归生姜羊肉汤主之。

《妇人产后病脉证治》：产后腹中疗痛，当归生姜羊肉汤主之；并治腹中寒疝虚劳不足。

【组成与用法】

当归三两，生姜五两，羊肉一斤。

上三味，以水八升，煮取三升，温服七合，日三服。若寒多者，加生姜成一斤；痛多而呕者，加橘皮二两，白术一两。加生姜者，亦加水五升，煮取三升二合，服之。

【功能与主治】

养血散寒。用于血虚内寒证，寒疝腹胀痛，痛引胸胁，伴筋脉拘急，喜温喜按，舌淡苔薄白，脉沉迟。

【临床病案选录】

1. 胁痛（肝癌介入术后）

崔某，男，45 岁。

2004 年 7 月 28 日晚初诊。患者 2004 年 7 月 7 日突发右胁下剧烈疼痛，就诊于哈尔滨医科大学附属肿瘤医院，确诊为肝癌。时 CT 示：右后叶两个圆形低密度影，大小分别为 9mm×8mm，24mm×29mm。7 月 21 日行肝动脉栓塞化疗加乙醇瘤内注射，治疗后肝区疼痛，尚可忍耐，24 小时内仅饮米汤，24～72 小时饮纳尚可。治疗后 3 天开始发热，体温达 38℃以上。治疗后 5 天肝区剧烈疼痛及胃脘痛，疼痛难忍伴大汗淋漓，予口服布桂嗪一次无效（用法不详），服用云南白药中保险子 2 粒，30 分钟后疼痛稍缓，其后一直痛不欲食。就诊时患者被搀扶进门，双目无神，面色黧黑而晦暗，大汗淋漓，虚惫至极，肝区及胃脘部痛，咳嗽及深吸气时加重，当日仅进食一块蛋糕，夜寐差，肝脉弦而虚，双关皆有动意。舌淡、胖大，隐青，苔白腻。辨为血虚而寒邪迫血分之证，且有厥脱之险，治以温阳补血，缓急止痛。予当归羊肉生姜汤。

全当归 240g，鲜生姜 150g，鲜羊肉（泡，洗去血）150g，以水 2500ml 煮 1.5 小时取 1000ml，去滓，频服。

服进 500ml 后胃部觉嘈杂，胃部疼痛遂霍然而愈，肝区疼痛顿减。汗出减少，自觉疲倦减轻，胃口开，即食 1 碗面条。

7 月 29 日二诊：患者精神转佳，面色黧黑而晦暗，微热、汗出、乏力，时咳，有痰，多唾，腰痛如折，纳差，寐差。

当归 150g，鲜生姜 150g，鲜羊肉（泡，洗去血）150g，山萸肉（炒）80g，人参 30g，麦芽 80g，田三七（碎）3 个，生牡蛎 80g。以当归羊肉生姜汤又加减服用二剂，待血虚有寒之象尽去，才予换方。后随证治之数月。

[史慧妍．当归羊肉生姜汤在肝癌介入治疗后的应用体会[J]．河北医学，2009，15(8)：1005-1006．]

2. 产后身痛

魏某，女，33 岁，农民。

2004 年 11 月 20 日初诊。病发于 6 年前，产后 40 日，时值隆冬，骑自行车受严寒侵袭，浑身冻透，从那以后，渐渐出现身体内发冷，逐渐加重，近来尤甚，遂来就诊。自诉浑身冷痛，头中冷痛尤甚，浑身肌肉一触即痛，腰困痛，气短胸闷，耳鸣。查舌脉见舌质淡，苔薄白，两脉沉细，尺部尤甚。此乃血虚寒凝，治当温经散寒、温阳补虚，遂投以当归生姜羊肉汤。

当归 100g，生姜 120g，羊肉 500g。

三物同煮，肉熟则去渣喝汤，不拘时服，日尽 1 剂，连服 2 剂。于 2 日后再诊，自言效不著，遂又细阅《金匮要略》，看到当归生姜羊肉汤条文后有"痛多而呕者，加橘皮二两，白术一两"，于是在原方中加橘皮 20g，白术 10g，嘱再服 2 剂。

患者自思病久，恐服 2 剂仍难见效，遂连服 8 剂，大见功效，来诊时见气短愈，浑身疼痛大减，头身中冰凉也大减，唯腰髋部仍感冰凉，脉象较前大有好转，面色也见红润。

当归 50g，生姜 60g，羊肉 200g。

嘱再服 3 剂，患者服后症状又减，连耳鸣也明显减轻，嘱再服数剂以善其后。

[马国珍．当归生姜羊肉汤治验举隅[J]．河南中医，2007，27(11)：15．]

3. 胃脘痛

张某，男，35 岁。

2004 年 10 月 17 日初诊。患胃脘痛多年，遇寒则甚，平素喜热饮热食，稍进寒凉之品，胃脘部即觉不适，常以热水袋敷于胃脘处，可稍缓解。诊见患者消瘦，面色暗淡无华，舌质偏胖偏暗，苔薄白，脉沉迟无力。四诊合参，属脾胃虚寒。因其面色舌质皆偏暗，虑其病久有瘀滞，踌躇再三，投以当归生姜羊肉汤。

当归 50g，生姜 100g，羊肉 300g。

三物同煮，肉熟后弃渣喝汤。连服 4 剂后再诊，患者精神转好，胃脘部寒冷之

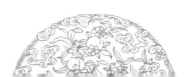

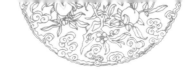

感大减,舌脉均见起色。遂减其量。

当归 30g,生姜 60g,羊肉 200g。

再服 3 剂,诸症若失。恐其再犯,嘱再服 3 剂以善其后。

[马国珍.当归生姜羊肉汤治验举隅[J].河南中医,2007,27(11):15.]

4. 产后腹痛

周师母,产后,腹中苦寒痛。前医作气滞,久治无效。舌淡脉弱。

精羊肉 30g,当归 9g,生姜 12g。

病家云:吾腹痛日久,治之无效,特从远地请范老先生高诊,并非到小菜市场买小菜,处方何用生姜、羊肉?一味当归,能治病乎?答曰:此仲景当归生姜羊肉汤,治虚寒腹痛甚效,服之当愈。隔数日,病家前来感谢,谓药到病除,诸恙若失。

(浙江省中医研究所等.现代著名老中医名著重刊丛书——范文甫专辑[M].北京:人民卫生出版社,2006:135.)

三十九、当归四逆汤

【原文】

《伤寒论》

351 条:手足厥寒,脉细欲绝者,当归四逆汤主之。

【组成与用法】

当归三两,桂枝(去皮)三两,芍药三两,细辛三两,甘草(炙)二两,通草二两,大枣二十五枚(擘,一法,十二枚)。

上七味,以水八升,煮取三升,去滓。温服一升,日三服。

【功能与主治】

温经散寒,养血通脉。用于血虚寒厥证。手足厥寒,或腰、股、腿、足、肩臂疼痛,或见月经衍期,量少色暗,痛经等,口不渴,舌淡苔白,脉沉细或细而欲绝。

【临床病案选录】

1. 腹痛

陈某外科医生,患少腹偏右痛,日久不愈,自疑为阑尾炎,经彼院同事暨外籍医师诊察,亦以为阑尾炎,送经会诊,商妥后,始施行手术。经腹部剖开,阑尾并未发炎,当即缝合,自此腹部愈痛,施手术处硬抵坚凝,多方治疗无效,皮肉渐次销脱,面色黧黑,寒热如潮,不能食,精神颓顿,几于不支,来我处商治。其脉沉弦,参伍不调。予曰:腹膜痹阻,气血两不营周,此本经所谓心腹肠胃气结者。用四逆散加元胡、三七、归须、鳖甲。一星期病减三之一。但痛处仍冷痼硬抵,原方去柴胡,加桂枝、吴萸、细辛、木通,变四逆散之治而为当归四逆汤之治。又一星期,痛锐减,凝固者渐软化。

后用内补当归建中汤加延胡索、金铃、地龙、地鳖,最后用复脉汤膏剂加三七末收功。诸证消失,颜色转正。

(冉雪峰. 现代著名老中医名著重刊丛书——冉雪峰[M]. 北京:人民卫生出版社,2006:49-50.)

2. 腹痛(肠系膜上动脉压迫综合征)

周某,男,52岁。

1976年2月12日初诊。1971年起脐腹部胀痛,有时剧痛难忍,食后四小时腹部鸣响而痛,得吐方适,惟大便尚通。经反复X线摄片检查诊断为肠系膜上动脉压迫综合征。近一年来,右少腹隆起,较左少腹明显增大,按之软,自觉食物不能通下,泛吐猪肝色涎沫,脉缓,苔薄白,舌边暗。气滞血瘀则胀痛,水饮内停则鸣响。治拟活血理气,化饮降浊,以觇动静。

当归18g,川芎9g,炒赤芍12g,丹参18g,杜红花6g,炒川椒4.5g,炒吴萸4.5g,炒川连1.5g,制香附9g,降香6g,制半夏9g。7剂。

二诊(1976年2月19日):右下腹胀痛鸣响得减轻,自觉饮食已能通下,呕吐已止,纳食亦增,脉缓小涩,苔薄。血瘀已有化机,水饮得从下泄,仍守前法续进。

全当归15g,桂枝4.5g,炒赤白芍各6g,通草4.5g,炙甘草3g,丹参18g,川芎9g,红花6g,炒吴萸3g,炒川椒4.5g,防己12g。7剂。

三诊(1976年2月26日):服药以来,右少腹绞痛已止,迄今未发,隆起膑胀亦平,腹鸣响十减八九,纳食又增,每餐25g增至200g,食后通畅无阻,体重增加3kg,脉弦小,苔薄,舌质暗渐减。水饮血瘀渐化,气机得畅,症情日趋好转,当击鼓再进,以彻病根。

全当归15g,桂枝6g,炒赤白芍各6g,炙甘草6g,丹参18g,炒川芎9g,败酱草30g,防己12g,乌药9g,通草4.5g。7剂。

四诊(1976年3月5日):右少腹绞痛鸣响已瘥,进食干饭及荤素菜均得通畅无阻,寐安,二便正常,体重又有增加,精神日佳,脉小弦,舌暗转红。邪却病去,脾胃运化亦得恢复,再守前法以善后。

全当归15g,桂枝6g,炒赤白芍各6g,通草4.5g,炙甘草6g,丹参15g,川芎6g,乌药9g。10剂。

(严世芸,郑平东,何立人. 张伯臾医案[M]. 上海:上海科学技术出版社,2003:94-95.)

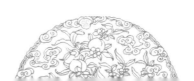

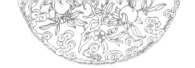

3. 痛经

患者,女,19岁。

自发育时起,临经必痛,渐次加重,每次月经临潮,痛至经血基本干净,痛始缓解,卧床不起,少腹冷痛,身寒蜷缩,脉细欲绝,舌淡苔白润。前医以逍遥散、桃红四物汤、胶艾四物汤、温经汤等经治多时未能取效。就诊时除见其痛经之外,伴全身虚寒,面色青苍,脉细欲绝,诊为寒凝血滞,肝经虚寒。

当归15g,白芍20g,桂枝10g,细辛3g,炙甘草5g,通草6g,生姜3片,大枣3枚。每日一剂,水煎分两次温服。

药后疼痛立止,照常工作而未卧床。此后每月经临即服上方3~5剂,经4个月的治疗痊愈,多年顽症,一方而终。

(李赛美,黄仰模,蔡文就.经方临床运用[M].北京:中国中医药出版社,2007:27-28.)

4. 慢性肝炎肝病容(面青铜色)

孙某,男,45岁。

1988年11月30日初诊。慢性肝炎发病约七年。近二年肝区痛极,面色黑加重。疲劳,食欲不振,恶心,厌油腻,腹胀。肝区疼痛或隐痛,经常腹泻,时有低热。形气黯,面如青铜色(黧黑)。齿龈红充、渗血。舌粗糙,质厚绛。脉缓无力,肝可触及约1cm大小,脾稍大,胃无停饮,TTT 9U,TFT(++),转氨酶40U/L,小量腹水,肝掌(+)。肝积郁,壅阻交道,邪伏日久,遇其升逆之威。肝、胆主流少和,肝阳勃升,络血郁积上焦,血不得荣,面色黧黑较重。治宜通其阳荣,制其阴逆。

细辛(后入)20g,当归20g,夜明沙(包煎)60g,木贼40g,白芍20g,红花15g,生艾叶10g,通草6g,丹参30g,桂枝10g,忍冬藤30g,干姜6g,炙甘草20g,大枣20枚,煎服。

1989年3月27日,服至110剂,肝区疼痛逐渐消失,症状完全消失。验血:肝功能正常,体重增加5.6kg。形气面色荣悦红润,家人皆大欢喜。正如夜明沙论:久服令人喜、乐、媚、好,无忧。细辛与当归配伍,疗肝周缘过敏、肝区疼痛。

(刘沛然.细辛与临床[M].北京:人民卫生出版社,2012:78-79.)

四十、当归四逆加吴茱萸生姜汤

【原文】

《伤寒论》

352条:若其人内有久寒者,宜当归四逆加吴茱萸生姜汤主之。

【组成与用法】

当归三两,芍药三两,甘草(炙)二两,通草二两,桂枝(去皮)三两,细辛三两,生姜(切)半斤,吴茱萸二升,大枣(擘)二十五枚。

上九味,以水六升,清酒六升和,煮取五升,去滓。温分五服。一方,水酒各四升。

【功能与主治】

温经散寒,养血通脉,和中止呕。用于血虚寒凝,肝胃寒积证,手足厥冷,腹痛,呕吐,食欲不振,便溏,舌淡暗,脉沉弦细。

【临床病案选录】

1. 脱疽

王某,男性,48岁。

两足趾疼痛已16年。于1954年因胃痛体检,发现肝大,胃小弯溃疡及胃下垂,两足趾阵阵疼痛如烧灼状,痛发作于冬天较频繁,并有规律性的每年三四月间发作。于1959年春季,行左足踇趾切除及右足踇趾部分切除,并曾做两侧腰交感神经切断术。于1962年2月住院,行右足中趾切除,及两侧肾上腺部分切除术,后又疼痛发作。1962年7月复做左踇趾关节断离术,但仍阵发性疼痛,不能入眠,局部呈干性坏死。由于局部血液营养不良以致创口裂开,无法愈合,于1962年9月27日转为中医治疗。诊其脉弦细,四肢厥冷,舌有白苔,面容憔悴,此乃寒邪凝滞血脉,治则温经活血,且时有胃痛,因而投以当归四逆吴茱生姜汤,开始时用比较重剂量,后来因当归等实在供应不上,不得不改用小量持续,或间日服药,至11月底,干性坏死部渐现红润,至12月,疼痛大减,创口已完全愈合,能骑自行车出外活动,现在患者已经出院,经调查追访,一般情况良好。

(朱世增. 叶橘泉论医药[M]. 上海:上海中医药大学出版社,2009:35-36.)

2. 痛经痼疾

马某,女,25岁。

婚后5年不孕。室女时即患痛经,经医多人,服药数百剂不效。其症为经前3日,少腹开始坠胀绞痛,日甚一日,辗转床第,冷汗淋漓,肢厥如冰,头痛而呕涎沫,如害一场大病,至第4日经行始减。经量少,色黑多块。面色乌暗,眼圈、山根、环唇色黑。诊脉沉紧搏指,舌左边尖布满瘀斑。证属寒凝胞宫,寒主收引,不通则痛。且病程已达10年以上,久治不愈,深入血络,已成痼疾。拟当归四逆加吴茱萸生姜汤合少腹逐瘀汤合方化裁,开冰解凝,逐瘀通经。

当归45g,炙草、赤芍各30g,肉桂、细辛、吴茱萸(洗)各15g,通草、川芎、没药、

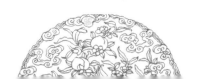

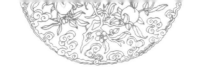

炮姜各 10g,桃仁(研)20g,红花、土元、炒小茴各 10g,失笑散(包)20g,柴胡 15g,丹参 30g,炮甲珠(研粉热黄酒冲服)6g,鲜生姜 10 大片,大枣 12 枚。

上药,经前服 3 剂,出现月经前兆即连服 3 剂,连服 2 个月。

1980 年 1 月 3 日二诊。两个月共服上药 12 剂,当月月经畅行,下黑块甚多,痛减其半。次月月经前痛止,经临胀痛轻微,已能耐受。刻诊:面部红润光泽,山根、环唇之黑色均退净。唯牙龈棱起处仍见淡黑;腰困如折,不耐坐立,脉中取和缓,舌上瘀斑少有淡痕。原方桃仁减为 10g,加肾四味 120g,每月经见连服 3~5 剂,经净停药,连服 2 个月。

次年春,路遇其婆母,知上药又服 10 剂后已全好,现已怀孕。

(李可.李可老中医急危重症疑难病经验专辑[M].太原:山西科学技术出版社,2006:114-115.)

3. 腹痛(痛经)

王某某,女,19 岁,本校本科生。

患经前及经行腹痛数年,自服西药止痛为快。但痛经之情渐重,近半年来经前及经行腹痛甚剧,常伴有呕哕,改服中药数种,加味乌药汤合逍遥散加减不效。时值笔者在班中授课,课间休息时诉其所苦,求予治之。询之少腹冷感,面色淡白,舌淡质暗,脉沉弦细,手足不温。遂投以当归四逆加吴茱萸生姜汤治之。

当归 18g,桂枝 12g,酒白芍 18g,细辛 3g,炙甘草 6,木通 9g,大枣七枚,吴茱萸 6g,生姜 12g。

连服七剂,少腹冷感减轻,手足不冷,又以原方出入,减吴茱萸 3g,继服 10 余剂,面色转佳,痛经病愈。

(裴永清.伤寒论临床应用五十论[M].北京:学苑出版社,2005:243.)

四十一、抵 当 汤

【原文】

1.《伤寒论》

124 条:太阳病六七日,表证仍在,脉微而沉,反不结胸,其人发狂者,以热在下焦,少腹当硬满,小便自利者,下血乃愈。所以然者,以太阳随经,瘀热在里故也,抵当汤主之。

125 条:太阳病,身黄,脉沉结,少腹硬;小便不利者,为无血也;小便自利,其人如狂者,血证谛也,抵当汤主之。

237条:阳明证,其人喜忘者,必有蓄血。所以然者,本有久瘀血,故令喜忘。屎虽硬,大便反易,其色必黑者,宜抵当汤下之。

257条:病人无表里证,发热七八日,虽脉浮数者,可下之。假令已下,脉数不解,合热则消谷喜饥。至六七日不大便者,有瘀血,宜抵当汤。

2.《金匮要略》

《妇人杂病脉证并治第二十二》:妇人经水不利下,抵当汤主之。(亦治男子膀胱满急有瘀血者)

【组成与用法】

水蛭(熬)、虻虫(去翅足,熬)各三十个,桃仁二十个(去皮尖),大黄三两(酒洗)。

上四味,以水五升,煮取三升,去滓。温服一升,不下更服。

【功能与主治】

破瘀泻热。用于少腹硬满,其人如狂,小便自利,大便色黑易解,脉沉涩或沉结,舌质紫或有瘀斑,以及妇女经闭少腹硬满拒按者。

【临床病案选录】

狂证

王某,女,22岁。

患精神分裂症,住医院一年余而愈,返家后操理家务如平人,秋初月事不来,延至冬月,其人精神发狂,骂人毁物而病又复发。脉沉而滑,舌有瘀血点。为疏桃核承气汤,月事未下而病如初,乃改用抵当汤。仅一服则月经来潮,下紫黑血块甚多精神遂慧。

(刘渡舟,聂惠民,傅世垣. 伤寒挈要[M]. 北京:人民卫生出版社,2006:58-59.)

四十二、抵 当 丸

【原文】

《伤寒论》

126条:伤寒有热,少腹满,应小便不利,今反利者,为有血也,当下之,不可余

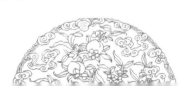

药,宜抵当丸。

【组成与用法】

水蛭二十个(熬),虻虫二十个(去翅足,熬),桃仁二十五个(去皮尖),大黄三两。

上四味,捣分四丸。以水一升,煮一丸,取七合服之,晬时当下血,若不下者,更服。

【功能与主治】

泻热逐瘀,峻药缓图。用于瘀热内结,病势较缓,少腹满,小便自利,或有发热,舌紫暗,脉沉涩或沉结。

【临床病案选录】

腹块攻痛

常熟鹿苑钱钦伯之妻,经停九月,腹中有块攻痛,自知非孕,医予三棱、莪术多剂,未应,当延陈葆厚先生诊。先生曰:三棱、莪术仅能治血结之初起者,及其已结,则力不胜矣。吾有药能治之。顾药有反响,受者幸勿骂我也。主人诺。予抵当丸三钱,开水送下。入夜,病者在床上反复爬行,腹痛不堪,果大骂医者不已。天将旦,随大便,下污物甚多。其色黄白红夹杂不一,痛乃大除。次日复诊,陈先生诘曰:昨夜骂我否? 主人不能隐,具以情告。乃予加味四物汤,调理而瘥。

(招荨华.曹颖甫医案[M].上海:上海科学技术出版社,2010:243.)

四十三、防己地黄汤

【原文】

《金匮要略》

《中风历节病脉证并治第五》:治病如狂状,妄行,独语不休,无寒热,其脉浮。

【组成与用法】

防己一钱,桂枝三钱,防风三钱,甘草一钱。

上四味,以酒一杯,浸之一宿,绞取汁,生地黄二斤,咬咀,蒸之如斗米饭久,以铜器盛其汁,更绞地黄汁,和分再服。

【功能与主治】

主治阴虚血热夹风。症见精神失常,时而登高而歌,时而发狂大笑,时而怒骂不止,时而独语不休,烦乱不安,夜卧不宁,舌红且干,苔黄,脉虚数或细数等表现的癫证、狂证、痫证。辨属风湿热痹的急性风湿性关节炎亦可用本方加减治疗。

【临床病案选录】

心风(神志异常)

刘君肃一,年二旬。其父叔皆大贾,雄于赀,不幸于1943年次第殂谢,丧停未葬。君因自省休学归,店务猬集,不谙经营,业大败,折阅不知凡几,以致债台高筑,索债者络绎于门,苦执甚收焉!乃只身走湘潭收旧欠,又兴讼,不得直,愤而归。因之忧郁在心,肝气不展,气血暗耗,神志失常,时而抚掌大笑,时而歌哭无端,妄言错语,似有所见,俄而正性复萌,深为赧然,一日数潮而已。医以为癫也,进加味温胆汤,并吞白金丸,曾吐涎少许,证状未少减。吾以事至零陵,君为故人,顺道往访,渠见吾述家事刺刺不休,状若恒人,顷而大哭,继而高歌。其家人恳为治之,此义不容辞者也。俟其静,用好言慰解,诊脉细数,舌绛无苔,胸中痞闷,夜不安卧,小便黄短,是为志怫郁而不伸,气横逆而不降,心神耗损,肾水亏乏,火气妄凌,痰涎泛溢,有癫之意不若癫之甚,所谓心风证也。治以益血滋阴安神调气为主,拟金匮防己地黄汤加味。

生地(捣汁兑)二两,甘草二钱,防己三钱,桂枝一钱,加香附三钱,首乌、竹沥各五钱,兼吞安神丸四钱,日服二剂。

三日复诊:神志渐清,潮发减少,随进滋阴安神汤。

生地、芍药、川芎、党参、白术、茯神、远志、南星、枣仁、甘草、黄连。

服后略觉头胀心闷,微现不宁,审由余热未清,难任参术之补,故证情微加。乃改弦更张,趋重清心养神略佐涤痰,早晨服清神汤。

黄连、黄芩、柏子仁、远志、菖蒲、枣仁、甘草、姜汁、竹茹。

晚进二阴煎。

生地、麦冬、枣仁、元参、茯苓、木通、黄连、甘草、灯心、竹叶。

每日各一剂,如是者四日,遂热不再潮,人事清悉,诊脉细数而有神,余热似尽,而参术之补,现犹所忌,尚有余焰复燃之虑,处以天王补心丹,以丹易汤。

生地、洋参、元参、丹参、茯神、桔梗、远志、天冬、麦冬、枣仁、柏子仁、五味子、当归。

送服磁朱丸,补心滋血,安神和胃。嗣即精神健好,食纳增进,又调理半月,改用栀麦归脾汤,仍吞服磁朱丸,善后补养,再一月而身健复原。吾临归,彼不胜依依之感。

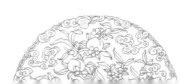

（赵守真．现代著名老中医名著重刊丛书——治验回忆录[M]．北京：人民卫生出版社，2008：69-70.）

四十四、防己黄芪汤

【原文】

《金匮要略》

《痉湿暍病脉证并治第二》：风湿，脉浮身重、汗出恶风者，防己黄芪汤主之。

【组成与用法】

防己一两，甘草（炒）半两，白术七钱半，黄芪（去芦）一两一分。

右锉麻豆大，每抄五钱匕，生姜四片，大枣一枚，水盏半，煎八分，去滓温服，良久再服。喘者加麻黄半两；胃中不和者加芍药三分；气上冲者加桂枝三分；下有陈寒者加细辛三分。服后当如虫行皮中，从腰下如冰，后坐被上，又以一被绕腰以下，温令微汗，差。

【功能与主治】

益气祛风，健脾利水。用于表虚不固之风水或风湿证。汗出恶风，身重微肿，或肢节疼痛，小便不利，舌淡苔白，脉浮。

【临床病案选录】

1. 自汗

王某，女，25岁。

患急性风湿病已月余，肘膝关节肿痛，西医用青霉素、维生素 B_1、阿司匹林等药，关节肿痛减轻，但汗出不止、身重恶风，舌苔白滑、脉象浮缓，此卫阳不固，汗出太多，风邪虽去，湿气仍在之故。治宜益胃固表、除湿蠲痹，用防己黄芪汤。

防己 12g，白术 10g，黄芪 15g，甘草 3g，生姜 3 片，大枣 1 枚，防风 10g，桂枝 6g，酒芍 10g。

服 5 剂，汗出恶风遂止，关节肿痛亦有好转。

（谭日强．金匮要略浅述[M]．北京：人民卫生出版社，2006：39.）

2. 中焦气虚大便燥结证

宋某某，男性，55岁。

1960年12月31日初诊。主诉便燥数月,每饥时胃脘胀痛,吐酸,得按则痛减,得矢气则快然,唯矢气不多,亦不渴。诊见面部虚浮,脉濡缓。投甘草泻心汤加云苓,3剂后大便稍畅,矢气转多。改投防己黄芪汤加附子4.5g,一剂后大便甚畅,痛胀均减,面浮亦消,唯偶觉烧心,原方加云苓又服2剂,3个月后随访,诸症皆消。

(陈可冀.岳美中医学文集[M].北京:中国中医药出版社,2001:287.)

3. 下肢酸困

刘某,女,30岁。

1959年12月28日初诊。下肢酸困、浮肿、乏力2月余。伴腰困,食欲不振,苔薄白,脉细弱。证属气血两虚、水湿停留之虚痹证候。治宜益气健脾、燥湿祛风。

生黄芪9g,防己9g,生白术9g,木瓜7.5g,怀牛膝6g,秦艽4.5g,炙甘草3g。2剂,水煎服。

二诊:服上方后,下肢酸困浮肿减轻,仍感乏力。上方加当归7.5g。

继服上方8剂,诸症消失。

(王象礼,赵通理.中国百年百名中医临床家丛书·李翰卿[M].北京:中国中医药出版社,2001:131.)

四十五、茯苓桂枝白术甘草汤

【原文】

1.《伤寒论》

67条:伤寒,若吐、若下后,心下逆满,气上冲胸,起则头眩,脉沉紧,发汗则动经,身为振振摇者,茯苓桂枝白术甘草汤主之。

2.《金匮要略》

《痰饮咳嗽病脉证并治第十二》:

心下有痰饮,胸胁支满,目眩,苓桂术甘汤主之。

夫短气有微饮,当从小便去之,苓桂术甘汤主之。

【组成与用法】

茯苓四两,桂枝(去皮)三两,白术、甘草(炙)各二两。

上四味,以水六升,煮取三升,去滓。分温三服。

【功能与主治】

温阳化饮,健脾利湿。中阳不足之痰饮。胸胁支满,目眩心悸,短气而咳,舌苔

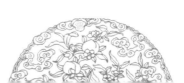

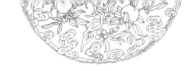

白滑,脉弦滑或沉紧。

【临床病案选录】

1. 夜间口干

张某,男,61岁。

2004年10月11日诊。性豪善饮,形肥体丰,素来体健,从未罹疾。近两年来,忽得怪恙。自日出至日落,身轻体健,口和舌灵,无任何异样。入夜寐时,则口干舌燥,自觉舌体缩小,板结而不得灵动,痛苦莫可名状。多处就医,皆云肾阴不足,不能上潮于口舌,服六味地黄无效,龟板、鳖甲之类盈筐,未取寸功,而胃纳日差,胸次痞满,遂就诊于余。症见:舌苔白腻,脉沉滑。脉滑者,痰浊内阻,沉者胃阳不足。盖善饮之人,酒湿必盛,年过六旬,阳气日衰,虚则太阴,而成中焦寒湿,久则聚而为痰。痰者生于脾而聚于肺,肺不能为脾输布津液,津不上承,故口干舌燥,难以自支。白天阳热旺盛,痰浊得阳则开,开则津液上蒸,口和舌润。入夜则阴寒凝重,阳虚之人,两阴相叠,寒则凝聚,痰湿结而不散,则津液难以上润,故舌干枯板结而干渴难忍矣!此乃痰故,非阴阳也。治宜健脾化痰,通阳开窍,方用葛花解醒合苓桂术甘汤去甘草出入。

人参10g,苍术、白术各10g,茯苓20g,广木香10g,砂仁(后入)5g,豆蔻粉(后入)5g,葛花10g,猪苓10g,青皮、陈皮各10g,泽泻10g,桂枝10g,生姜10g。

此方出入,连服3周,腻苔化,饮食增,夜间之苦顿失不再。

(赵国仁,周亚萍.中医临床验案四百例传心录[M].北京:人民卫生出版社,2012:101.)

2. 肠鸣

王某,男,73岁,退休干部。

2000年3月初诊。诉腹部阵发鸣响,其声可波及室外,8年不愈,日夜皆作,伴腹胀嗳气,甚则口中吐白沫,经B超检查肾、肠、肝、胆、胰均未发现明显病变。由于久治不愈,其形体日渐消瘦,医或疑肠癌、或谓胃肠痉挛、或谓慢性肠炎、或谓神经官能症、或谓胃肠功能紊乱,诸说不一,疗效不显。诊见:口渴而喜热饮,舌苔白滑,脉沉弦。《金匮要略》云:"其人素盛今瘦,水走肠间,沥沥有声,谓之痰饮。"此证肠鸣较甚,且口中泛白沫,更见舌苔白滑,必属寒饮无疑。盖水为阴邪,非阳不化,正如《金匮要略》指出"病痰饮者,当以温药和之。"遂处以苓桂术甘汤重剂治之。

茯苓50g,桂枝10g,炒白术15g,甘草8g。

每天1剂,水煎服。服药半月,肠鸣大减。继以原方更合禹功散(小茴香、炒牵牛子各10g),再服半月,病愈。

(熊继柏·熊继柏医论集[M].北京:中医古籍出版社,2005:274.)

3. 视物不清

李某某,女,68岁,北京人。

经方治疗 脾胃病医案

104

其子患冠心病,服中药治愈。遂有心服中药诊治眼病。双目视物不清,时有"飞虫"或"苍蝇翅"等,治疗多年不愈。查其舌大,苔水滑,膝下肿,大便溏,脉沉弦,诊为"水气上冲",蒙蔽清窍。治以苓桂术甘汤加茜草 10g,红花 10g。服药 20 余剂,双目视物正常,停药。半年后,患者出现双视现象,观其舌脉同前,仍以原法统方调治月余而愈。随访两年,病未发。

(裴永清·伤寒论临床应用五十论·2 版[M].北京:学苑出版社,2005:238.)

4. 嗜盐症

杨某,中年女性。患嗜盐症,于衣袋中装满颗粒食盐,时时取而嚼之,日需食盐 2 两许。偶尔盐少不济,则泛恶欲呕而不欲食。病历 8 年之久,皆以为怪癖不治之症。详询病者无他症,惟觉口淡,多涎。舌苔白滑,脉象平缓。乃从痰湿停饮论治,拟平胃散合苓桂术甘汤。服药旬余,口淡、多涎均见减轻而嗜盐如故。因思湿土久郁,须予"夺之"(土郁夺之)。遂于原方中加牵牛子。

苍术 10g,厚朴 10g,陈皮 10g,桂枝 5g,茯苓 20g,白术 10g,甘草 5g,炒黑白牵牛 10g。

嘱缓缓服药,3 日进 2 剂,药至半月,其病竟愈。

(熊继柏·熊继柏医论集[M].北京:中医古籍出版社,2005:171.)

5. 寒饮胃痛

丁某,男,年 40 许。

素嗜酒,少吃饭。某年秋,因伤酒引起胃痛宿疾大发,痛剧时呕吐痰涎多许,则稍舒。自服葛花解醒汤及单方解酒之剂,均无效。来舍商治。愚诊其脉弦缓,舌苔白厚而滑,小便短少。的属中虚有素,又因酒湿蕴积于中焦,胃气失其通降之常,脾不运化,以致聚为寒饮,因而胃脘作痛。当宗仲景法,用苓桂术甘汤加法半夏、砂仁、橘红、炒枳实、炒建曲,以温中通阳,理气化饮。此方服 3 剂后,胃痛即止。又劝其戒酒,并常服温中和胃化饮药以刘其根,而病痊愈。

(湖北中医学院. 李培生医学文集[M]. 北京:中国医药科技出版社,2003:208.)

6. 失眠

患者某,男,40 岁,湖北咸宁供销社干部。

1967 年 6 月就诊。严重失眠已有数年,经常彻夜不能入寐,每晚必赖安眠药方能入睡。形容消瘦,心悸,胸闷短气,咳嗽,唾白色泡沫,脉结。此证乃水饮内结,阻遏卫阳,阳不交阴所致。治宜温阳祛饮,拟苓桂术甘汤合二陈汤加味。

茯苓 15g,炒白术 10g,桂枝 10g,炙甘草 10g,制半夏 10g,陈皮 10g,牡蛎(先煎)15g。

以水煎服,日服 2 次。嘱停服其他安眠药。

第 4 天复诊,服上方 1 剂后,当晚停服安眠药即能入睡。连服 3 剂,感觉稍舒,

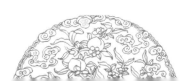

要求加大药力,遂于原方以甘遂易甘草。

茯苓 15g,炒白术 10g,桂枝 10g,制半夏 10g,陈皮 10g,牡蛎(先煎)15g,甘遂(研末,分 2 次冲服)1.6g。

前 6 味以水煎汁,冲服甘遂末,日 2 服。

(李今庸,李琳. 中国百年百名中医临床家丛书·李今庸[M]. 北京:中国中医药出版社,2002:144-145.)

7. 便秘

李某,男,55 岁。

1985 年 6 月 12 日初诊。大便秘结,数日一次十余年。伴心下动悸,头眩短气,小便量少,轻度浮肿。服苦寒泻下、甘寒润肠药无效,病情日趋加重。舌质黯淡、苔滑,脉沉弦,此属痰饮内阻,津液不布而致的便秘。治宜温化痰饮,健脾布津。投苓桂术甘汤。

茯苓 30g,白术 10g,桂枝 6g,炙甘草 10g,皂角子 10g,晚蚕沙 10g。

共服 24 剂而安,追访 2 年未复发。

[马子知. 苓桂术甘汤治验四则[J]. 河北中医,1989(4):12.]

四十六、茯苓桂枝甘草大枣汤

【原文】

《伤寒论》

65 条:发汗后,其人脐下悸者,欲作奔豚,茯苓桂枝甘草大枣汤主之。

【组成与用法】

茯苓半斤,桂枝(去皮)四两,甘草(炙)二两,大枣(擘)十五枚。

上四味,以甘澜水一斗,先煮茯苓,减二升,内诸药,煮取三升,去滓,温服一升,日三服。作甘澜水法:取水二斗,置大盆内,以杓扬之,水上有珠子五六千颗相逐,取用之。

【功能与主治】

温通心阳,化气行水。主治发汗后心阳虚损,脐下悸动,欲作奔豚之证,舌淡苔白腻,脉沉细或沉滑。

【临床病案选录】

1. 欲作奔豚证

胡某,男,34 岁,工人。

1987 年 10 月初诊。自觉脐下跳动,有上冲之势,脐上有水声,坐卧难安,伴胃脘不和,畏寒喜暖,以手按之较舒,口不渴,素体较瘦,脉沉弦略细,舌苔薄白润滑,曾服中西药物不愈,病已两月有余。中医辨证为心阳不足,水邪上凌而致。拟温通心阳,化气行水之法。

茯苓 30g,桂枝 12g,炙甘草 6g,大枣 10 枚,生姜 10g,水煎服。

服药 3 剂,诸症锐减,继服 6 剂而愈。

(聂惠民. 伤寒论与临证[M]. 广州:广东科技出版社,1993:167.)

2. 心悸不休

黄某,男,43 岁。

1981 年 11 月 30 日初诊。三个月以前因劳动汗出受风后,即感身痛心悸,经服感冒清热冲剂,身痛缓解,但心悸日益加重,气短乏力、多汗,以致不能劳动。经某医院内科诊为冠状动脉供血不全,按冠心病常规服药半月,效果不显。又经中医诊治,服用益气养血,补心健脾药二十余剂,仍不效,转来试治。

观面色㿠白,精神不振。察询病情,发作之前,自觉有一股凉气从少腹上冲至胸,随之心悸不休、坐卧不安,须手按心胸部始舒,喜暖恶寒,口不渴,脉象沉细小数而无力。舌淡红苔薄白而润滑。此脉证与《伤寒论》"发汗过多,其人叉手自冒心,心下悸,欲得按者,桂枝甘草汤主之。"(64 条)"发汗后,其人脐下悸者,欲作奔豚,茯苓桂枝甘草大枣汤主之。"(65 条)相符。故诊为心阳不足,水气上乘证。拟温通心阳,化气行水法。

茯苓 24g,桂枝 12g,炙甘草 6g,大枣 15 枚。

嘱 1 剂 3 煎,日 3 服。服药 2 剂症大减,继服 2 剂,病即痊愈。

[李祥舒. 苓桂枣甘汤证治验一则[J]. 北京中医,1983(04):44-45.]

四十七、茯苓四逆汤

【原文】

《伤寒论》

69 条:发汗,若下之,病仍不解,烦躁者,茯苓四逆汤主之。

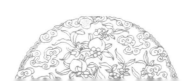

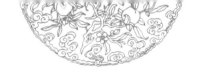

【组成与用法】

茯苓四两,人参一两,附子(生用,去皮,破八片)一枚,甘草(炙)二两,干姜一两半。

上五味,以水五升,煮取三升,去滓。温服七合,日二服。

【功能与主治】

回阳益阴。用于少阴阳虚,阴液不继之四肢厥逆、烦躁、心悸、舌淡苔白滑、脉弱欲绝。

【临床病案选录】

1. 腹胀

患者鲁某,女,63岁,退休职工。

2011年1月21日初诊。2003年始感觉腹胀并伴有胃部隐痛。曾于北京某医院住院治疗,胃镜检查示慢性胃炎。出院后,腹胀一直呈间歇性发作。2008年腹胀加重,北京数所三甲综合西医院均是按照慢性胃炎、肠易激综合征诊治,病情亦未缓解。其间的多次理化检查,包括肝功、血常规、内镜等,除肝功指异常(ALT、AST最高时分别为107.3U/L和164U/L)外,余皆未发现异常。疏肝健脾理气中药治疗未见明显效果。

主诉:腹胀,上腹部隐痛,伴有频繁嗳气、矢气、凌晨肠鸣、大便不成形,但无腹凉、腰冷等感觉。面色红赤,舌质淡红,舌苔薄白,脉沉细,脐周叩诊有明显鼓音。怕热不怕冷且喜食凉物。治宜益气健脾、清胃火、降胃气。

炙黄芪60g,党参60g,茯苓30g,炒白术30g,枳实30g,生大黄6g,栀子18g,升麻6g,清半夏9g,炙甘草9g,水煎服。

患者服用3剂后复诊,自诉称除大便稀呈水样改变外,其余症状未见明显改善。因此对上方进行调整,去清半夏、栀子、升麻,大黄改为3g,增泽泻30g,猪苓30g,肉桂9g,高良姜9g,4剂水煎服,以温脾化湿。

1月28日再次复诊:大便稍成形,但腹胀、嗳气、矢气、肠鸣仍未改善。患者凌晨时分矢气频繁但无臭味,腹胀喜按,食欲不振。另结合大便稀溏、臭味不显、脉象沉迟等症状,以及患者从年轻时就有偏嗜生冷的生活习惯,从脾胃虚寒论治。方药调整如下。

炮附子(先煎)24g,肉桂6g,干姜9g,炙黄芪30g,党参30g,炒白术30g,砂仁9g,泽泻30g,茯苓30g,炙甘草6g,9剂水煎服。

2月11日第三次复诊:嗳气完全消失,腹胀、肠鸣、矢气减轻,大便成形,食欲好转。上腹部叩鼓音,右脉大而有力,左脉沉。上方加川楝子15g,延胡索15g,继

经方治疗 脾胃病医案

服 12 剂。

另开方生麻黄、桂枝、川乌、草乌、威灵仙、白芥子、鸡血藤各 30g,3 剂,用开水浸泡以泡脚,辅助温中散寒。

3 月 4 日第四次复诊:炮附子用量增加到 45g。

炮附子 45g,干姜 30g,炒白术 45g,炙黄芪 45g,党参 45g,茯苓 30g,枳实 30g,生大黄 6g,生甘草 15g,升麻 6g,柴胡 6g。

服药 3 剂后,腹胀、矢气、嗳气、大便稀、肠鸣等症状完全消失。

2011 年 5 月 6 日复查 ALT 与 AST 指标恢复正常,随访至今未见复发。

[谢江平,张启明,丁然.以"炮附子"为君药治愈顽固性腹胀 1 例[J].中国中医基础医学杂志,2011,17(10):3-4.]

2. 黄疸性肝炎

患者童某,女,16 岁。

患黄疸肝炎已 2 年余。时轻时剧,缠绵不愈,目肤暗黄晦滞、神疲纳呆、体软、口不渴、胁痛腹胀、便溏溺赤、舌淡苔白腻、舌边有瘀斑、脉细濡,一派寒湿夹瘀内阻之征。谷丙转氨酶 89U/L,黄疸指数 38U/L,证属寒湿中阻,阳气不宣,土壅木郁,肝胆疏泄不利,致黄疸久治不退,治宜温化寒湿,疏肝运脾,和瘀利胆,处方用"加减茯苓四逆汤"。

制附子、炒苍白术各 10g,干姜 6g,豨莶草、生麦芽各 30g,茯苓、车前子、刘寄奴各 15g,生甘草 6g。

上药服 5 剂后,黄疸渐见减退,胃纳增加,腻苔化,续服 10 剂,黄疸退尽,诸症消除,继投"消瘕复肝丸"善后,追访五年无复发。

[邱志济,朱建平,马璇卿,等.加减茯苓四逆汤治寒瘀黄疸——朱良春治疗难治性黄疸经验和特色(四)[N].中国中医药报,2006-07-07(2565).]

3. 肝硬化腹水

曾某,男,46 岁。

1978 年 12 月 30 日初诊。患者有肝硬化史 6 年,1977 年底觉腹胀,西医诊断为肝硬化腹水。两次住院,先用利尿药,继则放腹水。现症见腹大如箕,脐眼突出,青筋暴露,畏寒肢冷,头颈胸膺等处有蜘蛛痣,低热口渴欲饮,饮后更胀,便秘,尿少而赤,每日小便量 500ml 左右。舌质淡胖,舌苔黄燥腻,脉沉弦。实验室检查:锌浊度 20U,麝浊度 20.6U,总蛋白 6.3g%,白蛋白 1.65g%,球蛋白 4.65g%,γ 球蛋白 25%,腹围 106cm。此系脾阳虚衰,水湿困聚于中,隧络阻塞,瘀势与水互壅。欲攻其壅,恐元阳暴脱,峻补其虚,虑难缓标急。治惟温阳通泄一法,攻补兼施,标本同治。

红参(另煎代茶)6g,黄芪 60g,白术 30g,炮附片 9g,干姜 3g,陈葫芦 30g,生大黄 9g,大腹皮、子各 9g,枳实 9g,虫笋 30g,地鳖虫 9g,泽泻 15g,赤芍 12g,茯苓皮

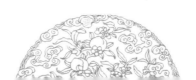

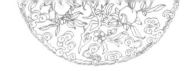

15g,茅根 30g。

服药 7 剂,小便量从每天 500ml 增至 1500ml,大便日泻 3 次,腹胀顿松,腹水渐退,知饥能食,又服 7 剂,大便每日 2 次,小便正常,腹围减至 80cm,诸症好转,改用补中益气活血法调理。肝功能复查锌浊度 8U,麝浊度 10U,总蛋白 6.3g%,白蛋白 2.3g%,球蛋白 2.3g%,γ球蛋白 20%,3 年后随访,情况良好。

（张云鹏．中国百年百名中医临床家丛书・姜春华[M]．北京:中国中医药出版社,2002:91-92.）

4. 急性胆囊炎

患者,女,右胁下疼痛 4 天。

曾发热恶寒,有胁痛病史。症见:神疲,形瘦,面黄,头痛,夜寐不安,大便 4 日未行,四肢清冷,体温偏低,虚里跃动。舌淡、苔黄腻,脉沉微。西医诊断为急性胆囊炎。证属厥阴寒盛。治拟温阳壮神为主,酸甘辛苦疏泄为辅,方选茯苓四逆汤合乌梅丸加减。

茯苓 9g,党参 9g,淡附子 9g,干姜 3g,炙甘草 3g,川椒 3g,桂枝 3g,乌梅 6g,黄连 3g,白芍 6g。

服上药 1 剂后胁痛缓解,3 剂后疼痛不作,脉转和缓,四肢已温,病情缓解。继用利胆通腑、清热化湿、健脾和胃法,调治 10 天而愈。

[陈永灿,魏睦森．魏长春运用茯苓四逆汤验案四则[J]．中医文献杂志,1999,(4):33-34.]

5. 妊娠剧吐黄疸案

杨某,女,25 岁,工人。

1983 年 3 月 16 日初诊。患者由其夫背来,诉妊娠 3 个月,恶心呕吐近 2 个月,因剧烈呕吐而住某院治疗,住院 10 多天后呕吐不止,化验提示黄疸指数 19U/L、GPT 6751.35nmol/(s·L)而出院,然后慕名来温州中医院门诊。见患者肌瘦面黄,形寒怕冷,精神萎靡,气短懒言,呕恶频频,呕出白色痰涎,舌淡红、苔白腻,脉微细。师思忖再三,处方如下。

淡附片(先煎)、竹茹、法半夏各 10g,茯苓 18g,白芍 9g,干姜、西洋参(调冲)、柴胡、枳壳各 6g,炒粳米、茵陈(煎汤代水)各 30g,炙甘草 5g,2 剂。

3 月 18 日家属诉:服 2 剂药后精神明显好转,呕吐痰涎明显减轻,继续投原方 2 剂。

3 月 20 日复诊:精神振,黄疸减轻,呕吐已止,纳食增加,舌苔转薄,脉细。原方去粳米加鸡内金 10g,3 剂。

3 月 23 日肝功复查:黄疸指数 10U/L,GPT300.06nmol/(s·L),后续调治 20 多剂而愈,随访足月顺产 1 男孩。

[程志文．茯苓四逆汤治疗疑难病验案 5 则[J]．新中医,1996,28(12):38.]

6. 倾倒综合征

钱某,男,41岁。

1988年4月6日初诊。于1984年因胃及十二指肠球部溃疡合并急性上消化道出血在某医院行胃切除术,术后2周即出现倾倒综合征,先后服用甲氧氯普胺、复方颠茄片、胃酶合剂、胃康宁、654-2、雷尼替丁等,屡治罔效,医生建议手术治疗。经纤维胃镜及上消化道钡餐摄片检查,提示残胃及吻合口炎。症见:上腹部饱胀、隐痛不适,进食后频频泛酸,恶心呕吐,脘腹攻窜,肠鸣时作,嗳气、心悸,头晕乏力,食欲不振,每日下午腹泻1~2次,平日畏寒肢冷。形瘦,面色苍白,心率增快,100次/分,BP 12.5/6.27 kPa,舌质淡,甚白滑,脉濡细。

西医诊为即刻型倾倒综合征。证属脾肾阳虚、温化不及、水湿停滞、胃气失降,方用茯苓四逆汤加减。

茯苓25g,党参20g,淡附片6g,干姜、炙甘草各5g,桂枝6g,炒白术12g,姜夏、苏梗各10g,枳壳、焦六曲各12g,砂仁、淡吴茱萸、黄连各5g。每日1剂,水煎服。

服药5剂,上腹部饱胀、隐痛不适感减轻,下午泄泻未作。仍有脘腹攻窜肠鸣、头晕目眩。守方加炒薏苡仁20g,天麻10g。再服7剂。

脘腹痞阻膨胀感消失,纳增,呕吐、泄泻均止,头晕、目眩、乏力好转,惟大便仍夹有不消化物。再予前方加焦楂肉30g。继服药7剂,诸症基本消失,且餐后饮水亦不吐。根据辨证,阳气已复、水湿已除,治当健脾和胃以善其后。以香砂六君丸、金匮肾气丸各6g,每日2次,连服1个月,诸症悉除。随访1年,未见复发。

[颜永潮.茯苓四逆汤在胃肠道疾病中的应用举例[J].中医函授通讯,1995(2):39-40.]

7. 烦躁

郑某,女,2.5岁。

1983年4月1日诊。患儿颜面潮红,状若涂朱,伴发热。家长以冷水溅之,半日许,红退八九,而颜面皮肤皲裂,发小丘疹。每隔3~5必发一次,发时肌注青霉素热可暂退而面红,如故。喜饮,纳食日减,渐形羸瘦,终日烦躁,夜间不时惊叫,双腕踝一下皮肤渐变黑,四肢厥冷,如是者半年余。一月前又加面目浮、腹泻、呕吐,西医诊断为"急性肾炎",迭用中西药乏效。余接诊时,望其面目浮肿,隐隐呈红晕,不时烦躁啼哭,苔薄白,脉微细。窃思患儿罹病之初,本为阳证,因治不如法,迁延半载,纳食日减,致气血渐伤,阴阳暗耗。其厥冷,足肤渐黑、吐泻、浮肿者,阳虚水泛也;面红、烦躁者,虚阳浮越也。《伤寒论》云:"发汗若下之,病仍不解,烦躁者,茯苓四逆汤主之。"本例虽未经汗下,而阴阳亏耗之病机相同。遂用茯苓四逆汤加味。

茯苓10g,红参6g,附片6g,甘草3g,干姜6g,赤小豆10g,山药10g,白术6g。

2剂后浮肿消退,吐泻停止,面红、烦躁大减。去赤小豆再服4剂。三诊时面

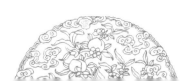

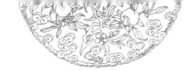

部仅偶泛红晕,食欲振,精神好,守方再进4剂而愈。

[刘方柏.茯苓四逆汤治愈颜面潮红[J].四川中医,1985(8):21.]

四十八、附子粳米汤

【原文】

《金匮要略》

《腹满寒疝宿食病脉证治第十》:腹中寒气,雷鸣切痛,胸胁逆满,呕吐,附子粳米汤主之。

【组成与用法】

附子(炮)一枚,半夏半升,甘草一两,大枣十枚,粳米半升。

上五味,以水八升,煮米熟,汤成,去滓,温服一升,三日服。

【功能与主治】

温中祛寒。用于脾胃阳虚,寒饮(或水湿)内扰上逆引起的腹满切痛,腹中雷鸣,呕吐,胸胁逆满,四肢不温,舌淡苔白滑,脉沉迟。

【临床病案选录】

1. 腹痛

张某,男,70岁。

素弓腰背曲,面黄体胖,便秘,四五日一行,胃穿孔修补术后五年有余。以大腹剧痛一日就诊。刻下:干呕欲吐,腹痛难耐,喜温拒按,大便五日未下,肠鸣音不著,舌淡脉弦。今春因食瓜果受凉发作两次,分别以大承气汤、厚朴三物汤下之而愈。今发作以前天中午曾食大泽山葡萄若干,午饭食炖鸡架,半夜遂发疾。

黑附片10g,姜半夏10g,生甘草6g,白酒100ml,生姜15g。1剂,水煎服,临服加元明粉10g兑服。

复诊:服后半小时肠鸣如雷欲大便,疼痛大减,1个小时后得大便,腹痛遂微,今诸症皆无,反映此药较前两次起效快,止痛作用好,嘱停后服。

[黄煌.黄煌经方沙龙(第五期)[M].北京:中国中医药出版社,2012:74.]

2. 久泄

李某,男,46岁,干部。

1977 年 11 月 13 日初诊。腹痛,大便稀溏 6 年余,曾在新疆、西安等地住院治疗,经西医诊断为慢性结肠炎,用西药及中药等多方治疗效不显。现仍常腹痛、喜温、喜按,遇冷则痛甚,大便稀溏,每日 2～3 次,每晚睡时自觉腹中冷气窜动,腹胀肠鸣,盛夏亦要盖被严密,至次晨冷气渐除。患者并患有冠状动脉供血不足,自感胸闷、气短、心动缓,偶感胸痛。脉沉细弱,舌尖红,苔薄黄而润。此证属肾脾阳虚,水谷失运而下泄,浊阴寒气不行,窜扰为患。《金匮要略·腹满寒疝宿食病篇》云:"腹中寒气,雷鸣切痛,胸胁逆满,呕吐,附子粳米汤主之。"与本证基本切合,故拟附子粳米汤化裁。

附片 9g,粳米(后下)30g,生姜 24g,白芍 9g,炙甘草 6g,小茴香 6g,荜澄茄 9g,川朴 12g,6 剂,水煎服。

服上药后腹痛显减,腹中冷气窜动有间隔,已非每晚皆有,余如前。宗前法加白术 9g,茯苓 12g,附片 3g。

三诊(12 月 8 日):时大便转为日 1 次,仍稀溏,腹中冷气偶尔发作,胸闷、气短减轻,脉沉缓,舌苔白薄。后一直守此方,有时增吴萸、赤石脂、薏苡仁、粟壳等;减去小茴香、白芍、粳米。

至 1978 年 3 月 27 日,共服 120 余剂(每剂皆有附片),诸症悉除,精神振作,胸已不闷,大便日 1～2 次,成形,仅偶或呈糊状。1978 年 6 月追访,前病愈后至今未犯,一直坚持工作。

(杜雨茂. 中国百年百名中医临床家丛书·杜雨茂[M]. 北京:中国中医药出版社,2003:201.)

3. 腹痛

周某某,女,65 岁。

1994 年 3 月 28 日初诊。病腹中绞痛,气窜胁胀,肠鸣辘辘,恶心呕吐,痛则欲便,泻下急迫,便质清稀。某医院诊断为"肠功能紊乱",服中、西药,效果不显。病延二十余日来诊。其人身凉肢冷,畏寒喜暖,腹痛时,则冷汗淋漓,心慌气短。舌淡而胖,苔腻而白,脉沉而缓。纵观脉证,辨为脾胃阳气虚衰,寒邪内盛。《灵枢·五邪》:"邪在脾胃,……阳气不足,阴气有余,则寒中肠鸣腹痛。"治用《金匮要略》"附子粳米汤"温中止痛,散寒降逆。

附子 12g,半夏 15g,粳米 20g,炙甘草 10g,大枣 12 枚。

服 3 剂,痛与呕减轻,大便成形,又服两剂病基本而愈。改投附子理中汤以温中暖寒。调养十余日,即康复如初。

(陈明,刘燕华,李方,等. 刘渡舟临证验案精选[M]. 北京:学苑出版社 2002:92.)

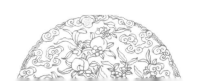

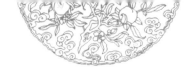

四十九、附子汤

【原文】

1.《伤寒论》

304条：少阴病，得之一二日，口中和，其背恶寒者，当灸之，附子汤主之。

305条：少阴病，身体痛，手足寒，骨节痛，脉沉者，附子汤主之。

2.《金匮要略》

《妇人妊娠病脉证并治第二十》：夫人怀娠六七月，脉弦发热，其胎愈胀，腹痛恶寒者，少腹如扇，所以然者，子脏开故也，当以附子汤温其脏。

【组成与用法】

附子(炮，去皮，破八片)二枚，茯苓三两，人参二两，白术四两，芍药三两。

上五味，以水八升，煮取三升，去滓。温服一升，日三服。

【功能与主治】

温经助阳，祛寒化湿。用于阳虚寒湿内侵，身体骨节疼痛，恶寒肢冷，苔白滑，脉沉微。

【临床病案选录】

1. 背冷痛

刘道生，患背冷如冰，脊骨不可按摩，虽衣重裘不暖，四时皆然，而饮食工作则如故。医有作风寒治者，有作肾虚治者，甚至作痰饮治者，且曾用针灸治疗数月，均不效，历有年矣。今冬彼来城视兄，其兄道衡与余友善，邀为诊治，详述致病经过。诊其脉沉而细微，背冷脊疼如昔。盖背为督脉所行，《素问·骨空论》云："督脉生病，治督脉，治在骨上。"《伤寒论·少阴篇》亦云："少阴病得之一二日，口中和，其背恶寒者，当久之，附子汤主之。"又曰："少阴病，身体痛，手足寒，骨节痛，脉沉者，附子汤主之。"此属阳虚湿重之方证，恰与本病相符，即书原方与服：

附子五钱，芍药三钱，白术三钱，党参四钱，茯苓三钱。

四剂病未改善，沉思是证是药，当属不谬，其所以疗效不高者，药力之未足欤？又嘱再服四剂，每次加吞金液丹一钱，一日两次，仍未减轻，乃于原方中加鹿角胶三钱、破故纸、枸杞、狗脊、千年健各四钱。外用紫金桂附膏溶化于方形布块成一圆圈，中置白矾细末一钱，烘热贴背心冷处。又服药三剂，寒疼均减。惟贴处起粟形作痒,知为胶药砒末之力居多,不再服药,专用膏药贴如前法,五日一换,半月症状消失,欣然还乡。

(赵守真. 现代著名老中医名著重刊丛书——治验回忆录[M]. 北京:人民卫生出版社,2008:22-23.)

2. 痿证

李某,男,52岁。

1962年7月初诊。下肢缓纵不随,不能起床,已有年余,久服四妙、虎潜之类方药无效。今上肢又渐露软弱无力之象,小便有时失禁而不能自止,大便2～3日一行而无所苦,舌淡,脉虚,拟温补肾阳,强壮筋骨,通行经络之法。

附子汤加酥炙虎骨、制龟板、鹿角胶、大云、炒杜仲、蒸牛膝、桑寄生,并加大活络丹吞服。服药三月,小便失禁已止,肢体稍感有力,但仍卧床不起。续与前方,每服并吞龙马自来丹分许(油炸马钱子、地龙),并嘱其配合针灸,按摩治疗。至次年七月来诊,已能扶杖而行。

(湖北中医学院. 李培生医学文集[M]. 北京:中国医药科技出版社,2003:150.)

3. 痢疾

陈某,男,54岁。

1972年9月初诊。患者自诉两年前七月患痢疾,经西医诊断治疗虽有效果但时愈时发,延绵至今。索视前方,多为芩连之类药物。面色萎黄,行动气促,怯寒畏冷,不能支持。口中乏味,不能多食,食后一时许即有大便感,大便日行3～5次,量不多,脓血黏液亦少,间有呕逆,腹部隐约作痛,气滞不舒,得温稍快,遇寒凉或不易消化食物更甚。舌苔微黄,脉缓无力。断为湿热痢绵延而为慢性虚实久痢。病邪向衰,正气大伤,胃气久惫,酷似方书所谓噤口痢重症。然虽属痢疾,不可再与苦寒伤中。治法当以扶脾胃中气,止呕进食为急,予香砂六君子汤加白芍、佩兰、谷芽,连进3剂,呕逆已止,胃口略开,但腹痛依然,大便次数未减。因思久病及肾,《伤寒论》并有腹满者加附子的记载,拟参温暖下焦之元阳,而助脾气之健运,并佐扶土抑木,理气和营之法。温而能通,补而不滞,庶与此病相宜。

土炒白芍30g,熟附子、焦术、砂仁、煨广木香、陈皮、炙草,厚朴各7g,党参、茯苓各10g,生谷芽15g,服6剂,大便已减至每日1～2次,腹部痛胀渐舒,嘱其再服3剂。后处方去附子,仍以扶脾和中药加减收功。

(湖北中医学院. 李培生医学文集[M]. 北京:中国医药科技出版社,2003:147-148.)

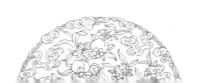

五十、附子泻心汤

【原文】

《伤寒论》

155条：心下痞，而复恶寒汗出者，附子泻心汤主之。

【组成与用法】

大黄二两，黄连一两，黄芩一两，附子（炮，去皮，破，别煮取汁）一枚。

上四味，切三味，以麻沸汤二升渍之，须臾，绞去滓，内附子汁。分温再服。

【功能与主治】

泻热消痞，扶阳固表。用于热痞兼阳虚证之心下痞，恶寒汗出，舌红苔黄，脉沉。

【临床病案选录】

1. 胃痞

某姓，男，67岁。

胃脘胀满，劳累后加重1年。

初诊：胃脘痞满，饭前轻饭后重，劳累后加重；舌质淡红，舌苔白腻，脉沉弦而迟。此为肝郁克脾，中焦不适而致胃脘痞满。诊为胃脘痞胀，肝郁克脾之证。治以辛开苦降。方拟附子泻心汤。

附子15g，姜黄连5g，酒元芩15g，酒军3g，蜜升麻3g，半夏4g。4剂，水煎服，每日1剂。

二诊：服药后胃脘不胀满，初诊辨证准确。效不更方，4剂，口服（灌服）水煎，每日1剂。

［贺兴东，翁维良，姚乃礼. 当代名老中医典型医案集·内科分册（中册）[M].北京：人民卫生出版社，2011:563.］

2. 胸闷

宁乡学生某，得外感数月，屡治不愈。延诊时，自云胸满，上身热而汗出，腰以下恶风。时夏历六月，以被围绕。取视前所服方，皆时俗清利，搔不着之品。舌苔淡黄，脉弦，与附子泻心汤。阅二日复诊，云药完二剂，疾如失矣，为疏善后方而归。（《遁园医案》）

经方治疗 脾胃病医案

（刘渡舟,聂惠民,傅世垣.伤寒挈要[M].北京:人民卫生出版社,2006:81-82.）

3. 痞满

高某,女,48 岁。

1981 年 2 月 14 日初诊。心下痞,不欲食,手足麻木,大便略干不爽,善忘,无故欲哭,胃中冷,阵发性心中热气冲巅顶渐出汗,汗后心神稍爽,复而如故,苔黄腻,舌暗红,有齿痕,脉沉弱。此乃湿热阻滞胃脘,气机不畅,腐化失司,故痞而不欲食;脾主四肢,胃通肠府,邪困脾胃,营气不布,气机失畅,故肢麻大便不爽;心阳不足,不能温煦脾土则胃中冷;正驱邪出,故阵发性心中热气上冲巅顶渐汗出,汗后心神稍爽;但因阳气不足,驱邪不尽,故复而如故。苔黄腻,舌边有齿印乃湿热之证;心阳不足,无力鼓动血脉,故舌质暗红,脉沉弱。证属素体心阳不足,兼湿热困阻中焦,气机不畅,升降失司。治宜扶阳泻痞。方用附子泻心汤:

黄连 3g,黄芩 6g,大黄 6g。上三味开水泡 15 分钟,熟附子 7.5g,煎 20 分钟,两汤相合,日服 2 次。

2 月 16 日二诊:服上方 2 剂后,痞满大减,食欲见增,阵热、汗出亦减,大便见爽。劳累后仍有阵热、汗出,口苦不欲食。舌质转红,尖微赤,苔淡黄,脉沉滑微数。原方继进 2 剂。

2 月 18 日三诊:诸症基本消失,因药店未将药单包,病人将药同煎,冲服黄连末,服后大便略溏,但无所苦,胃中由冷变热而舒适,口微苦而黏,不欲食,舌紫红,苔白腻亦减轻,脉弦微数。治宜清热祛湿,调理脾胃。方用藿朴夏苓汤加减 4 剂,药后,心阳复,湿热祛,气机调畅,痞证自除。

（路志正.路志正医林集腋[M].北京:人民卫生出版社,1990:223-224.）

五十一、甘草粉蜜汤

【原文】

《金匮要略》

《趺蹶手指臂肿转筋阴狐疝蛔虫病脉证治第十九》:蛔虫之为病,令人吐涎,心痛发作有时,毒药不止,甘草粉蜜汤主之。

【组成与用法】

甘草二两,粉一两,蜜四两。

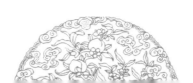

上三味,以水三升,先煮甘草,取二升,去滓,内粉、蜜,搅令和,煎如薄粥,温服一升,差即止。

【功能与主治】

安蛔止痛,解毒和胃。用于蛔虫病的证治,蛔虫病,令人吐涎,心痛,发作有时,已用过一般杀虫药而无效,故改用安蛔和胃之剂,以缓解疼痛,待病势缓和后,再用杀虫药治疗。

【临床病案选录】

蛔厥

某女,3岁。因腹痛,其父给服"一粒丹"若干,腹痛转剧,呈阵发性,痛时呼号滚打,甚则气绝肢冷,并吐出蛔虫10余条。住院后一面输液以纠正水与电解质平衡,一面服中药以安蛔。

山药30g,甘草60g,共研为极细末,放入白蜜60g中,加水适量稀释之,令频频喂服。初起随服随吐,吐出蛔虫40余条,此后呕吐渐止,并排便数次,所排泄之物,粪便无几,悉为虫团。前后经吐泻排出虫达300余条,病即告愈。

[郭霭春,刘公望.急重病证治验四则[J].广西中医药,1983(4):6.]

五十二、甘草附子汤

【原文】

1.《伤寒论》

175条:风湿相搏,骨节疼烦,掣痛不得屈伸,近之则痛剧,汗出短气,小便不利,恶风不欲去衣,或身微肿者,甘草附子汤主之。

2.《金匮要略》

《痉湿暍病脉证第二》:风湿相搏,骨节疼烦,掣痛不得屈伸,近之则痛剧,汗出短气,小便不利,恶风不欲去衣,或身微肿者,甘草附子汤主之。

【组成与用法】

甘草(炙)二两,附子(炮,去皮,破)二枚,白术二两,桂枝(去皮)四两。

上四味,以水六升,煮取三升,去滓。温服一升,日三服。初服得微汗则解,能食,汗止复烦者,将服五合。恐一升多者,宜服六七合为始。

【功能与主治】

祛风散寒除湿,温助表里阳气。用于风寒湿盛,表里阳气俱虚,以骨节烦疼、掣痛、不得屈伸,近之痛剧,汗出恶风,短气,小便不利,或身微肿为主症的病证。

【临床病案选录】

口苦

刘某,女,59岁。

2008年10月7日初诊。患者以两大腿外侧皮肤疼痛为主诉求治,问诊时发现口苦,小便偏黄,大便干燥,初步诊断考虑为湿热阻滞经络。当深入调查时,发现病人进食冷的食物时口苦明显加重,且平素怕冷,冬天四肢尤甚,又见舌淡苔薄,脉微细等表现。细思其中口苦,若为火热上炎,不会畏惧冷食,应是肾阳虚衰,水不涵木,胆气不降,反而上溢所致;小便黄是因肾阳虚,膀胱气化不行,小便停留过久引起;大便干是因肾阳虚,气化推动无力所致,最后才辨证为肾经寒湿。治法为温肾散寒除湿。方选甘草附子汤。

附片(先煎)、桂枝、白术、川牛膝、白芍、木瓜、威灵仙、独活各15g,苡仁30g,当归、防风各10g,细辛、甘草各6g,服药8剂。

10月21日复诊时,虽两侧大腿皮肤疼痛略有所减轻,口苦的症状却明显减轻,深感温阳药对治疗阳虚型口苦疗效显著。善后治疗,坚持原方加减,口苦得以痊愈。

[严石林,陈为,陶怡.姜桂附等温热药治疗口苦的临床体会[J].中药与临床,2010,1(3):44-45.]

五十三、甘草干姜汤

【原文】

1.《伤寒论》

29条:伤寒脉浮,自汗出,小便数,心烦,微恶寒,脚挛急,反与桂枝欲攻其表,此误也;得之便厥,咽中干,烦躁,吐逆者,作甘草干姜汤与之,以复其阳;若厥愈足温者,更作芍药甘草汤与之,其脚即伸;若胃气不和,谵语者,少与调胃承气汤;若重发汗,复加烧针者,四逆汤主之。

30条:问曰:证象阳旦,按法治之而增剧,厥逆,咽中干,两胫拘急而谵语。师曰:言夜半手足当温,两脚当伸。后如师言,何以知此?答曰:寸口脉浮而大,浮为

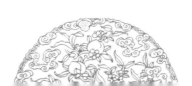

风,大为虚。风则生微热,虚则两胫挛。病形象桂枝,因加附子参其间,增桂令汗出。附子温经,亡阳故也。厥逆,咽中干,烦躁,阳明内结,谵语烦乱,更饮甘草干姜汤,夜半阳气还,两足当热;胫尚微拘急,重与芍药甘草汤,尔乃胫伸;以承气汤微溏,则止其谵语,故知病可愈。

2.《金匮要略》

《肺痿肺痈咳嗽上气病脉证治第七》:肺痿吐涎沫而不咳者,其人不渴,必遗尿,小便数,所以然者,以上虚不能制下故也。此为肺中冷,必眩,多涎唾,甘草干姜汤以温之。若服汤已渴者,属消渴。

【组成与用法】

甘草(炙)四两,干姜(炮)二两。

上二味,以水三升,煮取一升五合,去滓。分温再服。

【功能与主治】

温中复阳。用于脾胃阳虚,手足不温,口不渴,烦躁吐逆及虚寒肺痿之无热恶寒,多唾涎沫,口淡不渴,小便频数或遗尿,舌淡苔白,脉迟。

【临床病案选录】

吐涎沫

李某,女,65岁。

患者形体肥胖,平素即不喜饮水,面部及下肢间有水肿,食稍有不适时即肠鸣腹泻,由此脾胃阳虚可知。1个多月以来,无明显诱因忽唾液特多,唾出量一日一夜约一碗,脉象沉迟,舌淡而胖,并有齿印。曾给予服吴茱萸汤及五苓散数剂,病情不但不减,还续有增加。后宗《伤寒论》之意,诊为肺胃虚寒,津液不能温布,故频频吐出。遂改用甘草干姜汤治之:

炙甘草 15g,干姜 15g。

水煎服,每日 1 剂,连服 5 剂痊愈。

(赵明锐. 经方发挥[M]. 北京:人民卫生出版社,2009:144.)

五十四、甘草麻黄汤

【原文】

《金匮要略》

《水气病脉证并治第十四》:里水,越婢加术汤主之,甘草麻黄汤亦主之。

【组成与用法】

甘草二两,麻黄四两。

上二味,以水五升,先煮麻黄,去上沫,内甘草,煮取三升,温服一升,重复汗出,不汗,再服,慎风寒。

【功能与主治】

用于皮水表实证,皮水里热不明显,而表实无汗者。一身面目黄肿,小便不利,其脉沉。

【临床病案选录】

太阴证睑废

文某某,女,6岁。卫生部职工之女。

1976年1月20日晚,家长突然发现患儿眼缝缩小,眯眼斜视。旋即右眼胞下垂,无力睁开,复视。1976年2月,中国人民解放军总医院肌内注射新斯的明试验,呈阳性反应,诊为重症肌无力(眼肌型),待查。同年3月28日,北京同仁医院确诊为眼睑重症肌无力。1977年3月29日,转某医院,中医诊治一年。虽曾短暂开大睑裂,但上胞重新下垂后,反复治疗无效。1978年5月10日来诊,症见:右眼睑下垂而肿,视物困难,复视,午后尤重,面色微黄,乏力。舌质润红而暗,苔白灰黄,根部厚腻浊密布。此系脾湿之邪,蕴积已久,表实未解,上窜眼胞所致。证属足太阴睑废,法宜开闭除湿,宗仲景甘草麻黄汤方意主之:

麻黄3g,法夏12g,甘草6g,3剂。

上方服三剂后,眼皮稍可活动。原方加桂枝,温通经脉,辛以散邪;配杏仁,疏理肺窍,入手太阴以利水之上源。再服1剂,患儿眼睑开裂稍大,后随证加减。

6月初,患儿曾有一整日可略微睁开右眼睑。苔浊腻始退,脾湿稍减。原方损益续服12剂。

二诊:舌质转淡红,白腻苔续减。湿浊内困已有消退之象,惟眼睑变化无进展。改服自制"针砂散",加强疗效(后又以甘草麻黄汤加减配合服)。

"针砂散"方每味10g,共研细末。第一周,每日晨空腹服1次,每次2g;一周后,3天服1次,每次2g,共服三周。

三诊:舌质淡红,白腻苔大有减退。脾湿渐化,脉络始通,眼睑开合较前自如。但余邪未尽,应益土行水。本苓桂术甘并小半夏汤方意主之。

茯苓15g,桂枝6g,白术12g,法夏12g,苍术9g,大腹皮9g,10剂。

四诊:病情大有好转,原患眼午后较重,近日晚间观察,双目基本一致。舌质已正常,白厚腻苔已退。患眼睑稍厚,开裂较正常眼略小。病虽向愈,参之舌象等,尚

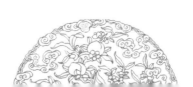

属脾湿之邪未尽解,输化功能仍嫌不足。亟应抓住转机,健脾化湿,理气和中,助其运化之力,上方加减续服十五剂。

五诊:1978 年 8 月初,"睑废"基本治愈,视物已正常。惟眼胞仍稍厚,乃脾虚兼湿之象。以五苓散利水健脾,再除余邪。

猪苓 10g,茯苓 15g,泽泻 10g,白术 12g,桂枝 6g,五加皮 10g,3 剂。

其后,曾间服上方汤剂;或服剩余之针砂散(有时间隔二、三周服 1 次)。

1979 年 3 月 8 日,患儿再赴同仁医院复查:未见异常,为重症肌无力恢复期。1979 年 7 月 18 日访问家长,患者眼睑恢复良好。

(范开礼,徐长卿.范中林六经辨证医案选[M].北京:学苑出版社,2012:60-63.)

五十五、甘草泻心汤

【原文】

1.《伤寒论》

158 条:伤寒中风,医反下之,其人下利,日数十行,谷不化,腹中雷鸣,心下痞硬而满,干呕心烦不得安,医见心下痞,谓病不尽,复下之,其痞益甚。此非结热,但以胃中虚,客气上逆,故使硬也。甘草泻心汤主之。

2.《金匮要略》

《百合狐惑阴阳毒病证治第三》:狐惑之为病,状如伤寒,默默欲眠,目不得闭,卧起不安。蚀于喉为惑,蚀于阴为狐。不欲饮食,恶闻食臭,其面目乍赤、乍黑、乍白。蚀于上部则声喝,甘草泻心汤主之。

【组成与用法】

甘草(炙)四两,黄芩三两,干姜三两,半夏(洗)半升,大枣(擘)十二枚,黄连一两。

上六味,以水一斗,煮取六升,去滓,再煎取三升。温服一升,日三服。

【功能与主治】

和胃补中,降逆消痞。用胃气虚弱痞证,下利日数十行,谷不化,腹中雷鸣,心下痞硬而满,干呕心烦不得安,舌苔或白或黄多滑腻,脉濡或弦缓;或湿热蕴阻脾胃之狐惑病,症见前后二阴溃疡、口咽蚀烂、不欲饮食、默默欲眠、苔腻,脉濡。

【临床病案选录】

1. 狐惑病

穆某,女,30 岁。

患狐惑病,其证如下阴无病,则口腔咽喉溃烂疼痛;如口腔病好,则阴道阴唇溃烂疼痛,如此交替发作已一年余,颇似眼、口、生殖器综合征,但未见有眼科疾患。因按狐惑病处理,用甘草泻心汤治之。

甘草 15g,党参 10g,黄芩 10g,黄连 5g,法夏 10g,大枣 3 枚,水煎内服。

口腔溃烂时,用锡类散吹之;下阴溃烂时,用苦参汤洗之。经反复治疗半年之久,其病始愈。后以此案告之同事张某,其邻妇有患此症者,用上法治之亦效。

(谭日强 . 金匮要略浅述[M]. 北京:人民卫生出版社,2006:58.)

2. 胃脘痛

席某,男,39 岁。

1990 年 1 月 30 日初诊。自诉:胃脘疼痛胀满已年余,疼痛且无规律,曾多次服中药、西药,服药期间症状缓解,停药后胃痛胀又作。经胃镜检查:幽门部黏膜皱襞有一条黏膜伸入十二指肠内。提示:胃黏膜脱垂证。刻诊:胃脘疼痛,胀满,饮食极差,消瘦,倦怠,按之则不痛,口苦,口干,大便溏,日三四行,心烦,急躁,舌淡,苔黄腻,脉虚,辨证为中虚湿热痞重证,其治当补中益气,清热燥湿,以甘草泻心汤加味。

炙甘草 12g,半夏 12g,人参 10g,黄连 10g,黄芩 12g,干姜 9g,大枣 12 枚,桂枝 10g。5 剂,每日 1 剂,水煎 2 次,分 3 次服。

二诊:疼痛减轻,饮食好转,又以前方 5 剂。之后,以前方加减服用 50 余剂而痊愈。厥后,又经胃镜检查,未见黏膜脱垂。

(王付 . 经方实践论[M]. 北京:中国医药科技出版社,2006:172.)

3. 胃脘痛

张某某,男性,军人。

1975 年 10 月 9 日来诊。患者喜饮酒,两个月前开始感到每酒后胃脘胀痛不适,渐至食后亦肛痛,且有堵塞感,其后不时发作,夜眠常因痛而醒。饭量大减,不敢食辣味,不敢饮酒。无矢气嗳气。曾服胃舒平等西药,效果不显。X 线钡餐透视确诊为胃窦炎。便结如羊屎,现已五六日未行,诊其心下拒按,脉浮缓而虚,用《伤寒论》小陷胸汤加枳实。

黄连 6g,半夏 9g,全瓜蒌 9g,枳实 6g。

10 月 27 日二诊:前方服 3 剂,饭后及夜间脘痛减轻,怕冷,右脉滑大而缓,便仍稍干,此脾胃正气仍虚,寒热杂邪未能尽去,改与甘草泻心汤加吴萸、柴、芍、龙、牡,以辛、苦开降。

甘草 30g，黄芩 6g，干姜 6g，半夏 9g，大枣 4 枚，吴萸 3g，柴胡 9g，白芍 9g，龙牡各 18g。

10 月 30 日三诊，疼痛已止，大便仍干，右脉滑象已减，仍用上方改吴萸为 6g，干姜为炮姜 6g，再服数剂。

1976 年 2 月 1 日来信云：愈后两个半月期间脘痛未发，食欲明显增加，辛辣亦不复畏。

（陈可冀．岳美中医学文集[M]．北京：中国中医药出版社，2001：288．）

4. 口糜

患者为 36 岁，五个孩子的妈妈，家住北铁匠营。患口舌糜烂已两月不愈，多处投医无效。视其方皆为山栀、黄芩、黄连、知母等苦寒清热泻火之品。近口舌糜烂痛剧，难以进食，甚则饮水都难。患者见人就哭，缘因饮食不足，奶水已无，难以哺乳双胞胎，孩子将饿死。时感头晕，心下痞满，腹胀，便溏，咽干不思饮，舌红绛，口腔、舌严重糜烂几乎看不到正常黏膜。脉沉细。与甘草泻心汤加生石膏、生阿胶。

炙甘草五钱，半夏四钱，党参三钱，黄芩三钱，干姜二钱，黄连二钱，大枣三枚，生石膏一两半，生阿胶三钱。

结果：上药服一剂即能进食，舌痛减，服三剂痊愈。

［冯世纶．中国百年百名中医临床家丛书·胡希恕（第一版）[M]．北京：中国中医药出版社，2001：63．］

经方治疗
脾胃病医案

五十六、甘姜苓术汤（肾着汤）

【原文】

《金匮要略》

《五藏风寒积聚病脉证并治第十一》：肾着之病，其人身体重，腰中冷，如坐水中，形如水状，反不渴，小便自利，饮食如故，病属下焦，身劳汗出，衣里冷湿，久久得之，腰以下冷痛，腹重如带五千钱，甘姜苓术汤主之。

【组成与用法】

甘草二两，白术二两，干姜四两，茯苓四两。

上四味，以水五升，煮取三升，分温三服，腰中即温。

【功能与主治】

温脾胜湿。用于身劳汗出，衣里冷湿，寒湿留于腰部，滞而不去，而见身重，腰及腰以下冷痛,如坐水中,腹重,口不渴,小便自利,饮食如故。舌淡,苔白,脉沉缓。

【临床病案选录】

1. 双下肢乏力

患者某,男,65 岁。

2007 年 1 月 5 日初诊。患者诉双下肢乏力渐进性加重半年余。患者无明显诱因出现双下肢乏力,骑自行车时亦常因无力而摔倒,走路时亦不能快走,坐立时亦不能轻轻站起。曾就诊于当地西医院,未明确诊断,服用中西药效不显。就诊时症见:双下肢乏力,无腰困痛,无口干欲饮水,小便频数,清长,大便偏干,食纳可,无其他不适,舌质淡红,苔薄白腻,脉沉弦。辨证:阳气虚衰,寒湿下注。治法:温化寒湿。肾着汤加减:

炙甘草 10g,茯苓 15g,干姜 15g,苍术 15g,桂枝 10g,猪苓 10g,泽泻 10g,车前子(包)15g,川断 10g,怀牛膝 10g,狗脊 10g。5 剂,水煎服,每日 1 剂。

上方服用 5 剂后,双下肢乏力症状较前明显好转,走路时较前有力,上方继服 1 月余,双下肢活动正常,无不适,随诊至今未复发。

[鲍艳举,石应轩,李青峰. 经方治病有奇效——冯世纶教授应用肾着汤琐谈[J]. 中国民间疗法,2008(1):3-4.]

2. 腹部坠胀

患者某,女,58 岁,未婚。

2005 年 11 月 27 日初诊。主诉:腹坠腰酸白带量多 2 个多月,行走时间稍长腹坠腰酸加重,不堪忍受,遇冷亦加重,白带量多,近 1 周色黄伴外阴瘙痒。体质偏弱,面色白而少华,满面愁容,否认有性生活史。

检查:外阴分泌物豆渣样,左侧附件轻压痛。镜检白带霉菌(+)。舌淡红苔薄黄,脉沉细。辨证:脾肾阳虚,湿郁化热,带脉失约。

柴胡 10g,升麻 10g,肉苁蓉 10g,巴戟天 10g,白芷 10g,延胡索 10g,蒲公英30g,紫花地丁 30g,败酱草 20g,桂枝 10g。7 剂水煎服,配合西药抗真菌治疗。

二诊:阴痒已愈。带下量仍多,色微黄,腹坠腰酸仍同前。舌淡红苔薄黄,脉沉细。详细询问其工作环境为一楼向北之室,阴冷潮湿,患者是教师,经常站立 2 小时讲课。顿悟此为肾着之病。予甘姜苓术汤合易黄汤化裁。

干姜 15g,炙甘草 10g,茯苓 20g,炒白术 20g,杜仲 15g,续断 10g,黄柏 10g,芡实 10g,薏苡仁 30g,山药 15g,白果 10g,炮附子 6g,乌药 15g。7 剂,水煎服。

三诊:患者笑逐颜开,自诉腹坠大减,腰酸明显好转,白带正常。现劳累后略感小腹坠,再予原方减炮附子 21 剂,告愈。

[刘玉兰,夏阳. 肾着汤加味治愈室女腹坠 1 例[J]. 天津中医药,2006,23(5):390.]

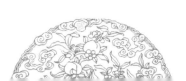

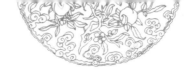

3. 泄泻

高某,男,32 岁,工人。

1986 年 12 月 26 日就诊。肛门流黏液,淋漓不断,历时三个多月,伴腹胀不适。西医内科诊为肠功能紊乱。屡服西药无效,进清热燥湿通便中药数剂,大便泻后腹胀减轻一时,旋踵即腹胀如故,肛门处黏液流出日渐增多,矢气则粪便出,昼不能安,夜不能寐,痛苦不堪,节食数日亦无济于事,索性用纱布局部填塞,以解燃眉之急。查舌质淡,苔白腻,六脉沉细略带弦象。苦思良久,忽悟仲景有关肾着之训,此乃寒湿伤脾所致。治宜健脾温中,散寒除湿,投以肾着汤加味。

炒白术 20g,茯苓 15g,干姜 10g,杭白芍 15g,木香 6g,焦山楂 20g,甘草 5g。水煎服,每日 1 剂,早晚分 2 次服。

2 剂后,腹胀大减,黏液流出甚少。守原方再进 3 剂,诸证悉平,病告痊愈。随访 1 年,未见复发。

[于洪钧．肾着汤治肠功能紊乱[J]．实用中医内科杂志,1989,3(4):48.]

五十七、甘麦大枣汤

【原文】

《金匮要略》

《妇人杂病脉证并治第二十二》:妇人脏躁,喜悲伤欲哭,象如神灵所作,数欠伸,甘麦大枣汤主之。

【组成与用法】

甘草三两,小麦一斤,大枣十枚。

上三味,以水六升,煮取三升,温分三服。亦补脾气。

【功能与主治】

养心安神,和中缓急。用于心阴受损,肝气失和之脏躁。精神恍惚,常悲伤欲哭,不能自主,心中烦乱,睡眠不安,甚则言行失常,呵欠频作,舌淡红苔少,脉细略数。

【临床病案选录】

1. 郁症

陈右,男。

面容憔悴,郁郁不欢,悲忧善哭,时时欠伸,脉象微弱而细,舌红少苔。此产后营血暗耗,不能奉养心神之故,名曰脏躁。

炙甘草 6g,红枣 10 枚,怀小麦 30g。

二诊:心神不宁,不寐,余详前。前法不更改。

炙甘草 9g,红枣 10 枚,怀小麦 30g,枣仁 9g,麻仁 12g,茯神 9g,肉苁蓉 9g。

三诊:药后见瘥。

炙甘草 6g,红枣 6 枚,怀小麦 30g,生地黄 12g,当归 9g,川芎 6g,白芍 6g,花粉 9g。

四诊:舌翻红润,脉亦有力些。

生地黄 12g,当归 9g,川芎 9g,赤豆 12g,甘草 9g,怀小麦 30g,大枣 6 枚,红花 6g,桃仁 6g。

(浙江省中医药研究院,浙江省宁波市中医学会.现代著名老中医名著重刊丛书——范文甫专辑[M].北京:人民卫生出版社,2006:90.)

2. 脏躁

曹某,女,25 岁。

1965 年 5 月初诊。近数月心烦意乱,躁急不安,欲畅哭乃舒,每发于连续失眠之后,平均数天一发。近月来因工作忙,发作益频,每发辄苦啜泣,悲不自胜。西医诊断神经衰弱,治疗无效。

询知月经正常略为错后,夜寐尚可,食欲亦正常,但哭泣不能自已则发作更甚。其夫陪来门诊,娇啼若不知羞。苔脉无异常。诊断为脏躁,甘麦大枣汤、百合地黄汤加味:

生甘草五钱,大枣十五个,麦冬四钱,百合五钱,生地四钱,茯神三钱,远志三钱,小麦一两,龙眼肉四钱,石菖蒲三钱

9 剂,躁急悲哭大减,发作渐疏。再 9 剂,诸恙皆除,已恢复工作全天上课。

(陈熠.中国百年百名中医临床家丛书·陈苏生[M].北京:中国中医药出版社,2001:98.)

五十八、甘遂半夏汤

【原文】

《金匮要略》

《痰饮咳嗽病脉证并治第十二》:病者脉伏,其人欲自利,利反快,虽利,心下续坚满,此为留饮欲去故也,甘遂半夏汤主之。

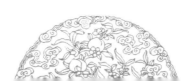

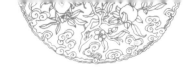

【组成与用法】

甘遂(大者)三枚,半夏(以水一升,煮取半升,去滓)十二枚,芍药五枚,甘草如指大(炙)一枚。

上四味,以水二升,煮取半升,去滓,以蜜半升和药汁,煎取八合,顿服之。

【功能与主治】

浚痰逐饮。用于饮邪久留,邪实正未虚的顽症,以久泻伴脘腹坚满,泻后反畅快,苔白滑或白腻,脉沉伏为主证。

【临床病案选录】

1. 留饮胃痛

张某,女,14岁。

前以伤食胀满作痛,服平胃散加山楂、神曲、谷麦芽之类得愈。未期月,胃又胀痛而呕,有上下走痛感觉,但便后可稍减,再服前方则不验,辗转半年未愈。夏月不远百里来治,且曰:"胃胀痛,绵绵无休止,间作阵痛,痛则苦不堪言,手不可近。服破血行气药不惟不减,且致不欲食,是可治否?"问曰:"痛处有鸣声否?"则曰"有之。"此病既非气血凝滞,亦非食停中焦,而为痰积作痛,即《金匮》之留饮证也。盖其痰饮停于胃而不及于胸胁,则非十枣汤所宜,若从其胃胀痛利反快而言,又当以甘遂半夏汤主之。是方半夏温胃散痰,甘遂逐水。又恐甘遂药力过峻,佐白蜜、甘草之甘以缓其势,复用芍药之苦以安中。虽甘遂、甘草相反,而实则相激以相成,盖欲其一战而逐尽留饮也。服后痛转剧,顷而下利数行,痛胀逐减,再剂全瘳。

(赵守真.现代著名老中医名著重刊丛书——治验回忆录[M].北京:人民卫生出版社,2008:53.)

2. 肠鸣腹痛

李某,男,37岁,农民。

1987年10月7日初诊。患者腹痛肠鸣便稀5个月。起病因秋收饮大量冷水,旋即感心下窒闷,呕吐清水,泻便稀薄,曾自服藿香正气水等药无效,且日益加重,绕脐肠鸣,沥沥有声,脘腹疼痛,痛后下利白黏冻样便,利后稍舒,复又心下坚满。经某医院X线及细菌培养检查,诊断为:增殖性结核。服抗痨药无明显效果,因此延余诊治。查其体质消瘦,舌体胖大,舌苔白滑,脉沉滑。此为饮食劳倦所伤,水饮不化,留于胃肠。治以攻逐水饮为主,俾邪去而元气自复。用《金匮要略》甘遂半夏汤加味。

甘遂4g,半夏10g,白芍10g,炙甘草10g,白蜜10g,白术10g,茯苓15g,6剂,水煎服。

复诊:服药后诸症如故,乃仿十枣汤用法,将前方中甘遂改用醋制后研末冲服,每次1.5g,每日1次。余药煎服,每日3次。当晚服甘遂后,翌晨泻出如鱼冻样便约半痰盂,自觉脘腹宽舒。连服上方7剂,胃肠疼痛及心下坚满消失。随以健脾化饮法善后,并嘱其糜谷自养,前后月余,病遂告愈。

[宋万勤.甘遂半夏汤治验1例[J].中医杂志,1993(8):492.]

3. 腹泻

高某,女,32岁。

1971年3月4日初诊。1968年5月,因产后体弱缺乳,自用民间方红糖、蜂蜜、猪油各四两,合温顿服。由于三物过腻,勉强服下三分之二,其后即患腹泻。两个医院诊断为神经性腹泻,中西医多方治疗未效。面色苍白无华,消瘦羸弱,轻度浮肿,体倦神怠。晨兴即泻,日三、五行,腹泻时无痛感。心下满痛,辘辘有声。短气,口干不饮,恶心不吐,身半以上自汗,头部尤著。脉沉伏,右似有似无,微细已极;左略兼细滑之象,苔白滑。当时我们误认此证为久泻脱阴伤阳,即用大剂六君子汤加减,重用人参。以为中气复健,证或可挽,不料服后转剧。

复诊:药后心下满痛益增,腹泻加剧,达日十余行。衣老诊之,分析脉诊,得其为留饮致泻者五:一则其正固虚,然必有留饮未去,故补其正,反助其邪,所谓虚不受补者也;二则心下满痛拒按,是留饮结聚属实;三则口虽干而不欲饮,属饮阻气化,津不上潮;四则身半以上自汗,属蓄饮阻隔,阳不下通,徒蒸于上;五则脉沉伏而左兼细滑,是伏为饮阻,滑为有余,里当有所余。细询患者,泻后反觉轻松,心下满痛亦得略减,继则复满如故,如此反复作病,痛苦不堪。乃引据《金匮·痰饮咳嗽病篇》中"病者脉伏,其人欲自利,利反快,虽利,心下续坚满,此为留饮欲去故也,甘遂半夏汤主之"之文,定峻下留饮一法,处甘遂半夏汤之剂。

甘草10g,半夏10g,白芍15g,甘遂3.5g,蜂蜜150g。

先煎甘草、半夏、白芍,取汤100ml合蜜,将甘遂研末兑入,再微火煎沸,空腹顿服。

三诊:药后腹微痛,心下鸣响加剧,2个小时后连泻7～8次,排出脓水样便,泻后痛楚悉去,自觉三年来从未如此轻松。后竟不泻,调养一个月即康复上班工作,追访至今未复发。

(金寿山.金匮诠释[M].北京:上海中医药学院出版社,1986:119-120.)

五十九、干姜人参半夏丸

【原文】

《金匮要略》

《妇人妊娠病脉证并治第二十》:妊娠呕吐不止,干姜人参半夏丸主之。

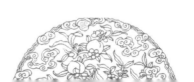

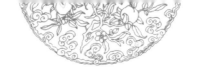

【组成与用法】

干姜一两,人参一两,半夏二两。

上三味,末之,以生姜汁糊为丸,如梧子大,饮服十九,日三服。

【功能与主治】

益气温中,和胃降逆。用于脾胃虚弱,寒饮上逆的恶阻重症,主症有呕吐不止,呕吐物多为清水或痰涎,常伴口淡不渴,或渴喜热饮,纳少,头眩心悸,倦怠嗜卧,舌淡苔白滑,脉弦或细滑。

【临床病案选录】

妊娠呕吐

郭某,女,成人,已婚。

1959 年 6 月 18 日初诊。现妊娠一个半月,停经 30 天即有泛恶呕吐,近 4 天加重,不能进饮食,呕吐黄水,头晕,大便干燥,舌苔薄腻,根微黄垢,脉软滑微数。辨证:肝胃气逆,痰浊不降。治法:和肝胃,降痰浊。

北秫米 12g,清半夏 9g,2 剂。

6 月 20 日二诊:入院后服药仍吐,心中烦热,口干且苦,但喜热饮,胃脘作痛,少腹胀坠,舌苔淡黄腻,根微垢,脉左细弦数,右滑数。病因痰湿中阻,胃浊不降,治以益气温中,化痰降浊。

党参 3g,干姜 3g,清半夏 3g,三味研末,早晚各服 1.5g。服前再加生姜汁 4滴,调和徐服。

服上药后,呕吐止,诸恙渐安,以后未再服药。

(中医研究院西苑医院. 钱伯煊妇科医案[M]. 北京:人民卫生出版社,1980:374.)

六十、葛根芩连汤

【原文】

《伤寒论》

34 条:太阳病,桂枝证,医反下之,利遂不止,脉促者,表未解也,喘而汗出者,葛根黄芩黄连汤主之。

【组成与用法】

葛根半斤,甘草(炙)二两,黄芩三两,黄连三两。

上四味,以水八升,先煮葛根,减二升,内诸药,煮取二升,去滓。分温再服。

【功能与主治】

解表清里。用于协热下利证,身热下利,胸脘烦热,口干作渴,喘而汗出,舌红苔黄,脉数或促。

【临床病案选录】

1. 外感发热兼腹泻

邓某某,女,7岁。

患外感发热数日,发热不退,伴腹泻,大便每日3~5次,其母认为停食着凉,曾接受中西药治疗不效,查其舌红苔白,尿黄口渴,大便臭秽,诊为协热利,治以葛根芩连汤加味。

葛根9g,黄芩9g,黄连9g,焦三仙各9g,炙甘草3g。嘱其节饮食,服药1剂热退,2剂后腹泻止,3剂后病愈。

(裴永清. 伤寒论临床应用五十论. 2版[M]. 北京:学苑出版社,2005:240-241.)

2. 痢疾

万某,男,38岁。

1955年8月。患赤痢,始见发热不恶寒,头闷微痛,舌苔白黄而腻,脉象浮数,下痢纯赤,当日约下八九次,腹痛里急后重,上午进葛根芩连汤合黄芩汤。

葛根15g,黄连9g,黄芩5g,白芍15g,生甘草10g。1剂。

下午热渐退而下痢未减,改用黄芩汤加白头翁。

黄芩5g,白芍15g,生甘草10g,白头翁10g。再进1剂(前后两剂,水煎分4次服,每隔4小时服一次)。

晚间下痢次数见减。次日身热退清,头闷痛除,白苔见退,脉转和缓,下痢仍赤,但赤数递减,改方为陈士铎治痢方加减。

当归15g,白芍15g,莱菔子10g,枳壳5g,槟榔5g,青皮5g,银花10g,生甘草10g。日进1剂。

第3天下痢渐止,赤已尽除,舌苔渐净,食欲已开,病乃告愈。

(万友生. 中国百年百名中医临床家丛书·万友生[M]. 北京:中国中医药出版社,2003:47-48.)

3. 痢疾

魏某,女,24岁。

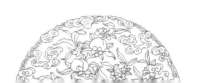

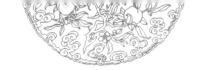

1997年8月20日初诊。泄痢1个月，初起腹痛绕脐，里急后重，大便溏薄，日三五次，有黏液，不发热，泛恶纳呆，神疲消瘦。舌质红，苔薄黄，脉象濡滑。大便化验：糊状便，白细胞0~2，红细胞2~4，反复用消炎止痢药对症处理未获效果。辨证：湿热交阻，肠有积滞。立法：清热解毒，理气导滞。方选葛根芩连汤加减。

葛根10g，黄芩10g，黄连2.5g，木香10g，神曲10g，山楂10g，银花炭10g，藿香10g，佩兰10g，扁豆12g，荷叶10g。3剂。

8月23日二诊：药后大便黏液减少，里急后重亦轻，大便化验（—），舌质红苔薄黄，脉细滑。上方去藿香、佩兰、扁豆、荷叶，加茯苓、苦参、白芍、甘草再进。

葛根10g，黄芩10g，黄连2.5g，木香10g，神曲10g，山楂10g，银花炭10g，茯苓10g，苦参10g，白芍10g，甘草5g。

8月29日三诊：上药服6剂，里急后重已除，大便成形，每日1~2次，有时嗳气，不泛酸。舌苔薄黄，脉细滑。当和胃理气，清除余热。

苏梗10g，香附10g，陈皮10g，木香10g，黄连叶10g，黄芩10g，白芍12g，甘草3g，莱菔子（炒）10g。5剂。

9月3日四诊：嗳气已止，大便正常，上方加健脾养胃之品。

苏梗10g，香附10g，陈皮10g，木香10g，黄连叶10g，黄芩10g，白芍12g，甘草3g，莱菔子（炒）10g，扁豆10g，山药10g，苡仁12g。

又进3剂痊愈。

（王永炎，杜怀棠，田德禄，等. 中国百年百名中医临床家·董建华[M]. 北京：中国中医药出版社，2002：222-223.）

4. 溃疡性结肠炎

李某，男，54岁。

因反复黏液脓血便7年，发作并加重2周来诊。曾在外院及本院多次行纤维结肠镜检查，明确诊断为"溃疡性结肠炎"。曾服用过柳氮磺吡啶、泼尼松及中药汤剂，初用稍效，反复发作时再用效果渐不理想，近年有逐渐加重的趋势。本次为2周前饮食不适及受寒而复作，再次纤维结肠镜检查提示溃疡性结肠炎复发。当时症见黏液脓血便，每日7~8次，伴有左下腹部疼痛，腹部畏寒喜暖，肛周灼热而下坠，肠鸣腹胀，脘痞纳呆，口苦干黏，周身乏力，面色萎黄不华，形瘦，舌淡红体胖，边有齿痕，苔黄厚腻，脉濡细滑。大便化验外观为黏液脓血便，红、白细胞满视野。中医诊断为：休息痢，证属本虚标实。湿热滞肠为标，脾气虚弱为本。急则治其标，先清热化湿，理肠导滞。

煨葛根10g，黄芩10g，黄连6g，白头翁10g，苦参10g，秦皮10g，煨木香6g，槟榔10g，白芍10g，甘草6g，炮姜6g。水煎服，每日1剂。

服至第4剂，脓血黏液减少，腹痛减轻，大便次数降至每日3~4次。又经过近

2周的治疗,大便减至每日 2～3 次,无黏液脓血便排出,黄腻苔基本消退,惟大便不成形,体倦乏力及腹部畏寒喜暖等仍在,表明湿热之标已除,本虚之象已显,宜转手健脾益气固本。

党参 10g,茯苓 15g,土炒白术 15g,煨木香 6g,砂仁 3g,扁豆 10g,炮姜 6g,肉豆蔻 6g,干荷叶 6g。

用此方加减调理近 20 剂而收功,最后大便转为每日 1～2 次,为成形便,无黏液脓血,腹痛消失,体力渐增。复查结肠镜示:结肠内溃疡愈合,充血、水肿消退。

（王永炎,杜怀棠,田德禄,等. 中国百年百名中医临床家·董建华[M]. 北京:中国中医药出版社,2002:147-148.）

5. 肠鸣

曹某,男,56 岁。

1979 年 8 月 6 日初诊。肠鸣泄泻半月。肠鸣则有便意感,泻下不爽,大便异臭,肛门灼热,小溲短赤,舌苔黄腻,脉来滑数。证属湿热蕴肠,大肠气机逆乱。取葛根芩连汤加味治之。

煨葛根、黄芩、黄柏各 10g,黄连、甘草 3g,冬瓜仁、生苡仁各 15g,广木香 5g,马齿苋 30g。

服药 6 剂,鸣定泻止。

[贾美华. 肠鸣证治摭拾[J]. 辽宁中医杂志,1986(2):19-20.]

六十一、葛 根 汤

【原文】

1.《伤寒论》

31 条:太阳病,项背强几几、无汗、恶风,葛根汤主之。

32 条:太阳与阳明合病者,必自下利,葛根汤主之。

2.《金匮要略》

《痉湿暍病脉证第二》:太阳病,无汗而小便反少,气上冲胸,口噤不得语,欲作刚痉,葛根汤主之。

【组成与用法】

葛根四两,麻黄(去节)三两,桂枝(去皮)二两,芍药二两,甘草(炙)二两,生姜

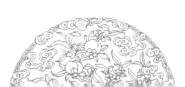

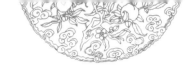

三两,大枣十二枚。

右七味,㕮咀,以水七升,先煮麻黄、葛根,减二升,去沫,内诸药,煮取三升,去滓,温服一升,覆取微似汗,不须啜粥,余如桂枝汤法将息及禁忌。

【功能与主治】

能发汗解表,升津舒筋。治外感风寒表实,恶寒发热,头痛,项背强几几,身痛无汗,腹微痛,或下利,或干呕,或微喘。现用于感冒、流行性感冒、麻疹、痢疾以及关节痛等病证见上述症状者。于脾胃病则可用于急性肠炎以及细菌性痢疾初起时出现发热、头痛、恶寒、下利或兼里急后重者。

【临床病案选录】

1. 痛经

患者,年轻女性,因青春痘就诊。脑门、两颊、下巴密密麻麻分布,颜色发暗,有痛经,当时正值经前,予葛根汤。

生麻黄5g,葛根30g,桂枝10g,炒白芍10g,红枣30g,炙甘草5g。7剂。

一周后复诊,诉本次月经来肚子一点未痛,以前总是痛得上吐下泻,吃止痛药亦不管用。后原方连服一个多月,痘痘少了许多,只是散在几颗。患者怕停药后复发,再继续服药两周,痛经从此缓解。

我一亲戚家女儿亦患此病,以前予桂枝茯苓丸做汤剂服用,痘痘是好些,可痛经依旧。于是,受上述病案启发,予换服葛根汤,剂量和组成同上方。上星期打来电话,说因功课紧张一直未服药,今年暑假高考结束,上方连服半个月,这次月经来正赶上军训,肚子一点儿不疼。

[黄煌. 黄煌经方沙龙(第二期)[M]. 北京:中国中医药出版社,2008:99.]

2. 口噤(颞颌关节炎)

崔某,女,18岁。

病口噤不能张,勉强可张到2.5cm,如再强之则两颊疼痛难以忍耐。经北京市某医院确诊为颞颌关节炎。其脉弦,舌苔白黄相杂。

察其所病之处,为足阳明胃经所循行。邪客其经,血脉不利,则口不能张开。观其舌苔发黄,是经中有热而非寒,法葛根汤意加减化裁。

葛根八钱,生石膏八钱,玉竹三钱,丹皮三钱,白芍三钱,钩藤三钱,甘草一钱。

此药以葛根疏通阳明之经脉,生石膏兼清阳明之热,佐以白芍、丹皮、钩藤为凉血平肝息风之法。

此方服至第三剂,口张能容两指;又服三剂,口张如平人,迄今亦未发病。

(刘渡舟,聂惠民,傅世垣. 伤寒挈要[M]. 北京:人民卫生出版社,1983:42.)

六十二、瓜蒂散

【原文】

1.《伤寒论》

166条:病如桂枝证,头不痛、项不强、寸脉微浮、胸中痞鞭、气上冲喉咽不得息者,此为胸有寒也。当吐之,宜瓜蒂散。

355条:病人手足厥冷,脉乍紧者,邪结在胸中,心下满而烦,饥不能食者,病在胸中,当须吐之,宜瓜蒂散。

2.《金匮要略》

《腹满寒疝宿食病脉证治第十》:宿食在上脘,当吐之,宜瓜蒂散。

【组成与用法】

瓜蒂(熬黄)一分,赤小豆(煮)一分,右二味,杵为散,以香豉七合煮取汁,和散一钱匕,温服之。不吐者,少加之,以快吐为度而止(亡血及虚者不可与之)。

【功能与主治】

涌吐痰食。主治痰涎宿食填塞上脘,胸中痞硬,烦懊不安,气上冲咽喉不得息,寸脉浮,按之紧者。

【临床病案选录】

1. 失音

华某,男,37岁。

其弟代诉:在1年前1天晚上睡觉之前说话正常,到第2天早上起床,发现说话无声音,经几家医院检查,均未发现明显异常,多次治疗,可效果不佳。曾随其弟到诸多省市医院诊治,也未收到治疗效果,今又随其弟出差来郑州诊治。刻诊:说话无声音,面色较暗(从病人书面语言中得知,自觉咽中有痰,但咯之不出),舌淡,苔厚腻略黄,脉浮滑。辨证为痰阻咽喉证,其治当涌吐。在当时没有给病人书写处方,仅告诉其具体治疗方法。将瓜蒂置于烤热瓦上焙为焦黄,以酸浆水泡赤小豆约2天后取汁,每次服用1个瓜蒂,并以酸浆水送服,分早晚服。

1日服2次,于第2天说话有声,继用2天,病告痊愈。

(王付.经方实践论[M].北京:中国医药科技出版社,2006:385-386.)

2. 胸中浊气游走症

黄某,女,54岁。

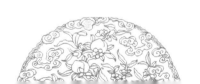

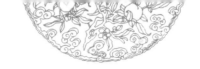

自诉:3 年前,因练气功时出现胸中浊气游走,胸中不舒,当时认为是练习气功作用,未引起重视,2～3 天后胸中浊气游走明显加重,经西医诊治,曾服用镇静类西药等,可无济于事,也多次服中药,未能解除痛苦。刻诊:胸中浊气游走,每天至少发作 3～4 次,病证发作时胸闷,气不得息,起卧不安,缓解则如常人,大便、小便正常,舌质淡,苔白厚腻,脉浮滑。辨证为痰阻胸膈证,其治当涌吐胸中痰实,以瓜蒂散:

瓜蒂 3g,赤小豆 3g,香豉 12g。

3 剂,每日 1 剂,每天早晨服用 1 次,瓜蒂研如粉状,以水煎淡豆豉、赤小豆送服瓜蒂粉。

二诊:用药 1 剂,即出现呕吐,当初呕吐为食物,之后呕吐为涎沫,于第 2 天胸中浊气游走解除,将 3 剂服尽,病告痊愈。

（王付．经方实践论[M]．北京:中国医药科技出版社,2006:385.）

六十三、瓜蒌瞿麦丸

【原文】

《金匮要略》

《消渴小便不利淋病脉证并治第十三》:小便不利者,有水气,其人苦渴,栝蒌瞿麦丸主之。

【组成与用法】

栝蒌根二两,茯苓三两,薯蓣三两,附子(炮)一枚,瞿麦一两。

上五味,末之,炼蜜丸梧子大,饮服三丸,日三服,不知,增至七八丸,以小便利,腹中温为知。

【功能与主治】

温肾利水,生津润燥。治肾不化气,水气内停证,症见小便不利,口渴,怕冷,舌淡,苔白少津,脉沉细。

【临床病案选录】

消渴

陈某,女,36 岁。

1994年12月20日初诊。患者因口渴多饮,小溲量多,持续半月,在本市人民医院住院治疗一周,予各项实验室检查未发现异常,诊为精神性烦渴,服谷维素、维生素 B$_6$ 等少效,建议到本院中医治疗。患者来诊时口渴多饮,小溲量多清长,一昼夜要喝四热水瓶开水,小溲两痰盂多,腰酸膝冷,胃纳欠佳,舌质淡红,苔薄黄少津,脉沉细。四诊合参诊断为消渴,由肾阳不足,下寒上燥所致。肾阳虚,腑气虚冷,既不能温化水液使津上承,致上焦燥热,其人苦渴,又不能制约水液之余,致小溲多清。治当温下润上,方用瓜蒌瞿麦丸改汤剂治疗。

瓜蒌根 30g,瞿麦 15g,淮山药 20g,制附子(先煎)10g,茯苓 20g。

5 剂后,口渴大减,饮水量、小溲量减半,胃纳亦可。此肾阳渐振,气化功能趋向正常之象。继服 5 剂,口渴、多尿基本消失,饮食正常。原方剂量略减,继进 5 剂,患者无口渴多饮多尿,无腰膝酸冷,消渴治愈。随访 1 年未发。

〔李坤.瓜蒌瞿麦丸治愈消渴案〔J〕.四川中医,1996,14(11):39.〕

六十四、瓜蒌薤白白酒汤

【原文】

《金匮要略》

《胸痹心痛短气病脉证治第九》:胸痹之病,喘息咳唾,胸背痛,短气,寸口脉沉而迟,关上小紧数,栝蒌薤白白酒汤主之。

【组成与用法】

栝蒌实(捣)一枚,薤白半斤,白酒七升。

上三味,同煮,取二升,分温再服。

【功能与主治】

通阳散结,行气化痰。治胸阳不振,气滞痰阻,致成胸痹,症见喘息咳唾,胸背痛,短气等。脾胃病若痞满者,证属胸阳不振而出现胸满、气塞、胁下逆抢心,亦可与理中汤同用。

【临床病案选录】

肋间神经痛

侯某,女,61 岁。

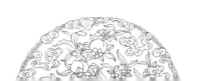

自诉:肋间肌肉疼痛已数年,屡经治疗,可病证仍然未除。刻诊:肋间肌肉疼痛,疼痛固定不移,每因精神紧张或情绪不佳而加重,咽中有痰但咯之不出,舌质淡,苔薄白略腻,脉沉。辨证为气痰瘀证,其治当行气化痰散瘀,以栝蒌薤白白酒汤加味。

栝蒌实30g,薤白24g,柴胡12g,川芎12g,清半夏12g,当归12g,木香6g。6剂,每日1剂,水煎2次,分2次服。

二诊:肋间肌肉疼痛基本解除,又以前方6剂。

三诊:诸证尽除,为了巩固疗效,复以前方6剂。2年后相遇,其曰一切尚好。

(王付.经方实践论[M].北京:中国医药科技出版社,2006:107.)

六十五、瓜蒌薤白半夏汤

【原文】

《金匮要略》

《胸痹心痛短气病脉证治第九》:胸痹不得卧,心痛彻背者,栝蒌薤白半夏汤主之。

【组成与用法】

栝蒌实一枚,薤白三两,半夏半斤,白酒一斗。

上四味,同煮,取四升,温服一升,日三服。

【功能与主治】

通阳散结,祛痰宽胸。治痰浊胸痹,心痛彻背,不能安卧者。

【临床病案选录】

1. 寒气上冲

范某,男,45岁。

汽车驾驶员教练,体胖。3年前曾因反流性食管炎,黄师以半夏泻心汤治愈。2009年春节来访,自诉近数月来,常觉胸中一股寒气上冲咽喉,时而数日一发,时而一日数发,发作时觉胸中窒息感,舌厚白,脉滑结代。师曰此心阳不振也,以瓜蒌薤白半夏汤合枳实薤白桂枝汤治之。

薤白24g,瓜蒌仁24g,法夏24g,枳实24g,川厚朴(后下)20g,桂枝15g,肉桂

经方治疗 脾胃病医案

10g,炙甘草 15g。7 剂。

次日做心电图,符合冠心病心肌缺血表现。服药 7 剂后来电谓:药后一股寒气上冲感觉已不复见。继续守方服 1 个月,至今未曾再发。

(黄仕沛. 黄仕沛经方亦步亦趋录——方证相对医案与经方问对[M]. 北京:中国中医药出版社,2011:37.)

2. 胃脘痛

陈某,女。

初诊:胃脘痛彻背,槌之得噫气,痛无间饥饱,大便好,脉细弱,苔白。

良姜 3g,制香附 9g,瓜蒌 9g,薤白 12g,桂枝 6g,白芍 9g,炒乌药 9g,炒小茴 6g,姜半夏 12g,陈皮 6g。

二诊:脘痛止,今有头痛形寒,脉微弱,舌稍白,仍须温。

柴胡 9g,桂枝尖 6g,良姜 3g,制香附 9g,姜夏 12g,蔓荆子 6g,赤芍 6g,炒乌药 6g,炒小茴 6g,红枣 4 枚。

(陈沛沛,杨杏林. 陆渊雷医案[M]. 上海:上海科学技术出版社,2010:188-189.)

3. 胸胁痛

许某,男,成年。

1970 年 2 月 19 日初诊。右胸痛,痞闷短气。苔薄脉弦。气机不利,肺气不宣。

薤白头三钱,瓜蒌皮二钱,旋覆花(包煎)三钱,广郁金一钱半,青橘叶三钱,炙枳壳一钱半,制香附三钱,制半夏二钱,老苏梗二钱,制川朴八分,降真香一钱半。三剂。

二诊:右胸痛已止,下移右胁隐隐不快。痞闷短气已除。再拟原法进展:

川桂枝八分,薤白头三钱,瓜蒌皮二钱,旋覆花(包煎)三钱,真新绛一钱半,当归须一钱半,桃仁泥三钱,杜红花一钱,炒延胡一钱半,广郁金一钱半,炙白芥子一钱半,青葱管七茎。三剂。

(上海中医学院. 程门雪医案[M]. 上海:上海科学技术出版社,2002:144.)

六十六、桂枝茯苓丸

【原文】

《金匮要略》

《妇人妊娠病脉证并治第二十》:妇人宿有癥病,经断未及三月,而得漏不下止,

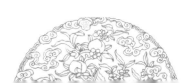

胎动在脐上者,为癥痼害。妊娠六月动者,前三月经水利时,胎也。下血者,后断三月下衃也。所以血不止者,其癥不去故也,当下其癥,桂枝茯苓丸主之。

【组成与用法】

桂枝、茯苓、牡丹(去心)、桃仁(去皮尖,熬)、芍药各等分。

上五味末之,炼蜜和丸,如兔屎大,每日食前服一丸。不知,加至三丸。

【功能与主治】

活血化瘀,缓消癥块,化瘀生新,调和气血。主治妇人小腹宿有癥块,妊娠漏下不止,或胎动不安,血色紫黑晦黯,腹痛拒按,或经闭腹痛,或产后恶露不尽而腹痛拒按者,舌质紫黯或有瘀点,脉沉涩。本方在脾胃病方面多应用于腹中有淤血癥块之腹痛病,病位可在于胞宫,亦可在胁下、肠间。

【临床病案选录】

1. 腹痛(右侧附件炎性包块)

胡某,女,27岁,已婚。

患者因右下腹疼痛伴有腰酸不适而就诊于北京某医院。妇科检查:宫颈轻度糜烂,宫体中位偏后,活动度差,两侧附件增厚,右侧附件能触及鸡蛋大小的包块,触痛明显。诊断为:慢性盆腔炎,炎性包块形成。病人素有胃病,惧怕抗生素刺激胃脘不适,而来本院邀余特诊。主诉右下腹疼痛半年余,痛处固定,时轻时重,触之则痛剧,精神抑郁则加重,伴有小腹坠胀。腰酸不适,月经量少,色暗而有血块,时有头晕恶心,纳可,二便调。舌胖暗有瘀斑,苔白腻,脉沉弦小滑。四诊合参,证属癥积。由情志不舒,郁怒伤肝,肝气郁结,疏泄失职,气机不畅,血运受阻,瘀血留滞,渐成癥积所致。治宗仲景"当下其癥"之旨,方用桂枝茯苓丸化裁。

茯苓9g,桂枝9g,丹皮9g,赤、白芍各9g,炙鳖甲(先煎)15g,醋元胡(打)10g,醋莪术9g,甘草6g,水煎服,7剂。

以此方进退,三诊而腹痛未减,肿块未消。病家以其症情不减而要求调整方药。经审核治法,辨证无误,药证相符,何以无效?细思之,始悟癥瘕之害其来也渐,非一日之疾,其治亦非短期所能愈。遂向患者解释,说明不能速效之故,冀其安心配合,坚守原法,偶尔随证加减一二味药物,至第五六诊而病始减,经用原方月余,考虑到攻伐之品有伤正气,乃去醋莪术之消伐,加生芪、当归以益气养血、攻补兼施。治疗3个月,右下腹痛止,妇科检查炎性包块消失,唯稍感乏力,经前少腹隐痛。法随证转,以调和肝脾为治,方随法立,以逍遥散合越鞠保和丸加减,缓缓图治,继续治疗月余,半年后随访,疗效巩固,未再复发。

(路志正.路志正医林集腋[M].北京:人民卫生出版社,2009:179-180.)

2. 小儿夜间发热

谢菊生之子秋光,年两岁。体健天真,聪明可爱。昨夜倏然高热,口不渴,人清醒,家人虑热极生风,致生它变,夜半延唐医治之,进以清热解肌,天明热退,白日嬉戏如常。至夜复热,间有妄语,医又认作风兼积滞,用青蒿、薄荷、连翘、神曲、焦楂之属,解热消食,病亦不退,此后夜热无少间,儿体则日呈虚象。今晨儿母携来就诊,指纹青滞,舌尖红无苔,夜热无汗,尿黄便和。但发热之前不恶寒,指纹青,既非外感伤风,则属受惊生热所致。乃母曰:"前夕儿从床坠地,次日即病,其以是欤?"如此则病因惊而发,惊则气血不和,影响经脉,因而发热,是热自内生,故非解表可治者,治宜安神和血则得之矣。处金匮桂枝茯苓丸而变通其用。

桂枝钱半,丹皮二钱,桃仁二钱,茯神(辰砂拌)三钱,龙骨、牡蛎各三钱。

午后服完一帖,当夜热大减,再剂热不复发,遂嬉笑如常矣。观此,则知发热之多端,不宜局限于清热解表之成法。

(赵守真. 现代著名老中医名著重刊丛书——治验回忆录[M]. 北京:人民卫生出版社,2008:114-115.)

3. 胁痛(慢性肝炎)

秦某,男,47岁。

患慢性肝炎已3年,谷丙转氨酶持续在100U/L以上,脐下痛,肝区刺痛,舌紫暗,苔白厚,脉细弦。治宜活血化瘀。

桂枝9g,丹皮9g,赤芍9g,桃仁9g,制大黄9g,䗪虫6g,田基黄30g,九香虫4.5g,14剂。

药后痛减,谷丙转氨酶第一次下降至50U/L以下,续方图治。

(张云鹏. 中国百年百名中医临床家丛书·姜春华[M]. 北京:中国中医药出版社,2002:68.)

六十七、桂枝汤

【原文】

1.《伤寒论》

12条:太阳中风,阳浮而阴弱。阳浮者,热自发;阴弱者,汗自出。啬啬恶寒,淅淅恶风,翕翕发热,鼻鸣干呕者,桂枝汤主之。

13条:太阳病,头痛、发热、汗出、恶风,桂枝汤主之。

15条:太阳病,下之后,其气上冲者,可与桂枝汤,方用前法;若不上冲者,不得

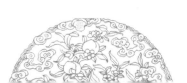

与之。

16条：太阳病三日，已发汗，若吐、若下、若温针，仍不解者，此为坏病，桂枝不中与之也。观其脉证，知犯何逆，随证治之。桂枝本为解肌，若其人脉浮紧、发热、汗不出者，不可与之也。常须识此，勿令误也。

24条：太阳病，初服桂枝汤，反烦，不解者，先刺风池、风府，却与桂枝汤则愈。

25条：服桂枝汤，大汗出，脉洪大者，与桂枝汤，如前法。若形似疟，一日再发者，汗出必解，宜桂枝二麻黄一汤。

42条：太阳病，外证未解，脉浮弱者，当以汗解，宜桂枝汤。

91条：伤寒，医下之，续得下利清谷不止，身疼痛者，急当救里；后身疼痛，清便自调者，急当救表。救里宜四逆汤，救表宜桂枝汤。

95条：太阳病，发热、汗出者，此为荣弱卫强，故使汗出。欲救邪风者，宜桂枝汤。

164条：伤寒大下后，复发汗，心下痞，恶寒者，表未解也，不可攻痞，当先解表，表解乃可攻痞，解表宜桂枝汤，攻痞宜大黄黄连泻心汤

234条：阳明病，脉迟，汗出多，微恶寒者，表未解也，可发汗，宜桂枝汤。

240条：病人烦热，汗出则解；又如疟状，日晡所发热者，属阳明也。脉实者，宜下之；脉浮虚者，宜发汗。下之与大承气汤，发汗宜桂枝汤。

276条：太阴病，脉浮者，可发汗，宜桂枝汤。

372条：下利腹胀满，身体疼痛者，先温其里，乃攻其表；温里宜四逆汤，攻表宜桂枝汤。

387条：吐利止而身痛不休者，当消息和解其外，宜桂枝汤小和之。

2.《金匮要略》

《呕吐哕下利病脉证治第十七》：下利腹胀满，身体疼痛者，先温其里，乃攻其表。温里宜四逆汤，攻表宜桂枝汤。

《妇人妊娠病脉证并治第二十》：师曰：妇人得平脉，阴脉小弱，其人渴，不能食，无寒热，名妊娠，桂枝汤主之。于法六十日当有此证，设有医治逆者，却一月，加吐下者，则绝之。

《妇人产后病脉证治第二十一》：产后风，续之数十日不解，头微痛，恶寒，时时有热，心下闷，干呕汗出，虽久，阳旦证续在耳，可与阳旦汤。

【组成与用法】

桂枝（去皮）三两，芍药三两，甘草（炙）二两，生姜三两，大枣十二枚。

上五味，㕮咀，以水七升，微火煮取三升，去滓，适寒温服一升，服已，须臾啜稀粥一升，以助药力，温覆令一时许，遍身漐漐，微似有汗者益佳，不可令如水流漓。若一服汗出病差，停后服，不必尽剂。若不汗，更服以前法。又不汗，后服小促其

间,半日许,令三服尽。若病重者,一日一夜服,周时观之。服一剂尽,病证犹在者,更作服。若汗不出,乃服至二三剂。禁生冷、黏滑、肉面、五辛、酒酪、臭恶等物。

【功能与主治】

桂枝汤本为解太阳表证,能解肌发表,调和营卫。主治外感风寒表虚证。症见头痛发热,汗出恶风,鼻塞流清涕,恶心干呕,苔白不渴,脉浮缓或浮弱。亦可用于产后营卫不和,产后病等。现用于脾胃病,则可并见外感之邪留存,而肠胃受损,或泄利,或邪入胸膈而胸闷痞满不思饮食,或气上冲而恶心呕吐。

【临床病案选录】

1. 顽固性自汗

熊某,女,42 岁,四川成都人。

2011 年 4 月 10 日于成都中医药大学附属医院内分泌科门诊就诊。患者无明显诱因反复出现怕冷、汗出、恶风 3 年余,以头颈部及下肢汗出为多,汗出后畏寒明显,受风后自觉胸闷不适,但无胸痛。汗液清稀,无衣物黄染,日间、夜间汗出无差别。无神疲乏力、少气懒言、嗜睡、反应迟钝、记忆力减退等;无厌食、腹胀、便秘、腹泻、恶心、呕吐等;无性欲下降、头晕等症状。1 年前,患者上述症状加重,盛夏季节依然厚衣重被,减去衣被后复觉寒冷,且易感冒。查甲状腺功能,皮质醇节律,促皮质激素以及生化、CT、B 超等检查均未见异常,在重庆三峡中心医院诊断为躯体形式自主神经功能紊乱。患者辗转多地,访求名医,经多方治疗,症状仍无好转,故求诊于岳教授。刻下:头颈部及下肢汗出,汗出后怕冷,偶有头痛,耳鸣,无腰膝酸软及下肢无力。诉平时性情急躁,善太息,长出气后觉舒适,近几日纳差,眠可,大小便正常,舌质淡,苔薄白,脉象右手浮紧,左手弦。处方予桂枝汤。

桂枝 15g,白芍 15g,生姜 15g,大枣 15g,炙甘草 10g,3 剂,水煎服,每日 1 剂。

2011 年 4 月 13 日复诊:患者诉恶风,汗出,怕冷症状稍有缓解,但性情急躁,易怒,心中烦闷依然明显,舌质淡,苔薄白,脉弦。处方予柴胡疏肝散合桂枝汤。

柴胡 15g,制香附 15g,陈皮 15g,白芍 30g,川芎 15g,枳壳 15g,桂枝 15g,大枣 15g,生姜 15g,炙甘草 10g,3 剂,水煎服,每日 1 剂。

2011 年 4 月 17 日复诊,患者诉恶风,怕冷症状较前明显好转,汗出亦减少,情绪较稳定,纳眠可,二便可,舌质淡红,苔薄白,脉象平和。处方在原方基础上加入煅牡蛎以加强止汗。

柴胡 15g,制香附 15g,陈皮 15g,白芍 30g,川芎 15g,枳壳 15g,桂枝 15g,大枣 15g,生姜 15g,煅牡蛎 30g,炙甘草 10g,3 剂,水煎服,每日 1 剂。

2011 年 4 月 21 日复诊,患者上述症状基本好转,原方继服 7 剂后,病获痊愈。随访一年,未复发。

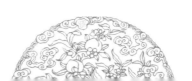

[韩锐,岳仁宋,李娟,等.岳仁宋教授治疗顽固性汗证1例探讨[J].四川中医,2013,31(1):121.]

2. 痢疾

早年余在京之时,协和医院成君之外甥女,年4岁,患发热、恶寒、自汗、下痢,日下10～20次,为脓血便。经北京儿童医院诊为毒痢,举家惶惶,邀余诊治。当晚即给予桂枝汤1剂。

桂枝6g,白芍10g,甘草12g,黄连2g,姜枣为引。

次日中午余去探望时,其病若失,患儿在院中玩耍(原作者按:用桂枝汤治疗表证痢疾应十分注意药量的配合,方中白芍、生甘草的用量需超过桂枝量的一倍,这样就改了桂枝汤的性质,方可奏效)。

(赵明锐,赵树胆.经方发挥[M].北京:人民卫生出版社,2009:64-65.)

3. 肝硬化腹水

赵某某,男,46岁。

患肝硬化腹水,腹胀如瓮,大便秘结不畅,小便点滴不利。中西医屡治无效,痛苦万分,自谓必死无救。且其脉沉弦有力,舌苔白腻而润。观其人,神完气足,病虽重而体力未衰。辨为肝硬化实证。邪气有余,正气不衰。治当祛邪以匡正。如果迟迟坐视不救,挽留水毒而不敢攻下之,医之所误也。处以桂枝汤减甘草合消水丹方。

甘遂10g,沉香10g,琥珀10g,枳实5g,麝香0.15g,上药共研细末,装入胶囊中,每粒重0.4g,每次服4粒,晨起空腹,用桂枝10g,生姜10g,肥大枣20枚煎汤送服。

服药后,患者感觉胃肠翻腾,腹痛欲吐,心中懊恼不宁,未几则大便开始泻下,至2～3次之时,小便亦随之增加,此时腹胀减轻,如释重负,随后能睡卧休息。

时隔两日,切脉验舌,知其腹水犹未尽,照方又进1剂,大便作泻3次,比上次药更畅快,腹围减少,肚胀仍安。此时患者唯觉疲乏无力,食后腹中不适,切其脉沉弦而软,舌苔白腻变薄。改用补中益气汤加砂仁、木香补脾醒胃,或五补一攻,或七补一攻,小心谨慎治疗,终于化险为夷,死里逃生。

[陈明,刘燕华,李方,等.刘渡舟临证验案精选[M].北京:学苑出版社,2007:76-77.]

4. 妊娠呕吐

王某某,女,24岁,农民。

1971年6月初诊。自诉妊娠月余,呕吐频频不止,饮食甚少,神疲体怠,在当地求治于中医数人,服中药乏效。继在某地区医院接受西药治疗,住院数天,静脉点滴葡萄糖、维生素C、林格液等,仍呕吐不止。遂出院转余诊之。近日来呕哕冲心难忍,阵阵腹痛,面色不华,精神不安,语声无力,舌苔舌质无明显著变,脉象弦滑而数,小便黄,大便干。细询之,病人言对冷饮食均无食欲,强食之则食入即吐,不食亦觉"胎气上攻心口"。余索病家所服之中药方数首视之,为小半夏加茯苓汤、黄连温胆汤、丁香柿蒂汤等加减方,思前医投药不效,应归咎于病之本在于冲气上逆,药与证情不符,遂书方如下。

桂枝 9g,芍药 9g,竹茹 9g,生姜 6g,大枣 5 枚,炙甘草 3g(因证情中兼有胃热,故加竹茹以清胃热止呕)。暂投 1 剂,以观消息。5 天后病者告余:服 1 剂后自觉心中安定,呕吐有减,自照药方连用 3 剂,呕吐止而腹痛除。

(裴永清.伤寒论临床应用五十论[M].北京:学苑出版社,2005:73)

5. 胸背冷

周某,男,成年。

1954 年初诊。背恶寒,胸中觉冷,胃脘不舒,泛吐清水。脉弦,苔白薄。感受外寒,胃阳不运,通降失常。姑以和胃通阳为治:

川桂枝五分,焦白芍一钱半,紫苏梗一钱半,制川朴八分,云茯苓三钱,制半夏二钱,左金丸五分(吞),荜澄茄一钱,煅瓦楞四钱,炒川楝子一钱半,陈广皮一钱半,春砂壳一钱,焦六曲三钱。

二诊:背寒已除,胸冷亦减;脘痞及泛吐清水,十去六、七。前法有效,仍当和胃通阳。

川桂枝七分,焦白芍一钱半,紫苏梗二钱,制川朴八分,云茯苓三钱,制半夏二钱,荜澄茄一钱,煅瓦楞四钱,陈广皮一钱半,春砂壳一钱,炒川楝子二钱,焦六曲三钱,煨姜一片。

(上海中医学院.程门雪医案[M].上海:上海科学技术出版社,2002:142-143.)

6. 腹泻

杨某,男,24 岁。

最近 3 天来水泻,一日数次,腹痛,肛门有灼热感,小便色深。患者一周前患感冒未愈,午后有低温,动辄自汗,恶风,苔薄黄,脉数。辨证为太阳中风而兼热利,投以阳旦汤(即桂枝汤):

桂枝 9g,白芍 18g,甘草 4.5g,生姜 3 片,大枣 5 枚,黄芩 15g,5 剂。

药后表证除,下痢止。

(张云鹏.中国百年百名中医临床家·姜春华[M].北京:中国中医药出版社,2002:160-161.)

六十八、桂枝加大黄汤

【原文】

《伤寒论》

279 条:本太阳病,医反下之,因尔腹满时痛者,属太阴也,桂枝加芍药汤主之;

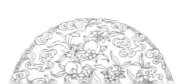

大实痛者,桂枝加大黄汤主之。

【组成与用法】

桂枝(去皮)三两,大黄二两,芍药六两,生姜(切)三两,甘草(炙)三两,大枣(擘)十二枚。

上六味,以水七升,煮取三升,去滓。温服一升,日三服。

【功能与主治】

表里双解,通腑调阳。主治太阴腹实痛,而表症犹在者。多用于脾胃病表里同病,以此通腑。

【临床病案选录】

1. 慢性胰腺炎

杨某,女,36岁。

1997年4月19日初诊。自诉:3年前患急性胰腺炎,由于当时没有诊断清楚,延误病情,转为慢性胰腺炎,经常服用中西药,但疼痛病证没有得到有效控制,近日病证明显,前来就诊。刻诊:左胁下经常疼痛,疼痛固定而拒按,大便4~5日一行,饮食不佳,面色不荣,手足不温,时有低热,心烦,舌略红,两边略有瘀点,苔薄黄白相兼,脉沉。辨证为瘀血阻滞,脉络不通,其治当活血化瘀,温阳通络,以桂枝加大黄汤加味。

桂枝12g,白芍24g,大枣12枚,炙甘草6g,大黄6g,生姜9g,柴胡24g,枳实6g,芒硝3g。

5剂,每日1剂,水煎2次,分3次服。

二诊:疼痛明显减轻,大便每日1次,饮食好转,又以前方5剂。之后,又以前方加减5剂,诸证悉罢,病为向愈。

(王付.经方实践论[M].北京:中国医药科技出版社,2006:195-196.)

2. 腹痛

赵某,男,26岁,黑龙江人。

因患风湿性心脏病,慢性充血性心力衰竭,于1976年8月住某医院西医内科治疗。治疗月余心衰得到纠正,心功能日渐恢复。一日下午,病人突然脐腹剧痛难忍,呻吟不已,伴见大便下鲜血少许,经多方检查,并通过会诊,诊断为肠系膜动脉血栓形成。认为是由于心功能得到改善后心搏动有力,将其心内膜或心瓣膜上的赘生物震落,随血循环而致肠系膜动脉血栓,遂产生腹绞痛。病人转诊于中医治疗。查其腹痛拒按,起病急,不伴吐利,反见大便有少许鲜血,脉沉涩,舌暗,遂本《内经》五脏卒痛之理,遵仲景太阴腹痛辨证论治之法,认为该患之腹痛即是《伤寒论》第 279 条的桂枝加大黄汤的"大实痛"证,属脾家气血不和,瘀滞作痛,投以桂枝加大黄汤治之,服二剂后便血止而腹痛显减,再进二剂告愈。

(裴永清.伤寒论临床应用五十论[M].北京:学苑出版社,2005:162.)

3. 痢疾

李某,男,13 岁。

痢症初起,腹痛拒按,伴有恶寒发热之表证,解毒荡涤兼顾,用桂枝加大黄汤加减。

桂枝 9g,芍药 18g,大黄(后下)9g,槟榔 9g,枳实 9g,生姜 3g,大枣 4 枚,炙甘草 6g,3 剂。

药未尽剂,痢已痊愈。

(张云鹏.中国百年百名中医临床家丛书·姜春华[M].北京:中国中医药出版社,2002:160.)

六十九、桂枝加附子汤

【原文】

《伤寒论》

20 条:太阳病,发汗,遂漏不止,其人恶风,小便难,四肢微急,难以屈伸者,桂枝加附子汤主之。

【组成与用法】

桂枝(去皮)三两,芍药三两,甘草(炙)三两,生姜(切)三两,大枣(擘)十二枚,附子(炮,去皮,破八片)一枚。

上六味,以水七升,煮取三升,去滓,温服一升。本云桂枝汤,今加附子。将息如前法。

【功能与主治】

调和营卫,回阳固表。治太阳病发汗太过,遂致汗出不止,恶风,小便难,四肢拘急,难以屈伸者。

【临床病案选录】

1. 痿证

胡某,男,1 岁。

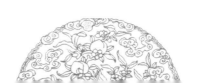

1982年9月8日初诊。左足一直失用,软弱而痿,影响站立、行走。面色萎黄,睡时露睛,时汗如淋,脉软弱,舌淡苔薄白。阳虚不振,不能养筋,治以桂枝汤加味。

黄厚附片 4.5g,川椒(炒出汗)1.5g,桂枝、清甘草各 3g,赤白芍各 6g,生姜 3 片,红枣 5 枚,7 剂。

二诊时左足已能稍屈,原方加入鸡血藤 9g,7 剂。

三诊时站立平稳,屈伸自如。

(宋知行,王霞芳. 董廷瑶《幼科撷要》[M]. 上海:百家出版社,1990:90.)

2. 自汗

王某,男,46 岁。

患慢性风湿性关节炎,因感受寒湿复发,四肢关节冷痛,时过农历端阳节,仍穿冬季衣服而不觉热,前医曾给服五积散、阿司匹林等药,汗出不止,恶寒日甚,脉象沉细而涩。此汗多亡阳,心液亦伤,急宜强心温阳、兼顾心液,用桂枝附子汤。

桂枝 10g,附片 15g,党参 30g,白芍 12g,炙草 10g,生姜 3 片,大枣 5 枚。

服 5 剂,汗出已止,关节痛减。后用原方加黄芪、当归 5 剂,以益气血。

(谭日强. 金匮要略浅述[M]. 北京:人民卫生出版社,1981:40.)

七十、桂枝加葛根汤

【原文】

《伤寒论》

14 条:太阳病,项背强几几,反汗出恶风者,桂枝加葛根汤主之。

【组成与用法】

葛根四两,麻黄(去节)三两,芍药二两,生姜(切)三两,甘草(炙)二两,大枣(擘)十二枚,桂枝(去皮)二两。

上七味,以水一斗,先煮麻黄、葛根,减二升,去上沫,内诸药,煮取三升,去滓。温服一升,覆取微似汗,不须啜粥,余如桂枝法将息及禁忌。

【功能与主治】

解肌发表,生津和营。治太阳病,项背强几几,反汗出恶风者。于脾胃病则用于太阳阳明合病,外有太阳表证,如恶寒发热、头痛身痛等,内有阳明下利、呕吐等。

【临床病案选录】

赤痢

彭某,男,年三十五岁,四川人,住云南省昆明市珠市桥。

禀赋素强,偶停宿食,兼有湿热,于1929年9月15日夜起如厕,感受风寒而起病。初起即发热吐泻,头疼体痛,自汗而畏寒,继则下痢赤白,小腹痛甚,里急后重,每便仅一、二匙,日夜无度,小便短赤,噤口不食,脉来浮弦而兼紧象,舌苔白腻,舌尖绛。按病原系湿热挟食积阻遏肠胃,复感风寒外邪,闭束太阳经气运行之机,表寒外束,又有湿热内逼,以致身热下痢,此即所谓"协热痢"。法当表里双治,以桂葛汤解肌表之邪,佐小承气汤加黄连下宿食而清湿热。

葛根12g,桂枝尖10g,杭白芍20g,大黄(泡水兑入)10g,油朴12g,枳实(捣)10g,黄连5g,生姜10g,小枣7枚,甘草3g。

次日复诊:服上方一剂始尽,即见汗出,汗后热退脉平,表邪已解,痢亦减轻,惟湿热食积尚阻遏胃肠,湿热内逼,痢未全止,每痢仍腹痛后重,遂以"通因通用"之法,拟大承气汤合槟芍顺气汤加减急下宿食兼清湿热。

生杭白芍24g,生大黄(泡水兑入)12g,枳实(炒、捣)10g,厚朴(炒)10g,槟榔12g,麦冬12g,广木香5g,芒硝5g,黄连4g。

三诊:上方服后,得快利稀粪二、三便,腹痛后重及赤白痢均减去十之七、八,腻苔已退,稍进稀粥。惟小便仍短赤,思食冷物水果。此病状虽减而湿热痢毒未净,仍照原方加减主之。

生杭白芍20g,生大黄(泡水兑入)6g,黄连5g,油朴10g,麦冬12g,玄明粉5g,广木香4g。

服后又下出溏薄粪便二次,痢遂止,肛门稍坠,食量较增,小便尚赤。余热尚未全清,继拟下方治疗。

沙参13g,麦冬13g,木通10g,生杭白芍13g,酒炙大黄5g,厚朴10g。

服上方后饮食复常,神形健如,痢止溺清、腹痛若失而瘥。

(吴佩衡. 吴佩衡医案[M]. 北京:人民军医出版社,2009:24-25.)

七十一、桂枝加桂汤

【原文】

《伤寒论》

117条:烧针令其汗,针处被寒,核起而赤者,必发奔豚。气从少腹上冲心者,

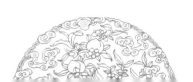

灸其核上各一壮,与桂枝加桂汤,更加桂二两也。

【组成与用法】

桂枝五两,芍药三两,甘草(炙)二两,生姜三两,大枣十二枚。

上五味,以水七升,微火煮取三升,去滓,温服一升。

【功能与主治】

温阳祛寒,平冲降逆。治奔豚气上冲心者。于脾胃病则可用于虚寒型胃气上逆证,症可见呕吐、哕、呃逆等。

【临床病案选录】

1. 胃反、冲逆

黄男。初诊:曾病胃穿孔,愈已三四年,近时病频食积吐出乃已。自感胃部有横索状硬物作痛,痛泛小腹冲逆而上,舌苔厚糙,脉缓。

桂枝尖12g,白芍6g,良姜3g,制香附9g,生白术6g,焦枳实4.5g,生内金9g,神曲9g,山楂炭9g,太子参12g,炙甘草3g。

二诊:据诉,药后下利得坚粪,诸症缓解而有腹鸣,此宜黄连汤:

川连9g,桂尖9g,干姜3g,太子参12g,姜夏9g,豆豉9g,楂炭9g,神曲9g,生姜9g,炙甘草3g,红枣4枚。

(上海市中医文献馆. 陆渊雷医案[M]. 上海:上海科学技术出版社,2010:130.)

2. 奔豚气

故乡老友娄某某的爱人,年70,患呕吐腹痛一年余,于1973年4月16日偕同远道来京就诊。询其病状,云腹痛有发作性,先呕吐,即于小腹虬结成瘕块而作痛,块渐大,痛亦渐剧,同时气从小腹上冲至心下,苦闷"欲死"。既而冲气渐降,痛渐减,块亦渐小,终至痛止块消如常人。按主诉之病状,《金匮要略》谓得之惊发,惊发者,惊恐刺激之谓。患者因其女暴亡,悲哀过甚,情志经久不舒而得此证。予仲景桂枝加桂汤。

桂枝15g,白芍药9g,炙甘草6g,生姜9g,大枣(擘)4枚,水煎温服,每日1剂。

4月30日2诊:共服上方14剂,奔豚气大为减轻,腹中作响,仍有1次呕吐。依原方加半夏9g,茯苓9g,以和胃蠲饮。嘱服10剂。

5月13日3诊:有时心下微作冲痛,头亦痛,大便涩,左关脉弦,是肝胃气上冲,改予理中汤加肉桂、吴茱萸,以暖胃温肝,服后痊愈回乡。两月后函询未复发。

(陈可冀. 岳美中医学文集[M]. 北京:中国中医药出版社,2000:292.)

七十二、桂枝加黄芪汤

【原文】

《金匮要略》

《水气病脉证并治第十四》：

1. 黄汗之病，两胫自冷；假令发热，此属历节。食已汗出，又身常暮盗汗出者，此劳气也，若汗出已，反发热者，久久其身必甲错。发热不止者，必生恶疮。若身重，汗出已辄轻者，久久必身瞤。瞤即胸中痛，又从腰以上必汗出，下无汗，腰髋弛痛，如有物在皮中状，剧者不能食，身疼重，烦躁，小便不利，此为黄汗，桂枝加黄芪汤主之。

2. 诸病黄家，但利其小便；假令脉浮，当以汗解之，宜桂枝加黄芪汤主之。

【组成与用法】

桂枝三两，芍药三两，甘草二两，生姜三两，大枣十二枚，黄芪二两。

上六味，以水八升，煮取三升，温服一升，须臾饮热稀粥一升余，以助药力，温服取微汗；若不汗，更服。

【功能与主治】

调和营卫，宣畅阳气，补益肌表。主治黄汗发热，两胫自冷，身体疼重，汗出而渴，从腰以上有汗，腰下无汗，汗沾衣色呈黄如柏汁，腰髋弛痛，如有物于皮中状，剧者不能食，身重而烦躁，小便不利。并治诸病黄家脉浮者。

【临床病案选录】

1. 自汗、盗汗

赵某，男，7 岁。

2003 年 12 月 15 日初诊。自 3 岁入托以来稍稍运动则大汗出，夜间睡眠时背部及头汗出，湿衣被，易感。曾经多方诊治，效果不佳，遂来孙浩老师处就诊。见面色稍白，形体适中，流少许清涕，偶咳，手心湿润。舌质淡白、苔薄白，脉细。证属脾肺气虚、营卫不和。治宜补益脾肺、调和营卫。方用桂枝加黄芪汤加味。

生黄芪 10g，煨白芍 9g，桂枝 9g，炒白术 8g，防风 5g，瘪桃干 8g，炒山药 8g，炒麦芽 8g，生姜 3 片（如一元硬币大小），大枣 4 枚，生甘草 3g。

5 剂后汗出减轻，上方继续服用 5 剂，诸症明显好转。后用上方 3 剂量，制水

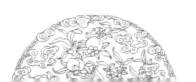

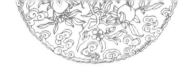

泛丸调理而愈。

[高军.孙浩运用桂枝加黄芪汤治疗儿科疾病验案 4 则[J].江苏中医药,2009,41(12):54-55.]

2. 虚劳(白细胞减少)

章某,女,38 岁。

患白细胞减少症,病因不明。血常规检查:血红蛋白及血小板正常,白细胞数在 2000~3000/mm^3 之间,分类计数粒细胞百分率亦在正常范围。患者平时容易汗出,抵抗力差,经常感冒,精神疲倦,全身乏力,余无特殊,脉缓无力。此卫阳虚弱,腠理不固所致。拟温卫阳,固腠理为法。用桂枝加黄芪汤:

桂枝 10g,白芍 10g,黄芪 15g,甘草 3g,生姜 3 片,大枣 3 枚。

连服十多剂,抵抗力增强,精神转好,白细胞数达 6000/mm^3。

(谭日强.金匮要略浅述[M].北京:人民卫生出版社,1981:266.)

七十三、桂枝加芍药汤

【原文】

《伤寒论》

279 条:本太阳病,医反下之,因尔腹满时痛者,属太阴也,桂枝加芍药汤主之;大实痛者,桂枝加大黄汤主之。

【组成与用法】

桂枝(去皮)三两,芍药六两,甘草(炙)二两,大枣(擘)十二枚,生姜(切)三两。
上五味,以水七升,煮取三升,去滓,温分三服。

【功能与主治】

通阳散寒,柔阴止痛。治太阴病腹痛,而太阳表证未罢者。在脾胃病中多用本方治腹痛下利。

【临床病案选录】

下痢

王某某,男,46 岁。

大便下利达 1 年之久,先后用多种抗生素,收效不大。每日腹泻 3~6 次,呈水

经方治疗 脾胃病医案

样便,并挟有少量脓血,伴有里急后重,腹部有压痛,以左下腹为甚,畏寒,发热(37.5℃左右),舌红,苔白,脉沉弦。粪便镜检有红、白细胞及少量吞噬细胞。西医诊断为"慢性菌痢"。辨证:脾脏气血凝滞,木郁土中所致。治法:调脾家阴阳,疏通气血,并于土中伐木。

桂枝 10g,白芍 30g,炙甘草 10g,生姜 10g,大枣 12 枚。

服汤 2 剂,下利次数显著减少,腹中颇觉轻松。3 剂后则大便基本成行,少腹之里急消失,服至 4 剂则诸症豁然而瘥。

(陈明,刘燕华. 刘渡舟临证验案精选[M]. 北京:学苑出版社,1996:105-106.)

七十四、桂枝麻黄各半汤

【原文】

《伤寒论》

23 条:太阳病,得之八九日,如疟状,发热恶寒,热多寒少,其人不呕,清便欲自可,一日二三度发。脉微缓者,为欲愈也;脉微而恶寒者,此阴阳俱虚,不可更发汗、更下、更吐也;面色反有热色者,未欲解也,以其不能得小汗出,身必痒,宜桂枝麻黄各半汤。

【组成与用法】

桂枝(十六铢)一两,芍药一两,生姜(切)一两,甘草(炙)一两,麻黄(去节)一两,大枣(擘)四枚,杏仁(汤浸,去皮尖及两人者)二十四个。

上七味,以水五升,先煮麻黄一二沸,去上沫,内诸药,煮取一升八合,去滓,温服六合。本云桂枝汤三合,麻黄汤三合,并为六合,顿服。

【功能与主治】

解表散寒。本方为解表散寒之轻剂,治邪退后,正气衰弱,余邪未尽者,可见面红身痒。于脾胃病则除正气虚,表证存外,还可见因上气不足所致下腹不通,症可见腹胀、腹痛、大便不通等,即谓提壶揭盖法。

【临床病案选录】

便秘

夏某,男,48 岁。

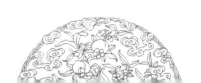

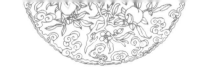

2001 年 11 月 25 日初诊。自诉伤风感冒，头痛无汗，大便不通已 5 天。细观其脉，缓而浮，自称恶风，腹部满痛，别无所苦。舌尖偏红，苔薄白。辨证属阳郁气闭，在上肺气不宣，在下大肠失去传导之职。治疗宜小发其汗，宣散肺气。予桂枝麻黄各半汤加减。

桂枝 10g，白芍 20g，生姜 9g，麻黄 6g，大枣 3 枚，杏仁 12g，炙甘草 6g，苦荞头 10g。以上诸药共煎取汁，1 次服下。当晚服药一剂后，患者微汗出，次日晨起即解大便。

［王晓鸽，王晓飞，魏新建，等．经方新用三则［J］．吉林中医药，2003，23（8）：40-41.］

七十五、桂枝去桂加茯苓白术汤

【原文】

《伤寒论》

28 条：服桂枝汤，或下之，仍头项强痛、翕翕发热、无汗、心下满微痛、小便不利者，桂枝去桂加茯苓白术汤主之。

【组成与用法】

芍药三两，甘草（炙）二两，生姜（切）三两，白术三两，茯苓三两，大枣（擘）十二枚。

上六味，以水八升，煮取三升，去滓。温服一升，小便利则愈。

【功能与主治】

利水通阳。主治太阳病表证犹在，亡津液而有停饮者。于脾胃病应用则主其心下（即胃脘部）胀满微痛，兼小便不利者。

【临床病案选录】

1. 发热

患者某，男，11 岁，菲律宾人。

2010 年 9 月 13 日初诊。因"发热 1 周"入院，高热、最高至 41℃。刻下：皮肤高热干燥，头上出汗，身无汗、头痛、胃胀痛、嗳气、尿血、小便稍痛、小便少，西医检查尿中有脓细胞及红细胞，纳差，口渴。脉浮滑数，舌淡苔白腻润。病初起时欲呕，因在野外工作伐木,身热入冷水游泳后得病。中医诊断:外感发热(水停阳郁);西医诊断:登革热,方以桂枝去桂加茯苓白术汤。

赤芍 45g,炙甘草 30g,生姜 45g,白术 45g,茯苓 45g,大枣 30g,1 剂。以水 8 杯(1 杯约 200ml,下同)煎剩下 3 杯,分 3 次服。当小便利则愈。

2010 年 9 月 14 日复诊:服上药后,汗出较畅,头痛大减、发热稍退,尿血尿痛减,皮肤潮湿,舌脉如前。再以上方 1 剂。

2010 年 9 月 15 日复诊:服上药后,能汗出,热大退,胃痛减,尿痛尿血亦大减,大便畅,纳眠佳,口不渴,精神可。刻下:稍有尿痛、尿血,尿色橙红,皮肤触之稍有热。脉细浮而略滑,舌淡苔薄白。证已缓和,因药物不足,改以针灸治之,取双侧外关、阴陵泉、复溜、水分。针刺后,汗出热退,小便疼痛基本已除。

[李宇铭,姜良铎.论桂枝去桂加茯苓白术汤去桂之意[J].中华中医药杂志,2011,6(7):1578-1580.]

2. 阴部潮湿

李某,女,32 岁。

自诉:阴部潮湿已 1 年余,曾经中西医治疗,可效果不够满意,近日病证加重而前来诊治。刻诊:阴部潮湿,白带量多,四肢困重,手足汗出且不温,饮食不佳,大便溏,舌质淡,苔薄白,脉弱。辨证为脾虚水气证,其治当健脾益气利湿,以桂枝去桂加茯苓白术汤加味。

芍药 9g,炙甘草 6g,生姜 9g,白术 24g,茯苓 24g,大枣 12 枚,苍术 15g,桂枝 10g,薏苡仁 15g。6 剂,1 日 1 剂,水煎 2 次分 2 次服。

二诊:阴部潮湿明显好转,又以前方 6 剂。

之后,累计服用前方有 20 余剂,病为向愈。

(王付.经方实践论[M].北京:中国医药科技出版社,2006:63.)

3. 胃脘痛

黑某某,女,66 岁,北京前门大街居民。

1985 年 7 月 6 日初诊。自诉收养一子,长而不孝,夏暑之日见养子怀抱西瓜数个,掠门而过,因怒之,便自购西瓜食之,数小时后即觉胃脘闷疼不适,按之觉硬,并伴有头痛发热,自服木香顺气丸及中西药数天而病不解,遂前来诊治。查其脉弦、舌白体润,询知小便少,余诊为肝气犯脾,脾失转输,上焦不行而下脘不通的桂枝去桂加茯苓白术汤证,投之三剂而病愈。

(裴永清.伤寒论临床应用五十论[M].北京.学苑出版社,2005:138.)

4. 恶寒不解

李某,男,58 岁。

1989 年 3 月 14 日初诊。患者于 1989 年春节期间偶感风寒,复伤油腻,致头痛咳嗽,恶寒无汗等症。曾服 APC、安乃近等西药,并选进中药解表发汗之剂,始终

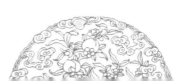

不得汗解,反觉头痛恶寒等症加剧。症见:头痛项强,骨节酸楚,恶寒特甚,虽重裘棉帽毛靴加身,仍啬啬寒战。伴咳嗽引胸脘掣痛,痰多易咳,初吐白稠痰,继则痰稀如水,脘闷纳呆,舌苔白润,根部较厚,脉浮而紧。据脉症分析,当属风寒束表,肺气失宣,遂疏葛根汤加味与服。讵料次日复诊告谓:服药后又啜热粥一碗,并重棉温覆良久,仅觉身热片时,仍未得汗,而诸症如故。余甚疑惑,再三询之,除前症仍在外,尚有小便频涩,量少色黄一症,乃悟为水气内停太阳经气被阻,不能敷布肌表之故。《伤寒论》云:"服桂枝汤或已下之,仍头项强痛,翕翕发热,无汗,心下满微痛,小便不利者,桂枝去桂加茯苓白术汤主之。"然此例患者,无发热之症,而有恶寒之征,是水停经滞之甚者。故用该方而不去桂,以利通阳,且苓术得桂枝,其利水之力更胜;复因其咳嗽痰多,纳呆脘闷,又加杏仁、白蔻以利宣化上中二焦气机,助苓术利水化湿。

桂枝9g,白芍9g,茯苓12g,白术10g,杏仁9g,炙甘草3g,白蔻(后下)6g,生姜10g,大枣5枚。水煎2次,取汁混合,分3次温服。

3月16日三诊:上方一服约半小时许,小便遂通,半日间共解小便9次,溺清长而无滞涩之苦,恶寒始罢,诸症亦随之而减。今仅微咳头胀,前方去桂枝并减其量,再剂而瘥。

[唐伟华,刘亚光.桂枝去桂加茯苓白术汤治愈恶寒不解[J].国医论坛,1991(2):50.]

七十六、桂枝去芍药加附子汤

【原文】

《伤寒论》

22条:太阳病,下之后,脉促、胸满者,桂枝去芍药汤主之。若微恶寒者,桂枝去芍药加附子汤主之。

【组成与用法】

桂枝(去皮)三两,甘草(炙)二两,生姜(切)三两,大枣(擘)十二枚,附子(炮,去皮,破八片)一枚。

上五味,以水七升,煮取三升,去滓,温服一升。本云桂枝汤,今去芍药加附子。将息如前法。

【功能与主治】

温阳解表。主治太阳病误用下法后脉促胸满、微恶寒者。于脾胃病则用于阳气虚故导致中气亦虚而胸闷痞满,不必有表证。

【临床病案选录】

胸闷汗出证

刘某,女,50岁。

自诉:在2年前出现胸闷胸汗,尤其胸部汗出较多,其他部位汗出不明显,经多次检查,均没有发现明显异常,经西医诊断为更年期综合征,曾服用调节内分泌药及营养神经药,但均未能取得治疗效果,近日病证加重前来诊治。刻诊:胸闷胸汗,胸汗尤多,胸中恶寒,气短,面色不荣,手足不温,失眠多梦,时有心烦急躁,舌淡苔薄白,脉沉弱。辨证为心阳虚弱,虚阳不固证,其治当温补心阳、固摄止汗,以桂枝去芍药加附子汤加味。

桂枝12g,附子15g,生姜9g,大枣12枚,炙甘草6g,红参6g,酸枣仁24g,砂仁10g,龙骨30g,牡蛎30g。6剂,每日1剂,水煎2次,分2次服。

二诊:胸闷胸汗明显减轻,手足转温,又以前方6剂。

之后,以前方累计服用有30剂,胸闷胸汗病证得以悉除。

(王付.经方实践论[M].北京:中国医药科技出版社,2006:66-67.)

七十七、桂枝去芍药加麻辛附子汤

【原文】

《金匮要略》

《水气病脉证并治第十四》:气分,心下坚大如盘,边如旋杯,水饮所作,桂枝去芍药加麻辛附子汤主之。

【组成与用法】

桂枝三两,生姜三两,甘草二两,大枣十二枚,麻黄二两,细辛二两,附子(炮)一枚。

上七味,以水七升,煮麻黄,去上沫,内诸药,煮取二升,分温三服,当汗出,如虫行皮中,即愈。

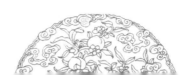

【功能与主治】

振奋阳气,调和营卫,外解风寒,内化水饮。治疗外感风寒,水饮内停证,症可见头痛身痛,恶寒无汗,手足逆冷,心下痞坚,腹满肠鸣。于脾胃病则多用于温阳化水以消痞满、肠鸣。

【临床病案选录】

1. 太阳少阴证胸痹

陈某某,女,32 岁。成都某乡,农民。

1976 年 8 月,妊娠期外感,头疼,身痛,失眠,尤以胸背疼痛、胸中满闷为甚。因怕服药动胎早产,未治疗。产后 7 日,正值地震,露宿于外,病势加剧。先后到省市数处医院胸透,并做心电图、超声波等检查,均无异常,诊为神经官能症。1977 年 11 月初来诊。

初诊:胸部疼痛年余,痞满不舒,呃逆气阻。畏寒头昏,耳如蝉鸣,骨节酸痛,纳差,多梦,行经腹痛,淤块甚多。舌质偏淡,苔黄滑。此为产前感受外邪,产后血海空虚,又受寒湿侵袭,寒凝气滞,胸阳痹阻,清阳不升,故出现胸痞,头晕、耳鸣、失眠,身痛等证,亦即俗称之"月后寒"。法宜助阳化气,温经散寒。以桂枝去芍药加麻黄细辛附子汤主之。

桂枝 10g,炮姜 30g,甘草 15g,大枣 20g,麻黄 10g,制附片(久煎)60g,辽细辛 6g,吴茱萸 10g,3 剂。

二诊:上方服后胸痛减,头晕耳鸣好转,仍觉身痛,经前小腹冷痛。少阴阳虚,风寒湿郁闭未解,原方加减,兼佐活血化淤之品以调其经血。

桂枝 10g,炮姜 30g,炙甘草 12g,麻黄 10g,制附片(久煎)30g,吴茱萸 10g,血余炭 30g,当归 10g。

嘱此方服至经行即止。

三诊:上方服至 4 剂,月事来潮。经色、经量、疼痛均大有好转,胸痛、头晕、耳鸣、体痛、失眠、纳呆亦明显减轻。原方去炮姜、血余炭、吴茱萸,加茯苓安神渗湿之品。

桂枝 10g,生姜 30g,炙甘草 12g,大枣 20g,麻黄 10g,制附片(久煎)30g,辽细辛 3g,茯苓 15g,当归 10g。

上方服十余剂后,病基本治愈。1979 年 7 月 20 日追访,近年来身体一直良好。

[范学文,徐长卿. 范中林六经辨证医案选[M]. 北京:学苑出版社,2012:80-82.]

2. 肝硬化腹水

丁某某,男,43 岁。

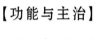

胁痛 3 年,腹臟胀而满 3 个月,经检查诊为"肝硬化腹水",屡用利尿诸法不效。就诊时见:腹大如鼓,短气撑急,肠鸣辘辘,肢冷便溏,小便短少。舌质淡,苔薄白,脉沉细。诊为阳虚气滞,血瘀水停。

桂枝 10g,生麻黄 6g,生姜 10g,甘草 6g,大枣 6g,细辛 6g,熟附子 10g,丹参 30g,白术 10g,三棱 6g。

服药三十剂,腹水消退,诸症随之而减,后以疏肝健脾之法,做丸善后。

(陈明,刘燕华,李方,等.刘渡舟临证验案精选[M].北京:学苑出版社,2007:75-76)

3. 胃脘鼓凸症

涂某,女,21 岁。

2002 年 12 月 13 日初诊。自诉:在 3 个月前发现胃脘处肌肉鼓凸,胃脘胀满,从中西医诊治已近 3 个月,可病证仍在,经胃镜及彩超等检查,均未发现明显异常。刻诊:胃脘处肌肉鼓凸,胃脘胀满,遇冷则胀满更甚,触摸胃脘冰凉,得热则鼓凸略有好转,饮食尚可,舌淡,苔薄略腻,脉沉略紧。辨证为阳虚寒凝胃脘证,其治当温阳散寒、调理脾胃,以桂枝去芍药加麻黄附子细辛汤加味。

桂枝 12g,麻黄 9g,附子 9g,细辛 9g,大枣 12 枚,炙甘草 6g,生姜 24g,厚朴 24g,枳实 10g,吴茱萸 3g。3 剂,每日 1 剂,水煎 2 次,分 2 次服。

二诊:药用第 2 剂即感觉胃脘鼓凸有好转,用药第 3 剂,胃脘鼓凸即解除,胃脘冰冷也随之解除,为了巩固疗效,故又来诊治,诊其舌苔仍有轻微腻,复以前方 3 剂。随访半年,其曰一切正常。

(王付.经方实践论[M].北京:中国医药科技出版社,2006:183.)

七十八、桂枝人参汤

【原文】

《伤寒论》

163 条:太阳病,外证未除而数下之,遂协热而利,利下不止,心下痞硬,表里不解者,桂枝人参汤主之。

【组成与用法】

桂枝(别切,去皮)四两,甘草(炙)四两,白术三两,人参三两,干姜三两。

上五味,以水九升,先煮四味,取五升,内桂,更煮取三升,去滓。温服一升,日

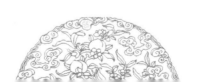

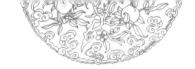

再,夜一服。

【功能与主治】

本方能解表温中。治太阳病,外证未除,而数下之,以致中焦虚寒,症见下利不止,心下痞硬。本方于脾胃病可解外感胁热下利,即今所谓"胃肠型感冒"。

【临床病案选录】

1. 痞满

司某,男,20岁。

2004年2月24日初诊。自诉:在3年前胃脘及前胸在饮食时有堵塞,沉闷,约半年后经省市级几家医院检查,均确诊为贲门失弛缓,曾多次服用中西药,但症状表现没有得到有效控制,近日病证加重而前来诊治。刻诊:胃脘不舒,胸中沉闷,浊气上冲胸咽,饮食稍有不慎,胃上脘近胸骨即有堵塞,气憋,甚至胸中沉闷堵塞,欲恶心呕吐,喜食温食,食凉则加重,舌质淡苔薄白,脉沉弱。辨证为脾胃阳虚,浊气上逆证,其治当温暖脾胃,降逆和中,以桂枝加人参汤加味。

桂枝12g,人参9g,白术9g,干姜9g,炙甘草9g,丁香6g,厚朴24g,竹茹40g,陈皮40g,薤白15g,旋覆花12g,代赭石12g。6剂,每日1剂,水煎2次,分3次服。

二诊:自觉胸闷及饮食后堵塞及气憋好转,又以前方6剂,服用方法同前。

三诊:自觉症状明显减轻,复以前方继续服用。之后,以前方因病证变化而略有加减用药,服用有50余剂,病证表现得以解除。后经检查,贲门失弛缓症基本痊愈。

(王付.经方实践论[M].北京:中国医药科技出版社,2006:52.)

2. 泄泻

孙某,男,51岁,干部。

1979年12月2日初诊。患慢性结肠炎十余年,时轻时重,大便稀溏每日4~5次,甚则十余次,轻时每日也1~2次。近日加重,腹泻日十余次,稀水便,夜间亦便1~2次,腹痛喜按、喜暖,手足清冷,形体消瘦,面色暗黄无华,体倦神乏,经多方治疗未收显效。诊见脉沉无力,舌淡苔薄白。中医辨证为寒湿留中,脾运失健而致腹泻。治以温中散寒,兼以利湿。取桂枝人参汤合五苓散化裁。处方:

党参15g,炒白术12g,干姜6g,炙甘草6g,桂枝10g,茯苓10g,猪苓10g,泽泻10g,山药12g,水煎温服。进药6剂,证减其半,守方调治月余,诸证皆除,一年未复发。

(聂惠民.伤寒论与临证[M].广州:广东科技出版社,1993:157-158.)

经方治疗 脾胃病医案

七十九、桂枝芍药知母汤

【原文】

《金匮要略》

《中风历节病脉证并治第五》：诸肢节疼痛，身体尪羸，脚肿如脱，头眩短气，温温欲吐，桂枝芍药知母汤主之。

【组成与用法】

桂枝四两，芍药三两，甘草二两，麻黄二两，生姜五两，白术五两，知母四两，防风四两，附子（炮）二枚。

上九味，以水七升，煮取二升，温服七合，日三服。

【功能与主治】

通阳行痹，祛风逐湿，和营止痛。主治历节病，症见诸肢节疼痛，身体尪羸，脚肿如脱，头眩短气，温温欲吐。本方非专为脾胃病设，以其可温中散寒，犹可用于金创外伤后期调和脾胃，促进创面愈合。

【临床病案选录】

手足十指（趾）末端肿痛

谭某，男性，36岁。嗜啤酒，肝功能损伤。十指（趾）端肿如鼓槌状，疼痛色素沉着20余日。血沉、抗氧阴性。予桂枝芍药知母汤合木防己汤。

桂枝15g，白芍30g，知母15g，白术30g，防风15g，麻黄（先煮）15g，附子15g，防己30g，石膏60g，炙甘草15g。服3剂肿痛基本好转，微红，继服4剂，诸症皆失。

（何莉娜，潘林平，杨森荣．黄仕沛经方亦步亦趋录——方证相对医案与经方问对[M]．北京：中国中医药出版社，2011：24.）

八十、桂枝新加汤

【原文】

《伤寒论》

117条：烧针令其汗，针处被寒，核起而赤者，必发奔豚。气从少腹上冲心者，

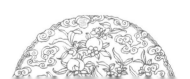

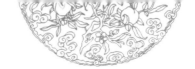

灸其核上各一壮,与桂枝加桂汤,更加桂二两也。

【组成与用法】

桂枝五两,芍药三两,甘草(炙)二两,生姜三两,大枣十二枚。

上五味,以水七升,微火煮取三升,去滓,温服一升。

【功能与主治】

温阳祛寒,平冲降逆。治奔豚气上冲心者。于脾胃病则可用于虚寒型胃气上逆证,症可见呕吐、哕、呃逆等。

【临床病案选录】

1. 胃反、冲逆

黄男。初诊:曾病胃穿孔,愈已 3～4 年,近时病频食积吐出乃已。自感胃部有横索状硬物作痛,痛泛小腹冲逆而上,舌苔厚糙,脉缓。

桂枝尖 12g,白芍 6g,良姜 3g,制香附 9g,生白术 6g,焦枳实 4.5g,生内金 9g,神曲 9g,山楂炭 9g,太子参 12g,炙甘草 3g。

二诊:据述,药后下利得坚粪,诸症缓解而有腹鸣,此宜黄连汤:

川连 9g,桂尖 9g,干姜 3g,太子参 12g,姜夏 9g,豆豉 9g,楂炭 9g,神曲 9g,生姜 9g,炙甘草 3g,红枣 4 枚。

(上海市中医文献馆 . 陆渊雷医案[M]. 上海:上海科学技术出版社,2010:130.)

2. 奔豚气

故乡老友娄某某的爱人,年 70,患呕吐腹痛一年余,于 1973 年 4 月 16 日偕同远道来京就诊。询其病状,云腹痛有发作性,先呕吐,即于小腹虬结成瘕块而作痛,块渐大,痛亦渐剧,同时气从小腹上冲至心下,苦闷欲死。既而冲气渐降,痛渐减,块亦渐小,终至痛止块消如常人。按主诉之病状,《金匮要略》谓得之惊发,惊发者,惊恐刺激之谓。患者因其女暴亡,悲哀过甚,情志经久不舒而得此证。予仲景桂枝加桂汤治之。

桂枝 15g,白芍药 9g,炙甘草 6g,生姜 9g,大枣(劈)4 枚,水煎温服,每日 1 剂。

4 月 30 日 2 诊:共服上方 14 剂,奔豚气大为减轻,腹中作响,仍有 1 次呕吐。依原方加半夏 9g,茯苓 9g,以和胃蠲饮。嘱服 10 剂。

5 月 13 日 3 诊:有时心下微作冲痛,头亦痛,大便涩,左关脉弦,是肝胃气上冲,改予理中汤加肉桂、吴茱萸,以暖胃温肝,服后痊愈回乡。两月后函询未复发。

(陈可冀 . 岳美中医学文集[M]. 北京:中国中医药出版社,2000:292.)

八十一、诃梨勒散

【原文】

《金匮要略》

《呕吐哕下利病脉证治第十七》:气利,诃梨勒散主之。

【组成与用法】

诃梨勒(煨)十枚。

上一味,为散,粥饮和,顿服。

【功能与主治】

温涩固脱,涩肠止痢。主治久病虚寒滑脱,大便失禁,随矢气而出,甚或大便顺肛门外流,不能制约。

【临床病案选录】

1. 矢气多

洪某,女,47 岁。

自诉:近半年来每天矢气多达 20 余次,经纤维胃镜及肠镜检查,则没有发现明显异常,经中西医治疗,可矢气没有达到有效控制。刻诊:矢气多,无臭味,大便小便正常,矢气后常有轻微乏力,饮食尚可,舌质淡,苔薄白,脉略弱。辨证为胃气不固证,其治当固护胃气,以诃梨勒散加味治之。

诃子 24g,红参 9g,乌梅 12g,五味子 9g。6 剂,每日 1 剂,水煎 2 次,分 2 次服。

二诊:药用 2 剂后,矢气大减,5 剂服完,每天矢气仅有 1～2 次,为了巩固疗效,复以前方 6 剂。

(王付. 经方实践论[M]. 北京:中国医药科技出版社,2006:202.)

2. 气利证

郑某,男,19 岁。

1993 年 7 月 10 日初诊。自诉:1 年前因体育课劳累过度,偶感胃脘有气直趋肛门而出,每日发作 20 余次,自感不同于矢气,一般排出矢气至肛门,可以短暂自我控制,而此气则根本不能自我控制,在脘腹中下行时间 2 秒左右即排出,无臭气。曾做胃镜、肠镜等检查,未发现异常,服镇静药、维生素类等药,并做肛肠灌药治疗,每周 2 次,连续 3 个月均未收效。刻诊:时有胃脘轻微疼痛,脐下痛稍明显,其痛状

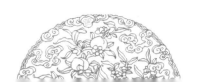

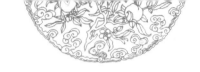

如饥饿感,进食后略有好转,全身困倦乏力,尤其气利更明显,头昏,注意力不集中,饮食尚可,二便正常,舌苔无变化,脉沉弱。辨证为胃气下泄证,其治当收敛胃气,以诃梨勒散加味:

诃梨勒25g,赤石脂30g,蜀椒5g。

3剂,每日1剂,水煎2次,分3次服。

药后气利顿减,1日仅有5~6次,效不更方,又以前方5剂而愈。随访3个月,一切正常。

(王付.经方实践论[M].北京:中国医药科技出版社,2006:203.)

3. 痢疾

杨某,男,38岁。

于1957年秋,患痢疾已三天,小腹疼痛,里急后重,频频蹲厕,排出少量纯白色胨样物,甚则虚坐努责,昼夜不停,肛门如有物塞。曾有某医院诊治,处以芍药汤加减,服1剂后,反而加剧,邀家父诊治。苔白滑,脉沉带紧。问及发病前后,未曾畏冷发热,此属气痢。处《金匮》诃黎勒散:诃子10枚,煨去核,研末用米粥汤一次送服。药后肛门窘迫难忍,一努力,大便从肛门急射而出。顷刻,肛门如拔去物塞,顿觉舒适。后以调理脾胃而康复。

[杨文辉,徐长春.《金匮》诃黎勒散临床一得[J].浙江中医学院学报,1980(4):29.]

八十二、厚朴七物汤

【原文】

《金匮要略》

《腹满寒疝宿食病脉证治第十》:病腹满,发热十日,脉浮而数,饮食如故,厚朴七物汤主之。

【组成与用法】

厚朴半斤,甘草、大黄各三两,大枣十枚,枳实五枚,桂枝二两,生姜五两。

上七味,以水一斗,煮取四升,温服八合,日三服。呕者加半夏五合;下利去大黄;寒多者加生姜至半斤。

【功能与主治】

解肌散寒,通腑泄热(解肌散寒,和胃泻肠)。主治太阳中风证与阳明热证相兼,症见腹满,腹痛,大便硬或不大便,饮食尚可,发热,恶风寒,汗出,脉浮数。

【临床病案选录】

1. 腹胀

梁某,男,50岁。

患肺气肿喘息,每经治疗缓解后复因少腹胀满而引起胸满气喘,呼吸不畅,如此辗转反复数次。给予厚朴七物汤2剂,以行气泄满,加大桂枝用量以温阳建中。服后未发生泻下,但腹胀顿消,胸满气促也随之好转,后继续调理,肺气肿虽未治愈,但腹胀概未复发。

(赵明锐,赵树胆.经方发挥[M].北京:人民卫生出版社,2009:101.)

2. 发热、腹胀痛

潘某,男,43岁。

先因劳动汗出受凉,又以晚餐过饱伤食,致发热恶寒,头疼身痛,脘闷恶心,单位卫生科给以藿香正气丸3包,不应,又给保和丸3包,亦无效;仍发热头痛,汗出恶风,腹满而痛,大便3日未解,舌苔黄腻,脉浮而滑。此表邪未尽,里实已成。治以表里双解为法。用厚朴七物汤治之。

厚朴10g,枳实6g,大黄10g,桂枝10g,甘草3g,生姜3片,大枣3枚,加白芍10g。

嘱服2剂,得畅下后即止后服,糜粥自养,上症悉除。

(谭日强.金匮要略浅述[M].北京:人民卫生出版社,2006:157.)

3. 脘腹胀满疼痛

蒋火火,男,12岁。

1958年10月10日诊。

前天下午在学校剧烈运动后,急饮凉汽水二瓶,不久即觉身冷,腹胀,痞满,口淡不欲食。刻诊:腹胀满,胀痛,偶得矢气后痛稍减,纳呆、泄泻、畏寒、手足不温,舌淡有瘀点,苔薄白腻,脉沉细略滑。证属寒邪内阻,气滞食积。治宜表里双解,温中散寒,消食导滞,行气止痛。方用厚朴七物汤加减。

厚朴、枳实、焦三仙各15g,桂枝、木香、砂仁各9g,大枣10g,生姜3g,甘草6g,鸡内金30g。

药后2小时左右,即大量矢气,腹胀痛减轻,次日早起脘腹舒畅,知饥欲食。服完2剂,诸症痊愈。

[余祥贵.厚朴七物汤加减治疗脘腹胀满疼痛[J].四川中医,1989(11):29-30.]

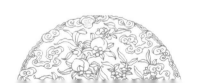

八十三、厚朴三物汤

【原文】

《金匮要略》

《腹满寒疝宿食病脉证治第十》：痛而闭着，厚朴三物汤主之。

【组成与用法】

厚朴八两，大黄四两，枳实五枚。

上三味，以水一斗二升，先煮二味，取五升，内大黄，煮取三升，温服一升，以利为度。

【功能与主治】

通腑除满，行气止痛（行气除满，去积通便）。主治腹部胀满疼痛，大便不通，舌红，苔黄厚腻，脉沉实有力。

【临床病案选录】

1. 大实有羸状（胃肠积滞）

张某，男，21岁。

因病持信乞诊，见余握手后，自诉身体太虚，请开一补虚方。问其症，则称经常头晕，四肢无力，不欲饮食，强食则腹中胀痛，精神更觉不支。视其所服之药，如人参健脾丸、十全大补丸等中成药甚多。切其脉弦滑而有力，舌苔黄白且腻。问其二便，称小便甚黄，大便则秘。乃语张曰：此乃大实有羸候，非真虚之证。由于胃肠积滞内结，久而生热，上熏于头目，干扰清阳是以头晕；腑气不得下行则大便秘而不通，故不欲食而腹中胀；胃气郁结于里，谷气不达四肢，是以肢体无力。夫土气太过，则成敦阜，必以药平之不可。

厚朴五钱，枳实三钱，大黄三钱。

服一剂，大便泻下三次，而头晕顿减，周身轻捷，如释重负，腹胀已愈七八，改方用平胃散加连翘，服两剂痊愈。

（刘渡舟，聂惠民，傅世垣. 伤寒挈要[M]. 北京：人民卫生出版社，2006：150.）

2. 气痛（腹痛）

武昌俞君，劳思过度，心绪不宁，患腹部气痛有年，或三月五月一发，或一月数

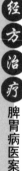

发不等,发时服香苏饮、越鞠丸、来苏散、七气汤等可愈。每发先感腹部不舒,似觉内部消息顿停,病进则自心膈以下,少腹以上,胀闷痞痛,呕吐不食,此次发而加剧,欲吐不吐,欲大便不大便,欲小便不小便,剧时口噤面青,指头和鼻尖冷,似厥气痛、交肠绞结之类。进前药,医者又参以龙胆泻肝汤等无效。诊脉弦劲中带滞涩象,曰:痛利为虚,痛闭为实,观大小便俱闭,干呕和指头鼻尖冷,内脏痹阻较甚,化机欲熄,病机已迫,非大剂推荡不为功。拟厚朴三物汤合左金丸为剂。

厚朴八钱,枳实五钱,大黄四钱,黄连八分,吴萸一钱二分。

服一剂,腹中鸣转,痛减;二剂,得大便畅行一次,痛大减,续又畅行一次,痛止。后以澹寮六和、叶氏养胃方缓调收功。嗣后再发,自服此方一、二剂即愈。此后病亦发少、发轻、不大发矣。

(冉雪峰. 现代著名老中医名著重刊丛书·冉雪峰[M]. 人民卫生出版社,2006:46-47.)

3. 腹痛胀满(完全性单纯性肠梗阻)

患者,男,57岁。

4天前突然发热恶寒,头身疼痛,2天后寒热渐平,但腹痛胀满,呈阵发性加剧,呕吐频作,每因进食或饮水而诱发,呕吐物初为食物和黏液,后为黄绿色液体,经X线腹部透视,发现肠腔内有大量气体和液平面。诊断:完全性单纯性肠梗阻。建议立即手术治疗,病人惧怕手术,邀吾师赵广安诊治。症见:患者烦躁不安,腹胀、疼痛,自觉有气体在腹内冲动,达右上腹时疼痛剧烈,大便2天未行,亦无矢气,小便量少色赤。切诊腹痛拒按,听诊肠蠕动音高亢。舌质略赤,苔黄燥,脉沉滑。腑气不通。急用厚朴三物汤通腑下气,泻热导滞。处方:

厚朴100g,枳实30g,大黄(后下)15g,水煎分2次服。

服1剂后腹中矢气频频,随后泻下燥屎及黏液。3剂后诸症消失,再予健脾和胃药3剂调理而愈。

[张宗圣. 厚朴三物汤验案三例[J]. 山东中医杂志,1997(8):375.]

八十四、厚朴生姜半夏甘草人参汤

【原文】

《伤寒论》

66条:发汗后,腹胀满者,厚朴生姜半夏甘草人参汤主之。

【组成与用法】

厚朴(炙,去皮)半斤,生姜(切)半斤,半夏(洗)半升,甘草二两,人参一两。

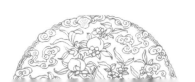

上五味,以水一斗,煮取三升,去滓。温服一升,日三服。

【功能与主治】

健脾和胃,行气除满。主治脾虚气胀,腹部胀满,脘闷不舒,呕逆。舌淡苔白,脉濡或缓弱。

【临床病案选录】

1. 失眠

黄某,男,成人。

初诊:失眠逾三十年。夜中自觉脘闷。旋有若热气者,放射向胸胁。食少便溏,营养不良,舌苔满白,此畏寒。因消化不良,影响营养。"胃不和,则卧不安",徒与催眠剂无益也。

丹参12g,生白术9g,小朴3g,良姜4.5g,川连1.8g,炒乌药6g,法夏9g,陈皮6g,人参须6g,油当归9g,肉桂(末,丸吞)1.8g,炙草2.4g。

二诊:药后竟颇能睡,闷与热不复作,惟时时心跳致醒。此固营养衰,血少所致。然治仍须主胃,兼安心神。

丹参12g,良姜4.5g,法半夏9g,别直参(另煎,冲)4.5g,乌药(炒)4.5g,煅牡蛎(打,先煎)30g,生炒白术各4.5g,当归9g,辰砂(飞,冲)3g,云苓12g,远志6g,川连1.8g,油肉桂(末,丸吞)1.8g。

三诊:药下颇得安睡。停药后,昨又失眠。大便少而难,今脉舌俱正常,胃病将次安和,可以侧重养血。大率出入于酸枣仁。

淡苁蓉12g,全当归9g,生芪24g,远志6g,丹参9g,太子参9g,姜夏9g,云苓12g,煅牡蛎12g,川连1.8g,油肉桂1.8g。

(陈沛沛,杨杏林. 陆渊雷医案[M]. 上海:上海科学技术出版社,2010:146.)

2. 腹胀

尹某某,男性,患腹胀证,自诉心下胀满,日夜有不适感,是属虚胀证。投以厚朴生姜半夏甘草人参汤。

厚朴12g,生姜9g,半夏9g,炙甘草6g,党参4.5g。

经复诊1次,未易方而愈。

(陈可冀.岳美中医学文集[M].北京:中国中医药出版社,2001:281.)

八十五、黄连阿胶汤

【原文】

《伤寒论》

303条：少阴病，得之二三日以上，心中烦，不得卧，黄连阿胶汤主之。

【组成与用法】

黄连四两，黄芩二两，芍药二两，鸡子黄二枚，阿胶三两。

上五味，以水六升，先煮三物，取二升，去滓，内胶烊尽，小冷，内鸡子黄，搅令相得。温服七合，日三服。

【功能与主治】

滋阴清热，交通心肾。主治少阴病，心烦，不得卧，手足心热，咽干口燥，舌红苔黄，脉沉细数。

【临床病案选录】

1. 功能性子宫出血

田某，女，43岁。

2009年3月27日初诊。月经淋漓不止40余天，某医院诊为功能性子宫出血，西药治疗不效。月经颜色鲜红有块，伴有口苦、心悸、胸闷、纳呆等症。舌红，脉弦数。处以黄连阿胶汤。

黄连6g，黄芩12g，白芍30g，阿胶10g，生地黄10g，鸡子黄（冲）2枚。7剂，水煎服。

二诊：漏血已止，他证减轻。效不更方，再进5剂。随访痊愈。

［黄煌．黄煌经方沙龙（第5期）［M］．北京：中国中医药出版社，2012：48.］

2. 失眠、腹胀

陈某，男，76岁。

2010年3月10日初诊。多年来失眠，腹胀，伴见纳差，时有心慌，发际生疮（湿疹），口不干，有口苦、大便干。舌苔黄腻，脉大。辨六经属太阴、阳明合病，辨方证属黄连阿胶汤合外台茯苓饮方证。

黄连6g，阿胶珠10g，清半夏15g，党参10g，陈皮30g，枳实10g，茯苓12g，焦白

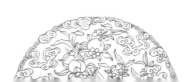

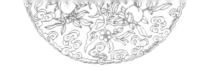

术 10g,黄芩 6g,炮姜 6g,三七粉(分冲)2g。7 剂,水煎服。

2010 年 3 月 17 日二诊:纳食、睡眠有所好转,腹胀减轻,心悸、心慌明显。舌苔白腻,脉细结。辨六经属太阳、太阴、阳明合病,辨方证属炙甘草汤证。

炙甘草 12g,党参 12g,麦冬 15g,生地黄 15g,麻子仁 10g,桂枝 15g,阿胶珠 10g,茯苓 15g,生姜 15g,大枣 4 枚。7 剂,水煎服。

2010 年 3 月 24 日三诊:心悸减轻,纳食尚可,腹胀不明显,大便偏溏,口微干,不苦,发际湿疮此起彼伏。舌苔白腻,脉细结。辨六经属太阳、阳明、太阴合病,辨方证属桂枝甘草龙骨牡蛎汤合黄连阿胶汤加薏苡附子败酱散合赤小豆当归三方证。

黄连 6g,阿胶珠 10g,莲子心 3g,生薏苡仁 18g,败酱草 18g,桂枝 15g,炙甘草 6g,生龙骨、生牡蛎各 15g,连翘 12g,赤小豆 15g,当归 10g,茯苓 12g。7 剂,水煎服。

2010 年 3 月 31 日四诊:发际湿疮明显减轻,睡眠进一步好转,大便偏溏。用方加强温补太阴之力,上方去茯苓,加炮姜 6g,党参 10g。7 剂,水煎服。

2010 年 4 月 7 日五诊:患者说:"这几天是我两年来身体最好的状态。"发际湿疮基本消退,纳食较好,脘腹无明显不适,精神较好,睡眠尚欠佳,大便不爽,口微干。舌苔白、脉沉弦滑。辨六经属太阳、阳明、太阴合病,辨方证属桂枝甘草龙骨牡蛎汤合黄连阿胶汤合外台茯苓饮方证。

桂枝 10g,炙甘草 6g,生龙骨、生牡蛎各 15g,黄连 6g,黄芩 6g,阿胶珠 6g,莲子心 3g,党参 10g,陈皮 30g,炮姜 6g,清半夏 15g,生姜 15g,大枣 4 枚。7 剂,水煎服。

2010 年 4 月 14 日六诊:睡眠渐好,余无明显不适。苔白,脉沉弦滑。辨六经属太阳、阳明、太阴合病,辨方证属桂枝甘草龙骨牡蛎汤合黄连阿胶汤方证。

黄连 3g,黄芩 6g,阿胶珠 10g,桂枝 15g,炙甘草 6g,生龙骨、生牡蛎各 15g,远志 10g,石菖蒲 10g,茯苓 15g,莲子心 3g,陈皮 30g。7 剂,水煎服。嘱药后无明显不适即可停药,停药后怡情养生。

(李赛美 . 当代经方名家临床之路[M]. 北京:中国中医药出版社,2010:29-30.)

3. 干燥综合征、血小板减少性紫癜

肖某,女,体态丰腴白皙,一直身体都好,从未生病。但今年夏天突发心动过速,在医院检查发现血小板只有 $16×10^9$/L,后确诊为干燥综合征引起的血小板减少性紫癜,后行脾脏切除术,术后同时服用激素,血小板一直维持在 3 万左右。一个半月前,她经人介绍前来就诊。当时患者下肢紫癜,每天肌内注射以后往往瘀紫一片且难退。同时异常口渴,饮水多,晚上睡眠差,身上出汗,手足心热,视物模糊,四肢麻木,大便干结如栗,询得月经半月一行,量多,有血块。舌暗红,舌面干燥,脉滑数,102 次/分。处以三黄泻心汤合黄连阿胶汤。

黄连 6g,黄芩 20g,制大黄 10g,生地黄 40g,白芍 30g,阿胶 20g。

服药两周后复诊,肖女士兴奋地告知,药后一周复查血小板上升到 98 000,同时患者皮下紫癜消失,大便畅快,盗汗消失,视力亦恢复,睡眠佳,针眼恢复快,期间经来血块消失,激素使用量减少,脉滑,90 次/分。将生地黄加至 50g,白芍加至 40g,嘱咐患者继续服用,并停激素。经过一个月的治疗,患者血象恢复正常。

[黄煌.黄煌经方沙龙(第 2 期)[M].北京:中国中医药出版社,2008:85-86.]

4. 慢性咽炎

郭某,男,29 岁,教师。

1995 年 4 月 2 日初诊。自诉:患慢性咽炎已 4 年余,经常口服治疗咽喉疾患含化片类,未能解除咽喉干涩疼痛。经检查,咽喉有轻度红肿,充血。又经喉科检查,未发现其他异常变化。刻诊:咽痛,咽干,时有汗出,心烦,多梦,肢体困倦,腰酸腿软,小便黄,大便干,2～3 日一行,舌红而干,苔少而略黄,脉细数。辨证为火热扰心,肾阴不足,其治当清心热,滋肾阴,利咽喉,以黄连阿胶汤加味。

黄连 12g,黄芩 9g,白芍 9g,阿胶 10g,桔梗 10g,生甘草 9g,薄荷 10g,鸡子黄 3 枚。5 剂,每日 1 剂,水煎 2 次,分 3 次服。

待药物煎煮之后,取汤去滓,药汤温度在 70～80℃,加入鸡子黄,搅匀,每服 1 次用 1 个鸡子黄。5 剂服尽,自觉咽喉舒服,又以 5 剂巩固疗效,慢性咽炎病症悉除。

(王付.经方实践论[M].北京:中国医药科技出版社,2006:127-128.)

5. 不寐

李某某,男,49 岁,编辑。

患失眠已两年,西医按神经衰弱治疗,曾服多种镇静安眠药物,收效不显,自诉:入夜则心烦神乱,辗转反侧,不能成寐。烦甚时则必须立即跑到空旷无人之地大声喊叫,方觉舒畅。询问其病由,素喜深夜工作,疲劳至极之时,为提神醒脑起见,常饮浓咖啡,至入夜则精神兴奋不能成寐,昼则头昏沉,萎靡不振。视其舌光红无苔,舌尖宛如草莓之状红艳,格外醒目,切其脉弦细而数。脉证合参,此乃火旺水亏,心肾不交所致。治法当以下滋肾水,上清心火,令其坎离交济,心肾交通。

黄连 12g,黄芩 6g,阿胶(烊化)10g,白芍 12g,鸡子黄 2 枚。

此方服至 3 剂,便能安然入睡,心神烦乱不发,续服 3 剂,不寐之疾,从此而愈。

(陈明,刘燕华,李方,等.刘渡舟临证验案精选[M].北京:学苑出版社,2002:40-41.)

6. 舌肿

罗某,女,56 岁,干部。1986 年 11 月初诊。患者从 1985 年 6 月起,自觉舌体变硬,味觉减退,但饮食尚可,当时未介意,亦未经任何治疗,入冬后症状加剧,舌体肿胀满口,边有齿印,麻木,裂痛,食不知味,活动僵硬,吐词不清,同时伴有头晕,失

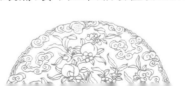

眠,纳食减退,心烦,手足心热,渴不多饮,大便不畅,小便黄等症。经服西药消炎抗菌及中药化痰利湿、清热解毒之剂均无效。查:形体消瘦,慢性面容,皮肤弹性差、干燥,舌体肿胀满口,舌质淡白、舌尖红、苔白厚而干、中间无苔,脉弦细。血压100/70mmHg,心肺正常,肠鸣音正常,病理切片未发现癌细胞,素嗜辛辣之品,辨证为心肾阴虚之舌肿。乃因患者嗜辛辣之品,内蕴而化热,灼伤阴液,使心火独亢,上攻于舌。治宜滋肾阴降心火。方用黄连阿胶汤加味。

黄连10g,黄芩10g,阿胶(烊兑)10g,白芍15g,砂仁5g,鸡内金10g,熟地黄30g,参须5g,龟甲10g,鳖甲10g,鸡子黄1个,4剂。

服药后疼痛减轻,舌体较前变软,继服原方10剂后病愈,至今未再复发。

[刘莺.舌肿[J].湖南中医杂志,1988(3):35-36.]

八十六、黄连汤

【原文】

《伤寒论》

173条:伤寒胸中有热,胃中有邪气,腹中痛,欲呕吐者,黄连汤主之。

【组成与用法】

黄连三两,甘草(炙)三两,干姜三两,桂枝(去皮)三两,人参二两,半夏(洗)半升,大枣(擘)十二枚。

上七味,以水一斗,煮取六升,去滓。温服,昼三夜二。

【功能与主治】

寒热平调,和胃降逆。主治胃热肠寒证,症见腹痛,欲呕吐,亦可见心烦,痞胀,腹泻等症。

【临床病案选录】

下利

林某某,男,52岁。

1994年4月18日初诊。患者腹痛下利数年,某医院诊为"非特异性溃疡性结肠炎"。选用抗生素及中药治疗,收效不显。刻下:腹中冷痛,下利日数行,带少许黏液。两胁疼痛,口渴,欲呕吐。舌边尖红,苔白腻,脉沉弦。辨为上热下寒证,治以清上温下,升降阴阳,为疏加味黄连汤。

黄连 10g,桂枝 10g,半夏 15g,干姜 10g,党参 12g,炙甘草 10g,大枣 12 枚,柴胡 10g。

服药 7 剂,腹痛、下利、呕吐明显减轻,但仍口苦、口渴、胁痛,又用柴胡桂枝干姜汤清胆热温脾寒,服 7 剂而愈。

（陈明,刘燕华,李方,等. 刘渡舟临证验案精选[M]. 北京:学苑出版社,2002:104-105.）

八十七、黄芪桂枝五物汤

【原文】

《金匮要略》

《血痹虚劳病脉证并治第六》:血痹,阴阳俱微,寸口关上微,尺中小紧,外证身体不仁,如风痹状,黄芪桂枝五物汤主之。

【组成与用法】

黄芪三两,芍药三两,桂枝三两,生姜六两,大枣十二枚。

上五味,以水六升,煮取二升,温服七合,日三服。

【功能与主治】

益气温经,和血通痹。主治血痹,症见肌肤麻木不仁,微恶风寒,舌淡,脉微涩而紧。

【临床病案选录】

1. 痹证

甲某,男,56 岁。山东人。

患者 20 年来,经常关节肿痛,甚则不能行走,在省立医院诊为"类风湿关节炎"。曾先后服用吲哚美辛、泼尼松、雷公藤、氨苯蝶啶、环磷酰胺、双氯芬酸等药,虽有一定疗效,但因以上药物均有不同程度的不良反应,患者不愿继续服用,故转请中医诊治。症见全身关节疼痛,尤以四肢为甚,局部发红、腕、指关节肿大,略有畸形,两下肢肿甚,足背明显,且肤色紫黑发亮、麻木,针刺不知痛痒。颈项活动不利,手不能抬举,足不能步履,身不能起坐。懒言,两目乏神,纳少,便软不畅,苔白

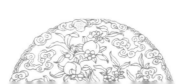

厚腻,脉沉细弱。化验室检查:血沉 96mm/h,罗氏试验阳性。追询其病史,病起于腹泻之后,因天气炎热,久坐井水纳凉而致。此因脾土不健,寒湿乘虚袭络,气血凝滞,络脉痹阻。治宜益气通阳,佐以祛湿、活血、通络。方选黄芪桂枝五物汤加味。

生黄芪 30g,桂枝 15g,炒赤芍 15g,生姜 10g,大枣 10 枚,人参 6g,路路通 20g,白芥子 10g,䗪虫 10g,姜黄 10g,当归 10g,泽兰 10g。

煎服上方 5 剂,每次服药后约 30 分钟,脚部渗出黄色黏液,50 分钟后渗出最多,150 分钟后渗出即止,渗出液约 12ml。患者关节疼痛减轻,肿势逐渐消退,但足背麻木、色紫同前,大便较前通畅,苔转为薄白腻,脉仍沉细,病邪已有出路。以原方继服 5 剂,每次服药后 30 分钟左右脚部仍有少量液体渗出,持续 60 分钟左右停止。

再以原方继服,渗出量日趋减少,服至 6 剂不再有液体渗出,腕、指关节疼痛明显减轻,两手已能持物,下肢肿势渐消,能自行抬举,足背麻木渐轻。化验室检查:血沉 16mm/h,罗氏试验弱阳性。尿量增多,但纳谷不香。此乃寒湿之邪渐去,血脉已渐流通,而脾土尚未恢复。守原方再加健脾益胃之品。

生黄芪 30g,桂枝 15g,炒赤芍 15g,生姜 10g,大枣 5 枚,白芥子 10g,䗪虫 10g,姜黄 10g,当归 10g,泽兰 10g,党参 20g,茯苓 10g,炒白术 10g,焦三仙各 10g。

煎服 9 剂后关节疼痛消失,下肢肿势已去,唯有足背微肿未消,麻木已渐大半,肤色由黑转紫,舌苔薄,脉细弱。原方去姜黄、䗪虫,加枳壳 10g,陈皮 10g,煎服 5 剂后关节疼痛未发作,下肢肿势全消,足部已有皱纹,踝骨、跖骨骨形显露,肤色转为暗红,足背麻木消失,纳增便畅。再服原方 10 剂,诸症渐平,罗氏试验转为阴性,血沉为 6mm/h。再给予调补肝肾、舒筋活血之剂痊愈。

[宋传坤.黄芪桂枝五物汤临床治疗体会[J].中医临床研究,2018,10(20):121-122.]

2. 舌麻

陈某,女,40 岁。

1990 年 6 月 2 日初诊。嘴唇及舌尖发麻已六七年,时作时止,舌淡,脉细弱。投以黄芪桂枝五物汤合升麻葛根汤加减。

黄芪 50g,桂枝 10g,赤白芍各 15g,甘草 10g,升麻 10g,葛根 30g,川芎 10g,白芷 15g。

6 月 14 日复诊:服上方 8 剂,口唇舌尖发麻消失。

(万有生.中国百年百名中医临床家丛书·万有生[M].北京:中国中医药出版社,2003:244-245.)

3. 下肢麻木

田某,女,45 岁。

1963 年 1 月 3 日初诊:恶寒,下肢麻木,肌肤不仁,自觉发冷,舌头亦冷,已 1 月

余,苔薄白,脉微涩而紧。证属气虚血痹。治宜益气温经,和营通痹。方用加味黄芪桂枝五物汤:

生黄芪 7.5g,桂枝 7.5g,生白芍 7.5g,怀牛膝 6g,防己 7.5g,生姜 3 片,大枣 4 枚。2 剂,水煎服。

二诊:服上药后,下肢麻木消失,皮肤恢复知觉,恶寒减轻,汗出较多,齿龈冷,大便多,日行 3～4 次。上方加生白术 7.5g,茯苓 7.5g,附子 3g。2 剂,水煎服。

三诊:服上方后恶寒已去,大便基本恢复正常,继服上方 4 剂,以巩固疗效。

(王象礼,赵通理. 中国百年百名中医临床家丛书·李翰卿[M]. 北京:中国中医药出版社,2001:131.)

八十八、黄芪芍药桂枝苦酒汤

【原文】

《金匮要略》

《水气病脉证并治第十四》:问曰:黄汗之为病,身体重,发热汗出而渴,状如风水,汗沾衣色正黄如柏汁,脉自沉,何从得之? 师曰:以汗出入水中浴,水从汗孔入得之,以芪芍桂酒汤主之。

【组成与用法】

黄芪五两,芍药三两,桂枝三两。

上三味,以苦酒一升,水七升,相和,煮取三升,温服一升,当心烦,服至六七日乃解。若心烦不止者,以苦酒阻故也。

【功能与主治】

益气祛湿,和营泻热。主治黄汗,症见身体肿,发热汗出,汗沾衣,色黄如柏汁,口渴,脉沉。

【临床病案选录】

黄汗

谢某,男,15 岁,某师范学生。

1983 年寒假初诊。周身汗出色黄已几年,近来增剧。询问其病史,乃因少年时暑季汗出而经常到河中洗澡,久则出现黄汗,汗出过多时觉得疲乏。诊其脉沉。

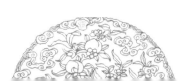

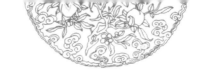

乃思《金匮要略·水气病》篇有"汗沾衣，色正黄如柏汁，脉自沉……以汗出入水中浴，水从汗孔入得之，宜芪芍桂酒汤主之"。遂书以原方。

黄芪30g，白芍20g，桂枝20g，苦酒(以自作甜酒水贮之以变成有酸苦味者代之)200ml，加水与苦酒同煎3药，1日1剂，早晚分服，嘱服5剂。

服完5剂后，病者告知效果不显，乃嘱其原方再服5剂，并向患者说明原方后有"服至六七日乃解"的医嘱，再服5剂后以观效果。

2年后遇见其父得知，其子服药，10剂后，黄汗渐减，直至完全停止，至今未再复发。

［谢鼎苏．芪芍桂酒汤治疗黄汗病1例［J］．湖南中医学院学报，1987(1)：20］

八十九、黄 芩 汤

【原文】

《伤寒论》

172条：太阳与少阳合病，自下利者，与黄芩汤；若呕者，黄芩加半夏生姜汤主之。

333条：伤寒脉迟六七日，而反与黄芩汤彻其热，脉迟为寒，今与黄芩汤复除其热，腹中应冷，当不能食，今反能食，此名除中，必死。

【组成与用法】

黄芩三两，芍药二两，甘草(炙)二两，大枣(擘)十二枚。

上四味，以水一斗，煮取三升，去滓。温服一升，日再夜一服。

【功能与主治】

清热止利，缓急止痛。主治太阳、少阳合病之热痢，症见腹痛下利，里急后重，大便不爽，舌红苔薄黄腻，脉细数。

【临床病案选录】

1. 腹泻

张某，女，72岁。

因腹痛下利四日就诊。刻下：脘腹阵痛而下利，每日数十次，腹痛拒按，肛门灼热疼痛，口渴，时而汗出，胃脘灼热，舌红苔黄，脉细数。自言因家养土鸡二十余只，本欲财神节分与城里诸子女,无奈得瘟疫接连病死,下利前日皆死光,脾气素火,大怒之后食一桃,半日后即病。经输液服药诸症不减,反而下利增多。处方如下。

黄芩30g,生白芍30g,生甘草15g,生姜10g,大枣4枚,1剂,水煎3次,均分3次服。

复诊:腹痛下利皆微,唯无力,上方继服1剂,水煎3次,均分4次服,每日2次,饭前服。随访愈。

[黄煌.黄煌经方沙龙(第5期)[M].北京:中国中医药出版社,2012:75.]

2. 痢疾

吴某,女,24岁。

下痢红白,腹部挛急而痛,里急后重已两天。身热,舌红苔黄,脉弦数。证属大肠湿热下注,治拟清热燥湿,方用黄芩芍药汤加味。

黄芩9g,赤白芍各12g,甘草5g,广木香6g,大腹皮子各9g,白头翁9g,3剂。

连服3剂,下痢止,腹痛除。

(张云鹏.中国百年百名中医临床家丛书·姜春华[M].北京:中国中医药出版社,2002:164.)

九十、黄 土 汤

【原文】

《金匮要略》

《惊悸吐血下血胸满瘀血病脉证治第十六》:下血,先便后血,此远血也,黄土汤主之。

【组成与用法】

甘草、干地黄、白术、附子(炮)、阿胶、黄芩各三两,灶中黄土半斤。

上七味,以水八升,煮取三升,分温二服。

【功能与主治】

温阳健脾,养血止血。主治脾阳不足,脾不统血证,症见大便下血,先便后血,或吐血、衄血及妇人崩漏,血色暗淡,四肢不温,面色萎黄,舌淡苔白,脉沉细无力。

【临床病案选录】

1. 溃疡性结肠炎

患者3年前无明显诱因出现腹痛,遇冷及食用生冷食物腹痛明显加重,腹泻,

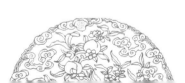

黏液脓血便,每日 3～4 次,腹胀,嗳气,恶心,呕吐,气短、乏力,进行性加重,曾到当地市人民医院就诊,行肠镜检查及病理检查诊断为:溃疡性结肠炎;小细胞低色素性贫血(中度);低蛋白血症。给予口服激素、美沙拉嗪片治疗后患者上述症状不能缓解,考虑患者重症溃疡性结肠炎,给予手术治疗,术后患者腹痛、腹泻、便血症状进行性加重,1 年后再次给予手术治疗仍未缓解,症状仍进行性加重。初诊:腹痛,遇冷及食用生冷食物腹痛明显加重,腹泻,血性黏液便,暗红色,日 10 余次,腹胀,嗳气,时有恶心、呕吐,气短、乏力,不能行走,进食少量流质饮食后腹胀明显加重,舌暗,苔白厚腻,齿痕,脉沉细无力。中医诊断为便血,脾胃阳虚。根据《金匮要略·惊悸吐衄下血胸满瘀血病脉证治第十六》所言,"下血,先便后血,此远血也,黄土汤主之"。处方如下。

灶心黄土 60g,黄芩 10g,生地黄 20g,白术 20g,炮附子 20g,阿胶 20g,炙甘草 20g。

7 剂,水煎温服,每日 1 剂,每日 2 次。

7 剂后患者腹痛、腹泻、便血症状好转,进食较前增加,活动后仍气短、乏力。

原方继续服用 15 剂,上述症状继续好转,便血次数减少,给予附子理中丸 1 丸汤药送服,每日 2 次。

3 个月后调方为灶心黄土 60g,黄芩 10g,生地黄 20g,白术 20g,炮附子 40g,阿胶 20g,炙甘草 20g,干姜 40g。

患者坚持服用中药 1 年,无腹痛、腹泻,无便血,正常活动,饮食及睡眠正常,大小便正常。舌淡,苔白,无齿痕,脉和缓有力。

[黄玉龙,张同学. 黄土汤治疗溃疡性结肠炎验案浅析[J]. 中医药信息,2014,31(3):78.]

2. 便血

刘某,男,67 岁,梓潼县粮食局工作。

1975 年 6 月 5 日初诊。患者于两天前突然排黑溏大便 3 次,旋即昏倒在厕所中,其婿黄医师用维生素 K、对羧基苄胺及云南白药等,治疗 2 日,每日仍排黑粪 1～2 次,血压下降至 45/20mmHg,血红蛋白 4.5g,神识时清时昧,病势危重。我察患者面色苍白,神情倦怠,额上时有冷汗,自诉头晕,心跳心慌,头重不能举,舌质淡,脉虚大无力(既往有肺气肿、高血压、贫血病史,无消化道疾病史)。综合脉证,乃系中虚气陷,气不摄血,而气随血脱。"有形之血,不能速生,无形之气,所当急固",此之谓也。处方如下。

红人参、白及、白芍、阿胶珠各 10g,黄芪 25g,炒白术、仙鹤草各 12g,山药 30g,炙黑甘草、黑干姜各 6g,三七 4.5g(3 次冲吞),灶心黄土 60g。煎汤代水,1 剂。

次日复诊:上方仅服 1 次,患者即感头晕心跳好转,尽剂,即可自行下床如厕。黑粪止。原方加减,不旬月调理而瘳。

[何绍奇. 读书析疑与临证得失(2 版)[M]. 北京:人民卫生出版社,

2005:341.]

3. 顽固性呃逆

漆某,男,76岁,干部。

1986年3月25日初诊。患者素有肺心病、冠心病、心肌梗死及心衰和肺衰的病史,此次住某医院保健病房,出现了顽固性呃逆,伴有呕吐,食饮俱废,痛苦不堪。该院中医会诊,以旋覆花、代赭石、丁香、柿蒂、橘皮、竹茹诸方投之不效,诸症有增无减,于同年3月25日邀余前往会诊。

诊查:虽有呃逆频作,时呕哕,但细察其症,呕哕虽频作,但声音低微,兼有身倦乏力,气短嗜睡,脉弱舌淡等一派虚极之象,昭然可见。联系其久病之病史,病久体虚,胃气衰微,所以诸症皆见。辨证属中焦虚衰欲脱,治以扶正固脱,佐以和胃降逆。

附子6g,干姜6g,熟地黄18g,山萸肉18g,山药12g,白芍15g,生龙牡各24g,清半夏9g,代赭石12g,阿胶(烊化)10g,灶心土(煎汤代水煎药)30g,黄芩10g,白术10g。水煎服,4剂。

二诊(1986年3月29日):药后呃逆少作,显效,仍宗原方意加减以助胃气升发,开胃进食。但脉结代未见缓解,进食、精神均见好转,病人家属均感满意。

(谢海洲．中国百年百名中医临床家丛书·谢海洲[M]．北京:中国中医药出版社,2004:167-168.)

4. 胃脘痛

甄某,男,45岁。

1965年12月9日初诊。1963年曾患胃脘痛,经X线钡餐检查确诊为胃溃疡,经治疗一度缓解,近一月来又常胃脘痛,饭前明显,口干不思饮,时觉头晕、乏力,大便溏黑,潜血强阳性,苔白,脉沉弦细。

伏龙肝三两,炮姜三钱,川附子三钱,党参三钱,炒白术三钱,生地炭八钱,当归三钱,川芎三钱,白芍四钱,艾叶三钱,生阿胶三钱,炙甘草二钱,黄芩三钱。

结果:上药服三剂胃脘痛已,六剂潜血转阴性。

(冯世纶．中国百年百名中医临床家丛书·胡希恕[M]．北京:中国中医药出版社,2001:69)

九十一、己椒苈黄丸

【原文】

《金匮要略》

《痰饮咳嗽病脉证并治第十二》腹满,口舌干燥,此肠间有水气,己椒苈黄丸

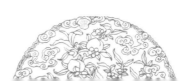

主之。

【组成与用法】

防己、椒目、葶苈（熬）、大黄各一两。

上四味，末之，蜜丸如梧子大，先食饮服一丸，日三服，稍增，口中有津液。渴者加芒硝半两。

【功能与主治】

攻逐水饮，前后分消。主治水饮积聚脘腹，肠间有声，腹满便秘，小便不利，口干舌燥，脉沉弦。

【临床病案选录】

1. 肝硬化腹水

秦某某，女，39岁，干部。

1976年2月12日初诊。发现肝病已三年。去年11月浮肿加剧，并出现腹水，在山东省鄄城县诊治，诊断为"肝硬化腹水"。当时曾用双氢克尿噻等西药，腹水一度消退。现胸脘痞塞不舒，腹胀满疼痛，胁痛，嗳气，纳食甚少，烦躁，下肢浮肿，按之凹陷，小便短赤，大便干燥，月经量多，晚上肌肤灼热。脉沉细带弦，舌麻痛质青紫。昨日在某医院做超声波检查：腹部侧卧位见液平，最宽2.5格。病由情志怫逆，以致肝失条达，气血郁滞，脉络瘀阻，水气停聚。治宜化瘀利水，清热通腑。

防己三钱，椒目二钱，葶苈子五钱，制川军三钱，莪术三钱，枳实三钱，失笑散（包煎）五钱，丹参四钱。六剂。

二诊（2月19日）：服上方后腹泻两天，腹部松动，胀痛减轻，尿量增多，浮肿减退，仍有轻度胸闷，晚上仍觉发热。舌青紫已减，脉沉细。再守原意。

防己三钱，椒目三钱，葶苈子五钱，制川军四钱，莪术三钱，枳实三钱，失笑散（包煎）五钱，延胡索四钱。7剂。

三诊（2月26日）：每天排出两次黑色大便，颇觉舒适，腹胀续减，胸胁偏右隐痛，经量多，精神较前振作。

原方制川军改为三钱，加郁金三钱。7剂。

四诊（3月4日）：尿量续增，浮肿全退，大便每天一次，色黄不黑，胸胁仍觉隐痛，嗳气则舒，胃纳明显增加，初诊时每日仅三两，最近每日一斤二两。脉沉细，舌质青紫，苔根腻。今日本院做超声检查：肝肋下及剑突下均2.5cm，脾肋下刚及，肝较密微小结节波，腹水（一）。

治疗20余天，气血流行渐畅，水气亦从下行，病势已有起色，再予疏肝理气化瘀之法。

防己三钱,葶苈子五钱,制川军三钱,延胡索四钱,川楝子三钱,丹参三钱,煅瓦楞一两,制香附三钱,失笑散(包煎)四钱。7剂。

医嘱:胃纳虽增,但需控制饭量,每天以不超过九两为宜。

(朱世增.黄文东论脾胃病[M].上海中医药大学出版社,2009:83-84.)

2. 水臌

朱某,男,25岁,住蔡家乡。

春间患风寒咳嗽,浸至全身浮肿,医用开鬼门法,浮肿全消,但咳嗽仍紧,腹感满胀,又用六君子汤加姜、辛、味温肺健脾,咳得减而腹更胀大,行动则气促。易医亦认为虚,疏实脾饮,服后胀不减,胸亦甚觉痞满。经治十余日无效,迁延半年,腹大如鼓。吾夏月治其邻人某之病,因来附诊,按脉沉实,面目浮肿,口舌干燥,却不渴,腹大如瓮,有时鸣声胀满,延及膻中,小便黄短,大便燥结,数日一行,起居饮食尚好,殊无羸状。如果属虚服前药当效,而反增剧者,其为实也明甚。审病起源风寒,太阳之表邪未尽,水气留滞,不能由肺外散,反而逐渐深入中焦,与太阴之湿混合为一,并走肠间,辘辘有声,而三焦决渎无权,不从膀胱气化而外溢,积蓄胃肠而成水臌。当趁其体质未虚,乘时而攻去之。依《金匮》法,处防己椒目葶苈大黄丸(改汤),此以防己、椒目利水,葶苈泻肺,大黄清肠胃积热,可收快利之效。药后水泻数次,腹胀得减。再二剂,下利尤甚,腹又逐消,小便尚不长,用扶脾利水滋阴之法,改服茯苓导水汤配吞六味地黄丸,旬日而瘥。

(赵守真.现代著名老中医名著重刊丛书——治验回忆录[M].北京:人民卫生出版社,2008:42.)

3. 慢性非特异性结肠炎

叶某,男,33岁。

1999年4月26日初诊。自诉:腹泻每日2～3次,有3年余,曾在某医院治疗近1年,在服药期间,症状控制,可停药则病证又发。经肛肠科检查及肠镜检查,诊为:慢性非特异性结肠炎。刻诊:腹泻每日2～3次,大便有时泻下如水样,腹痛,口渴不欲饮水,腹中肠鸣,如水响声,声音较高,大便有时如细条状,且大便不爽,舌淡,苔薄滑,脉滑。辨证为大肠水结证,其治当清热利水,导饮下泄,以己椒苈黄丸加味。

防己9g,椒目9g,葶苈子9g,大黄6g,茯苓15g。5剂,每日1剂,水煎2次,分3次服。

二诊:大便成形,但腹中鸣响仍在,又以前方5剂。之后,又服用前方15剂,病情痊愈。随访半年,未再发作。

(王付.经方实践论[M].北京:中国医药科技出版社,2006:306.)

4. 反胃

谢某,女,55岁。

1976年9月30日初诊。胃病史十余年,1个月前复发,中腹痛,拒按,3天前食

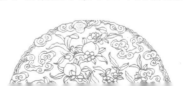

后 2 小时呕吐食物痰涎酸水，大便艰秘，背恶寒，口干脉细，舌前红，苔根腻。胃失和降，痰饮内停，肝热乘之，下关既涩，势必上涌。先拟清肝化饮通泄法。

姜川连 2.4g，炒吴茱萸 1.5g，炒黄芩 4.5g，枳实 12g，制半夏 9g，防己 12g，椒目 6g，生大黄(后下)4.5g，煅瓦楞子(先煎)30g。4 剂。

二诊(1976 年 10 月 4 日)：大便溏软，腹痛止，稍感不舒，呕吐得瘥，并思纳食，苔根腻渐化。肝热减而痰饮已得下泄，梗阻已有缓解之象，仍守前法迭进。原方 3 剂。

三诊(1976 年 10 月 7 日)：大便已正常，呕吐未复发，纳增，食后无不适，惟口多清涎，下腹时或胀气，脉细，舌红口不干。反胃之疾已有向愈之势，再拟和胃化饮理气，以善后巩固。

炒黄连 1.8g，炒吴萸 0.9g，川石斛 12g，茯苓 12g，防己 12g，椒目 6g，制半夏 9g，炒枳壳 9g，大腹皮 12g，佛手片 4.5g。7 剂。

（严世芸，郑平东，何立人．张伯臾医案[M]．上海：上海科学技术出版社，2003：90-91．）

九十二、胶 艾 汤

【原文】

《金匮要略》

《妇人妊娠病脉证并治第二十》：师曰：妇人有漏下者，有半产后因续下血都不绝者，有妊娠下血者，假令妊娠腹中痛，为胞阻，胶艾汤主之。

【组成与用法】

芎䓖、阿胶、甘草各二两，艾叶、当归各三两，芍药、干地黄各四两。

上七味，以水五升，清酒三升，合煮取三升，去滓，内胶，令消尽，温服一升，日三服。不差，更作。

【功能与主治】

养血止血，调经安胎。主治妇人冲任虚损，血虚有寒证，症见崩漏下血，月经过多，淋漓不止，产后或流产损伤冲任，下血不绝；或妊娠胞阻，胎漏下血，腹中疼痛，脉细弱或细涩。

【临床病案选录】

1. 妊娠胎动下血

杨某,女,33岁。

2016年3月初诊。诉停经40余日,始有纳呆择食,胃脘胀满,恶心呕吐。诊为早妊恶阻。近两日,因事繁劳累致阴道出血,少腹坠痛,且阵发性加重。腰酸腿软,头晕耳鸣,口干,小便短黄,大便不畅。刻诊见面色萎黄,形体消瘦,精神倦怠。舌红、苔白欠润,脉滑细数。此属早孕胎动下血。系肾气不足,无以固胎。脾虚不足,化源不足,则血虚内热、冲任不固所致。治当补肾健脾,养血清热,止血安胎。立方以胶艾汤加减。

桑寄生12g,菟丝子15g,川断6g,炒白芍12g,阿胶12g,当归10g,生地黄15g,焦术18g,黄芩9g,黑艾叶6g,黑杜仲10g,甘草3g。3剂,水煎服。

服药3剂后,阴道出血已止,腰酸、腹痛、头晕、口干减轻,查舌红、苔薄白,脉细滑。继以原方加山芋12g,生口芪15g,麦冬9g。继服3剂。药后诸症悉平。嘱加强营养,静养调理。

[王金亮.胶艾汤治妊娠胎动下血[N].中国中医药报,2017,7(21).5.]

2. 崩漏

陈某,女,41岁。

2008年4月7日初诊。患者劳累后,当月月经1个月2次,末次月经2008年3月27日,经水量少,色淡质稀,淋漓不断10余日,伴神疲气短,面色㿠白,腰酸肢倦,纳谷不馨。舌淡胖,脉虚细。诊为崩漏。治宜益气摄血,固冲止血。予胶艾汤加味。

阿胶、白芍、熟地黄各12g,当归、杜仲、白术、黄芪各9g,艾叶炭、甘草各6g。

3剂后淋漓即净,但纳谷未馨,去艾叶炭、熟地黄,入怀山药、炒扁豆各12g。续服5剂后,面色渐润,食欲转佳。随访1年,经汛如常。

[苑淑肖.胶艾汤妇科应用验案举隅[J].浙江中医杂志,2010,45(8):615.]

3. 皮肤紫斑

患者某,女,45岁,住湖北省神农架林区,家庭妇女。

1990年8月4日就诊。近半年多来,身体上下肌肤常出现一些散在性不规则的铜钱大紫色斑块,按之不退,无痛感,月经每次来潮则量多如涌,经血红,某医院为其2次刮宫治疗而未能奏效,心慌,少气,口干,脉细数。乃血脉损伤,血瘀皮下,是为"紫斑",治宜养血,活血,止血,兼以益气,借用胶艾汤加味。

生地黄15g,当归10g,干艾叶10g,川芎10g,白芍10g,炙甘草10g,党参10g,炙黄芪10g,炒白术10g,阿胶(烊化)10g。

上10味,以适量水先煎前9味,待水减半,去渣取汁,纳阿胶于药汁中烊化,温服,每日2次。药服1剂而血止,6剂而病愈。

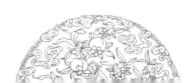

（李今庸，李琳. 中国百年百名中医临床家丛书·李今庸[M]. 北京：中国中医药出版社，2002：241-242.）

九十三、橘皮竹茹汤

【原文】

《金匮要略》

《呕吐哕下利病脉证治第十七》：哕逆者，橘皮竹茹汤主之。

【组成与用法】

橘皮二升，竹茹二升，人参一两，甘草五两，生姜半斤，大枣三十枚。

上六味，以水一斗，煮取三升，温服一升，日三服。

【功能与主治】

化痰清热，益气降逆。主治胃虚有热之呃逆，症见呃逆或干呕，虚烦少气，口干，手足心热，舌嫩红苔薄黄或少，脉虚数。

【临床病案选录】

1. 腹胀（胃扭转）

黄某，男，42岁。

1974年12月27日初诊。久患腹胀，经治多年不愈。曾经某医院钡餐检查发现胃扭转和贲门狭窄、食道粗糙。近时腹胀微痛，且有气向上窜，以致胸背部和手臂亦痛，牙根酸痛，口干口苦，晨起必吐浓痰而色黄量多，时时噫气，虽尚能食而不饥不香，大便不成形，夜寐多梦，舌质红，脉弱。投以橘皮竹茹汤合温胆汤加减。

陈皮30g，竹茹10g，法半夏10g，枳实10g，赤茯苓15g，生甘草5g，枇杷叶15g，麦冬15g，北沙参15g。

二诊（12月31日）：服上方3剂，腹胀和胸背痛减轻，晨起吐黄稠痰见少。但仍饭后腹胀甚，大便日行一次不成形，口干口苦。守上方加山楂15g，六曲10g，谷麦芽各15g，鸡内金10g。

三诊（1975年1月7日）：再进上方5剂，腹胀减其半，胸背痛全止，晨起已不再吐黄稠痰，但喉间仍有痰黏难出之感，口苦不干，大便量少仍不成形，下肢酸软，脉已不弱。守上方加葛根、玉竹各15g。

四诊(1月13日)：更进上方5剂，腹胀完全解除，胸背手臂痛亦全止，口已不苦，知饥食香，每餐能进200g米饭，而且食后脘腹不胀，下肢已不酸软。但大便仍未成行而矢气较多，仍守上方加减善后。

（万友生.中国百年百名中医临床家丛书·万友生[M].北京：中国中医药出版社，2003：170-171.）

2. 胃脘痛

患者某，女，42岁，住武汉市武昌区，工人。

1977年4月某日就诊。胃痛10余年，时发时止。曾呕出黑色血1次。饮食稍有不慎及进食稍多或稍硬或不易消化之物则胃痛立即发作。每发则胃部绞急胀痛，气逆上冲而时发噫气，其噫气之声响而长，呕吐食物和黏涎，甚则呕吐青黄色苦汁，小便短少色黄，口干，苔薄，脉虚弱，吃药则痛止。今又胃痛复发，某医院钡餐透视检查，诊断为"胃下垂"和"浅表性胃炎"。乃胃虚气弱，逆而上冲，导致呕胆伤津。治宜补中益胃，降逆行气。拟方橘皮竹茹汤、芍药甘草汤加减。

竹茹15g，陈皮10g，生姜6g，党参10g，炙甘草10g，白芍10g，茯苓10g，麦冬10g，当归10g，枇杷叶（去毛，炙）10g。

上10味，以水适量煎药，汤成去渣取汁温服，每日2次。嘱其切慎饮食调节，药服2剂而痛止，又续服15剂而停药，至今胃痛未复发。

（李今庸，李琳.中国百年百名中医临床家丛书·李今庸[M].北京：中国中医药出版社，2002：220-221.）

九十四、苦酒汤

【原文】

《伤寒论》

312条：少阴病，咽中伤，生疮，不能语言，声不出者，苦酒汤主之。

【组成与用法】

半夏（洗，破如枣核）十四枚，鸡子去黄，内上苦酒，着鸡子壳中，一枚。

上二味，内半夏，著苦酒中，以鸡子壳置刀环中，安火上，令三沸，去滓。少少含咽之；不差，更作三剂。

【功能与主治】

清热利咽，涤痰消肿。用于少阴病症见咽中伤，生疮，不能语言，声不出。

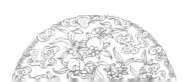

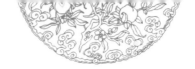

【临床病案选录】

咽中异物感(慢性滤泡性咽炎)

黄某,女,35岁,售货员。

患慢性滤泡性咽炎数年,多方治疗未能见效。咽中常觉有痰作梗,干痒不适,闻油烟等刺激性气味或情绪激动时加甚,每致呛咳不止,用上方法半夏15g,鸡蛋壳1个(洗净连膜压碎),加米醋75ml泡浸0.5小时,然后微火煎沸5~10分钟,倒出药液后慢慢呷服。7剂,每日1剂,水煎服。

咽痒不适症状明显减轻,再连服10剂,症状消失,病遂告愈。

[吴弥漫.古四方治疗慢性病体会[J].中医药学报,2001,29(2):17-18.]

九十五、理中汤(丸)

【原文】

1.《伤寒论》

386条:霍乱,头痛发热,身疼痛,热多欲饮水者,五苓散主之;寒多不用水者,理中丸主之。

396条:大病差后,喜唾,久不了了,胸上有寒,当以丸药温之,宜理中丸。

2.《金匮要略》

《胸痹心痛短气病脉证治第九》:胸痹心中痞,留气结在胸,胸满,胁下逆抢心,枳实薤白桂枝汤主之;人参汤亦主之。

【组成与用法】

人参、干姜、白术、甘草(炙)各三两。

上四味,捣筛为末,蜜和丸,如鸡黄大,以沸汤数合和一丸,研碎,温服之。日三四,夜二服。腹中未热,益至三四丸,然不及汤。汤法:以四物,依两数切,用水八升,煮取三升,去滓,温服一升,日三服。

若脐上筑者,肾气动也,去术,加桂四两;吐多者,去术,加生姜三两;下多者,还用术;悸者,加茯苓二两;渴欲得水者,加术足前成四两半;腹中痛者,加人参足前成四两半;寒者,加干姜足前成四两半;腹满者,去术加附子一枚。服汤后,如食顷,饮热粥一升许,微自温,勿发揭衣被。

【功能与主治】

温中祛寒,补气健脾。主治脾胃虚寒,脘腹疼痛,喜温喜按,呕吐,畏寒肢冷,便溏;阳虚失血,便血、吐血、衄血或崩漏等,血色暗淡,质清稀,面色㿠白;中阳不足,阴寒上乘之胸痹;脾气虚寒,病后喜唾,小儿慢惊;舌淡,苔白滑,脉沉弱。

【临床病案选录】

1. 胸脘胀满

浮桥萧学文,年二十左右,患胸脘胀满。时医用破气消导之药,甚至胸脘突起,胀硬非常,食不消化,气急难以布息,求治于予。脉象左弦右微。

知为脾肺虚极,木横土中,致脾胃失运行输化之机,肺气亦失升清降浊之能。中阳日衰,而浊阴日盛。甚至上中二焦之空旷处,尽被浊阴占据。即《内经》所谓浊阴在上,则生胀,故成此如鼓非鼓之证象也。论其治法,欲去其浊阴,必先振其中阳。如赤日当空,则阴霾之气不祛自散。因用理中汤以复其中阳,加青皮、白芍、柴胡、茯苓以疏泄其肝气。服之四剂而胸脘得宽,皮肤亦柔软,唯胀硬虽减而未尽。脉象左弦退,右仍微。

良以气虚已极,若非大补其中气,则中极转运之轴,终属窒滞。乃单用理中汤,以潞党参力薄,易以别直参六钱,又服四剂,果平复如常。

(王雨三著,林晶整理.王雨三治病法轨[M].北京:中国中医药出版社,2017:95.)

2. 痢疾

姜某,4 岁,男孩,状元渔业队渔民之子。

1975 年 7 月 4 日诊。几月来拉脓血便,西医诊断为慢性痢疾,屡治无效,后转中医治疗,给服白头翁汤等苦寒之剂,病情加剧,转来我处诊治。诊其脉沉细,90次/分,舌淡,苔薄白,腹部柔软无力,心下痞坚,不渴,小便色清,大便一日八九次,量少形细,黏液状,偶夹便血,无腹痛啼哭表现,证属中阳不足,脾胃虚寒,予以理中汤加味。

党参三钱,炮姜炭二钱,白术三钱,炙甘草一钱,地榆炭一钱,荆芥炭一钱。二剂痊愈。

(娄绍昆著,娄莘杉整理.中医人生——一个老中医的经方奇缘[M].北京:中国中医药出版社,2012:445.)

3. 太阴证寒呃

罗某某,男,25 岁。四川新津县某乡,农民。

1969 年冬,时感胃脘隐痛,按之似包块。便秘而腹不满,未予治疗。翌年,胃脘持续疼痛,嗳气吞酸,呃逆气阻,嗳出始舒。曾按胃炎治疗数年,后转成都某医院

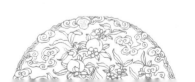

诊断为胃神经官能症,后改由中医按肝胃不和等论治,时痛时缓,迁延至 1973 年冬,病情加剧。1974 年 4 月初来诊。症见:形体消瘦,面色不荣,阵阵呃逆,胃脘疼痛,遇寒加剧。数月来,只能食稀粥流食,饮入频频发呕,泛吐清涎。大便先结后溏,数日一次。舌质偏淡,苔白滑,脉沉。此为足太阴脾虚寒呃,法宜温中健脾,行气化浊,以理中汤加味主之。

党参 20g,干姜 15g,白术 15g,炙甘草 6g,茯苓 20g,砂仁 12g,白蔻 10g,法夏 15g。3 剂。

二诊:呃气减少,腹痛缓解,继上方加公丁香、吴茱萸,暖肝行气止痛,再服 5 剂。

三诊:呃逆止,食欲增,大便畅,精神好转。嘱忌生冷。再将上方服十余剂。月余后患者来告,饮食如常,已参加农业劳动。

1979 年 7 月 20 日追访,患者说,"现身体健康,体力超过一般劳动力。"

(范开礼,徐长卿.范中林六经辨证医案选[M].北京:学苑出版社,2012:53.)

4. 呕吐(糖尿病胃瘫痪)

高某,女,38 岁。

2008 年 4 月 28 日初诊。患者反复恶心、呕吐 5 年。患者 12 年前无明显诱因出现多饮、消瘦、多尿,于陕西省人民医院检查诊断为 1 型糖尿病,治疗药物胰岛素(诺和灵)30R,日用量 20U,血糖控制一般。2002 年开始出现恶心呕吐,反复发作,并诱发多次酮症酸中毒,严重时出现昏迷,诊断为糖尿病胃瘫痪,2003 年 10 月开始带胰岛素泵治疗。刻下症:恶心,呕吐,腹胀,腹痛,喜热饮,饮食差,睡眠差,舌质红,舌下脉络瘀滞,脉细弦涩。血压:105/70mmHg。辨证为脾肾阳虚,治以温补脾肾、和胃止呕,方选附子理中汤合苏连饮加减。

淡附片(先煎 4 小时)30g,红参 15g,干姜 30g,茯苓 60g,炙甘草 15g,紫苏叶 9g,黄连 15g,藿香梗 9g,白芍 30g,清半夏 15g,14 剂,水煎服,每日 1 剂,分 2 次口服。

2008 年 5 月 5 日复诊:患者遵医嘱服上方 14 剂,效果明显,病情好转。刻下症:胃胀痛,喜按、喜热饮,反酸,口干,纳可,无呕吐,无腹胀,大便成形,2～3 日 1 次。舌淡,脉细。考虑为虚寒胃痛。处方:黄芪建中汤加减。

黄芪 45g,桂枝 30g,白芍 60g,炙甘草 15g,附子(先煎 4 小时)30g,干姜 30g,苏梗 9g,藿香梗 9g,煅瓦楞子(先煎)30g。14 剂,水煎服。

后随访至今,未再复发,告愈。

(刘文科.全小林经典名方实践录[M].北京:人民军医出版社,2010:35-36.)

5. 顽固性便秘

周某,女,43 岁。

2006 年 10 月 4 日初诊。患者便秘反复 20 余年,1986 年 10 月生育一对双胞胎,产后开始出现便秘,严重时长达一个月没有便秘,需用导泻药才能排便,便质不干,20年内反反复复,经常需用通便药才能通便。平素神疲乏力,醒后泛清涎,易外感,不易出汗,畏寒怕冷下肢甚,纳食不香,面色萎黄,舌胖苔白脉细。辨证为脾肾虚寒,阳虚失运;治以温补脾肾、温里散寒,附子理中汤合麻黄附子细辛汤加减。

附子 15g,党参 15g,生白术 30g,炙甘草 6g,麻黄 12g,细辛 3g,肉苁蓉 15g,锁阳 15g,当归 12g,生何首乌 12g。14 剂,水煎服,每日 1 剂,分 2 次口服。嘱咐患者若诸症减轻,继续服用至 30 剂。

2006 年 11 月 6 日复诊:自诉服上药 10 剂后大便即通畅,胃纳增加,精神好转,现感夜寐不安,偶有阵阵汗出。前方加炒酸枣仁 30g,五味子 6g,以敛汗安神巩固疗效,共服用 7 剂。

2006 年 11 月 13 日三诊:诸症消失,上方改为丸药,9g/次,每日 3 次口服,长期调理,随访至今,状态良好。

(刘文科. 仝小林经典名方实践录[M]. 北京:人民军医出版社,2010:37.)

6. 口苦

谢某,男,43 岁。

2006 年 5 月 27 日初诊。自诉夜半口干,口苦,饮温热水少量即止,且胃脘隐痛,喜暖喜按,不能冷食,食后疼痛加重,入夜鼻塞不通,夜尿 1 次,大便干,舌淡红,苔白腻,右脉弦,左脉微细。

脾胃虚寒之人,到了夜半,阳气初生之时,温煦蒸腾之力最弱,不能蒸腾津液上承,则口干口苦加重;由于津液未伤,故欲饮温水,但量不多;夜半属阴,故鼻塞在入夜后会表现得更加明显;患者胃脘隐痛喜暖,不能冷食,为脾(胃)阳虚的典型表现;大便干是脾胃阳气虚,推动乏力,便行迟缓所致,故辨证为脾胃虚寒,胆气上逆。治法为补脾健运,温胃降胆。处方以砂半理中汤加减。

党参 30g,法夏、广木香、桂枝、桔梗、枳壳、草果各 15g,陈皮、白术、干姜各 10g,砂仁、甘草各 6g。

患者服药 3 剂后,自诉口干苦症状明显减轻,后续服砂半理中汤加减而痊愈。

[严石林,陈为,陶怡. 姜桂附等温热药治疗口苦的临床体会[J]. 中药与临床,2010,1(3):44-45.]

7. 口苦

王某,女,53 岁。

2009 年 3 月 3 日初诊。患者去年开始出现早晨口苦,吐苦水等症状。用清胃泻火方药,效果不显。就诊时见患者有胃脘痞满,晚上反胀,打嗝,进食量少,早晨口苦,吐苦水,不能吃酸甜和偏冷的食物,手足冷,腰冷,大便干,2 天 1 次,苔少舌红,脉细等表现。辨证为脾肾阳虚,胆胃气逆。治法为温补脾肾,和胃降胆。方选附子理中汤加减。

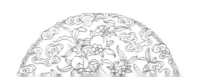

附片(先煎)15g,党参30g,白术、草豆蔻、陈皮各10g,广木香、厚朴、枳壳、台乌各15g,干姜、砂仁、甘草各6g,服10剂。

3月17日复诊,口苦略有改善。胃脘痞满,晚上反胀,打嗝等症状明显改善,但腰冷仍较明显。辨证治疗初见成效,继用原方,附片增加为30g,再加肉苁蓉15g,又服8剂。3月29日三诊时,口苦症状完全消失,晚上胃脘已不反饱作胀,手足、腰部已不怕冷,大便正常,疗效十分显著。唯胃脘略有胀满,继续用原方加减以善其后。

[严石林,陈为,陶怡.姜桂附等温热药治疗口苦的临床体会[J].中药与临床,2010,1(3):44-45.]

8. 嗳气

冯某,男,74岁。

初诊日期:2008年11月28日。

主诉:嗳气2年。两年前患者因胸痛憋闷于某医院诊治,行冠状动脉造影确诊为冠状动脉粥样硬化性心脏病,并行PCI术,置入支架4枚。术后患者嗳气不断,多次寻求中西医治疗,用和胃降逆药物,效果均不明显,患者苦不堪言。刻下症见:嗳气频作,难以自制,嗳声低沉,须仔细分辨方可听到,时轻时重,严重时1小时多达1500次;口中上泛清水样稀涎,鼻流清涕,食欲尚可,喜食冷饮,无胸膈痞满,大便时有干结,排出不畅,舌质暗,苔中根部黄白厚偏干,脉弦。拟理中汤合半夏泻心汤加减。

干姜4g,太子参15g,茯苓15g,生白术30g,炙甘草6g,姜半夏9g,黄连6g,枳实9g,陈皮9g,枇杷叶12g,麦冬12g。4剂,水煎服,每日1剂。

二诊(12月5日):患者服第1剂药后即觉胃中舒畅,嗳气减少。4剂药后嗳气、口泛清水、鼻流清涕全部消失,大便干结明显好转,仍喜食冷饮;舌质淡红,苔转润,根部黄白苔已化,脉弦。拟原方加减巩固疗效。

干姜4g,太子参15g,茯苓15g,生白术15g,炙甘草6g,姜半夏9g,黄连6g,枳实9g,陈皮9g,枇杷叶12g,藿香梗10g。

7剂,水煎服,每日1剂。患者药后诸症大减,之后复因受凉嗳气发作1次,再经服药缓解,至今嗳气未作。

[王朋倩,吴欣芳,朱晓云,等.刘喜明辨治PCI术后顽固性嗳气验案1则[J].上海中医药杂志,2009,43(8):13-14.]

9. 消渴

陈某,46岁。

始患伤寒未瘥,旋又伤食吐泻,自恃体健,未曾医治。迨剧乃延邹君诊治,服葛根桂枝汤加神曲、楂肉之类,表虽解而吐泻未已。又处不换金正气散温中止呕,宽胀消食,而吐泻得止。又转口渴尿多,次数频仍,改进人参白虎汤、甘露饮、六味地黄汤等,半月无进步,渐次面削肌瘦,神疲纳少,偃卧床第,不能起行。乃舅王君志远去秋患疟痢,吾为数日治愈,特来介治其甥,同舟往视。

经方治疗
脾胃病医案

患者枯瘦脱形,目炯炯有神光,面唇无华,舌胖润白,脉微无力,渴尿无次,已至饮一尿一,小便清长,尿上层无油脂。盖病始由伤寒吐泻而起,营卫已损,阴液复亏,吐泻伤脾,中焦失运,循至咽气不能下降,制约关门,肾火不能上升,蒸发津液,阴阳阻隔,上下失交,故消渴之证成。前医认为内热津干,迭用凉润,此治标不治本也。本则脾肺肾三脏也……今三脏失职,水津不上输而惟下泄,其主要关键,乃不在肺之宣、肾之蒸,实则脾失升降,不能制水也。陈修园执中央运四旁之说,亦即理中之旨也,于是书与理中汤。

党参六钱,白术五钱,干姜三钱,炙草二钱。

首剂效不显,五剂病始好转,口略知味,精神微振,可能缓步。又进原方五剂,渴尿大减,接近正常。终因病过虚损,尚虚大补,改与养荣汤培补气血,历时兼旬始健。

(赵守真. 现代著名老中医名著重刊丛书——治验回忆录[M]. 北京:人民卫生出版社,2008:44-45.)

10. 脾虚萎黄

黄翁静丞,古稀之年,向称清健。讵料客秋以家庭之故,抑郁不适,循至肌肉黄瘦,精神萎靡,杂治无效,病反增,迎余往治。诊脉沉迟无力,身不热,口不渴,舌白润滑,饮食无味,面色萎黄暗淡,胸膈痞闷,时有噫气,大便溏薄。此病起于忧郁,忧思则伤脾,气郁则伤肝,肝旺乘土,土弱则影响运化,气血失滋,身体遂弱,而呈萎黄之象矣。治之之法,以平肝补脾为宜,处予理中汤、四散合剂。

党参五钱,白术四钱,干姜、甘草各二钱,柴胡、枳壳、赤芍各三钱,山药四钱,香附二钱。暂服十剂。

再诊,精神转佳,胸痞噫气均减。既已切中病机,守服原方,营养兼进,一月后心畅气舒,肌腴神旺,矍铄胜于往昔,遂停药。

(赵守真. 现代著名老中医名著重刊丛书——治验回忆录[M]. 北京:人民卫生出版社,2008:75.)

11. 舌肿

刘某,女,29岁,农民。

于两年前因与其夫口角,酗酒500ml左右,此后,精神恍惚,喜怒无常,少进饮食,被其家人送到州精神病院诊治。该院诊断为:假性精神分裂症。经口服奋乃静等镇静药后,神志清楚,仅见抑郁寡言,不思饮食,倦怠乏力,舌体僵硬,麻木,且逐渐肿大,以至舌肿满口。曾先后到多家医院求医未效。于2005年4月来我站门诊就医。诊时见:患者舌尖露出唇外约0.5cm,张口说话时,舌体露出唇外3～4cm,舌体肿大,流涎,边有齿痕,舌色暗淡,瘀点散在,舌质僵硬,舌苔白腻。闭口时,需用手将舌体艰难送入口中。伴见面色㿠白,倦怠乏力,语音低微,吐字不清,痛苦不堪,切脉沉细弱。查:心脏无异常,肝脾未扪及。综合其病史、症状、体征诊断:舌肿。证属:脾虚肝郁,痰瘀交阻。治法:健脾疏肝,豁痰化瘀,温运中州。方拟补中

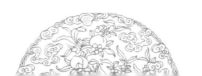

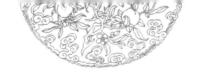

益气汤合理中汤化裁。

党参30g,白术15g,茯苓30g,黄芩24g,桂枝10g,干姜10g,当归10g,川芎10g,陈皮10g,柴胡10g,麦芽10g,益母草15g,甘草6g。水煎服,每2日1剂。

配合针灸:百会(灸),上廉泉(针刺),大迎(双侧针刺),足三里(针灸),三阴交(针灸),留针60分钟,每日1次。

上方化裁续服中药15剂,针灸1个月后,患者舌体逐日缩小,以至恢复正常,说话自如,语音洪亮,饮食如常,精神振作,能从事一般体力劳动,随访至今无复发。

[孟学文. 中药配合针灸治疗舌肿一例报道[J]. 中国民族民间医药,2007,89(6):380.]

12. 胸痹

武昌宋某,患胸膺痛数年,延予诊治。六脉沉弱,两尺尤甚,予曰:此为虚痛,胸中为阳气所居。经云上焦如雾,然上天之源,在于地下,今下焦虚寒,两尺沉弱而迟,在若有若无之间,生阳不振,不能化水为气,是以上焦失其如雾之常,虚滞作痛。治此病,宜摆脱气病套方,破气之药,固在所禁,顺导之品,亦非所宜。盖导气始服似效,久服愈导愈虚,多服一剂,即多加虚痛。胸膺为阳位,胸痛多属心阳不宣,阴邪上犯,脉弦,气上抢心,胸中痛,仲景用栝楼薤白汤泄其痞满,降其喘逆,以治阴邪有余之证。此证六脉沉弱,无阴邪盛之弦脉,胸膺作痛即非气上撞心,胸中痛之剧烈,与寻常膺痛迥别,病在上焦,病源在下焦,治法宜求之中焦。

盖执中可以运两头,且得谷者为后天之谷气充,斯先天之精气足,而化源有所资生。拟理中汤加附子,一启下焦生气,加吴茱萸,一振东土颓阳。服十剂后,脉渐敦厚,痛渐止,去吴萸,减附子,又服二十余剂痊愈,数月不发。次年春赴乡扫墓,因外感牵动又作,体质素弱,真气未能内充,扶之不定,而况加以外邪,嗣后再发,再治再愈。治如前法,与时消息,或温下以启化源,或温上以宣化机,或温中以培生生之本,又或申引宣发,合上下而进退之,究之时仍微发,未能除根,盖年逾八八,肾气就衰,未能直养无害,经进一步筹划,觉理中加附子虽曰对证,而参、术呆钝,徒滞中焦,桂、附刚烈,反伤阴液,因借镜虚劳而悟到仲景小建中汤刚中之柔,孙处士复脉汤柔中之刚,纯在凌空处斡旋,不以阳求阳,而以阴求阳,直于阴中生出阳来。丸剂常饵,带病延年。克享遐龄,于此盖不无帮助。

(冉雪峰. 现代著名老中医名著重刊丛书——冉雪峰[M]. 北京:人民卫生出版社,2006:33-34.)

13. 腹胀(十二指肠憩室)

患者某,女,41岁。

2002年8月29日初诊。患者右上腹胀满反复发作8年,经纤维胃镜、X线钡餐透视诊断为十二指肠憩室。右上腹胀满发作时口服吗丁啉片等可缓解,曾用中药香砂六君丸、柴胡疏肝散等治疗,病症仍反复发作。现右上腹胀满再发持续2个多月,尤以食后右上腹胀满为甚,伴嗳气,大便秘结数日一行,面色萎黄,肢冷,苔薄白,脉沉细弦。体检:右中腹有轻压痛。B超肝、胆、肾均未见异常。证属脾胃阳虚,寒凝气滞。治宜温中散寒,健脾行气。方用理中汤合枳术汤加味。

党参15g,白术15g,干姜10g,厚朴10g,枳实30g,炙甘草6g,砂仁10g,姜半夏10g。

水煎服,每日1剂。3剂后腹胀症状消失,大便已畅,为防止复发嘱其续服原方2月。停药1个月后复查X线钡餐,十二指肠憩室消失。随访1年,未见自觉症状复发。

[杜新平.经方叠用治验举隅[J].中华中医药杂志,2006,21(3):165-166.]

14.腹泻

罗某,女,30岁,北京南郊机场工作。

患者腹泻七年,晨起甚,医治数年无效,更医多人,曾服过补中益气汤、香砂六君子汤、四神丸、理中丸、参苓白术散等,效果不佳。余查其舌脉,寒热虚实之象不甚明显(恐久服药物所致),遂在初诊时投以乌梅丸(改为汤剂),不效。二诊时又以甘草泻心汤治之,亦罔效。三诊时忽有所悟,唯据病人口不渴而诊为太阴阳虚下利(即第277条的"自利不渴者,属太阴也,当温之,宜服四逆辈"),日久不愈有损及肾阳之证。改以附子理中汤合四神丸复方治之,3剂后证情大减,继投7剂而腹泻止。后更以附子理中汤加黄连、茯苓,连用二十余剂,其人面色转佳,体力倍增,饮食大振,病告痊愈。余思之,治愈本证,功在"亦服四逆辈"。

(裴永清.伤寒论临床应用五十论(2版)[M].北京:学苑出版社,2005:164-165.)

15.腹泻(肠易激综合征)

郭某,女,80岁,交通部干部。

1992年8月27日初诊。腹泻(约一日3次),腹痛腹胀,当天排便后即觉舒服,但次日又复如故。几个月来,体重明显减轻,食减,乏力。4月10～15日在协和医院做全消化道造影,未见异常,诊断为肠易激综合征,并谓目前国内外均无有效治疗方法。诊脉沉弦,舌中心红,苔白腻,胃腹喜热按,足凉。证属中气虚寒,夹积滞之象,拟温中、健脾、行滞,用连理汤合半夏厚朴汤加减。

党参10g,炒白术10g,干姜6g,黄连6g,炙甘草3g,法半夏10g,厚朴10g,大枣10g,木香6g,砂仁(后下)6g,1日1剂。

至9月16日,诸羌悉平。改用资生丸加减调理:党参、白术、茯苓、陈皮、炒扁豆、炒山药、莲子、焦三仙、半夏、砂仁、炒苡仁、桔梗、干姜、炙甘草。

[何绍奇.读书析疑与临证得失(2版)[M].北京:人民卫生出版社,2005:342-343.]

16.腹泻

顾某,男,74岁,西苑房管局楼板厂工作。

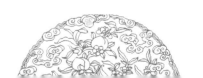

1982年2月19日初诊。腹泻1个月,每日5～6次,无脓血,腹痛腹胀,便后稍舒。舌尖微红,中部至根部苔厚腻,脉沉实,手足发凉。拟温运脾阳,通因通用。

党参12g,厚朴10g,白术15g,干姜10g,肉桂6g,制附片10g,甘草6g,木香10g,大黄10g,4剂。

二诊(1983年12月6日):服后泻下腐秽甚多,腹痛,泄泻均止。近日泄泻又作,口干不欲食。予益气生清、温中健脾。

党参12g,干姜10g,制附片15g,白术15g,山药25g,木香6g,炙甘草6g,茯苓20g,陈皮6g,升麻6g,大枣15g,4剂。

4剂尽,泄止,原方加苡仁、莲子、谷芽、生姜善后。

[何绍奇. 读书析疑与临证得失(2版)[M]. 北京:人民卫生出版社,2005:345.]

17. 口腔溃疡

邓某,男,56岁,内蒙古-乌兰察布盟贲红公社玉印山村农民。

1984年1月10日初诊。患者五年来,口疮反复发作,长期服用泻火解毒药。最近一年之久,口疮一直不愈合。1983年12月来京求治,某医院诊断为复发性口腔溃疡,予西药(不详)及清热解毒养阴中药内服,外用漱口药,治疗1个月无效。

患者自诉舌、咽疼痛,妨碍进食,食欲差,经常泛吐清水、酸水,头皮发痒,时觉热气上冲头面,大便初硬后溏,尿时清时黄,小便后阴疼,少腹有拘急感,足底长期冰凉。检见:右侧舌缘有一沟状深在溃疡,颊黏膜水肿。面部颧突独红。脉象六部俱沉弱,舌胖嫩,色淡,齿痕,苔白滑。综合脉证及口腔溃疡反复发作病史,我认为病属脾肾阳虚,阴寒内盛,迫火上浮,虚火上炎,熏于口舌所致。治拟温补脾肾,俾阴霾消而火归其位。用附子理中汤加味。

党参15g,白术15g,干姜10g,炙甘草6g,制附子(先煎40分钟)15g,黄芪25g,当归10g,砂仁6g,山药20g,乌贼骨10g,牡蛎25g。4剂。

二诊(1984年1月14日):服完3剂,舌缘溃疡开始愈合,已不觉疼痛,惟咽腭部在进食时仍有痛感。饮食增加,酸水减少,大便仍先干后溏,颧红,足冷,尿时小腹拘急,阴疼,脉舌如前。原方加肉桂3g,龙骨12g,黄芪增至35g。

三诊(1984年1月24日):已服至10剂,两处溃疡均愈合,疼痛消失。每天主食增加到1斤左右,不吐酸,头皮不再发痒,大便基本成形,少腹拘急感及阴疼已愈,唯颧红仍在,晚间足心仍有凉感。久病初愈,患者及其子均欣喜过望,因春节将至,要求带药返家,拟方如下。

黄芪35g,党参25g,肉桂6g,制附片(先煎40分钟)15g,白术15g,山药25g,干姜6g,砂仁6g,炙甘草6g,当归6g,龙骨15g,牡蛎15g,怀牛膝10g。

1984年2月13日患者来信,告诸症悉愈,问善后治法。回信为拟补中益气丸(晨服6g),金匮肾气丸(晚服1丸),嘱连服1个月,以巩固疗效。

［何绍奇．读书析疑与临证得失（2版）［M］．北京：人民卫生出版社，2005：300-302.］

18. 喜唾

王某，男，45岁，教师。

1980年11月2日初诊。自诉平素饮食不节，两个月前忽觉唾液较常增多，后渐加重，每分钟要唾四五大口之多，说话吃饭时更是涎液不断外涌，以致不能讲课。唾液清冷，夹有白痰，咽喉干燥，四肢困乏，食欲不振，大便稀溏，小便色白不利。曾服用西药维生素B_1、维生素B_6谷维素及清咽开胃中药多剂，均无疗效。舌质淡嫩，苔薄白滑润，脉沉细无力。辨证属"喜唾"。盖脾阳亏虚不能摄涎所致。治宜健脾温中，燥湿化痰，方用理中汤加味。

党参15g，炙甘草6g，干姜8g，白术15g，半夏12g，茯苓12g，陈皮9g，桔梗9g，焦山楂14g。

5剂后，唾液减少，复诊守原方略事加减，继服12剂后痊愈。半年来多次随访未见复发，病者已恢复正常教学工作。

（杜雨茂．中国百年百名中医临床家丛书·杜雨茂［M］．北京：中国中医药出版社，2003：75-76.）

19. 黄疸（重症亚急性病毒性肝炎）

田某，男，29岁。

因急性黄疸住某医院。患者发热，体温39℃以上，身目俱黄，黄色晦黯，疲乏无力，腹部胀满，食欲不振，尿如浓茶，大便稀溏。血小板下降，胆碱酯酶降低，凝血酶原时间延长，人血白蛋白倒置，肝功能及转氨酶异常，血总胆红素增高。西医诊断："重症亚急性病毒性肝炎。"应用多种保肝药对症治疗，并口服泼尼松（60mg/日）。某中医会诊辨证为湿热瘀滞之阳黄，采用中药去黄灵静滴，并口服清热解毒之中药汤剂。中西医结合治疗20余天无效，病情进一步恶化。请高师会诊时已报病危，观之神志昏迷，面色晦黯，大便泄泻，每日8～9次，身目俱黄，色如烟熏，脉细濡无力，舌质晦黯，苔白腻而厚。高师曰：此非阳黄，乃阴黄也。急宜温阳健脾，益肝除黄，以附子理中汤加味主之。

吉林参10g，白术10g，炮干姜8g，炙甘草5g，川附子8g，白芍10g，茵陈15g。

每日1剂，水煎300ml，分2次鼻饲。3日后，病情稍见转机，体温略降，每日大便2～3次，意识渐复。继服10剂后，体温正常，黄疸明显消退，腹泻已止，神志清楚，已能纳食。守上方又服10剂，黄疸退尽，各项化验指标基本正常。改投健脾益肝中药10剂后出院，门诊调治半载，完全康复。

（王发渭，于有山，薛长连，等．高远辉临证验案精选［M］．北京：学苑出版社，2003：106-107.）

20. 血证（血小板无力症）

罗某，女，38岁，干部。

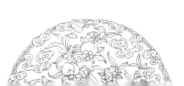

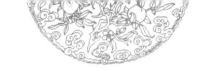

因出血倾向严重,当地诊治无效,远道来京求治。经各大医院检查,确诊为血小板无力症。曾服用各类西药效果不明显,经人举荐特来高师处诊治。详询病情,自诉近2年来无明显诱因出现鼻出血,以后稍碰鼻则常易衄血不止,皮肤也有散在大小不等之瘀斑,月经量亦较多,经期10天以上方净,面色㿠白,体质虚弱,疲乏无力,气短懒言,食纳不振。舌质淡,苔薄白,脉细数无力。证属脾不统血,血不归经,治拟温中健脾,引血归经,佐以养荣止血,理中汤加味主之。

党参10g,白术10g,炮干姜10g,菟丝子10g,鸡血藤10g,阿胶珠10g,炒丹皮10g,生地炭15g,血余炭6g,醋制香附10g。

服7剂药后,出血倾向有所控制,鼻衄减少,气短好转,脉仍细数无力,舌淡苔薄白。病情似有转机,宜原方继进。

又进7剂,鼻衄及全身皮下出血明显好转,本月月经来后经量亦减少,精神稍振,食纳略增,舌淡红,苔薄黄,脉细数稍有力。原方加焦楂炭8g,再服7剂。

此后,坚持每周来诊,守方不变,历时半年,鼻衄完全控制,皮下出血亦止,月经基本正常,食纳恢复,面色润泽,体质增强。实验室复查结果:血小板计数、出凝血时间、血小板纤维蛋白原含量、血小板PF3活性等均恢复正常。嘱其回原地调养,并服原方1年后停药,恢复正常工作,来信为示谢意,每年函告未再复发。

(王发渭,于有山,薛长连,等.高远辉临证验案精选[M].北京:学苑出版社,2003:123.)

21. 蛔虫证

程某,女,10岁。

代诉:近值暑月,因食瓜果过多,又兼露宿感寒,遂患恶冷发热吐泻腹痛之候。经服十滴藿香正气散等成药,发热已退,吐泻已止,惟腹部时痛,近两天又连发腹痛几至不可忍耐,并吐蛔一条,服驱蛔药无效,请为诊治,愚视其面部有花斑,舌苔灰白,脉缓,惟腹痛甚时则脉甚数,断为中虚脏寒兼有虫积之证。当用温中安蛔法。方用理中汤加乌梅、川椒,并加入少量川连,药煎好后,频服。此药服完2剂后,腹痛减轻,诸证皆退,越数日粪便中排出蛔虫多条,而病痊愈。

(湖北中医学院.李培生医学文集[M].北京:中国医药科技出版社:2003:170.)

22. 崩漏

程某,女,42岁。

素有漏下之疾,常服调养心脾药,甚适。某年秋,值月经来潮,因情志躁动,遂至血下如崩。邀诊:视其面色㿠白,精神疲困,呼吸气短,心悸,筑筑然跳动不安,不能安寐,脉细无力,舌质淡白少华,虚象显然。与归脾汤加阿胶、血余炭以调养心脾兼固崩止血为治。服药3剂,再诊:并见手足厥冷,时出冷汗,血下减少,但未全止,并微感腹痛,喜温畏冷,脉舌同前。作脾气虚寒而不统摄血液治之。与理中汤(红参、焦术、炮姜炭、炙草）加茯神、乌贼骨、阿胶、炒白芍、龙骨、血余炭。又3剂，漏下已止，心悸大定。惟精神疲惫，饮食少进，仍与归脾法调养收功。

（湖北中医学院．李培生医学文集［M］．北京：中国医药科技出版社，2003：108.）

23. 呕吐

许左，二十五岁。

此人先病发热，闻医者先投防风、荆芥之类，遂吐不止，继则清热，乃患水泄，犀角大凉皆服过，致身尤热，而吐泄不已，乃来兰就诊。

八月二十四日：纳食即吐，水饮亦然，不纳水谷者十余天，加以水泄日十余度，身热不彻，脉虚数无伦，舌光白无华，亦无苔。明是阴盛于内，格阳于外，姑议附子理中加味。

原附块一钱五分，炮姜八分，川连四分，吴萸八分，炒党参八分，郁金一钱五分，椒红二十三粒，乌梅炭四分，焦橘红一钱，姜夏一钱五分，砂仁壳四分，肉果（去油）五分。

二十五日二诊：昨方服后，竟然吐止，且纳粥饮，泄亦减，夜仅二次，今早又一次水泄，脉左静右尚数大，喉舌觉干，舌尖转红，中心白亦化，微露燥象，身热昨夜亦退，今早仍热而势减，恐午后热尚炽也。议转掞，参和胃阴。盖吐泄旬余，中州脾胃阴阳已两惫也。病尚可危，冀能步入佳境为吉。

北沙参二钱，炒党参一钱，明附片一钱，川连四分，吴萸五分，炮姜四分，象贝二钱，仙露夏二钱，带皮茯苓三钱，原枝金石斛三钱，焦术一钱五分，郁金一钱五分，肉果八分，乌梅炭三分。

二十六日三诊：昨日午后及夜泄不再作，今早泄下一次。八时来诊，脉静左右调匀，沉分亦起，外热全退，舌光现红，根仍白腻有燥象，自知燥渴而不能引饮。

党参一钱五分，炮姜四分，冬术一钱五分，炙甘草四分，淡附片六分，杞子二钱，沙参二钱，吴萸三分，川连三分，牡蛎五钱，法半夏一钱五分，肉果六分，原石斛三钱，赤石脂三钱，禹余粮三钱，砂仁壳四分。

三十日四诊：耳聋身热是中虚无主，浮阳上升。再进理中加味。

九月初十又来，热较减而未已，胃纳一碗稀饭，脉浮数，重按虚，舌光无苔，少少浮垢，尖边虽红，亦是假热。

党参一钱五分，炮姜六分，冬术一钱五分，藿香一钱五分，佩兰一钱五分，木香五分，谷芽一钱五分，当归二钱，白芍二钱，陈皮一钱五分，砂仁一粒，牡蛎六钱，炙甘草四分。

十三日复诊：热净胃加，诸症就绪，仍宗昨方。

（浙江省中医管理局．张山雷医集［M］．北京：人民卫生出版社，1995：947-948.）

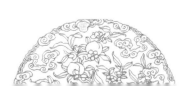

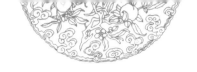

24. 肠鸣

吴某,男,42 岁。

1984 年 10 月 6 日初诊。平素食少运迟,暑令多食冷饮后而见形寒、腹中鸣响。肠鸣非特自己感觉,家人亦闻其声,喜热饮厚被,腹部喜揉按,呕吐清水,大便稀溏,舌苔白腻而滑,脉来沉迟。此脾虚湿聚,寒邪水湿互结肠中。治取理中汤加味。

炒党参、焦白术、茯苓、车前子、泽泻各 10g,干姜、肉桂、陈皮、甘草各 5g。

服药 12 剂,肠鸣停止,大便成形。

[贾美华. 肠鸣证治撷拾[J]. 辽宁中医杂志,1986(2):19-20.]

25. 吐酸

张某,男,39 岁,工人。

于 1980 年 3 月 7 日初诊。主诉:旧有吐酸症已久,不甚严重,本年 2 月 18 日夜开始胃痛,近 17 天来,胃部经常痛,食后稍胀,喜热饮食,恶寒凉食物,犯寒凉必胃痛,吐酸也增多。睡眠较差,常因胃痛不能熟睡。大便近稀,每日 2～3 次。脉沉迟,每分钟脉搏动 60 次。舌质淡苔腻。体检:2 月 19 日曾在印染厂门诊部做上消化道钡餐造影,诊为十二指肠球部溃疡(X 线征象为十二指肠球部变形及有激惹征)。治则:温化寒饮兼清郁热,方选连理汤加减。

党参 10g,白术 10g,炮姜 6g,附子 10g,肉桂 3g,茯苓 10g,黄连粉 15 克,3 剂。

于 3 月 10 日复诊:上方 3 剂后吐酸已除,胃痛减轻,已能熟睡,食可,便稀如故。脉少力仍迟,每分钟 56 至。舌质淡、苔腻减轻。步上方侧重健脾,减去黄连。

党参 10g,白术 15g,干姜 10g,附子 10g,肉桂 3g,云苓 15g,伏龙肝(先煎取水)30g,三七粉(冲)2g,6 剂。

3 月 17 日三诊:未吐酸,胃痛基退,由洗澡胃又痛,食后胀,便仍稀。脉同上。上方加鸡内金 2g,炒神曲 10g,炒麦芽 10g,厚朴 10g,以除胀助消化,6 剂。

3 月 24 日四诊:吐酸未作,胃痛除,腹胀便稀好转,晚上仍有腹胀。脉搏每分钟 60 次。步上方,温阳健脾和胃。

党参 10g,白术 10g,干姜 15g,附子 10g,肉桂 3g,厚朴 10g,草叩 5g,广木香 3g,大腹皮 10g,伏龙肝(先煎取水)30g,三七粉 3g,炒柏叶 10g,6 剂。

治疗结果:寒湿性吐酸,3 剂汤药即消除净尽。减去黄连稍加温通之味和量,又 18 剂胃痛停止,便稀减轻,只是脉迟未复,还应继续服药,以求巩固。而患者因痛苦解除,认为已经痊愈而停治。但迄今已两年,不曾复发。

[宋抱璞. 治疗吐酸四法应用体会[J]. 黑龙江中医药,1983(3):31-33.]

九十六、麻黄附子细辛汤

【原文】

《伤寒论》

301 条：少阴病，始得之，反发热，脉沉者，麻黄细辛附子汤主之。

【组成与用法】

麻黄(去节)二两，细辛二两，附子(炮，去皮，破八片)一枚。

上三味，以水一斗，先煮麻黄，减二升，去上沫，内诸药，煮取三升，去滓。温服一升，日三服。

【功能与主治】

助阳解表。主治素体阳虚，外感风寒表证，症见发热，无汗，恶寒甚剧，其寒不解，神疲欲寐，脉反沉者。

【临床病案选录】

1. 咽中异物感

李某某，男，36 岁。四川三台县某厂干部。

1971 年 5 月，咽部有异物感，吞咽不利，并伴有项强、胸满、肩酸、背痛等证。某医院诊为慢性咽炎，服用炎得平、六神丸、四环素类，并外用冰硼散治疗，病势不减。后续服清咽利膈、泄热解毒中药约半年，咽喉疾患益重，并出现恶寒身痛，胸憋气短，胃腹胀痛，完谷不化等证，自疑癌变，思想包袱沉重。于 1972 年 2 月 22 日来蓉求治。

初诊：咽痛，吞咽如有阻塞，胸满，纳呆，便溏，头痛，咳痰，四肢清冷。舌质偏淡，苔微黄滑，脉弱无力。此病乃过服凉药，以致阳气虚微，复因旅途劳累，受风寒侵袭。本少阴喉痹，今又兼太阳外邪。以麻黄附子甘草汤加细辛、生姜，扶阳解表，通达内外。

麻黄 10g，制附片(久煎)60g，甘草 20g，细辛 3g，生姜 30g，4 剂。

二诊：头痛，胸满，咳痰俱减，余证无明显变化，原方再服四剂。

三诊：身疼减，饮食增，便溏止，咽痛痹阻稍有好转。因肾阳虚衰，阴气上腾，痰湿上干清道，日久凝聚较深，致喉痹难愈。以大剂四逆汤，壮阳驱阴，加上肉桂温营

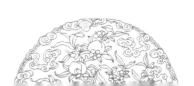

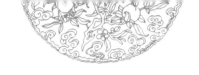

血,助气化,益火消阴,散寒止痛。

制附片(久煎)120g,干姜60g,炙甘草30g,上肉桂(冲服)12g,3剂。

四诊:咽痛痹阻之证基本消失,精神大振。久病气血皆亏,应培补脾肾,以理中丸加阴阳平补之品,嘱其缓服。

党参30g,白术30g,干姜30g,制附片60g,上肉桂15g,紫河车30g,冬虫夏草30g,菟丝子30g,炙甘草20g,共研细末,水打丸。每日3次,每次10g。

月余后,其友来告,患者已病愈上班。1979年8月3日追访,至今良好。

(范开礼,徐长卿.范中林六经辨证医案选[M].北京:学苑出版社,2012:100-102.)

2.胸痹合并顽固性嗳气

患者,男,66岁。

2011年11月8日初诊。主诉:间断性胸痛半月,伴嗳气1年。两年前患者因急性胸痛憋闷行冠状动脉造影确诊为冠状动脉粥样硬化性心脏病,经治疗后缓解。出院数月后,患者嗳气不断,多次于门诊予中西医结合治疗,效果均不明显。刻下:患者自诉行走几十步即感胸痛、喘憋,服硝酸异山梨醇酯后可缓解。天突处噎塞,凌晨一点后,可连续嗳气3个小时,夜寐不安,下肢冰冷,面色黧黑,舌暗,脉沉而涩滞。心电图示T波广泛低平,V4－V5倒置,Ⅱ、Ⅲ、aVF遗留病理性Q波。证属阳虚寒凝,血行瘀滞。治以温阳下气、行气活血之法。

麻黄5g,桂枝12g,细辛9g,炮附子30g,制川乌10g,干姜5g,川椒5g,赤芍12g,桃仁12g,红花12g,生蒲黄10g,水蛭10g,川芎8g,当归12g,桔梗10g,延胡索12g,红参12g。

20剂,每天1剂,水煎服,早晚各1次,每次取汁150ml左右,温服。

12月2日二诊:胸痛症状较前缓解,发作次数明显减少,但仍有下肢冰冷症状,天突处噎塞,嗳气频发。面色稍有好转,但仍显暗沉,舌淡黯,脉沉涩。依前方炮附子加至60g,川乌加至15g,30剂,以加强温阳散寒之功。

2012年1月3日三诊:患者药后诸症大减,胸痛症状未有明显发作。查心电图示T波:Ⅰ、Ⅱ、Ⅲ、aVL、aVF、V4－V5尚低,除遗留之Q波外,心电图已大致正常。天突处尚有噎塞,但较前已觉无大碍,嗳气明显好转,除因受凉后嗳气发作一次,余未发作。面部渐露红色,舌转红。因症未全消,且脉仍显沉涩,乃寒凝血瘀未除,嘱其仍需服药。依前方又服药20余剂,至2012年2月7日,诸症除,精力佳,面色转红,脉转缓滑,又依前方配散剂,以资巩固,至今情况良好。

[陈玲玲.李士懋辨治冠状动脉粥样硬化性心脏病合并顽固性嗳气验案1则[J].环球中医药,2012,5(5):367-368.]

3.寒厥吊阴腹痛

刘某,男,22岁,丰润区人。

1944 年 11 月 4 日,新婚后,晨起池塘挖藕,夜则腹拘急痛。痛则由阴阜上冲,脊背随升如抽,绝汗、冷汗,四肢寒彻,睾丸、阴茎掣吊抽缩,舌中剥,两旁白滑苔,脉疾促。曾服鸦片罔效,婚后受寒,精气被劫,损于少阴,肌表寒邪交织传里,身疼而痉,阳气衰于下,寒厥吊阴腹痛。危急之极,治宜温经发表,内泄浊阴。麻黄附子细辛汤加味。

麻黄 10g,附子 45g,细辛(后入)15g,葛根 30g,干姜 15g,澄茄 12g,橘核 30g,川椒炭 6g,鲜姜 20 片,葱根寸许,黄酒 1 盅。

急煎顿服,1 剂痛大减,又 2 剂病愈。

(刘沛然. 细辛与临床[M]. 北京:人民卫生出版社,2012:18.)

4. 腹痛(腹主动脉栓塞)

刘某,男,54 岁,唐山地震援建工作人员。

1977 年 4 月 20 日中午,在开滦唐山医院,正值中午车驰抢救。患者突然腹胀如釜,腹痛掣及满腹,痛汗全身,呕吐,少腹如坠如堕,尿意感,肢末寒彻。右下肢瘫痪,左下肢稍有动作。下肢膀肿,右腹股动脉摸不清,寸口重取短急,舌质绛,急劳伤损,阴阳二气绝微,气碍转远,客血交凝,阻碍循流,上下不得交循,病发急变,痛、绝并脱。急以大溶大通为务,行中通,痛中活,重者重用,血者重用。

黑元参 45g,附子 10g,皂角刺 24g,浮萍 30g,忍冬藤 30g,路路通 5 个,通草 24g,当归 24g,干漆(炒烟尽)4.5g,丹参 30g,水蛭 15g,赤芍 24g,细辛(后入)120g。

水煎服,每 6 小时服一次,每次饮量 350～400ml。

2 剂后,始有转机,疼痛缓解,腹胀见软、渐消,矢气出,5 剂后能坐起,下肢有运动,继服 3 剂能下床步履。

1977 年 5 月 2 日,护送吉林医大,带方嘱继服 15 剂。

1977 年 5 月 24 日去北京阜外医院复查,过唐时下车检查,各动脉搏动正常,步履健壮,色泽温度及功能无异常。更法渗泄,咸温辛通。

夏枯草 30g,黑元参 60g,金银花 30g,当归 15g,大黄 3g,细辛(后入)45g,附子 15g,苏木 15g,丹参 24g,水蛭 12g,连翘 21g,血竭花 10g(为极细面,温开水均 2 次冲服),萆薢 24g。

1977 年 7 月 11 日返唐工作,按方继服 20 剂。

并附:阜外医院诊断后,将方子完全录下,并加赞诩。1988 年 8 月余奉卫生部去长春开会时,面晋健康。

(刘沛然. 细辛与临床[M]. 北京:人民卫生出版社,2012:48-49.)

5. 咽痛

焦某,男,71 岁,咽痛,异物梗塞感,声嘶,已半年。曾用中西药治疗,均似有所减轻,而旋即如旧,近日更兼咳咯稠痰。视之咽部淡红,脉细,舌正。投麻黄附子细辛汤加味。

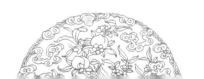

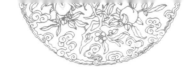

麻黄 12g,炮附片 15g,北辛 10g,生诃子 12g,炙僵蚕 10g,桔梗 10g,蝉蜕 10g,甘草 10g,海蛤粉 20g,瓜仁 10g,浙贝母 12g。

服药 3 剂,复诊,咽舒畅通利,声嘶减。后续诊 2 次,诸症消失。

(李赛美.当代经方名家临床之路[M].北京:中国中医药出版社,2010:83-84.)

6. 睾丸冷痛

谢某,男,27 岁。

2003 年 10 月 28 日初诊。睾丸疼痛,右侧为甚,痛引少腹,遇寒加剧,自觉阴囊、睾丸发冷发硬,每以 TDP 灯照小腹部则舒,伴腰酸、遗精、小便清、舌质淡、苔薄白、脉沉紧。治以助阳散寒、温经止痛,方用麻黄细辛附子汤加味。

麻黄(后下)6g,熟附子(先煎)10g,细辛 3g,川芎 10g,乌药 10g,橘核 10g。

1 剂痛减,再进 2 剂诸症悉除。嘱服金匮肾气丸半月,以巩固疗效。

(盖海山.王琦临床方药应用十讲[M].北京:中国中医药出版社,2006:54.)

7. 腹部膨隆(重症结核性腹膜炎合并胆囊炎)

梁某,男,77 岁,夏门镇农民。

1998 年 8 月 17 日,急诊收住某医院内科,主症为全身浮肿、怕冷、低热、无汗,上腹部绞痛呕吐。B 超见右肋下 15cm×13cm 之囊性肿物,白细胞 19 500,血沉 72cm/h,最后诊断为结核性腹膜炎,急性胆囊炎。经急性期对症疗法,1 周后出现腹水,抽水 2 次,旋抽旋肿。加服清热解毒利尿中药 31 剂,病反转重。9 月 22 日病危出院邀诊。刻诊:大腹膨隆,脐凸胸平,喉间痰鸣,咳喘胀急,不能平卧。下肢烂肿如泥,脚膝冰冷。面色灰暗,两目无神,心悸,神疲嗜睡,不食、不渴,尿少、全身不时颤动。患病 35 日,始终憎寒无汗。舌红如柿,无苔而干,舌中裂纹纵横,脉促细,132 次/分,太溪根脉细而不乱。

据上脉证推断,患者年近八旬,肾气已衰,初病憎寒发热无汗,正虚无力鼓邪外透,兼见呕吐腹痛,渐延全身肿胀。乃少阴(肾)虚寒为本,兼见太阳表寒实,渐传太阴(肺、脾)里虚寒证,肺、脾、肾三脏俱病。关键在本属寒证,表里同病。……拟麻附细辛汤温肾助阳解表为先,开太阳之表,宣肺闭而通水道,合真武汤温阳泻浊,益火之原,以消阴翳,加人参助元气,加油桂以蒸动下焦气化。

麻黄 15g,附子 30g,细辛、红参(另炖)各 15g,油桂(后下)10g,茯苓、白芍各 45g,白术 30g,生姜 45g,加冷水 1500ml,文火煮取 600ml,3 次分服,3 小时 1 次,得汗则止,不必尽剂。

9 月 23 日二诊:四肢回温,腹胀略松,知饥思食,已可起坐。高年危症,胃气来复,大是佳兆。仍憎寒无汗,欲厚衣被。目珠、胸腹发黄,黄色灰暗,尿黄量微,脉沉细,92 次/分,已无促象,舌色依旧。表气闭阻日久,寒湿不化,发为黄疸。药随症变,原方合茵陈五苓,温阳泻浊,扶正气以开表闭。

茵陈、茯苓、白芍各 45g,白术、附子各 30g,泽泻、桂枝、红参(另炖)、细辛、麻黄(另包)各 15g,油桂(后下)10g,鲜生姜 45g,2 剂。煎服法同前,3 小时 1 次,日夜连服,得汗去麻黄。

9 月 24 日三诊:得畅汗,上闭一开,下窍立通,尿量大增,从昨夜 23 时至今晨 8 时,尿量约 3000ml 以上,腹水消去大半,黄疸退淡。日可进食斤许,神清、语声清朗,脉沉有力,82 次/分。舌红活布满津液,中心生出薄白苔,裂纹愈合。

上方去麻黄、细辛,加海藻 30g,甘草 15g,另用全虫 12g,蜈蚣 2 条研末冲服,虫类入络散结,以治肿物,2 剂,每日 1 剂。

9 月 26 日四诊:黄疸退净,肿物缩小,改方如下。

生芪 60g,猫爪草、漂海藻各 30g,木鳖子、生苡仁、芙蓉叶、附子各 30g,皂刺、白芷、柴胡各 10g,另用川贝、炮甲珠各 6g,全虫 3g,蜈蚣 2 条研末冲服,3 剂。

10 月 2 日追访,肿物全消,腹水消尽,六脉和缓,痊愈。

(李可.李可老中医急危重症疑难病经验专辑[M].太原:山西科学技术出版社,2005:59-60.)

8. 口咸

王某,男,68 岁。1994 年 12 月 28 日初诊。自觉唾液有咸味,似有盐粒含于口中,影响纳食,不知其味,痛苦难耐,且逐渐加重月余。平素饮食味淡,患慢性支气管炎已 10 余年,此次源于感冒,引致气管炎复发,经抗炎、止咳祛痰等对症治疗后,病情减轻,近 1 个月来却见上症,自寻民间土方治疗罔效而前来诊治。症见形体消瘦,面目虚肿,口咸难忍,时时引唾欲解,纳食无味,咳嗽,痰少易咯,畏寒肢冷,神疲乏力,腰骶酸软,二便尚可,舌淡略胖、苔白腻,脉沉细。因病情复杂,遂请本院口腔科及内科会诊后未能确诊。余细思之,《内经》指出"咸入肾",据此得到启示,咸味不能下入于肾而上泛于口,则其肾必虚,且患者有慢支炎多年,久咳肺气耗散致肾阳虚亏,不足以蒸腾气化,输布精津上温涎水,口咸症乃作,证属肺肾两亏。治以益肺温肾,佐以止咳化痰。

炙麻黄 5g,炙甘草、细辛各 6g,红参、麦冬、川贝母、制附子、桂枝、苦杏仁各 10g,紫苏叶 12g,款冬花 15g。5 剂,每日 1 剂,水煎服。

二诊:自觉唾液咸味稍减,已能辨食五味,面目虚肿、畏寒肢冷、腰骶酸软、乏力等症亦减,但仍咳嗽,痰少,舌淡红,苔白,脉细但应指有力,考虑肺肾之气渐复,药已对症,原方易桂枝为肉桂(后下)3g,加紫河车粉(冲服)、白术、茯苓、干姜各 10g,继服 5 剂。

三诊:口咸症大减,纳增,面目虚肿已消,畏寒肢冷、腰骶酸软顿失,咳嗽较前略缓。药已对症,守二诊方,加重附子 12g,肉桂(后下)6g,继服 10 剂。

四诊:口咸症消失,仅有微咳,痰少,余症均告缓解,精神渐好转,病已初愈,以金匮肾气丸合固本咳喘片善后调理。随访 3 年余,慢支炎发病次数较前大减,口咸

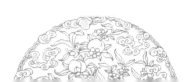

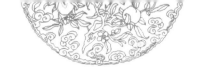

症从未复发。

［王小军．口咸症验案 1 则［J］．新中医，1999,31(1):52-53.］

九十七、麻 黄 汤

【原文】

《伤寒论》

35 条：太阳病，头痛发热，身疼腰痛，骨节疼痛，恶风无汗而喘者，麻黄汤主之。

36 条：太阳与阳明合病，喘而胸满者，不可下，宜麻黄汤。

37 条：太阳病，十日以去，脉浮细而嗜卧者，外已解也。设胸满胁痛者，与小柴胡汤。脉但浮者，与麻黄汤。

46 条：太阳病，脉浮紧，无汗，发热，身疼痛，八九日不解，表证仍在，此当发其汗。服药已微除，其人发烦目瞑，剧者必衄，衄乃解。所以然者，阳气重故也。麻黄汤主之。

51 条：脉浮者，病在表，可发汗，宜麻黄汤。

52 条：脉浮而数者，可发汗，宜麻黄汤。

55 条：伤寒脉浮紧，不发汗，因致衄者，麻黄汤主之。

232 条：脉但浮，无余症者，与麻黄汤。若不尿，腹满加哕者，不治。

235 条：阳明病，脉浮，无汗而喘者，发汗则愈，宜麻黄汤。

【组成与用法】

麻黄(去节)三两，桂枝(去皮)二两，甘草(炙)一两，杏仁(去皮尖)七十个。

上四味，以水九升，先煮麻黄，减二升，去上沫，内诸药，煮取二升半，去滓。温服八合，覆取微似汗，不须啜粥，余如桂枝法将息。

【功能与主治】

发汗解表，宣肺平喘，利水消肿。用于风寒表实证，恶寒发热，头身疼痛，无汗而喘，苔薄白，脉浮紧。

【临床病案选录】

1. 泄泻

刘河瞿祥卿之子，年约二十，患泄泻如注之症。时医或用利水，或用温燥，或用涩敛,均属无效。延已匝月,危在旦夕矣。予见其形容憔悴,食不欲进,疲惫不堪,泄泻仍频。切其脉,左浮紧,右虚散。予曰小溲必不行,瞿曰小便数日不解。即用麻黄汤加别直参六钱,煎服一剂,而泄泻顿止。

(王雨三,林晶.王雨三治病法轨[M].北京:中国中医药出版社,2017:90-91.)

2. 面部痤疮

卡某,藏族,22岁。

1993年12月9日诊。自诉:半年前面部前额有10余个粉刺,大小如米粒,约半月之后,粉刺数目增加,及于颊部,形体增大,几经治疗,粉刺未见好转。刻诊:皮疹分布前额、颊部,色稍红,粉刺小的如针头,大的如绿豆,顶端有灰白点,挤压可出粉刺,有时挤压出现脓头,无汗,颜面油滑光亮,大便经常干结,2～3日一行,口淡,舌、脉无变化。辨证为卫闭营郁,经气不通。其治当开达营卫、宣发肺气,以麻黄汤加味。

麻黄9g,桂枝9g,杏仁12g,炙甘草6g,皂刺12g,大黄4g。

6剂,每日1剂,水煎2次,分3次服。

二诊:如针尖状粉刺即消失,大者明显好转,又以前方10剂,粉刺消除,一切正常,未留痕迹。

(王付.经方实践论[M].北京:中国医药科技出版社,2006:18.)

3. 腹胀

范某某,男,49岁,农民。

1993年6月7日诊:1年前因与家人生气,患胁痛腹胀,初服柴胡疏肝散加减有效,但不久因故又发,心烦、腹胀、纳呆,四处求治,服药几十剂,未能治愈。反添胸中烦热,有时足底灼热感,有时全身瘙痒,家人失去信心,患者托熟人延余诊治。观前用方,大多破气攻伐之品,间有镇静之西药。查:面色憔悴,精神抑郁,腹胀,按之无增所苦。舌质淡胖、苔薄白,脉细弦。辨证为脾虚气滞,以健脾理气之剂加白茅根治之,始稍效,但3剂后不应。余感困惑,仔细斟酌病情,本症应属肝郁化热,阳闭于内之病机。又忆某杂志有"麻黄解郁,重在宣肺"之语,乃试投麻黄汤加味。

麻黄、柴胡各9g,桂枝、麦冬各6g,杏仁10g,甘草3g。

服药2剂,全身汗出,腹胀大减,胸中烦热亦轻。将方中麻黄减为6g,加白芍、通草各6g。继服2剂,诸症悉除。一载顽疾,竟告愈。后用香砂六君子汤以善其后,随访2年,腹胀未发。

[刘东义,王殿华.麻黄汤治验顽固性腹胀[J].浙江中医杂志,1999(2):49.]

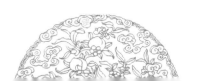

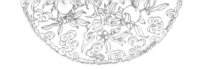

九十八、麻黄加术汤

【原文】

《金匮要略》

《痉湿暍病脉证第二》：湿家身烦疼，可与麻黄加术汤，发其汗为宜，慎不可以火攻之。

【组成与用法】

麻黄（去节）三两，桂枝（去皮）二两，甘草（炙）一两，杏仁（去皮尖）七十个，白术四两。

上五味，以水九升，先煮麻黄，减二升，去上沫，内诸药，煮取二升半，去滓，温取八合，覆取微似汗。

【功能与主治】

发汗解表，散寒祛湿。主治风寒湿痹证，症见恶寒发热，身体烦疼，无汗不渴，苔白腻，脉浮紧或濡。

【临床病案选录】

1. 反复高热

李某，男性，45岁。

2011年9月13日15:00初诊。主诉"反复高热3周余"。患者自诉于2011年8月21日无明显诱因出现发热，于首钢医院就诊，查：T39.5℃，血常规未见明显异常，C反应蛋白28 mg/L，EB病毒（一），衣原体（一），布什菌（一）。予西药（具体不详）治疗无效。2011年8月31日复查血常规：白细胞5×10^9/L，淋巴细胞0.62，中性粒细胞0.29。自服退热药后有汗出，体温略有下降。但转而又发热，自觉每晚7:00—8:00热起，晚10:00左右体温最高达40℃。刻诊：T39℃，夜间加重，伴恶寒，头痛，手足凉，身痛，咳嗽，无恶心，无咽痛，无汗出，纳可，睡眠一般，二便尚调。查浅表淋巴结无肿大，舌胖色暗红，苔薄白腻，脉浮细濡数。西医诊断：发热原因待查。中医诊断：高热，证属外感寒邪、内有湿阻、郁而发热。治法：解表散寒、祛湿除热。方用麻黄加术汤。

生麻黄10g，炒杏仁10g，桂枝10g，甘草10g，麸炒苍术15g。7剂。每日1剂，水煎分2次温服。嘱其热退后停服。

2011 年 9 月 20 日二诊：患者诉上方仅服 3 剂后周身汗出，发热已退，疼痛大减，偶有咳嗽，疲乏，舌红，苔薄白，脉转为缓象。继予人参败毒散善后调理。1 周后随访，热退、咳减、疲乏消失，宛若常人。

[汪刚，齐文升. 齐文升教授用麻黄加术汤治疗高热 1 则[J]. 中国中医急症，2013，22(1)：64.]

2. 发热身痛

黄某，男，35 岁。

其人素有内湿，大便溏软，又因春插下水，感受寒湿，发热恶寒、一身尽痛无汗，小便不利，大便反快，舌苔白滑，脉浮而濡。此内湿招致外湿，内外合邪为病。用麻黄加术汤，服 2 剂，寒热已除，身痛亦止，惟食欲未复，大便仍溏，拟温阳化湿、健脾扶正，用白术附子汤。

白术 12g，附片 6g，茯苓 10g，甘草 3g，生姜 3 片，大枣 3 枚。

服 3 剂以善其后。

(谭日强. 金匮要略浅述[M]. 北京：人民卫生出版社，2006：40-41.)

九十九、麻黄连翘赤小豆汤

【原文】

《伤寒论》
262 条：伤寒，瘀热在里，身必黄，麻黄连轺赤小豆汤主之。

【组成与用法】

麻黄(去节)二两，连轺二两，杏仁(去皮尖)四十个，赤小豆一升，大枣(擘)十二枚，生梓白皮(切)一升，生姜(切)二两，甘草(炙)二两。

上八味，以潦水一斗，先煮麻黄再沸，去上沫，内诸药，煮取三升，去滓。分温三分，半日服尽。

【功能与主治】

解表散邪，清热除湿退黄。主治湿热蕴郁于内，外阻经络肌肤之病候，症见发热，无汗，头重，脘闷，身目发黄，小便黄等。

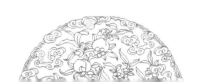

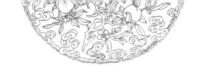

【临床病案选录】

黄疸

倪某,男,28 岁,工人。

赴鄞道中辛苦,加以酒食过度,遂发热,微恶寒,身目俱黄,心下痞,作呕,溲赤,苔白。以麻黄连翘赤小豆汤加减。

麻黄 9g,连翘 9g,赤小豆 15g,桂枝 9g,桑白皮 15g,杏仁 9g,川黄连 3g,鲜茅根 15g,全瓜蒌 15g。方 7 剂。

药后,倦怠,尿次多。上方加黄芪 15g,太子参 9g,防己 15g,再进 7 剂后,黄疸退,诸证若失,随访一年未发。

(张云鹏.中国百年百名中医临床家丛书·姜春华[M].北京:中国中医药出版社,2002:55-56.)

一〇〇、麻黄升麻汤

【原文】

《伤寒论》

357 条:伤寒六七日,大下后,寸脉沉而迟,手足厥逆,下部脉不至,喉咽不利,唾脓血,泄利不止者,为难治,麻黄升麻汤主之。

【组成与用法】

麻黄(去节)二两半,升麻一两一分,当归一两一分,知母十八铢,黄芩十八铢,萎蕤十八铢,芍药六铢,天门冬(去心)六铢,桂枝(去皮)六铢,茯苓六铢,甘草(炙)六铢,石膏(碎,绵裹)六铢,白术六铢,干姜六铢。

上十四味,以水一斗,先煮麻黄一两沸,去上沫,内诸药,煮取三升,去滓。分温三服,相去如炊三斗米顷,令尽,汗出愈。

【功能与主治】

发越郁阳,清上温下。主治手足厥逆,咽喉疼痛、不利,吐脓血,泄泻下利,脉沉迟。

【临床病案选录】

1. 咽痛、下利

1989 年秋,黄姓中年男子来诊。先以咽痛、便秘就诊于某中医,用翘荷汤加味,致大便稀水而咽痛仍不止。该医复以理中汤加味以治,稀便不止而咽痛益甚,如此病情不断加重,迁延已六日,转诊于我。细询初诊前两天即恶寒身痛,自服感冒片症减,继而咽痛。经治不仅不止,且咯浓稠痰,内中带鲜血。昨日摄胸片心肺正常,咽严重充血而表面覆附白黏涎物,口臭。诊脉时发现双手冰冷,即摸其脚,膝以下亦冷甚,脉虚大而迟。鉴于前医已寒温皆用,症状一派燥热,而却肢冷脉虚迟,辨证难明,不敢贸然处方,乃请患者先去输液室输其已续用第5日之青霉素。立即查阅《金匮要略》有关篇章,未见相见条文。复查《伤寒论·厥阴篇》,当查至 357 条"伤寒六七日,大下后,寸脉沉而迟,手足厥逆,下部脉不至,喉咽不利,唾脓血,泄利不止者,为难治,麻黄升麻汤主之"时,不竟拍案而起,该患不正是正伤邪陷,阳气不能宣达,酿热伤络;阳气不能布达,被郁厥冷的厥阴厥痢证吗?遂以麻黄升麻汤原方 2 剂。

麻黄 10g,升麻 10g,当归 10g,知母 12g,黄芩 12g,玉竹 15g,白芍 10g,天冬10g,桂枝 6g,茯苓 10g,炙甘草 10g,石膏 15g,白术 10g,干姜 6g。

患者第三日复诊,咳血止,咽痛十去七八,肢温神爽,脉较前有力,续方两剂痊愈。

(李赛美.当代经方名家临床之路[M].北京:中国中医药出版社,2010:108-109.)

2. 溃疡性结肠炎

崔某,男,47 岁。

自诉:慢性溃疡性结肠炎已多年,多次经中西医治疗,可治疗效果不明显,近因在郑州进修中医,特前来诊治。刻诊:腹泻呈黏液状,大便 1 日至少 3~4 次,腹部恶寒明显,心烦急躁易怒,腹泻因情绪激动或食冷加重,舌质偏红,苔薄黄,脉沉弦。辨证为肝热阳郁证与脾寒阳虚证相兼,其治当清肝热,温脾寒,以麻黄升麻汤加味。

麻黄 6g,升麻 6g,当归 9g,知母 12g,黄芩 9g,葳蕤 9g,白芍 8g,天门冬 8g,桂枝 8g,茯苓 8g,炙甘草 8g,石膏 8g,白术 8g,干姜 8g,乌梅 12g。

6 剂,1 日 1 剂,水煎 2 次,分 2 次服。

二诊:腹泻明显减轻,其他病证表现均有改善,又以前方 12 剂,服用方法同前。

(王付.经方实践论[M].北京:中国医药科技出版社,2006:254.)

3. 无汗症

吴某,女,27 岁。

1997 年 5 月 6 日初诊。主诉:无汗 4 年。症见:皮肤干燥,常伴低热,体温波动在 37~38℃之间,鼻中干燥,咽喉及胸上发紧而有热感,舌红、少苔,脉弦细而数。证属郁热伤阴。拟养阴发汗、疏解郁热法,方用《伤寒论》麻黄升麻汤。

麻黄 20g,黄芩、桑白皮、升麻、生地黄、牡丹皮、白芍、知母、玉竹、天冬、白术、甘草各 15g,生石膏 30g,薄荷、桂枝、干姜各 10g。

服药 7 剂,皮肤即见汗出潮湿感,体温降至 36.5℃,余症亦明显减轻。上方续

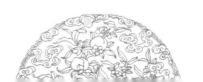

服 7 剂,诸症尽除而停药。1 个月后因情绪波动,体温又升至 37.9℃,汗出减少。又以前方加柴胡 15g,嘱其继服 6 剂。服药后热退汗出,随访 2 年未复发。

[王远红,姜德友. 养阴发汗法治疗皮肤病经验举隅[J]. 新中医,2000,32(5):40-41.]

一○一、麻黄杏仁甘草石膏汤

【原文】

1.《伤寒论》

63 条:发汗后,不可更行桂枝汤,汗出而喘,无大热者,可与麻黄杏仁甘草石膏汤。

162 条:下后不可更行桂枝汤,若汗出而喘,无大热者,可与麻黄杏子甘草石膏汤。

2.《金匮要略》

《水气病脉证并治第十四》:水之为病,其脉沉小,属少阴;浮者为风,无水虚胀者为气。水,发其汗即已。脉沉者宜麻黄附子汤;浮者宜杏子汤。杏子汤方(未见,恐是麻黄杏仁甘草石膏汤)

【组成与用法】

麻黄(去节)四两,杏仁(去皮尖)五十个,甘草(炙)二两,石膏(碎绵裹)半斤。

上四味,以水七升,煮麻黄,减二升,去上沫,内诸药,煮取二升,去滓。温服一升。本云,黄耳杯。

【功能与主治】

辛凉宣泄,清肺平喘。用于风热袭肺,或风寒郁而化热,壅遏于肺,汗而身热不解,喘逆气急,甚则鼻翼煽动,口渴喜饮,脉滑而数。

【临床病案选录】

泄泻

上海一名贾,年 30 余,形气壮实,饮食如常,而苦于泄泻,每日 5～6 次,已 5 个多月。遍历名医,投清利、峻攻、固涩、温脾、温肾之剂皆无效果。邀余至上海往诊。余按其脉,右寸独紧,其余皆平,呼吸略气促,便意迫急。余曰:此乃肺移热于大肠之候也。肺与大肠相表里，肺有余热则下移大肠，大肠受之，则为暴注下利。前医治病，未求其本，故而不效也。投以麻杏石甘汤，麻黄用9g。药后当夜得微汗，次日余按其脉，右寸转平。告曰："此将愈之兆也。"果然，即日泄泻停止。五月之病，安然而愈。

（浙江省中医研究所，浙江省宁波市中医学会编．范文甫专辑[M]．北京：人民卫生出版社，2006：96．）

一〇二、麻黄杏仁薏苡甘草汤

【原文】

《金匮要略》

《痉湿暍病脉证治第二》：病者一身尽疼，发热，日晡所剧者，名风湿。此病伤于汗出当风，或久伤取冷所致也。可与麻黄杏仁薏苡甘草汤。

【组成与用法】

麻黄（去节、汤泡）半两，甘草（炙）一两，薏苡仁半两，杏仁（去皮尖，炒）十个。

上锉麻豆大，每服四钱匕，水盏半，煮八分，去滓，温服，有微汗，避风。

【功能与主治】

发汗解表，祛风利湿。用于汗出当风或久伤取冷所致风湿，一身尽疼，发热，日晡所剧者。

【临床病案选录】

便秘

赵某某，女，47岁。

以"入秋便秘2月，咳嗽半月"为主诉于2007年11月3日初诊。患者每入秋季则发便秘，如羊粪状，解之困难，2～3日一行。咽痛，咽痒，干咳，晨起口干口苦，纳可，眠可，小便调，带下适中稍黄，舌质红，苔黄厚腻，脉细。

药用：麻黄6g，杏仁10g，薏苡仁30g，枳壳10g，桔梗10g，陈皮10g，厚朴10g，全瓜蒌15g，黄芩10g，甘草6g。每日1剂，水煎服，共进7剂而愈。

［罗文昭，郭东方，孙玉信．孙玉信教授应用麻杏薏甘汤治验举隅[J]．光明中医，2010，25(3)：392-393．］

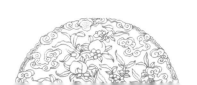

一〇三、麻子仁丸

【原文】

1.《伤寒论》

247 条:趺阳脉浮而涩,浮则胃气强,涩则小便数,浮涩相搏,大便则硬,其脾为约,麻子仁丸主之。

2.《金匮要略》

《五藏风寒积聚病脉证并治第十一》:趺阳脉浮而涩,浮则胃气强,涩则小便数,浮涩相搏,大便则坚,其脾为约,麻子仁丸主之。

【组成与用法】

麻子仁二升,芍药半斤,枳实(炙)半斤,大黄(去皮)一斤,厚朴(炙,去皮)一尺,杏仁(去皮尖,熬,别作脂)一升。

上六味,蜜和丸如梧桐子大,饮服十丸,日三服,渐加,以知为度。

【功能与主治】

润肠泻热,行气通便。用于胃肠燥热,脾约便秘,大便干结,小便频数,苔微黄少津。

【临床病案选录】

1. 口唇干

刘某,男,26 岁。

口唇发干,常以舌舐润,亦无济于事。久之则唇皮厚起,燥裂则渗出血而苦疼痛,屡治不效。问其大便六七日始解一次。由于便秘难通,苦不堪言。脉沉滑,舌苔黄。辨为胃强脾弱之证。脾阴不濡,燥热内盛,故大便秘结;脾之华在唇,脾燥则唇干而裂。

大黄一两,枳实五钱,厚朴五钱,杏仁一两,火麻仁二两,白芍一两。

共为细末,炼蜜为丸,每次服二钱,早晚各一次。服完药,病全瘳。

(刘渡舟,聂惠民,傅世垣. 伤寒挈要[M]. 北京:人民卫生出版社,2006:163.)

2. 消渴

巢某,男,43 岁。

其病已一年多,全身乏力,口渴喜饮,多食易饥,小便频数,大便干燥,经某医院检查,尿糖(4+),空腹血糖 287mg%,诊断为糖尿病,给服苯乙双胍,疗效不显。患者日渐消瘦、脘腹胀痛、舌质红,苔薄黄,脉弦而数。此脾阴不足,胃实中消之候,拟

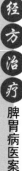

滋脾清胃,润燥通幽为法。用麻子仁丸改作汤剂。

火麻仁 12g,杏仁 10g,枳实 6g,厚朴 6g,白芍 10g,大黄 10g,栝蒌 12g,薤白 10g,川楝 10g,陈皮 5g。

服 5 剂,大便通畅,脘腹痛止;继用原方去大黄、薤白、栝蒌、川楝、陈皮,加沙参、麦冬、花粉、石斛等味为治。复查空腹血糖 91.5mg%,尿糖阴性,诸症痊可。

(谭日强.金匮要略浅述[M].北京:人民卫生出版社,2006:188.)

3. 腹痛(手术后肠粘连)

耿某,女,38 岁。

1996 年 7 月 13 日初诊。自诉:2 年前因患急性阑尾炎伴有脓肿,住院手术切除阑尾,出院后,右少腹经常疼痛,其疼痛不甚,也多次经中西医治疗,但治疗效果不理想。刻诊:右少腹隐隐作痛,偶尔有大痛,大便 6~7 日一行,口干口臭,带下色黄,小便黄而量多,舌质红,苔黄腻。辨证为脾约证伴有脉络不畅,气血不和,邪热内生,其治当通经泻热,调畅气血,润肠通便,以麻子仁丸加味。

麻仁 12g,杏仁 12g,大黄 6g,枳实 9g,厚朴 12g,白芍 18g,丹皮 12g,桂枝 10g,桃仁 9g。5 剂,每日 1 剂,水煎 2 次,分 3 次服。

二诊:服药期间右少腹未再疼痛,口臭除,其他症状有好转,又以前方 5 剂。之后,又以前方加银花 30g,蒲公英 25g。累计服药有 20 余剂,病证解除。半年随访,右少腹未再疼痛。

(王付.经方实践论[M].北京:中国医药科技出版社,2006:198.)

4. 便秘

吴某某,男,57 岁,干部。

近十余年来每于外感后继发咳嗽,咳嗽愈后继之出现大便干结不下,短则 3~4 日一行,长则 10 余日,排便时痛苦万分(自称感冒—咳嗽—便秘为外感后的"三部曲")。病人自服西药果导片等通便泻下药以求缓解。平素大便正常,口渴喜饮,体瘦舌红,苔薄黄脉弦细数。余诊为"太阳阳明病",投以麻子仁丸治之,嘱其服用 20 天,自此以后不再发生外感后继之便干不下的情况。

(裴永清.伤寒论临床应用五十论[M].北京:学苑出版社,2005:95.)

一〇四、麦门冬汤

【原文】

《金匮要略》

《肺痿肺痈咳嗽上气病脉证治第七》:火逆上气,咽喉不利,止逆下气者,麦门冬

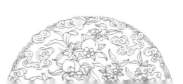

汤主之。

【组成与用法】

麦冬七升,半夏一升,人参三两,甘草二两,粳米三合,大枣十二枚。

上六味,以水一斗二升,煮取六升,温服一升,日三夜一服。

【功能与主治】

清养肺胃,降逆下气。用于肺胃津伤,虚火上炎,所见的咳嗽气喘,咽喉不利,咯痰不爽,或咳唾涎沫,口干咽燥,手足心热,或呕吐,纳少,呃逆,口渴咽干,舌红少苔,脉虚数。

【临床病案选录】

1. 咽痛

马某,女,48 岁,郑州人。

有 20 年慢性咽炎病史,服用中西药虽能缓解症状,可停药后咽痛复发,多次检查均未发现咽喉有器质性病变,近因咽痛加重前来诊治。刻诊:咽肿痛,咽干,心烦急躁,咯痰量少,时有夹血,声音嘶哑,五心烦热,神疲乏力,舌红少苔,脉虚弱。辨为津气两虚证,治当益气养阴,利咽止痛;给予麦门冬汤与桔梗汤合方加味。

麦冬 168g,半夏 24g,红参 9g,粳米 18g,大枣 12 枚,桔梗 9g,生甘草 18g,桂枝 10g,薄荷 12g,玄参 24g。6 剂,水煎服,每日 1 剂,分 3 次服。

二诊:咽痛,咽干好转,咯痰夹血消除,复以前方 6 剂。

三诊:声音嘶哑有改善,又以前方 6 剂。

四诊:诸证悉除,又以前方继续治疗 20 余剂。随访 1 年,一切尚好。

[王付. 麦门冬汤合方临床应用札记[J]. 中医药通报,2012,11(6):21-23.]

2. 结核性腹膜炎

周某,女,21 岁,洛阳人。

患者诉 3 年前至今,经常腹部隐隐作痛,下午腹胀,每天大便至少 2 次且呈糊状,夜间低热,进行性消瘦,服用中西药,腹痛、腹胀改善不明显,近因腹痛、腹泻加重前来诊治。根据症状疑为慢性结核性腹膜炎,后经结核菌素试验为阳性,血沉加快,X 线检查提示为结核性腹膜炎。刻诊:腹痛,腹胀,腹泻,潮热,盗汗,形体消瘦,倦怠乏力,舌质红,苔薄黄腻,脉弦细。辨为阴虚饮结证,治当滋阴清热,化饮通络,给予麦门冬汤、增液汤与小半夏加茯苓汤合方。

麦冬 168g,姜半夏 24g,红参 10g,炙甘草 10g,粳米 10g,大枣 12 枚,白术 15g,山药 15g,玄参 24g,生地黄 24g,生姜 24g,茯苓 15g。6 剂,水煎服,每日 1 剂,分 3 次服。

二诊:潮热减轻,腹胀好转,以前方 6 剂。

三诊:腹痛好转,以前方 6 剂。

四诊:诸证得到有效控制,以前方 6 剂。

五诊:病情稳定,以前方 12 剂。之后,为了巩固疗效,以前方变汤剂为散剂,每次 6g,每日 3 次,治疗 6 个月。随访 1 年,一切尚好。

[王付. 麦门冬汤合方临床应用札记[J]. 中医药通报,2012,11(6):21-23.]

3. 口涎多

汤某,男,42 岁。

自诉:口涎多,唾涎往往随说话而溢出,影响人际交流、聚会,数经中西医诊治,均未能取得治疗效果。刻诊:说话或咳嗽时涎沫随声音而喷出,气短乏力,口干欲饮水且较多,舌红少津少苔,脉细。辨证为虚热肺萎证,其治当滋阴益气固摄,以麦门冬汤加味。

麦冬 150g,红参 9g,清半夏 20g,粳米 9g,大枣 12 枚,炙甘草 6g,茯苓 15g,黄芪 12g。6 剂,每日 1 剂,水煎 2 次,分 2 次服。

二诊:药用 2 剂,感觉口涎减少,6 剂服尽,则口涎止,效不更方,又以前方 6 剂。之后,以前方服用有 20 剂,病证悉除。

(王付. 经方实践论[M]. 北京:中国医药科技出版社,2006:94.)

4. 月经延期、皮肤紫斑

患者某,女,19 岁,住湖北省洪湖市农村,农民。

1991 年 10 月 14 日就诊。月经数月一潮,每潮则经血淋漓不断 10 多天甚至 1 个月始净,今又 3 个月未潮,肌肤常出现紫斑而按之无痛感,天稍热则鼻孔出血,面色黯黄,唇口周围色青,肢体乏力,口干,心烦,睡眠多梦,苔薄白,脉细弱。乃气虚肺燥,血不循经。治宜益气滋燥,佐以养血活血。拟借用《金匮要略》麦门冬汤加味。

党参 10g,麦冬 20g,制半夏 10g,生地黄 10g,炒粳米 15g,炙甘草 10g,当归 10g,大枣(擘)4 枚,白芍 10g。上九味,以适量水煎药,米熟汤成去渣取汁温服,每日 2 次。

药服 7 剂而月经来潮,经色经量均正常,6 天经血干净,紫癜等消失。遂于原方中加丹参 10g 以巩固疗效,防其复发。

(李今庸,李琳. 中国百年百名中医临床家丛书·李今庸[M]. 北京:中国中医药出版社,2002:243-244.)

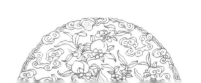

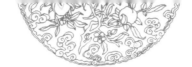

一○五、牡蛎泽泻散

【原文】

《伤寒论》

395 条：大病差后，从腰以下有水气者，牡蛎泽泻散主之。

【组成与用法】

牡蛎（熬）、泽泻、蜀漆（暖水洗去腥）、葶苈子（熬）、商陆根（熬）、海藻（洗去咸）、栝楼根各等分。

上七味，异捣，下筛为散，更于臼中治之。白饮和服方寸匕，日三服。小便利，止后服。

【功能与主治】

逐水消肿。用于大病后，下焦气化失常，水气停聚，腰以下浮肿，小便不利，脉沉实有力者。

【临床病案选录】

1. 肝硬化腹水

李某，男，42 岁。

2000 年 8 月 14 日就诊。患者 2 个月前因肝硬化腹水住进市中心医院治疗，出院后一般情况好。1 周前因朋友聚会饮酒偏多，近 3 天来感觉腹部撑胀，进食后尤甚，气短胸闷前来就诊。接诊时患者面色灰暗，腹膨大，气短息促，双下肢肿，按之如泥，尿少，舌质暗淡，舌边齿痕，苔白腻，脉沉细滑。B 超报告：①肝硬化（门静脉增宽、脾大）；②腹水。证属水湿内停，气血瘀阻。拟益气活血、攻下逐水。

牡蛎 40g，泽泻 15g，海藻（洗去咸）30g，大腹皮 30g，猪苓 30g，茯苓 30g，白术 12g，黄芪 20g，大黄（后下）5g，白芍 12g，当归 12g，川芎 12g，桃仁 9g，红花 6g。

5 天后复诊，患者小便增多，撑胀稍松，纳食增，大便软，每日 2～3 行，下肢肿如故。原方加山药 30g，生薏苡仁 30g。

半个月后三诊，腹大渐小，下肢肿明显消退。效不更方，守原方继服。后在本方基础上加大牡蛎用量，加桑寄生 20g，改黄芪 30g，去海藻、大黄，共服药 60 余剂，患者面色灰暗好转，纳食可，二便调。B 超示：肝硬化、门静脉增宽。一般情况可，半年后恢复工作。嘱病人忌酒，以固疗效。

[苗新凤. 牡蛎泽泻散临床运用举隅[J]. 中国医药学报,2004,19(7):445.]

2. 高脂血症

丁某,女,57 岁,商贩。

1995 年 8 月 26 日初诊。患高血压 8 年,头晕耳鸣,胸闷肢麻,腰酸腿软。患者形体肥胖,皮脂丰厚,舌稍红,苔薄脉弦。查胆固醇 7.3mmol/L,三脂甘油 2.5mmo/L,西医诊为高脂血症,曾服芬氟拉明、多烯康、维生素 E 等,诸症犹存。此属中医之肝阳夹痰,浊瘀内阻。治以平肝潜阳,化痰行瘀。

生牡蛎 30g,海藻、泽泻、瓜蒌、川芎、丹参、决明子各 12g,清半夏 10g,豨莶草 15g。

上方随证加减服 1 个月余,复查胆固醇 3.9mmol/L,三酰甘油 1.2mmol/L,上方微调,再进半个月,诸证若失,血脂正常。

[苗新凤. 牡蛎泽泻散临床运用举隅[J]. 中国医药学报,2004,19(7):445.]

一〇六、木防己汤

【原文】

《金匮要略》

《痰饮咳嗽病脉证并治第十二》:膈间支饮,其人喘满,心下痞坚,面色黧黑,其脉沉紧,得之数十日,医吐下之不愈,木防己汤主之。虚者即愈,实者三日复发,复与不愈者,宜木防己汤去石膏加茯苓芒硝汤主之。

【组成与用法】

木防己三两,石膏(鸡子大)十二枚,桂枝二两,人参四两。

上四味,以水六升,煮取二升,分温再服。

【功能与主治】

行水散结,补虚消痞。用于膈间有支饮,水饮上逆于心肺,痰饮喘满,心下痞坚,短气咳逆,面色黧黑。

【临床病案选录】

1. 胸膈痞痛

刘翁茂名,年近古稀,酷嗜酒,体肥胖,精神奕奕,以为期颐之寿可至。讵意其长子在 1946 年秋因经商折阅,忧郁以死,家境日转恶化,胸襟以而不舒,发生咳嗽,

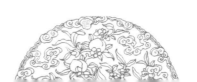

每晨须吐痰数口,膈上始宽,但仍嗜酒,借资派遣。日昨饮于邻居,以酒过量而大吐,遂病:胸膈痞痛,时吐涎沫。医用涤痰汤有时稍安,旋又复作,渐至面色黧黑,喘满不宁,形体日瘠,神困饮少,犹能饮。因循数月,始觉不支,饬价邀治。

诊脉沉弦无力,自言膈间胀痛,吐痰略松,已数日未饮酒,食亦不思,夜间口干燥,心烦难寐,如之何而可?吾再三审视,按其心下似痛非痛,随有痰涎吐出;再从其脉沉弦与胸胀痛而论,实为痰饮弥漫胸胃之间而作痛。又从病理分析,其人嗜酒则湿多,湿停于胃而不化,水冲于肺则发喘,阴不降则阳不升,水势泛滥故面黧,湿以久郁而化热,津不输布故口渴。统而言之,乃脾湿不运,上郁于肺所致。若言治理,如小陷胸汤清热化痰,则鲜健脾利水之功;如用苓桂术甘汤温阳燥湿,则乏清热之力;欲求其化痰利水清热诸作用俱备,莫若《金匮》之木防己汤。乃一攻补兼施之良法,极切合于本证者。

防己、党参各四钱,石膏六钱,桂枝二钱,另加茯苓五钱增强燥脾利水功能而大其效。

三剂喘平,夜能成寐,舌现和润,胸膈略舒,痰吐亦少,尚不思食。复于前方中去石膏增佛手、砂仁、内金调气开胃。又四剂各症递减,食亦知味,精神转佳,惟膈间略有不适而已。吾以事不能久留,书给外台茯苓饮调理而归。然病愈至斯,嗣后谅无变化,定可逐步而安。

(赵守真.现代著名老中医名著重刊丛书——治验回忆录[M].北京:人民卫生出版社,2008:25-26.)

2. 肋间神经痛

周某,女,33岁。

自诉:肋间神经痛已2年余,曾多次经中西医治疗,可没有取得明显治疗效果,近日肋间神经疼痛加剧而前来诊治。刻诊:肋间疼痛,疼痛时有灼热感,胸闷胸胀,心烦急躁,少气乏力,舌质偏红,苔薄黄,脉浮紧。辨证为膈间阳郁热饮证,其治当清热通阳化饮,以木防己汤加味。

木防己9g,石膏48g,桂枝6g,红参12g,川芎12g,枳实12g,五灵脂12g,生蒲黄4g。6剂,每日1剂,水煎2次,分2次服。

二诊:肋间疼痛明显减轻,灼热感消失,又以前方6剂。之后,累计服用前方20余剂,病告痊愈。

(王付.经方实践论[M].北京:中国医药科技出版社,2006:396.)

3. 臌胀(心源性肝硬化)

耿某,女,38岁。

气短心悸数十年,喘咳气短不能平卧,全身浮肿,腹大如鼓2年,某医院诊为风湿性心脏病、心力衰竭、心源性肝硬化,住院治疗一年多,虽然气短心悸好转,但腹胀、浮肿、发绀不减,后请某医以真武汤、实脾饮等加减治之,诸症非但不减,反见口渴加重。审其全身浮肿,腹胀如鼓,有青筋暴露,面颊、口唇、手足均紫暗而冷,呼吸困难,不能平卧,舌质紫暗,舌苔黄厚而干,脉虚大紧数而促或兼结涩。综合脉证,诊为水饮阻滞,心阳亏损,瘀血凝结,肺胃郁热之证。为拟木防己汤加味化饮散结,活血清热。

防己 10g,桂枝 10g,人参 10g,生石膏 15g,茯苓 10g,杏仁 10g,苍术 12g,川牛膝 12g。

服药 4 剂,腹胀、浮肿、气短均改善,食纳增加,继服 30 剂,腹水消失,浮肿、发绀、气短等症亦大减,乃按上方继服 1 个月,诸症大部消失。

[朱进忠.木防己汤的临床应用[J].山西中医,1989,5(4):24-25.]

一〇七、木防己加茯苓芒硝汤

【原文】

《金匮要略》

《痰饮咳嗽病脉证并治第十二》:膈间支饮,其人喘满,心下痞坚,面色黧黑,其脉沉紧,得之数十日,医吐下之不愈,木防己汤主之。虚者即愈,实者三日复发,复与不愈者,宜木防己汤去石膏加茯苓芒硝汤主之。

【组成与用法】

木防己二两,桂枝二两,人参四两,芒硝三合,茯苓四两。
上五味,以水六升,煮取二升,去滓,内芒硝,再微煎,分温再服,微利则愈。

【功能与主治】

行水化饮,散结消痞,补虚清热。用于膈间有支饮,邪客之深,愈后再发者。

【临床病案选录】

痞满、水肿

高某,男,52 岁,工人。

1982 年 3 月 29 日就诊。患者四肢浮肿半年,心下痞满,面色黧黑,小便不利,舌质红,苔腻,脉沉紧。在当地医院未查明原因,服中西药效不显,遂来求治。观其脉症,乃为膈间支饮,投以木防己加茯苓芒硝汤化裁。

汉防己 15g,茯苓 30g,黄芪 18g,桂枝 10g,芡实 10g,党参 10g,芒硝(分冲) 10g,白茅根 30g。水煎服,5 剂。

二诊(1982 年 4 月 6 日):服上药 5 剂,浮肿明显减轻,心下痞满稍减,双下肢午

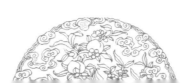

后微肿,小便利。上方减芒硝、党参,加陈皮、大腹皮各 10g,继服 5 剂。

1982 年 4 月 21 日,患者来告,诸症均除。

(谢海洲.中国百年百名中医临床家丛书·谢海洲[M].北京:中国中医药出版社,2004:209-210.)

一〇八、排 脓 散

【原文】

《金匮要略》

《疮痈肠痈浸淫病脉证并治第十八》:排脓散方。

【组成与用法】

枳实十六枚,芍药六分,桔梗二分。

上三味,杵为散,取鸡子黄一枚,以药散与鸡黄相等,揉和令相得,饮和服之,日一服。

【功能与主治】

滋阴活血,行气排脓。用于火毒发炎,聚郁一处,气血不畅,热郁血瘀,蒸腐血肉化脓,伤人阴分者。

【临床病案选录】

1. 脐中流脓

患者,女,45 岁,本村人。

1997 年春就诊。两个月前,其夫患腹痛,县医院诊为阑尾炎,输液一周不愈,开始脐中流脓,黄白相兼如米汤,迁延两个月始愈。其夫愈后不久,她也开始脐中出脓,与其夫不同的是,没有腹痛的症状,甚害羞,恐人笑为接触传染。舌脉无异常,恳请我保密治疗。此症既无经验,也无把握,决定试用排脓散。

枳实(炒)、白芍、桔梗各等分为细末,每服 3g,熟鸡子黄一枚混合均匀,米汤送下,每日 2 次。

服药 2 日,脓水减少,5 日痊愈,至今未复发。

[黄煌.黄煌经方沙龙(第 1 期)[M].北京:中国中医药出版社,2007:145.]

2. 急性食管炎

杨某,男,37 岁。

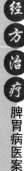

220

自诉:胸骨后灼热疼痛已3个月,西医诊断为急性食管炎,经静脉用药1周余,可病证没有明显好转。刻诊:胸骨后灼热疼痛,饮食不畅,胸中气憋,心烦,急躁,口臭,咯吐黏液胶质,起卧不安,大便干结,舌质红,苔薄黄,脉紧。辨证为胃热痈证,其治当清泻邪热,以排脓散加味。

枳实16g,白芍18g,桔梗6g,栀子18g,蒲公英30g,淡豆豉9g,黄连12g。

6剂,每日1剂,水煎2次,分2次服。

二诊:胸后疼痛消失,又以前方12剂,病证悉除。

(王付. 经方实践论[M]. 北京:中国医药科技出版社,2006:200-201.)

3. 便秘

陈某,男,72岁。

患慢性萎缩性结肠炎,便秘非灌肠不解,脉弦有力。住某医院高干病房,请我会诊,投以《金匮要略》排脓汤、散合方加味。

桔梗50g,枳实、枳壳各15g,甘草15g,赤白芍各30g,生姜5片,红枣10枚,陈皮50g,生大黄10g,肉苁蓉50g。

此方连服3剂,即大便通畅无阻(不再需灌肠)。

(万友生. 中国百年百名中医临床家丛书·万友生[M]. 北京:中国中医药出版社,2003:174.)

一〇九、三物白散

【原文】

《伤寒论》

141条:病在阳,应以汗解之,反以冷水潠之,若灌之,其热被劫不得去,弥更益烦,肉上粟起,意欲饮水,反不渴者,服文蛤散;若不差者,与五苓散。寒实结胸,无热证者,与三物小陷胸汤。白散亦可服。

【组成与用法】

桔梗三分,巴豆一分(去皮心,熬黑,研如脂),贝母三分。

上三味为散,内巴豆,更于白中杵之。以白饮和服,强人半钱匕,羸者减之。病在膈上必吐,在膈下必利,不利进热粥一杯,利过不止,进冷粥一杯。身热皮粟不解,欲引衣自覆,若以水潠之、洗之,益令热劫不得出,当汗而不汗则烦。假令汗出已,腹中痛,与芍药三两如上法。

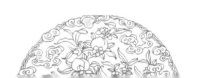

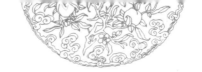

【功能与主治】

温下寒实,涤痰破结。用于寒痰阻滞于肺者,心胸隔间痞硬胀满疼痛,脉来弦实,大便闭结,肢冷恶寒。

【临床病案选录】

1. 咽中异物感

蔡某,女,59岁。

自诉:咽中异物症已3年余,屡屡服用中西药,可治疗效果不明显,近日咽中异物阻塞感加重而前来诊治。刻诊:咽中异物感,咯之不出,咽之不下,与情绪变化无关,遇凉则加重,遇热则缓解,舌淡苔白,腻略厚,脉沉。辨证为寒痰阻结证,其治当温阳散寒化痰,以三物白散加味。

桔梗9g,巴豆3g,浙贝母9g,清半夏12g,厚朴12g,远志10g,砂仁15g。6剂,每日1剂,水煎2次,分2次服,并嘱病人若出现腹泻则当凉服。

二诊:咽中异物感基本消除,又以前方10剂而告痊愈。

(王付.经方实践论[M].北京:中国医药科技出版社,2006:394.)

2. 咯吐黑痰证

杨某,男,34岁。

1997年5月9日初诊。自诉:咯吐黑痰已年余,几经中西医治疗,都没有取得治疗效果。刻诊:咯吐黑痰,时有轻微气喘,但不咳嗽,咽喉部发凉,受凉在咯黑痰明显,喜饮热水,偶尔胸闷,舌淡,苔薄略腻,脉沉。辨证为寒痰凝结,其治当温化寒痰,通畅气机,以三物白散加味。

桔梗10g,巴豆3g,贝母12g,厚朴12g,麻黄6g,紫苏15g,生姜15g。3剂,每日1剂,水煎2次,分3次服。

二诊:咯黑痰明显减轻,咽喉发凉消失,以前方3剂。之后又以前方5剂,病证悉除。随访半年,未再复发。

(王付.经方实践论[M].北京:中国医药科技出版社,2006:394.)

一一〇、三物黄芩汤

【原文】

《金匮要略》

《妇人产后病脉证治第二十一》:《千金》三物黄芩汤:治妇人在草蓐,自发露得风。四肢苦烦热,头痛者,与小柴胡汤,头不痛但烦者,此汤主之。

【组成与用法】

黄芩一两,苦参二两,干地黄四两。

上三味,以水八升,煮取二升,温服一升,多吐下虫。

【功能与主治】

清热解毒,养血滋阴。用于产后血亏阴虚,风邪入里化热,四肢烦热,头不痛者。

【临床病案选录】

1. 原发性胆汁性肝硬化

孙某,女,65 岁。

2002 年 5 月 15 日初诊。患者于 2001 年 12 月无明显原因出现全身乏力、尿黄,在当地医院化验肝功能异常(具体不详),经保肝降酶治疗月余,肝功能仍异常,其中以 ALP、GGT 升高明显。2002 年 3 月于某医院诊断为"原发性胆汁性肝硬化",予熊去氧胆酸治疗,病情未见好转,于 1 个月前再次出现身目溲黄,遂来我院诊治。

入院查体:面色晦暗,全身皮肤干燥,皮肤及巩膜轻度黄染,肝掌及蜘蛛痣阳性。化验:ALT 129U/L,AST 134U/L,TBIL 77μmol/L,DBIL 37.1μmol/L,ALP 351U/L,GGT 323U/L,GLO 40g/L。自身免疫 6 项:抗线粒体阳性;抗线粒体 IGGM2(AMA-M2)阳性,腹部 B 超提示:肝硬化、脾大。诊断:原发性胆汁性肝硬化。

于 2002 年 5 月 15 日邀中医诊治。中医四诊:身目轻度黄染,黄色较鲜明,稍感乏力,纳食稍差,小便色深黄,皮肤瘙痒,目干涩,口干,朱砂掌,大便干结,5 日 1 次,舌质红绛,有裂纹,少苔,脉弦细。中医诊断:黄疸(肝热阴虚,肠燥失濡)。治则治法:滋阴清肝,增液润燥。处方:以三物黄芩汤加味。

生地黄 60g,苦参 15g,黄芩 9g,郁金 30g,当归 15g,薏苡仁 20g,全瓜蒌 15g,玄参 30g,赤芍 60g,豨莶草 15g,徐长卿 15g。7 剂,水煎服。

二诊:上述口干、目干、大便干等症状明显减轻,舌质红,有裂纹,薄白苔,脉弦细。继服上方 14 剂,水煎服。

三诊:黄疸减退,乏力、纳食、皮肤瘙痒等症状也明显减轻,生化 ALT 44U/L,AST 52U/L,TBIL 36μmol/L,DBIL 13.1μmol/L,ALP 130U/L,GGT 110U/L,GLO 38g/L。原方去徐长卿,减苦参 10g,加糯稻根 30g。2 周后,肝功能情况好转。

[史文丽.三物黄芩汤在自身免疫性肝病中的临床新用[J].中医杂志,2010,

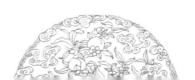

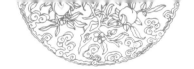

51(S2):110-111.]

2. 口糜

王某,女,32 岁。

1965 年 4 月 2 日初诊。原有脾肿大,血小板减少,常鼻衄和口糜。3 月 11 日曾患口糜,服半夏泻心汤加生石膏、生地黄三剂而愈。本次发作已一周。舌及下唇溃烂,痛甚,口苦咽干,心烦思饮,鼻衄,苔白,舌红,脉弦细数,遂改方。

生地黄八钱,苦参三钱,黄芩三钱,炙甘草二钱,茜草二钱。

二诊:4 月 9 日:上药服三剂,口糜愈,鼻衄已。

(冯世纶.中国百年百名中医临床家丛书·胡希恕[M].北京:中国中医药出版社,2001:64.)

3. 手足烦热

韩某,女,23 岁。

每年春季即出现手足心烦热已 3~4 年之久,伴有心悸、心烦、失眠、盗汗、纳呆、倦怠等症。曾累用一般滋阴之品,诸如鳖甲、知柏、沙参、地骨皮等药治疗未获效。年年春夏如此发作,待到立秋以后,天气凉爽则逐渐好转。诊得其脉弦而数,舌红苔薄黄。给予三物黄芩汤治之,数剂而愈。后随访 3 年未见复发。

(赵明锐.经方发挥[M].北京:人民卫生出版社,2009:56.)

4. 五心烦热

沙某,女,38 岁。

于 10 年前生产后,即患五心烦热,经多方治疗获愈。但以后每年从二三月间开始,即感到周身烦热,手足心尤甚,迨至十月以后则逐渐热退身凉。十余年来一直如此,虽经断续治疗,未见好转。在发热期间,伴有口渴能饮,咽干,舌燥,皮肤枯槁,瘙痒,大便燥结等症。脉数有力,舌红、苔白。其他尚属正常。投以三物黄芩汤 20 余剂,诸症痊愈,随访 3 年未曾复发。

(赵明锐.经方发挥[M].北京:人民卫生出版社,2009:57.)

5. 乙肝相关性肾炎

王某,男,30 岁,金矿工人。

2001 年 1 月 10 日初诊。主诉:患慢性乙肝 6 年,平时间断口服保肝降酶中西药,谷丙转氨酶在 60~100U/L 之间。1999 年 6 月无明显诱因而出现四肢及面部浮肿,在北京某医院行肾穿后,明确诊断为:乙肝相关性肾炎。曾用泼尼松及中药治疗,效果不明显。为进一步治疗于 2000 年 12 月 26 日入我院。入院化验:乙肝 HBsAg、HBeAg、抗-HBc 均为阳性,肝功:ALT 172 U/L, AST 76U/L, ALB 29g/L;尿:PRO(+++),ERY(++++)。除给予甘利欣、香丹保肝降酶以及人血白蛋白等支持治疗 2 周后,肝功:ALT 36U/L, AST 23U/L, ALB 35g/L,但尿 PRO(+++),ERY(++++)。于 2001 年 1 月 10 日邀中医会诊。刻诊:面部

经方治疗

脾胃病医案

及双下肢浮肿,面色晦暗,神疲乏力,心烦盗汗,舌质红,苔薄黄,脉弦数。证属:湿热疫毒郁结,肝肾阴液受损。治宜:清热解毒,燥湿凉血,佐以化瘀。方用三物黄芩汤加味。

生地黄 30g,苦参 10g,黄芩 10g,泽兰 15g,赤芍 15g,白茅根 30g,茜草 15g。6剂,水煎服。

1月17日二诊:心烦盗汗基本消失,面部四肢浮肿减轻,舌质红,苔黄渐退,脉弦数。化验肝功正常,尿 PRO(+),ERY(+),继原方加金樱子 15g,12剂。

1月29日三诊:烦热尽退,诸恙悉除。化验尿常规正常而出院。嘱其将三物黄芩汤加工成丸,每次 2g,每日 3 次,口服知柏地黄丸 9g,每日 2 次。半年后随访未见复发。

[史文丽,唐善令,张伟,等. 三物黄芩汤的临床新用[J]. 北京中医药大学学报,2002,25(1):70-71.]

6. 双足灼热

李某,男,52岁。

1990年2月23日就诊。主诉:双足阵发性红、肿、热、痛 2 年余。病始于 1988年 1 月,自觉两足呈阵发性红、肿、热、痛,喜凉恶热,多在夜间加重,睡眠不佳。发作时足伸被外或蹬于墙壁,严重时将足浸泡在凉水中灼热痛方缓解,曾多方求治,效果不显。刻诊:双足皮肤潮红,略肿,皮温明显增高,触痛明显,足背动脉、胫后动脉搏动正常,舌紫绛,苔黄腻,脉数。诊断:灼热足综合征。中医属血热症。治宜养阴清热、凉血泻火,投三物黄芩汤主之。

生地黄 120g,黄芩 60g,苦参 30g,水煎服,每日 1 剂。

连服 5 剂,两足灼热痛明显减轻,发作时间缩短,守方又进 10 剂,日间无发作,夜间稍热,但可盖被、安睡,又服原方 5 剂,症状消失,痊愈出院,随访未复发。

(马丽荣,杨秀清. 三物黄芩汤治愈灼热足综合征[J]. 吉林中医药 1992,1:27.)

一一一、芍药甘草汤

【原文】

《伤寒论》

29 条:伤寒脉浮,自汗出,小便数,心烦,微恶寒,脚挛急,反与桂枝欲攻其表,此误也;得之便厥,咽中干,烦躁,吐逆者,作甘草干姜汤与之,以复其阳;若厥愈足

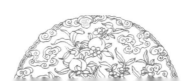

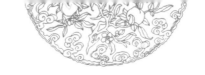

温者,更作芍药甘草汤与之,其脚即伸;若胃气不和,谵语者,少与调胃承气汤;若重发汗,复加烧针者,四逆汤主之。

30条:问曰:证象阳旦,按法治之而增剧,厥逆,咽中干,两胫拘急而谵语。师曰:言夜半手足当温,两脚当伸。后如师言,何以知此? 答曰:寸口脉浮而大,浮为风,大为虚。风则生微热,虚则两胫挛。病形象桂枝,因加附子参其间,增桂令汗出。附子温经,亡阳故也。厥逆,咽中干,烦躁,阳明内结,谵语烦乱,更饮甘草干姜汤,夜半阳气还,两足当热;胫尚微拘急,重与芍药甘草汤,尔乃胫伸;以承气汤微溏,则止其谵语,故知病可愈。

【组成与用法】

芍药四两,甘草(炙)四两。

上二味,以水三升,煮取一升五合,去滓。

【功能与主治】

调和肝脾,缓急止痛。用于伤寒、伤阴,筋脉失濡,腿脚挛急,心烦,微恶寒,肝脾不和,脘腹疼痛。

【临床病案选录】

1. 间歇性跛行

何某,68岁,粤剧演员。

舞台上跳扎翻腾,功底甚厚。素有高血压、慢性肾功能不全、痛风等病史。2006年7、8月间,忽觉行步不及百米便感双腿腓肠肌抽痛,必休息片刻方能继续行步。师曰:"此动脉硬化,间歇性跛行也,动脉腔狭窄,行走活动量增大,供血不足也,应以益气化瘀。"遂处补阳还五汤,似效不效,如是1年多。2008年2月春节,天阴久冷,症状加甚。

黄师忽念《伤寒论》第29条曰:"伤寒脉浮,自汗出,小便数,心烦、微恶寒,脚挛急……更作芍药甘草汤与之,其脚即伸。"第30条曰:"重与芍药甘草汤,尔乃胫伸。"遂处方如下。

白芍60g,甘草30g,北芪120g,川木瓜15g,怀牛膝30g。

7天后复诊,症状明显改善,已能步行400~500米。遂把白芍加至90g,10剂。3月11日来诊谓:已如常人,行走4~5公里,无觉不适。

(何莉娜,潘林平,杨森荣.黄仕沛经方亦步亦趋录:方证相对医案与经方问对[M].北京:中国中医药出版社,2011:23.)

2. 胆汁淤积性肝硬化

2006年6月的一天,门诊上来了一位拿着厚厚的病历本、肤色黄暗、表情痛苦

经方治疗 脾胃病医案

的中年妇女。她患有原发性胆汁淤积性肝硬化多年,目前出现腹部胀痛、皮肤瘙痒难忍,以及肝功能损害而出现的黄疸不退,多处就医未见明显缓解。据其有腰痛连及下肢,而断为芍药甘草汤证,在处方上写了三味药。

白芍 30g,赤芍 30g,甘草 10g。

患者接方后有点迟疑,她看过许多医生,未见有如此简单、如此便宜的中药处方。但仅仅服用一周,患者肤色黄染减轻,皮肤瘙痒明显缓解,大便通畅,腹胀痛也好转,食欲和睡眠改善了。

(李赛美. 当代经方名家临床之路[M]. 北京:中国中医药出版社,2010:196-197.)

3. 舌神经痛

张某,男,68 岁,退休干部。

2000 年 7 月 25 日初诊。病史:自诉 1 年多前开始舌体前部刺痛,呈闪电式刺痛,继之则烧灼样绵绵隐痛,时重时轻,从未终止。曾请中医诊治,认为心火亢盛,用清心泻火之类方药,服后似有减轻,几日后又如原状。某市立医院诊断为"舌神经痛",给予维生素、止痛片等服用,开始有效,后来效果不明显。有多年高血压病史,长期服用降压药,目前血压比较稳定。近日舌痛频繁、较重,眠食二便无异状,友人介绍前来就诊。

现症:察其形体中等,神情偏激,面色红华,营养良好,舌质红活有瘀点,苔白润,舌体伸出时蠕蠕而动,脉弦滑。

辨治:舌为心之苗,心血久瘀,夹肝风痰浊,阻滞络道,不通则痛。治当通络化瘀、平肝息风豁痰,用通窍活血汤、芍药甘草汤、牵正散化裁。

全蝎 10g,僵蚕、地龙、桃仁、红花、丹皮、川芎、钩藤各 15g,白芍 40g,炙甘草 10g。每日 1 剂,服 3 剂,浓煎。

2 个月后因感冒咳嗽来就诊,诉服上方效如桴鼓,服 1 剂痛止,3 剂服完,其烧灼感消除,虑其复发,又自配原方 3 剂服毕,今已 1 个多月未发生舌痛。嘱其伸舌观察,仍可见其蠕蠕而动之状,不过较以前为轻而已。

(黄学宽. 郭子光临床经验集[M]. 北京:人民卫生出版社,2009:223-224.)

4. 顽固性呃逆

某男,32 岁。

1987 年 3 月 9 日初诊。患顽固性呃逆 1 个月,诸药治疗不效,至今 1 个月之久。症见呃声频频而急促、洪亮,大便不干但不爽,睡眠不佳,梦多而浅,口干舌燥;舌红苔薄少,脉细数。据其呃声急促,伴有口干舌燥、舌红脉细数等特征,辨为肝阴不足,中虚虚邪上逆所致。治以酸甘化阴,益胃清热之法。施以芍药甘草汤合益胃汤化裁治疗。

生白芍 15g,炙甘草 10g,黄连 1.5g,北沙参 15g,玉竹 15g,麦冬 10g,绿萼梅

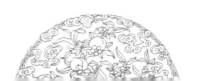

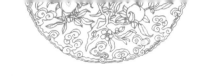

（后下）6g。10 剂,水煎服,每日 1 剂。

复诊:服药 10 剂后,呃逆即止,口干舌燥亦渐除。

（贺兴东,翁维良,姚乃礼.当代名老中医典型医案集·内科分册[M].北京:人民卫生出版社,2009:588.）

5. 腹痛

任某,男,14 岁。

患腹痛 3 个多月,曾用过一些驱虫剂、驱寒剂以及消导药品均无效。每日拂晓至早饭前发作,发作时自觉绕脐剧烈绞痛,并有抽掣牵扯的感觉,饮食和大小便均正常。

服芍药甘草汤加桂枝、干姜 2 剂痊愈。（成年人炙甘草、芍药均需用到 40～50g 以上,即使需要加别的药物时,也要突出甘草、芍药之量,量小效果不佳）

（赵明锐.经方发挥[M].北京:人民卫生出版社,2009:61.）

6. 便秘

患者,男,62 岁。

患有便秘多年,村里医生给"果导"等泻药治疗,病人说有效果,但停药后便秘如故。来诊时诉说排便常常要蹲很久,大便干结限于便头,是典型的"初头硬",但却没有"后必溏",其后是软便。常常有出血和肛门疼痛,推测可能是便干损伤直肠黏膜或有肛裂,因为不是专科医生,未行仔细检查。有时要数天排便 1 次。诉服 5 天药后感觉明显改善,排便每天 1 次,大便很滑、很顺畅。又开 5 剂巩固。

白芍 45g,甘草 15g,麻子仁 20g,杏仁 10g,枳壳 15g,厚朴 15g。

[黄煌.黄煌经方沙龙（第 1 期）[M].北京:中国中医药出版社,2008:104.]

7. 肛裂

患者某,女。

主诉近期肛门区疼痛便血,大便秘结,用九华膏及痔疮栓均未见效,且疼痛加剧,查体可见肛门 4 点处及 6 点处均为肛裂,舌质红,苔黄腻,脉数。治则:酸甘化阴,凉血止痛。外敷消肿膏。处方芍药甘草汤加味。

芍药 30g,甘草 20g,生地黄 20g,小蓟 20g,当归 10g,栀子 10g,蒲黄 15g。

上方 5 剂,诸症状消失。

[王雪莲,王炳新,高杰.芍药甘草汤治疗肛裂 2 例[J].牡丹江医学院学报,1994,15(2):48-49.]

8. 心中发热、腹泻

一童子年十五六岁,于春季得温病,经医调治,八九日间大热已退,而心犹发热,怔忡莫支,小便不利,大便滑泻,脉象虚数,仍似外邪未净,为疏方用。

生杭芍二两,炙甘草一两半。

煎汤一大碗,徐徐温饮下,尽剂而愈。夫《本经》谓芍药益气,元素谓其止泻利,

 经方治疗 脾胃病医案

即此案观之洵不误也。然必以炙草辅之,其功效乃益显。

(张锡纯. 医学衷中参西录(2 版)[M]. 石家庄:河北人民出版社,1974:330.)

一一二、射干麻黄汤

【原文】

《金匮要略》

《肺痿肺痈咳嗽上气病脉证治第七》:咳而上气,喉中水鸡声,射干麻黄汤主之。

【组成与用法】

射干十三枚,麻黄四两,生姜四两,细辛三两,紫菀三两,款冬花三两,五味子半斤,大枣七枚,半夏(大者洗)八枚。

上九味,以水一斗二升,先煮麻黄两沸,去上沫,内诸药,煮取三升,分温三服。

【功能与主治】

宣肺祛痰,下气止咳。用于外受风寒,闭塞肺气,水饮内发,痰阻其气,而见咳嗽喘急,喉中连连如水鸡之声。

【临床病案选录】

鼻鼾

田某,男,58 岁。

自诉:无论白天,还是夜里,只要入睡即鼻鼾响声如雷。经西医诊断,主张做手术治疗,经中医诊治,用药数次也无任何作用。刻诊:鼻鼾如雷,喉中有痰鸣声,但平时且无痰,舌质正常,苔略腻,脉沉。辨证为寒饮郁肺结喉证,其治当温肺化饮、化痰利咽,以射干麻黄汤加味。

射干 9g,麻黄 12g,生姜 12g,细辛 9g,紫菀 9g,款冬花 9g,五味子 12g,大枣 7枚,半夏 12g,巴豆 2g,浙贝母 12g,桔梗 12g。

6 剂,每日 1 剂,水煎,分 2 次服。

二诊:鼻鼾明显好转,又以前方 6 剂。之后,服药有 18 剂。入睡时有鼻鼾且声音较低,不再响声如雷。

(王付. 经方实践论[M]. 北京:中国医药科技出版社,2006:85.)

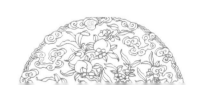

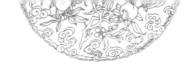

一一三、肾气丸

【原文】

《金匮要略》

《中风历节病脉证并治第五》:崔氏八味丸:治脚气上入,少腹不仁。

《血痹虚劳病脉证并治第六》:虚劳腰痛,少腹拘急,小便不利者,八味肾气丸主之。

《痰饮咳嗽病脉证并治第十二》:夫短气有微饮,当从小便去之,苓桂术甘汤主之;肾气丸亦主之。

《消渴小便不利淋病脉证并治第十三》:男子消渴,小便反多,以饮一斗,小便一斗,肾气丸主之。

《妇人杂病脉证并治第二十二》:问曰:妇人病,饮食如故,烦热不得卧,而反倚息者,何也? 师曰:此名转胞不得溺也。以胞系了戾,故致此病,但利小便则愈,宜肾气丸主之。

【组成与用法】

干地黄八两,薯蓣四两,山茱萸四两,泽泻三两,茯苓三两,牡丹皮三两,桂枝一两,附子(炮)一两。

上八味,末之,炼蜜和丸,梧子大。酒下十五丸,日再服。

【功能与主治】

温补肾气。用于肾气不足,腰酸脚软,肢体畏寒,少腹拘急,小便不利或频数,及痰饮喘咳,水肿脚气,消渴,久泄。

【临床病案选录】

1. 痛经、不孕

张某,女,24岁。

患者素有痛经,婚后三年未怀孕。据谓经前小腹腰围疼痛已有六年之久,延医诊治终不效,深觉烦恼。来诊时,月经期结束刚1周,诊见两尺脉浮弱,沉按不见,舌根苔白腻,舌质淡,面色偏贫血貌,腰背、二膝、脚跟酸痛,少腹无力,有不仁感。此证系属肾阳不足,予金匮肾气丸料煎服,嘱其一直服到下次月经来潮为止。患者遵嘱服药,连服15剂,经来腹疼消失,后即怀孕。

（娄绍昆著，娄莘杉整理．中医人生：一个老中医的经方奇缘[M]．北京：中国中医药出版社，2012：447．）

2．口舌生疮

武某，57岁。

1979年12月23日，忽患口、舌、唇部生疮，其症颇奇，颇急。10时发病，11时即满口满舌痛如火灼。仓促之间，向老友某求治，某曰："口舌生疮，小事一桩，心脾积热，不必惊慌"，未及诊脉问病，提笔即疏导赤散与凉膈散合方与服，其方甚轻，生地黄、连翘各10g，其余皆3～5g。患者予11时30分进行头煎，药毕覆杯，立觉火从脐下直冲头面，双唇肿大如桃，舌亦肿痛更甚，且心烦懊恼，莫可名状。约12时半，其子邀诊：见患者面赤如醉，舌肿塞口，诉证不清。出示所服之方，其妻代诉服后变证。按脉洪大无伦，重按则反如游丝，120次/分，视其舌侧边缘齿痕累累，有白色溃疡布满边尖，唇肿外翻，迸裂出血，问其二便，则大便干，小便未注意。口中亦无臭味。询其致病之由，其妻云："年终总结，连续熬夜三晚后得病。"问其渴否？患者摇头。此症颇费踌躇，望闻问切皆不得要领。细玩见症，亦难推翻前医论断，《内经》明示："诸痛疮疡，皆属于心。"且暴病多实，此病暴急有疔毒之势，是否病重药轻，杯水车薪？犹疑之间，忽见患者扬手掷足，烦躁不可名状。进门时，仓促之间见其面赤如醉，细视之，则鲜艳光亮，如演员之涂油彩状。恍然悟及此与戴阳证之面赤如"妆"同义，唯戴阳证多见于外感临危之际，此则由内伤而来。摸其下肢，则果见足膝冰冷。必此公下元久亏，恰值当日冬至阳生，阴不抱阳，龙火亡奔无制。前医误作实火，妄用苦寒直折，致光焰烛天，不可收拾。急以大剂附桂八味冲服油桂，以救药误面和阴阳。

附子、熟地黄、生山药、山萸肉各30g，云苓、泽泻各12g，五味子10g，油桂（冲）1.5g，水煎冷服。

患者服药1次，1刻钟后安然入睡。2小时许醒来，肿痛皆消，已无丝毫痕迹。次日复诊，口中仍觉麻辣，舌光红无苔，乃阴分受损见证。火不归原，本不当用大剂量附子破阴回阳之品，而前因药误，又不得不用。险证虽退，阴损未复，乃予大剂引火汤，两服痊愈。

（李可．李可老中医急危重症疑难病经验专辑[M]．太原：山西科学技术出版社，2005：287-288．）

3．咽部不适

患者某，男，56岁，干部，住武汉市。

于1991年12月下旬某日就诊。发病已2年，咽喉不舒，有微痛感，左下大齿松动微痛，齿龈不红，小便清长，两足较冷，脉浮虚。病乃肾虚阳浮，上热下寒；治宜温补肾气，引火归元；拟方肾气丸加味，改丸为汤。

熟地黄20g，山药12g，枣皮12g，茯苓10g，丹皮10g，泽泻10g，炮附片3g，上油

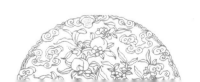

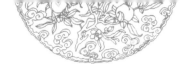

桂 3g,淡大云 10g,地骨皮 10g。

以水煎服,每日 2 次。药服 5 剂而病愈。

(李今庸,李琳. 中国百年百名中医临床家丛书·李今庸[M]. 北京:中国中医药出版社,2002:306.)

4. 消渴(病毒性肝炎并发糖尿病)

李某,男,56 岁。

患乙型肝炎一年,近日自觉口渴喜饮,小便色白频数量多。尿愈多而渴愈甚,大有饮一溲一之势,腰膝酸软,手足心热,畏寒怕冷,大便干燥,2 日一行。经检查血糖 210mg%,尿糖(＋＋＋)。舌红,脉沉细无力。辨为消渴病之下消证,为肾中阴阳两虚,气化无权津液不化之证。治以补肾温阳化气为法。

附子 4g,桂枝 4g,熟地黄 30g,山茱萸 15g,山药 15g,丹皮 10g,茯苓 10g,泽泻 10g,党参 10g。

医嘱:控制饮食及糖类饮食。

服药 7 剂,小便次数明显减少,照原方加减又进 30 余剂,则渴止,小便正常,诸症随之而愈。查血糖 100mg%,尿糖(－),转方调治肝病。

(陈明,刘燕华,李方,等. 刘渡舟临证验案精选[M]. 北京:学苑出版社,1996:128.)

5. 舌体灼辣

王某,女,58 岁。

1992 年诊治。舌体灼辣 2 个月余。喜噙凉水,不欲咽下,口苦咽干,腰膝酸软,大便干结,舌质淡,苔薄白,脉沉细。用清胃散加大柴胡汤 1 周,大便通畅,余证同前。又因患者年过半百,膝酸乏力,改加味玉女煎滋肾降火,5 剂后竟无寸功,反增大便稀溏,饮食锐减。

久思不解,详查病史,患慢性肾盂肾炎多年,间断浮肿,时冷时热,乃知患者素体下焦湿热,日久耗阴伤阳,又屡用苦寒清利,以致命门火衰。阴寒内盛,格阳于上,故舌辣喜凉。试用温补肾阳,引火归原法。选金匮肾气丸改汤剂 3 剂,水煎服。药后舌辣减去大半,继用 5 剂,症状消失,余症亦愈。

[李巧英,李巧兰. 引火归原法临床应用体会[J]. 陕西中医函授,1995(6):23.]

6. 口咸

朱某,女,45 岁。

1978 年 4 月 10 日初诊。患者自觉口咸已十余天,近有加重。终日如盐含口中,同时伴有头昏无力、纳谷不香、带下清稀等症,舌淡苔薄白微腻,脉沉细。据《临证备要》记载:"口咸,系肾液上乘,属虚火者用滋肾丸引火下行,属虚寒者用桂附八味丸加五味子。"纵观脉症,本案属肾阳不足而致肾水上泛;纳呆、带下又为脾虚失运、湿浊内停之征,姑拟《金匮》肾气丸合健脾之品脾肾同治。

生熟地黄(各)12g,淮山药 12g,山萸肉 10g,茯苓 12g,泽泻 12g,淡附片(先煎)6g,肉桂粉(吞)3g,海螵蛸 15g,苍白术(各)10g,芡实 15g,川草薢 12g。5 剂。

二诊:口咸略减,带下亦少,但仍觉头昏腰酸,且有口干。前方去海螵蛸,肉桂粉改用肉桂 6g,加五味子 6g,继服 10 剂。

三诊:口咸及其他诸症基本消失。继予金匮肾气丸 500g 调治而痊愈,追踪两年余未发。1981 年 2 月患者又觉口中微咸,即以上法加肉苁蓉 6 剂而愈。

[张秀萍. 口咸治验[J]. 上海中医药杂志,1982(5):6.]

一一四、升麻鳖甲汤

【原文】

《金匮要略》

《百合狐惑阴阳毒病证治第三》:阳毒之为病,面赤斑斑如锦文,咽喉痛,唾脓血。五日可治,七日不可治,升麻鳖甲汤主之。

【组成与用法】

升麻二两,当归一两,蜀椒(炒去汗)一两,甘草二两,雄黄(研)半两,鳖甲(炙)手指大一片。

上六味,以水四升,煮取一升,顿服之,老小再服,取汗。《肘后》《千金方》阳毒用升麻汤,无鳖甲有桂;阴毒用甘草汤,无雄黄。

【功能与主治】

散邪解毒,活血祛瘀。用于天地疫疠毒邪伤与阳分,面部起红斑著明如锦纹,咽喉疼痛。

【临床病案选录】

1. 大腿内侧对称性红斑

夏某,女,43 岁。

自诉:近 4 年来于夏天即出现两大腿外侧对称性红斑,时痒时痛,到冬天即渐渐消失,经血细胞分析及尿液检查等,均未发现明显异常。刻诊:两大腿外侧出现对称性红斑,红斑中大的 1 个直径 3cm 左右,小的 2 个直径 1cm 左右,红斑处有轻

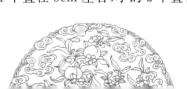

微灼热,时痒时痛,月经衍期,舌质略红,苔薄黄,脉浮。辨证为毒热阳郁证,其治当清热通阳,以升麻鳖甲汤加味。

升麻 18g,当归 9g,花椒 3g,生甘草 18g,雄黄(另包,冲服)1.5g,鳖甲 24g,生地黄 12g,玄参 12g,石膏 24g,桂枝 3g。

6 剂,每日 1 剂,水煎 2 次,分 2 次服。

二诊:红斑有消退,灼热已去,又以前方 6 剂。之后,累计服用前方有 20 余剂,病证悉除。次年相遇,其曰一切尚好。

(王付. 经方实践论[M]. 北京:中国医药科技出版社,2006:371.)

2. 猩红热

次女,1956 年 3 月患猩红热,初起恶寒发热、头痛咽痛、下颌淋巴结肿大、舌苔薄白、脉象浮数。服银翘散 2 剂,恶寒已罢,仍发热咽痛。服普济消毒饮去升麻、柴胡 3 剂,另用冰硼散吹喉,咽痛减轻,热仍不退,颈面出现红色斑疹,惟口唇四周苍白,舌绛无苔,脉象滑数,印象为猩红热。为了避免传染给其他孩子,急送长沙市传染病医院,经化验室检查,白细胞计数升高,中性升高,符合猩红热诊断,一面肌注青霉素,一面用升麻鳖甲汤。

升麻 3g,鳖甲 10g,当归 3g,银花 10g,连翘 10g,牛子 10g,生地黄 12g,丹皮 10g,赤芍 6g,桔梗 3g,甘草 3g。

服 3 剂,红疹遍及四肢,压之可渐退色,即用原方去升麻、当归、桔梗,加元参、麦冬、大青叶,3 剂,皮疹消退,体温正常,痊愈出院。

(谭日强. 金匮要略浅述[M]. 北京:人民卫生出版社,2006:60-61.)

3. 系统性红斑狼疮

钱某,女,47 岁。

1975 年 1 月 14 日初诊。患红斑狼疮将近 1 年。去年春天面部出现红斑,夏秋之间曾低烧过 3 个月,现在红斑遍布面部眉心、前额、口角,并有灼热麻辣痒感,怕晒日光和烤火。头晕时痛,烦躁出汗,夜不安寐,手足心热,上下肢关节疼痛,腰痛,面浮脚肿,神疲肢倦,食欲极差,每餐只能强食 50g 左右,大便时结,常自服牛黄解毒片,得大便利则较舒适,闭经已 3~4 个月,舌质紫暗而边多瘀斑,脉象细弱。投以升麻鳖甲汤合犀角地黄汤加减。

升麻 60g,鳖甲 30g,犀角 5g,生地黄 30g,丹皮 15g,赤白芍各 30g,丹参 30g,鸡血藤 30g,当归 15g,黄芪 15g,党参 15g,山楂肉 30g,六曲 10g,谷麦芽各 30g,鸡内金 10g,白茅根 30g,生苡米 15g,赤小豆 15g。

2 月 17 日二诊:服上方 8 剂(患者因药量大,1 剂分作 2 日服完),前 3 剂药下都有肠鸣反应,后 3 剂每夜都曾腹痛便溏 3 次色黑而不爽,近日腹痛肠鸣轻微,大便通畅,面部红斑见退,舌边瘀斑见减,其他症状均见减轻,饮食、睡眠、精神均见好转,守上方加青木香 15g。

2月27日三诊:服上方10剂,面部红斑明显减退,新斑很少发生,旧斑已转黑色,面部已无麻辣感,痒亦减轻,舌边瘀斑渐除,头痛虽止,但仍感昏胀。上下肢关节痛渐除,现仅左手关节仍痛,抬不起头,甚至夜麻痛醒,腰痛减轻,腹痛肠鸣渐止,近日腹饥思食,每餐可进食100～150g,舌苔微黄,脉仍细弱。守上方去谷麦芽、六曲、鸡内金,加桑寄生、桑枝各30g,秦艽、菊花各10g,钩藤15g。又因上方犀角缺药,改用羚羊角3g。

3月12日四诊:服上方10剂,左手关节疼痛明显减轻,夜麻不再痛醒,手能抬起至头,大便通畅,但停服犀角末(以前煎服过的犀角片均已研末)则便硬,面脚肿消,面部红斑在服药时显见消退,如停药则稍见复起,仍有痒感。守上方出入。

升麻60g,鳖甲30g,犀角5g,生地黄30g,丹皮15g,赤白芍各30g,丹参30g,鸡血藤30g,紫草15g,紫花地丁15g,紫荆皮15g,山楂30g,白鲜皮30g,刺蒺藜30g,菊花10g,钩藤15g,秦艽10g,桑枝30g,桑寄生30g,当归15g,黄芪15g,党参15g。

3月22日五诊:服上方10剂,近日新斑未再发生,旧斑逐渐退去,烦躁全除,大便渐趋正常,粪色黄而微红,左手关节疼痛更见减轻,头由终日昏晕减为有时昏晕,守上方再进。

4月1日六诊:服上方10剂,头已不晕。上月24日终见月经来潮,经色黑而量中等,5天干净。近日停药3天,大便又不通畅,面部稍起新斑微痒。守上方加减。

升麻60g,鳖甲30g,犀角5g,生地黄60g,丹皮15g,赤白芍各30g,紫草15g,紫花地丁15g,紫荆皮15g,鸡血藤30g,桃仁15g,红花10g,山楂肉30g,秦艽15g,桑枝30g,当归15g,黄芪30g,党参15g。

4月12日七诊:服上方10剂,大便通畅,面部红斑又渐退去,左手关节疼痛渐除,现惟手能抬至头时有痛感而已。近时寐安纳佳,脉力好转。但从前天起,每天下午头面及上半身皮肤灼热而起痒疹。守上方加白鲜皮、刺蒺藜各30g。

5月15日八诊:服上方30剂,面部红斑基本消失,现惟右口角下余留两小红点,晴天见日光时,面部灼热,皮下红点隐隐,眠食二便正常,守上方除丹参、鳖甲、丹皮、山楂、当归、黄芪、党参仍用原量外,其余量均减半。

5月22日九诊:服上方10剂,右口角下两小红点消失,面色完全恢复正常,皮肤痒亦全止,但舌边仍留有少许瘀斑残迹,左脉力增,右脉仍细。守上方再进10剂。并另以10剂蜜丸善后。

8月23日十诊:服上方10剂及其丸药半料,面部红斑已三五月未再发生,现仍继续服用丸药以巩固疗效。以后随访多年,未见复发。

(万友生.中国百年百名中医临床家丛书·万友生[M].北京:中国中医药出版社,2003:261-264.)

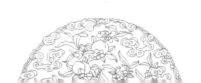

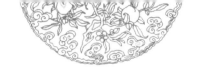

一一五、生姜半夏汤

【原文】

《金匮要略》

《呕吐哕下利病脉证治第十七》：病人胸中似喘不喘，似呕不呕，似哕不哕，彻心中愦愦然无奈者，生姜半夏汤主之。

【组成与用法】

半夏半升，生姜汁一升。

上二味，以水三升，煮半夏，取二升，内生姜汁，煮取一升半，小冷，分四服，日三夜一服。止，停后服。

【功能与主治】

和胃化饮，降逆止呕。用于胸中似喘不喘，似呕不呕，似哕不哕，彻心中愦愦然无奈者；风痰上攻，头旋眼花，痰壅作嗽，面目浮肿。

【临床病案选录】

妊娠恶阻重症

耿某，27 岁，核桃洼教师。

1983 年 11 月 9 日初诊。急诊入院病人，因妊娠 4 个月，剧烈咳喘，呕吐日夜不停 50 天而住入内科，已 10 日。已给补液纠正脱水，但病情危重，仍未脱险。内科确诊：①肺结核；②妊娠恶阻脱水。

刻诊：患者时时泛呕，食入即吐，咳唾白黏痰涎。四肢枯细，面色萎黄无华，脉微、细、急，160 次/分。烦渴，水入亦吐。两目无神，从住院部来门诊二楼即喘不能言，舌紫暗。虚损久延，孕期郁怒，致肺、胃、肝三经气逆，有升无降，恐有暴脱之虞。救脱为先，佐以温肝降逆。

红参（另炖）、山萸肉、生半夏、赭石粉、炙枇杷叶各 30g，旋覆花（包）、吴茱萸（洗）、炙草各 15g，鲜生姜 30g，姜汁 20ml，大枣 10 枚。1 剂，浓煎，小量多次频饮。

11 月 10 日二诊：咳、吐已减八九，已能进食。烦渴舌红，脉微、细、急，144 次/分。喘、汗不止，未离险境，救脱为要。

红参（另炖）、山萸肉、生半夏、芦根、赭石粉各 30g，麦冬 15g，五味子 10g，炙草 15g，鲜生姜 30g，姜汁 10ml，2 剂。

11 月 13 日三诊：咳、喘、吐均愈。身软神疲，脉细数有神，120 次/分。腰困，少腹坠胀。肾主胎孕，久损不复，恐有堕胎之虞，益气固肾救脱。

赭石粉、生芪、红参（另炖）各 30g，肾四味各 30g，姜汁（兑入）10ml，大枣 10 枚，胡桃（打）4 枚。

11 月 17 日四诊：脉急，144 次/分。腰困、腹胀虽愈，而气血虚极不支，便溏，脾气下陷，救脱为要。

生山药 60g，山萸肉、红参（另炖）、生龙牡粉各 30g，白芍、炙甘草各 15g，2 剂。

11 月 21 日五诊：脉细数 120 次/分。食纳渐佳，自我感觉良好。久损不复，未可轻忽。

生芪、山萸肉、生龙牡粉、肾四味各 30g，红参（另炖）15g，白芍 15g，生山药 60g，炙草 15g。

上方连服 3 剂，脉 98 次/分。于 11 月 24 日出院，回家调养。张锡纯来复汤确是扶危救脱神剂。

（李可. 李可老中医急危重症疑难病经验专辑［M］. 太原：山西科学技术出版社，2005：105-107.）

一一六、生姜泻心汤

【原文】

《伤寒论》

157 条：伤寒，汗出解之后，胃中不和，心下痞硬，干噫食臭，胁下有水气，腹中雷鸣下利者，生姜泻心汤主之。

【组成与用法】

生姜（切）四两，甘草（炙）三两，人参三两，干姜一两，黄芩三两，半夏（洗）半升，黄连一两，大枣（擘）十二枚。

上八味，以水一斗，煮取六升，去滓，再煎取三升，温服一升，日三服。附子泻心汤，本云加附子。半夏泻心汤，甘草泻心汤，同体别名耳。生姜泻心汤，本云理中人参黄芩汤，去桂枝、术，加黄连并泻肝法。

【功能与主治】

和胃消痞，散结除水。用于水热互结，心下痞硬，干噫食臭，腹中雷鸣，下利

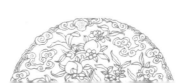

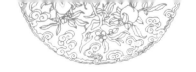

等症。

【临床病案选录】

1. 干噫食臭腹中雷鸣

胡某某,男性。

患慢性胃炎,自觉心下有膨闷感,经年累月当饱食后嗳生食气,所谓"干噫食臭";腹中常有走注之雷鸣声。体形瘦削,面少光泽。认为是胃功能衰弱,食物停滞,腐败成气,增大容积,所谓"腹中雷鸣"。以上种种见证,都符合仲景生姜泻心汤证,因疏方予之。

生姜 12g,炙甘草 9g,党参 9g,干姜 3g,黄芩 9g,黄连 3g(忌用大量),半夏 9g,大枣(擘)4 枚。

以水 8 盅,煎至 4 盅,去渣再煎,取 2 盅,分两次温服。服 1 周后,所有症状基本消失,唯食欲不振,投以加味六君子汤,胃纳见佳。

重点在散水气之痞结,并补益中气,故以生姜为主药,辅以半夏宣泄胁下之水气。惟痞坚之处,必有伏阳,故用苦寒性之芩、连,以降之清之,但湿浊久积之邪,又非苦降直泄所能尽祛,故必佐干姜之大辛大热以开发之。

(陈可冀. 岳美中医学文集[M]. 北京:中国中医药出版社,2001:284.)

2. 痞满

潘某某,女,49 岁,湖北潜江人。

主诉心下痞塞,嗳气频作,呕吐酸苦,小便少而大便稀溏,每日 3～4 次,肠鸣辘辘,饮食少思。望其人体质肥胖,面部浮肿,色青黄而不泽。视其心下隆起一包,按之不痛,抬手即起。舌苔带水,脉滑无力。辨为脾胃之气不和,以致升降失序,中挟水饮,而成水气之痞。气聚不散则心下隆起,然按之柔软无物,但气痞耳。予生姜泻心汤加茯苓。

生姜 12g,干姜 3g,黄连 6g,黄芩 6g,党参 9g,半夏 10g,炙甘草 6g,大枣 12 枚,茯苓 20g。

连服 8 剂,则痞消大便成形而愈。

(陈明,刘燕华,李方. 刘渡舟临证验案精选[M]. 北京:学苑出版社,1996:97.)

3. 痞满

孙某,男,50 岁,干部。

1988 年 10 月初诊。素患慢性胃炎、胃下垂 7～8 年,近日因饮食不节,而致心下痞满,自觉有物阻于其中,气上下不行,且重似铅块,稍动则有水声,呕逆欲吐,不欲进食,食后胀甚,嗳气腐臭味重。舌苔白腻,舌尖略红,脉沉弦,腹软,心窝部有振水声。证属寒热错杂,痞塞于中,水饮不化而成,治当和胃散饮,宗生姜泻心汤化裁。

生姜 15g,法半夏 10g,党参 12g,干姜 5g,黄芩 5g,黄连 5g,炙甘草 6g,大枣 7枚,内金 10g,茯苓 12g,川朴 10g,水煎温服。

进药六剂,利止胀轻,守方继进,调治 3 周,诸证消失。

(聂惠民.伤寒论与临证[M].广州:广东科技出版社,1993:253.)

一一七、十枣汤

【原文】

1.《伤寒论》

152 条:太阳中风,下利呕逆,表解者,乃可攻之。其人漐漐汗出,发作有时,头痛,心下痞硬满,引胁下痛,干呕短气,汗出不恶寒者,此表解里未和也,十枣汤主之。

2.《金匮要略》

《痰饮咳嗽病脉证并治第十二》:

病悬饮者,十枣汤主之。

咳家其脉弦,为有水,十枣汤主之。

夫有支饮家,咳烦胸中痛者,不卒死,至一百日或一岁,宜十枣汤。

【组成与用法】

芫花(熬),甘遂,大戟。

上三味等分,各捣为散,以水一升半,先煮大枣肥者十枚,取八合,去滓,内药末。强人服一钱匕,羸人服半钱,温服之。平旦服。若下少,病不除者,明日更服,加半钱。得快下利后,糜粥自养。

【功能与主治】

攻逐水饮。用于水饮停滞所致的悬饮,咳唾胸胁引痛,心下痞硬,干呕短气,头痛目眩,胸背掣痛不得息,水肿,一身悉肿,尤以身半以下肿甚,腹胀喘满,二便不利。

【临床病案选录】

1. 胸痛

罗妇东英,原有胸痛宿疾,一年数发,发则呼号不绝,惨不忍闻。今秋发尤剧,

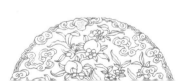

几不欲生。医作胸痹治，投瓜蒌薤白枳实厚朴半夏汤及木防己汤多剂皆不效。因迎余治，按脉弦滑，胸胃走痛，手不可近，吐后则稍减，已而复作，口不渴，小便少，但痛止则能食，肠胃殊无病。证似大陷胸而实非，乃系痰饮之属，前药不效，或病重药轻之故软？其脉弦滑，按与《金匮》痰饮篇中偏弦及细滑之言合，明是水饮结胸作痛，十枣汤为其的对之方，不可畏而不用。

甘遂、大戟、芫花各五分，研末，用大枣十枚煎汤一次冲服。

无何，肠鸣下迫，大泻数次，尽属痰水，痛遂止，续以六君子汤调理。

（赵守真.现代著名老中医名著重刊丛书——治验回忆录[M].北京：人民卫生出版社，2008：24-25.）

2. 悬饮、胸膈胀痛

宋子载之妻年已望五，素病胸膈胀痛，或五六日不得大解，夜睡初醒，则咽燥舌干。医家或以为浮火，或指为肝气，花粉连翘玉竹麦冬山栀之属，多至 30 余剂。沉香青皮木香白芍之属，亦不下 10 余方。

二年以来，迄无小效。去年四月，延余诊治。余诊其脉双弦，曰：此痰饮也。因用细辛干姜等，以附仲师温药和之之义。

宋见方甚为迟疑。曰：前医用清润之品，尚不免咽中干燥，况于温药？余曰：服此当反不渴。宋口应而心疑之。其妻毅然购药，一剂而渴止。惟胸膈胀痛如故，余因《金匮》悬饮内痛者用十枣汤下之，遂书：制甘遂一钱，大戟一钱，炙芫花一钱，用十枣浓煎为汤，去滓令服，如《金匮》法，并开明每服一钱。

医家郑仰山与之同居，见方力阻，不听，令减半服之，不下，明日延余复诊。知其未下，因令再进一钱，日晡始下。胸膈稍宽，然大便干燥，蓄痰未下。因令加芒硝三钱，使于明早如法服之。三日后，复延余复诊，知其下甚畅，粪中多痰涎。遂令暂行停药，日饮糜粥以养之。

此时病者眠食安适，步履轻捷，不复如从前之蹒跚矣。后一月，宋又延余诊治，且曰：大便常五六日不行，头面手足乳房俱肿。余曰：痰浊既行，空隙之处，卫气不充，而水饮聚之。《金匮》原有发汗利小便之法以通阳气。今因其上膈壅阻特甚，且两乳胀痛，不得更用缓攻之剂，方用：制甘遂一钱，大戟末一钱，王不留行二钱，生大黄三钱，芒硝三钱，一泻而胀痛俱止。宋因询善后之法，余因书：苍术一两，白术一两，炙甘草五钱，生麻黄一钱，杏仁三钱，令煎汤代茶，汗及小便俱畅。即去麻杏，一剂之后，永不复发云。

余按十枣汤一方，医家多畏其猛峻，然余用之屡效，今存此案，非惟表经方之功，亦以启世俗之蔽也。

（曹颖甫.经方实验录（2 版）[M].上海：上海科学技术出版社，1984：110-111.）

3. 臌胀

谢某，女，35 岁。

1975 年 3 月 16 日诊。腹大胀满，青筋显露，脐眼高突，下肢浮肿，胸脘胀满，四肢困重，纳食不香，精神困倦，大便秘结，小溲不通。血红蛋白 55g/L，血清总蛋白 65g/L，白蛋白 25g/L，尿蛋白（2＋）。诊为：慢性肝炎、肝硬化、肝肾综合征。西医对症支持疗法，每日肌注速尿 40mg，小便仍少，腹大不减。邀中医会诊。症见：面色萎黄，舌苔薄黄腻，脉沉弦虚数。此乃脾肾两虚，中气不足，湿困脾胃，清不升，浊不降，气、血、水互结为一团。前医投健脾温肾，利水消肿之剂，实脾饮加党参、猪苓、泽泻等。

二诊，服药 6 剂，小便不行，腹大如鼓，纤毫不瘥，转邀于余。观其舌脉有湿热之象，而能食便秘，胃气尚存。《内经》云"中满者泻之于内"，此乃湿热弥漫三焦，脾胃受困，中阳难以伸展。化湿祛浊，实为治之关键。根据"急则治其标"的原则，暂可一攻。

取十枣汤义：甘遂 3g，大戟 3g，研末，以红枣 10 枚，煎汤吞服。一时许，腹痛微恶，尔后二便俱下，泻出大量酱油色液体，腹胀顿减。复以健脾温肾、和胃利水之剂调理，2 个月而安。后随访 9 年未发。

（赵国仁，周亚萍．中医临床验案四百例传心录[M]．北京：人民卫生出版社，2012：126.）

4. 便秘

邱某，男，48 岁。

1968 年 8 月初诊。自诉大便难解，6～7 日一行，每次解出不多，且燥结如羊屎，肠鸣辘辘，脘腹胀闷一年多。前医有宗阳明腑实用大承气汤攻下，亦有作冷积久留不化，用温脾汤泻下冷积者，更有作体虚热结旁流用扶正攻下之黄龙汤加味治之，均未收效。余诊时，症状同前，且苦头晕痛，食欲尚可，口不渴，小便自利，舌质淡、苔白厚腻，脉沉弦有力。本病属实证无疑，为何用上法无效？患者肠鸣辘辘，似与仲景"水走肠间，沥沥有声"之痰饮相符，大便秘结，乃水饮停留不去，聚而成痰，结而不通所致。遂用十枣汤峻逐饮邪。

芫花、甘遂、大戟各 7g 研末，大枣一两煎汤兑服，每日早晚各 1 次，每次 1g。

患者服药 1 次后，解燥结大便 1 次；再服后，肠鸣增加，大便中泻出大量脓鼻涕样物。第 2 天继服两次，大便 6～7 次，脓鼻涕样物量少，水粪混杂，肠鸣脘腹胀闷消失。饮去便通，停服上方，免伤胃气，改用补脾益气法善后。数月后追访，上症未见复发，大便一直正常。

[刘明军．十枣汤治愈顽固性便秘[J]．四川中医，1991(12)：32.]

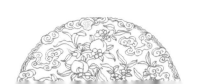

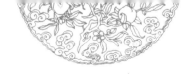

一一八、薯蓣丸

【原文】

《金匮要略》

《血痹虚劳病脉证并治第六》：虚劳诸不足，风气百疾，薯蓣丸主之。

【组成与用法】

薯蓣三十分，当归、桂枝、曲、干地黄、豆黄卷各十分，甘草二十八分，人参七分，芎劳、芍药、白术、麦冬、杏仁各六分，柴胡、桔梗、茯苓各五分，阿胶七分，干姜三分，白蔹二分，防风六分，大枣百枚为膏。

上二十一味，末之，炼蜜和丸，如弹子大，空腹酒服一丸，一百丸为剂。

【功能与主治】

调理脾胃，益气和营。用于脾肺两虚，阴阳气血皆不足所致的各种虚劳性疾病。

【临床病案选录】

1. 慢性乙型肝炎

李某，男，28 岁。

3 年前患急性黄疸型肝炎，经治黄疸及肝区胀痛等症消失。但长期头昏，睡眠不好，稀便，纳差，稍多食即嗳气脘痞，心悸气短，终日倦怠神疲。三年来多次查 HBV 血清标志物为"小三阳"，肝功能转氨酶偏高外，其余指标未见异常。而患者总惧肝病未愈，不断四处投医。曾先后延请多名中医诊治，又注射干扰素 3 个月，上述症状总不见好转。观其面色苍黄少华，脉虚细，苔薄黄。证属肝、脾、心三脏受损，阴阳气血皆不足之虚劳证，处以薯蓣丸方增减以治。

山药 30g，当归 10g，桂枝 10g，生地黄 10g，炒建曲 10g，炙甘草 12g，黄豆卷 15g，人参 10g，川芎 10g，炒白芍 10g，炒白术 10g，麦冬 10g，杏仁 15g，柴胡（醋炒）15g，五味子 10g，阿胶（烊）10g，防风 10g。

服药 5 剂后来诊，精神好转，自觉头昏气短等症减轻，治疗信心大增，守方服药 2 个月复查，转氨酶正常，诸症基本消失。

（李赛美. 当代经方名家临床之路［M］. 北京：中国中医药出版社，2010：74-75.）

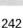

2. 化疗引起的白细胞减少症

肖某,女,49岁。

自诉:乳腺癌经手术治疗后,又化疗,白细胞明显减少,其中外周白细胞 $3\times10^3/L$ 以下。经中西药治疗,可白细胞升高不明显。刻诊:面色萎黄,气短乏力,语言低微,汗出,四肢无力,并易于感冒,舌淡苔薄,脉弱。辨证为阴阳俱虚证,其治当滋补阴阳,调理气血,以薯蓣丸变汤剂:

薯蓣30g,当归15g,桂枝9g,神曲9g,生地黄30g,豆黄卷30g,炙甘草10g,红参9g,川芎9g,白芍12g,白术15g,麦冬12g,杏仁12g,柴胡10g,桔梗10g,茯苓15g,阿胶珠10g,干姜9g,白蔹6g,防风12g,大枣10枚。

15剂,每日1剂,水煎2次,分2次服。

二诊:自觉各方面症状均有明显改善,查血外周白细胞 $4\times10^9/L$,又以前方15剂。

三诊:外周白细胞 $7\times10^9/L$,复以前方15剂。

经复查血细胞分析,外周白细胞恢复正常,之后,以前方制成丸药,以资巩固疗效。

(王付. 经方实践论[M]. 北京:中国医药科技出版社,2006:72.)

一一九、四逆散

【原文】

《伤寒论》

318条:少阴病,四逆,其人或咳、或悸、或小便不利、或腹中痛、或泄利下重者,四逆散主之。

【组成与用法】

甘草(炙),枳实(破,水渍,炙干),柴胡,芍药。

上四味,各十分,捣筛,白饮和服方寸匕,日三服。咳者,加五味子、干姜各五分,并主下痢;悸者,加桂枝五分;小便不利者,加茯苓五分;腹中痛者,加附子一枚,炮令坼;泄利下重者,先以水五升,煮薤白三升,煮取三升,去滓,以散三方寸匕内汤中,煮取一升半,分温再服。

【功能与主治】

透邪解郁,疏肝理脾。阳郁厥逆证,四肢厥冷,或见咳、悸、小便不利、腹痛、泄

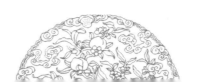

利下重,脉弦。肝脾不和证,胁肋胀痛,脘腹疼痛,脉弦。

【临床病案选录】

1. 慢性浅表性胃炎

董某,男,36岁。

2006年2月27日初诊。主诉:间断胃脘胀满3年余。患者年前渐出现胃脘胀满,曾做胃镜示:浅表性胃炎;幽门螺杆菌(一)。现胃脘胀满,嗳气多,无胃痛,食后胀满加重,不反酸,纳食可,大便不畅,质溏,小便平;舌淡红,苔薄黄,脉缓。此为肝胃不和,气机阻滞所致。诊为胃脘痞胀(浅表性胃炎):肝胃不和气滞证。治以舒肝和胃、理气止痛。方用四逆散合朴姜夏草参汤加减。

柴胡6g,白芍10g,枳壳10g,炙甘草6g,厚朴6g,党参15g,法半夏6g,生姜2片,青皮10g,陈皮10g,大枣3枚。7剂,水煎服,每日1剂。

复诊:服药后,症状改善不明显。上方再加鸡内金、神曲。14剂,服药后胃脘胀满全部消失,大便转正常。

(贺兴东,翁维良,姚乃礼.当代名老中医典型医案集·内科分册[M].北京:人民卫生出版社,2009:577.)

2. 肝功能异常

单某,男,41岁,高校教师。

2002年12月31日初诊。病史:3年前检查出"乙型肝炎",经治疗,日前检查只有HBeAb(+),HBcAb(+),其他无异常。3年来谷丙转氨酶持续不降,同时还存在脂肪肝(酒精性)和血脂偏高。3个月前专程来治疗时,谷丙转氨酶测定为143U/L(正常8~40U/L),给予五味子三剂200g,每日3次,每次4~5g,很快降到接近正常范围,因服后感觉胃中不适,痞满而停服。昨日检查谷丙转氨酶又反弹至83U/L,血脂仍高,加上近日应酬餐饮较多,感到右胁不适,疲乏,又特专程前来要求继续治疗。现症:谷丙转氨酶升高、血脂偏高,右胁苦满,疲乏,睡眠不佳,心烦易怒,二便正常。察其形体偏胖,舌尖红,苔白薄润,脉沉细。

辨治:此乃肝郁脾湿之证。肝气郁滞故右胁不适,郁久化火故心烦易怒,火耗伤阴、魂不归舍故睡眠不佳。脾主肌肉,脾胃湿困故疲乏也。当疏肝理脾治之。近年来发现五味子有降谷丙转氨酶作用,乃酸以滋肝养肝故也,若脾湿太盛者,用之则有酸敛碍湿之弊,故当在辨证前提下应用。本例患者脾湿不盛,可以采用如下处方。

柴胡12g,白芍20g,枳壳15g,炙甘草5g,郁金15g,青皮15g,茵陈20g,白术15g,茯苓15g,麦芽20g。水煎服,每日1剂,服7剂。

五味子200g,炒白术50g,茯苓150g,虎杖100g。共研极细,瓶装,每日3次,每次6~8g,温开水调服。上药1料为25日量。嘱其服完1料后检查转氨酶,如已正常,当再服1料,但药量递减(50日服完1料),以免反跳。嘱其戒烟酒。

次年3月初,患者带妻子专程来为妻诊治复发性口腔炎,出示自己的两次肝功、血脂化验报告均属正常范围,并谓上方服完1料检查即正常,第2料服完复查仍正常。

(黄学宽.郭子光临床经验集[M].北京:人民卫生出版社,2009:234-235.)

3. 泄泻(肠易激综合征)

刘某,女,44岁。

1988年4月16日初诊。因情志不畅导致腹痛、腹泻,每日3~4行,溏便夹少许黏液。平素多愁善感,月经不调,时有经前乳房胀痛伴腹泻。今因情志不遂,腹痛腹泻又发,每日3~4行,溏便夹少许黏液便,矢气频频。查:舌质淡红,脉弦细。便常规:WBC 4~6/HP。诊其为:痛泻(肠易激综合征)。法当疏肝理气、健脾渗湿。方以四逆散加减。

柴胡7.5g,炒白芍15g,白术15g,炒枳壳7.5g,木瓜10g,木香6g,酒军炭1.5g,乌梅7.5g,橘核15g,炙甘草6g。水煎,每日1剂,早晚分服。

复诊:服药后症状减,大便日2行,仍为肝脾不和之证,效不更方,上方加川楝子、延胡索,以其更效。水煎,每日1剂,早晚分服。追访未见复发。

(贺兴东,翁维良,姚乃礼.当代名老中医典型医案集·内科分册[M].北京:人民卫生出版社,2009:642.)

4. 四肢厥逆

全某,男,33岁。

患手足厥冷证。手足越冷则手足出汗越多,出汗越多,则手足厥逆为更甚。余握其手凉似冰铁,几不信为人手。其脉弦沉有力,舌红而苔白。其人面部丰腴,两目有神,诚非阳虚之证。辨其脉沉主气郁,弦而有力,主肝胆气结,气结则阳郁,疏泄失调,不达手足因而成厥;阳气有余,势必迫阴外渗,故又手足多汗;汗出则为伤阴,使阳气无偶而更郁,故又厥冷更甚。治法必以疏达阳气为宜。

柴胡三钱,白芍三钱,枳实三钱,炙甘草二钱。

服药后自觉气往下行,非常舒适,抵至小腹则微微而动,有一种特殊的轻快感,而手足变温,汗出亦少。照方又服,而手足之汗复不能控制,因之手足又慢慢变成厥冷。此证服四逆散而有效,但巩固不住,咎在未补其阴。王太仆有一句名言叫"壮水之主,以制阳光",于是在服四逆散疏解阳郁同时,又服以大剂六味地黄汤,凡八剂而厥温汗止。

(刘渡舟,聂惠民,傅世垣.伤寒挈要[M].北京:人民卫生出版社,2006:231)

5. 痢疾

圆通和尚,腹痛下痢,里急后重,痢下赤白,湿热痢疾也。清浊淆乱,升降失常故尔。

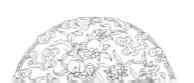

柴胡 6g,白芍 6g,甘草 6g,枳壳 6g,薤白 30g。

二诊:痢下见瘥,四逆散加薤白 30g。

(浙江省中医研究所,浙江省宁波市中医学会. 现代著名老中医名著重刊丛书——范文甫专辑[M]. 北京:人民卫生出版社,2006:92.)

6. 肠易激综合征

童某,男,62 岁。

1997 年 7 月 14 日初诊。自诉经常腹泻,多次服用中西药治疗,可效果不佳。最近 1 日腹泻 4～5 次,曾经西医诊断为肠易激综合征。刻诊:腹泻,大便不爽且伴有下重,时有腹痛,病证因情绪不和而诱发或加重,脾气急躁,舌淡,苔薄白,脉沉弦。辨证为肝气郁滞,大肠不和,其治当疏肝解郁,疏达大肠,以四逆散加味。

柴胡 10g,白芍 10g,枳实 10g,炙甘草 10g,陈皮 9g,白术 15g,防风 10g,乌梅 10g,薤白 30g,肉豆蔻 10g。5 剂,每日 1 剂,水煎 2 次,分 3 次服。

二诊:服药后,腹泻明显好转,每日 2 次大便,基本成型,又以前方 5 剂,病症悉除。随访 1 年,一切正常。

(王付. 经方实践论[M]. 北京:中国医药科技出版社,2006:227.)

7. 胃脘痛(消化性溃疡)

刘某,男,36 岁,工人。

2002 年 3 月 6 日初诊。以胃脘部胀痛间断发作 1 年,加重 1 周就诊。患者近 1 年来因情绪变化出现胃脘部疼痛,间断服用中西药物治疗,症状反复。近一周来胃痛发作不能缓解。现症见胃脘胀痛,痛窜两胁,伴上腹部胀满,食欲下降,时有烦躁易怒,呃逆嗳气,吐酸嘈杂,口苦口黏,大便不畅,舌质红,苔白腻,脉弦。检查:胃镜十二指肠溃疡(H2 期);幽门螺杆菌(一)。中医诊断:胃脘痛(肝郁脾虚证)。西医诊断:十二指肠溃疡。治法:疏肝健脾,制酸止痛。方选四逆散合四君子汤加减。

柴胡 10g,炒白芍 15g,枳壳 10g,党参 20g,茯苓 15g,炒白术 20g,延胡索 10g,白及 10g,乌贼骨 15g,甘草 5g。7 剂,每日 1 剂,水煎服。

复诊:服药 7 剂后,疼痛减轻,胀满消失,食欲增加;仍吞酸嘈杂,加黄连 3g,煅瓦楞子 30g 以制酸止痛,续服 7 剂。

三诊:偶有胃痛,嘈杂反酸偶作,随访未复发。照前方 14 剂。

四诊:胃痛消失,注意饮食,不吃酸甜食品,无嘈杂吞酸症状,纳可便调,无明显不适,给予香砂养胃丸以巩固疗效。服药过程中嘱其调情志,勿劳累,避免辛辣油腻、酸甜食品。

半年后因上感来诊,询问胃脘痛一直未作。

(李乾构. 中国现代百名中医临床家丛书——李乾构[M]. 北京:中国中医药出版社,2006:94-95.)

8. 胸痛

刘某,男,21 岁。

自诉半年前突然感到胸痛憋气,气短不足以息,到某省级医院确诊为自发性气胸,经住院治疗痊愈,可出院后胸部疼痛则不能解除。刻诊:胸痛无固定部位,多有走窜不定,胸闷,心悸,偶有咳嗽,少气乏力,欲睡,舌质略红,苔薄白略腻,脉弦紧。辨证为肝气郁滞证,中气不足,其治当疏肝理气,兼以益气,以四逆散加味。

柴胡12g,枳实12g,白芍12g,炙甘草12g,党参15g,白术15g,茯苓15g,桂枝10g。6剂,每日1剂,水煎2次,分2次服。

二诊:胸痛基本消失,少气也有明显好转,又以前方6剂。之后,复以前方累计服用有20余剂,其曰一切正常。

(王付.经方实践论[M].北京:中国医药科技出版社,2006:223.)

9. 顽固性呃逆

吴某某,男,59岁,北京人,离休干部。

因患胆囊多发性结石症,住721医院外科手术治疗,于1987年12月末手术顺利成功。但术后病人回到病房后不久,便呃逆频作,每4～5秒钟呃逆一次,声响,经针刺、耳针及西药治疗不效,呃逆有增,由于呃逆频频,流食亦不得入口,不能说话,并因呃逆时身体振动大,被迫将手术后的引流管拔出。请其本院中医会诊,所服方药以六君子汤为主而不效。余前往诊之,病人形体枯瘦,皮肤皱褶,呃逆频作,声声相连,其声响,舌质红绛,苔黄腻,脉弦,询知病人自手术后大便未行,小便短赤,口苦心烦,遂诊为肝胆气逆、横逆犯胃所致,治以疏肝理气,柔肝缓急。投四逆散加味。

柴胡16g,白芍30g,枳实10g,炙甘草6g,竹茹12g。

服上药时,因呃逆频作而不能每日3次,改为伺机随时咽下。3剂后,大便通、其味秽,呃逆几近痊愈、唯不思饮食,自觉虚弱乏力,舌红苔厚,脉弦细。仍遵前法调治。

柴胡9g,白芍9g,枳实9g,炙甘草4g,太子参9g,花粉15g,麦冬5g。

服6剂。病人无明显不适,二便及饮食正常。

(裴永清.伤寒论临床应用五十论[M].北京:学苑出版社,2005:210-211.)

10. 卒噎病

朱某,女,46岁,农民。

1968年4月18日初诊。5天前患者为其女儿举办婚礼,进餐时别人开玩笑,强喂一块红烧肉于其口中,肉块外凉内热,咬后觉烫,心情紧张,欲吐反咽,入咽后觉肉块梗塞难下,自此滴水不能下咽,食物更不能进,遂至县医院住院治疗。查血象正常,体温不高,诊断未能定,暂给注射青霉素等药及进行支持疗法。治疗4天无效,乃出院转我处求治。查其神情焦虑,语言自如而语声较低,饮食丝毫不能咽下,咽不红肿,不发热,二便尚利。患者平常体健,思想开朗,未发生过类似病情。脉细缓,舌淡红,苔薄白。因行动无力故乘车来诊。辨证属"卒噎",缘误吞热物入

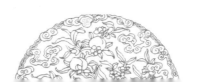

咽,灼烫之后心情紧张,气机逆乱,滞塞不通,致咽下受阻。由于滴水不下,焦虑不安,忧思气结而气机愈为滞塞,故病情有增无已。此宜向患者说明病情,释其疑虑,争取主动配合治疗,治拟针灸疗法。

取穴关冲以开窍闭;合谷、人迎(垂直缓缓进针,深8分,注意避开动脉血管)以宣通阳明气机。针刺用泻法,留针20分钟。同时给予支持疗法。

第一次针刺后患者即能徐徐咽下半汤匙水。次日复按前法针1次,针后又能咽下半汤匙水,但仍不能咽下食物。

4月20日三诊:人迎穴改为普鲁卡因穴位封闭。施术后1小时多,病人忽觉咽中畅快欲食,即给稀米汤顺利饮尽,自此即能进食,但觉咽部和胸中有不适感,食量较病前略差。乃予疏调气机、清咽利膈之汤剂调理收功。

柴胡9g,白芍12g,橘红9g,薄荷6g,桔梗9g,诃子9g,全瓜蒌12g,甘草4.5g,枳壳9g。水煎服,6剂。

次年秋随访,自上次治愈后未遗有任何不适,体健如初。

(杜雨茂. 中国百年百名中医临床家丛书·杜雨茂[M]. 北京:中国中医药出版社,2003:85-87.)

11. 慢性肝炎

归某,女,43岁。

患慢性肝炎已3年,胁肋隐痛,口干,心烦,有内热,食少腹胀,便溏,舌红少苔,脉细弦,锌浊度18。以四逆散加味。

柴胡9g,白芍9g,枳实9g,甘草3g,白术9g,茯苓9g,当归12g,生地黄12g,丹皮6g,连翘6g。7剂。

药后诸症显著改善,续方7剂,诸证悉平,锌浊度下降到9。

(张云鹏. 中国百年百名中医临床家·姜春华[M]. 北京:中国中医药出版社,2002:69.)

12. 嗳气

胡某,女,28岁。嗳气反复发作3个月余,伴胸胁不舒,腹胀,不思饮食。曾在当地服用六君子汤及理中丸等药治疗,症状未见缓解,求治于余。诊见:嗳气频作,烦躁不安,郁闷不乐。舌苔薄黄稍腻,脉弦。证属肝气郁结,疏泄失职,气机阻滞,上逆而作。治宜疏肝解郁,方用四逆散化裁。

柴胡、白芍、香附、青皮、郁金、旋覆花各10g,代赭石15g,甘草5g。

水煎服,服药3剂,症状减轻,复诊嘱守方继服5剂而愈。

[肖十蔚. 四逆散治嗳气[J]. 湖南中医杂志,1995,11(6):31.]

13. 癔病

女患,50岁,农妇。

1976年1月诊。代诉:两小时前,与家人吵架,暴怒之后,突然昏倒,不省人事,牙关紧闭,四肢厥冷,家人皆为惊恐,急抬病人前来求医。检查:神识不清,双目紧闭,呼之不应,检查不能合作;素体健康,血压10.67kPa,心率90次/分,律齐,未闻杂音;呼吸平稳,两肺未闻啰音;腹部平坦,肝脾未扪及。神经系统检查:颈软,瞳孔等大、等圆,对光反射良好,生理反射正常,未引出病理反射。内科检查未发现阳性体征。切其脉弦紧有力,握其手足清冷。西医诊断:神经官能症、癔病。中医辨证:暴怒伤肝,气血逆乱,怒则气上,蒙闭清窍,阳气内郁,不达四末而致四肢厥逆,故为气郁厥。急则治标,余首选针刺膻中、十宣、人中等穴,以开郁顺气而醒神,针后片刻而长太息,随之神识渐清,呼之已有反应,再刺人中、膻中,而后问话可答,自诉胸堵闷不舒,两胁胀满,据此拟疏肝解郁之法。

用四逆散加瓜蒌、香附。服药3剂而愈。

(聂惠民.伤寒论与临证[M].广州:广东科技出版社,1993:581.)

14. 阴吹

杨某,女,50岁。

1988年4月29日就诊。自诉近一月来下腹部经常出现阵发性疼痛胀气,尤以左下腹明显。时有肠鸣矢气,痛时常欲排便,然大便量少,一般先干后溏,每日1~2行。排便后腹痛气滞感有所减轻。一周前开始伴有前阴阵发性排气感,偶有如矢气作声,两少腹及胁肋处阴胀不适,腰骶部及髋关节酸软乏力,白带稍多,自觉难忍,遂来就医。诊见舌淡苔白,脉沉细弦。询其病史,诉去年4月曾出现过此症状,然时间很短,且排气时稍有热感。纵观脉证,证属肝脾失调,运化受阻,腑气不畅,胃肠浊阴之气干犯前阴所致。遂投以四逆散加味,意在调和肝脾、行气导滞为治。

柴胡、枳实、厚朴、川楝、乌药、茯苓、白术、条参各10g,白芍、淮牛膝各12g,木香、甘草各6g。3剂,每日1剂,水煎温服。

上方服1剂后,症状即减,3剂后阴吹之证已基本消失,腹痛气滞感明显好转,大便转调,故未再来就医。

5月30日复诊,又诉有阵发性腹痛气滞及欲排便感,但阴吹之证未再复作。遂拟痛泻要方加味,疏肝健脾治其腹痛,并嘱其随诊。

[王良骏.妇人阴吹治验[J].湖北中医杂志,1989(2):11.]

15. 脱肛

刘某,男,5岁。

1986年8月14日初诊。脱肛10天左右。患儿平素解便喜久坐痰盂,10天前,其母发现患儿肛门直肠脱出,就诊服补中益气汤未效。刻诊:直肠脱出约2cm,腹略胀,纳谷稍差,余无不适,脉缓,舌苔薄白。此气机失于条畅,三焦气陷,郁于大肠所致,治当疏达气机,四逆散加味。

柴胡、白芍、香附、焦楂各5g,枳壳12g,炒莱菔子、谷麦芽各10g,甘草2g。

服药2剂,腹胀消失,纳谷增加,直肠已还纳如常人。继以上方调治而安,并建

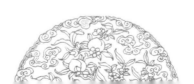

议改变解便习惯。后经随访,未见复发。

[王文铎.脱肛治验2则[J].成都中医药大学学报,1989,12(1):39.]

一二〇、四逆汤

【原文】

1.《伤寒论》

29条:伤寒脉浮,自汗出,小便数,心烦,微恶寒,脚挛急,反与桂枝欲攻其表,此误也;得之便厥,咽中干,烦躁,吐逆者,作甘草干姜汤与之,以复其阳;若厥愈足温者,更作芍药甘草汤与之,其脚即伸;若胃气不和,谵语者,少与调胃承气汤;若重发汗,复加烧针者,四逆汤主之。

91条:伤寒,医下之,续得下利清谷不止,身疼痛者,急当救里;后身疼痛,清便自调者,急当救表。救里宜四逆汤,救表宜桂枝汤。

92条:病发热头痛,脉反沉,若不差,身体疼痛,当救其里。四逆汤方。

323条:少阴病,脉沉者,急温之,宜四逆汤。

324条:少阴病,饮食入口则吐,心中温温欲吐,复不能吐。始得之,手足寒,脉弦迟者,此胸中实,不可下也,当吐之。若膈上有寒饮,干呕者,不可吐也,当温之,宜四逆汤。

354条:大汗,若大下,利而厥冷者,四逆汤主之。

353条:大汗出,热不去,内拘急,四肢疼,又下利、厥逆而恶寒者,四逆汤主之。

372条:下利,腹胀满,身体疼痛者,先温其里,乃攻其表。温里宜四逆汤,攻表宜桂枝汤。

377条:呕而脉弱,小便复利,身有微热,见厥者,难治,四逆汤主之。

388条:吐利汗出,发热恶寒,四肢拘急,手足厥冷者,四逆汤主之。

389条:既吐且利,小便复利,而大汗出,下利清谷,内寒外热,脉微欲绝者,四逆汤主之。

2.《金匮要略》

《呕吐哕下利病脉证治第十七》:

呕而脉弱,小便复利,身有微热,见厥者,难治,四逆汤主之。

下利腹胀满,身体疼痛者,先温其里,乃攻其表。温里宜四逆汤,攻表宜桂枝汤。

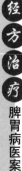

经方治疗 脾胃病医案

250

【组成与用法】

甘草(炙)二两,干姜一两半,附子(生,去皮,破八片)一枚。

上三味,以水三升,煮取一升二合,去滓。分温再服。强人可大附子一枚、干姜三两。

【功能与主治】

回阳救逆。少阴病,心肾阳衰寒厥证,四肢厥逆,恶寒倦卧,神衰欲寐,面色苍白,腹痛下利,呕吐不渴,舌苔白滑,脉微细。以及太阳病误汗亡阳者。

【临床病案选录】

1. 太阴证胃脘痛(胃溃疡、胃癌待查)

周某某,男,61岁。四川郫县某乡,农民。

胃脘痛20余年,时吐酸,呃逆。开始几年,服药后可缓解;后10年渐重,饥则时疼。1970年4月,病情进行性加剧,持续疼痛,纳呆,体虚,便黑。急送某某医院治疗,诊为胃溃疡、胃癌待查。建议手术,但考虑血色素仅为4.5g,年老体衰,商定改由中医保守治疗。遂来成都就诊。

症见:患者按腹弯腰,呻吟不已,呕吐酸水,时时呃逆,食不下,恶寒肢冷,舌淡,苔白腻浊。证属太阴虚寒邪盛。法宜温中散寒,消瘀止痛,以四逆汤加味主之。

处方一:炙甘草30g,炮姜30g,制附片(久煎)30g,上肉桂10g,公丁香6g。

处方二:回生丹,每日2次,每次3粒,痛止停服。

二诊:一周后来诊,疼痛大减,便血止,泛酸、呃逆明显减轻。以甘草干姜汤加味缓服。

炙甘草30g,炮姜30g,上肉桂10g,砂仁10g,白蔻10g,茯苓20g,白术20g。

服药调养月余,疼痛消失,饮食正常。

1979年7月20日追访:数年来,曾轻度复发1次,服甘草干姜汤加味后愈,未再复发。现已七旬,尚可做一些轻活。

(范学文,徐长卿.范中林六经辨证医案选[M].北京:学苑出版社,2011:64-65.)

2. 太阴证泄泻(慢性肠炎)

刘某某,女,26岁。北京某机关干部。

从幼儿起,常年腹泻,已迁延20余载,北京某医院诊断为慢性肠炎。经中西医长期治疗未愈。1978年8月初来诊,按太阴虚寒证泄泻论治,三诊病愈。

1978年8月1日,腹时痛,喜温喜按。下利稀薄,口不渴,不思饮食。神疲体弱,面色苍黄无泽。舌质淡,苔白厚腻。触诊肢冷甚。证属太阴虚寒证泄泻,法宜

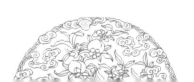

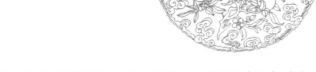

祛寒除湿,实脾固肾。先以四逆汤,继以理中汤加味主之。

处方一:制附片(久煎)60g,干姜30g,炙甘草30g。

处方二:制附片(久煎)60g,干姜18g,炒白术24g,茯苓15g,炙甘草30g,上肉桂6g,红枣30g。各5剂。

二诊:8月23日,服药后,腹泻止,精神、睡眠均好转,食量增加。面色略转红润,舌淡红,白腻苔减。多年陈疾,初获显效。但久病后,脾肾阳虚,不能骤复,宜继守原法,效不改方,加减再进。

制附片(久煎)60g,炒白术24g,干姜18g,炙甘草15g,红枣30g,上肉桂(冲服)6g,茯苓15g。

三诊:8月26日,近半月来,大便趋于正常。上方加减,嘱其续服一段时间,并注意忌食生冷,防止受凉,以资巩固。

1979年4月20日追访,患者说:自去年8月服药后,从此未再腹泻。

(范学文,徐长卿.范中林六经辨证医案选[M].北京:学苑出版社,2011:69-70.)

3. 阴瘅证(慢性胆汁性肝硬化)

方某,男,28岁,未婚,军区某部战士。

患者因肝脾肿大,全身发黄已8年,曾先后住昆明军区某医院及省市级医院治疗,效果不显著,继而出现腹水肿胀,腹围达98cm,黄疸指数高达100U,经军区医院行剖腹探查,取肝脏活体组织做病理检验,证实为"胆汁性肝硬化"。遂于1959年7月由市级某医院转来中医学院门诊部就诊。余见患者病体羸瘦,面色黄黯晦滞无光,巩膜深度黄染,周身皮肤亦呈深黯黄色,干枯瘙痒而留见抓痕。精神倦怠,声低息短,少气懒言,不思食,不渴饮。小便短少,色深黄如浓茶水,腹水鼓胀,四肢瘦削,颜面及足跗以下浮肿,两胁疼痛,尤以肝区为甚。扪之,肝肿大于右肋沿下约二横指,脾肿大于左肋沿下约三横指。脉沉取弦劲而紧,舌苔白滑厚腻而带黄色,少津。因阳虚水寒,肝气郁结不得温升,脾虚失其运化,湿浊遏阻中焦,胆液失其顺降,溢于肌肤,故全身发黄。阳虚则湿从寒化,水湿之邪泛滥于内,脾阳失其运化,日久则成为腹水肿胀之证。肤色黄黯不鲜,似阴黄之象。此病即所谓"阴瘅证"。法当扶阳抑阴,疏肝利胆,健脾除湿为治则。以四逆茵陈五苓散加减治之。

附片100g,干姜50g,肉桂(研末、泡水兑入)15g,吴茱萸(炒)15g,败酱草15g,茵陈30g,猪苓15g,茯苓50g,北细辛8g,苍术20g,甘草8g。

二诊:服上方10余剂后,黄疸已退去十之八九,肝脾肿大已减小,小便色转清长,外肿内胀渐消,黄疸指数降至20U,面部黄色减退,已渐现润红色,食欲增加,大便正常,精神转佳。然患病已久,肝肾极为虚寒,脾气尚弱,寒湿邪阴尚未肃清,宜再以扶阳温化主之。

附片150g,干姜80g,茵陈80g,茯苓30g,薏苡仁20g,肉桂(研末、泡水兑入)

15g,吴茱萸 10g,白术 20g,桂枝尖 30g,甘草 10g。

三诊：服上方 6 剂后，肝脾已不肿大，胁痛若失，小便清利如常，面脚浮肿及腹水鼓胀已全消退，饮食、精神倍增，皮肤及巩膜已不见发黄色。到市级某医院复查，黄疸指数已降至 3U。脉象和缓，舌苔白润，厚腻苔已全退。此水湿之邪已除，元阳尚虚，再拟扶阳温化之剂调理之，促其正气早复，以图巩固效果。

附片 150g,干姜 80g,砂仁 15g,郁金 10g,肉桂（研末，泡水兑入）15g,薏苡仁 30g,佛手 20g,甘草 10g。

服上方 7～8 剂后，患者已基本恢复健康。1 年后询访，肝脾肿痛及黄疸诸证均未再发作。

（吴佩衡．吴佩衡医案［M］．北京：人民军医出版社，2009：49-50.）

4. 肝水肿（肝硬化腹水）

胡某，男，53 岁。因患肝硬化腹水臌胀，住昆明某医院，于 1958 年 12 月 12 日邀余会诊。

询及由来，病者始因患红白痢证 1 个月余，继后渐感腹胀，逐渐发展而成腹水肿胀之证。余视之，面色黄暗，神情淡漠，卧床不起，腹部鼓胀膨窿，已有腹水内积，肝脏肿大，触之稍硬，小腹坠胀，小便短少，饮食不进。脉象缓弱，舌苔白滑，舌质含青色。此系下痢日久脾肾阳虚，寒湿内停，肝气郁结而致肝脏肿大，肺肾气虚，不能行司通调水道、化气利水之职能，遂致寒水内停，日积月累而成腹水臌胀证。法当温中扶阳化气逐水，拟四逆五苓散加减主之。

附片 80g,干姜 30g,上肉桂（研末，泡水兑入）8g,败酱 15g,猪苓 15g,茯苓 30g,甘草 10g。

同时以大戟、芫花、甘遂各等量，研末和匀（即十枣汤粉剂），每日服 6～10g。

服后次日，每日畅泻稀水大便数次。泻后腹水大减，精神稍欠，又继服上方，扶阳温化逐水。

1959 年 1 月二诊：服上方 3 剂后，腹水已消去一半多，体重减轻 10kg。诊其脉来沉缓，右脉较弱，系脾湿阳虚脉象。左肝脉带弦，系肝寒郁结，寒水内停之象。舌质较转红润，白苔已退去其半，再照上方加减与服之。

附片 80g,干姜 40g,川椒（炒去汗）6g,上肉桂（研末，泡水兑入）10g,吴茱萸 10g,茯苓 30g,苍术 15g,公丁香 5g。

如前法再服十枣汤粉剂 2 日。

三诊：服药后昨日又水泻十多次，吐 1～2 次，腹水消去十分之八，体重又减轻 5kg。患者面色已转为红润，精神不减，舌苔退，舌质亦转红活。小便清长，饮食转佳，已能下床行动，自行至厕所大小便。唯口中干，但思热饮而不多。系泻水之后，肾阳尚虚，津液不升所致。继以扶阳温化主之。

附片 80g,干姜 40g,砂仁 10g,枳壳 8g,上肉桂（研末，泡水兑入）8g,猪苓 10g,

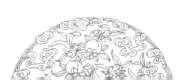

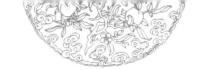

茯苓 30g。

服此方十余剂后,腹水、肝肿全消,食量增加,即告痊愈。

(吴佩衡. 吴佩衡医案[M]. 北京:人民军医出版社,2009:50-51.)

5. 脘腹痛

张某之妻,年 30 余岁,四川省会理县人。

1924 年 6 月患病,请西医治疗,病情日剧,就诊于余。余视之,舌苔白滑兼灰黑色,脉细迟欲绝,十余日来饮食不进,微喜滚饮,虽恶寒但不见发热,心痛彻背。时时感觉腹中有气上冲心胸,心中慌跳,复见呕吐,触之,腹内有癥坚痞块,痛不可当。缘由前医曾予腹部注射某药,其后针处硬结突起,继而扩展大如碗口。此乃肝肾阴邪为患,复因针处被寒,阴寒挟水邪上逆,凌心犯胃,如不急为驱除,缓则必殆无救。遂拟四逆苓桂术丁椒汤治之。

附片 130g,干姜 60g,茯苓 26g,公丁香 13g,上肉桂(研末,泡水兑入)13g,白胡椒(捣末,分次冲服)6g,甘草 6g。

服 1 剂则痛减其半,再剂则诸证渐退,痛止七、八,稍进饮食。唯呕吐未止,此乃肝肾阴寒之邪未净,拟乌梅丸方治之。

附片 130g,干姜 60g,当归 26g,上肉桂(研末,泡水兑入)13g,黄连 13g,黄柏 13g,北细辛 6g,潞党参 16g,川椒(炒去汗)6g,乌梅 3 枚。

服 1 剂后,呕吐止。服 2 剂后,腹痛全瘳,腹内痞块渐散。继以回阳饮(即四逆汤加肉桂),兼吞服乌梅丸十余剂,始奏全功。

(吴佩衡. 吴佩衡医案[M]. 北京:人民军医出版社,2009:54.)

6. 胁痛(肝炎肝脏肿大疼痛)

魏某,男,25 岁,云昆明市红十字会医院五官科医生。

1958 年 12 月 30 日门诊,患"肝炎"已半年余,右胁内疼痛,双目白睛发黄,色晦暗,面色亦黄而带青色,大便时溏,小便短少,其色如茶,右胁肋下触之有硬块作痛,此乃肝脏肿大疼痛。脉缓弱,舌苔白而厚腻,舌质边夹青色。此系里寒内盛,土湿木郁,肝木不得温升所致。法当温化寒湿,舒肝达木以治之,拟方茵陈四逆汤加味。

附片 60g,干姜 30g,佛手 10g,败酱草 10g,薏苡仁 20g,川椒(炒去汗)3g,上肉桂(研末,泡水兑入)5g,茵陈 10g,甘草 5g。

服 3 剂后,脉象沉弱而带弦长,厚腻舌苔已退其半,舌已转红,小便色转清,较前长,胁下疼痛大有缓减。继上方加减主之。

附片 100g,干姜 80g,青皮 10g,北细辛 10g,茵陈 15g,桂枝 30g,茯苓 30g,上肉桂 6g(研末,泡水兑入),甘草 6g,川椒(炒去汗)6g。

三诊:服此方 4 剂后,胁痛肝大已减去十之六七,脉转和缓,舌质红活苔薄白而润。面、目黄色退净,小便清长,饮食如常。继服下方 8 剂后,即告痊愈:

附片 100g,干姜 40g,延胡索 10g,茯苓 36g,广木香 5g,上肉桂(研末,泡水兑入)10g,北细辛 10g,甘草 10g。

（吴佩衡．吴佩衡医案[M]．北京：人民军医出版社,2009:48.）

7. 胸痹心痛

杨某,年五十余,某年 2 月患胸痹心痛证,曾服桂附理中汤,重用党参、白术并加当归,服后病未见减。每于发作之时,心胸撮痛,有如气结在胸,甚则痛彻肩背,水米不进。痛急则面唇发青,冷汗淋漓,脉息迟弱,昏绝欲毙,危在旦夕。此乃土虚无以制水,阳衰不能镇阴,致下焦肝肾阴邪夹寒水上凌心肺之阳而成是状。然寒水已犯中宫,骤以参术当归之峻补,有如高筑堤堰堵截水道,水邪无由所出之路,岸高浪急,阴气上游,势必凌心作痛。斯时不宜壅补过早,法当振奋心阳,使心气旺盛,则阴寒水邪自散矣。方用四逆汤合瓜蒌薤白汤加桂。

天雄片 100g,干姜 30g,薤白 10g,瓜蒌实 10g,公丁香 10g,上肉桂(研末,泡水兑入)10g,甘草 5g。

1 剂痛减,2 剂加茯苓 30g 以化气行水,则痛减七八分,3 剂后胸痛若失。

（吴佩衡．吴佩衡医案[M]．北京：人民军医出版社,2009:52-53.）

8. 霍乱重症（昏厥）

此吾师蔡仁山先生之验案也。有王香山者,家寒,子女多,次儿满三岁,病吐泻,初不以为意,病亟始求医,治又不如法,半日间,病转剧,吐如涌,泻如注,旋又搐搦,继则肢厥神昏,气如悬丝,认为不治,弃于地,待气绝葬之。时吾师出诊经过其门,邻人不忍而代邀诊,先生欣然往,见儿僵卧地上,肢厥如冰,关纹不见,以手掐人中,不呻,又掐合谷,亦不呻,呼吸若有若无,抚心有微热,重手按其腹,儿目忽启,神光莹晶,切足三部脉亦不显。窃思该儿病虽沉笃,而神光未散,尚存一线生机,有可为力之处,讵能坐视不救。师先以艾火灸气海、关元、天枢、阳强及两足三里诸穴,并儿脐满填食盐,切生姜薄片,戳细孔无数,置盐上,再放艾团烧之,以作急救处理。当处人参四逆汤。

党参六钱,生附四钱,干姜三钱,炙草二钱。

急火浓煎,陆续灌下,尚能咽,两时内服完二煎,无转变,接进二剂,约四时许,身肢转温,目能启视,不吐不泻,气虚不能言。师曰：病庆再生,已无顾虑,可接服黄芪理中汤三剂调理即愈。此吾随诊经历其证,故能亲切言之,时在三十年以前事也。

（赵守真．现代著名老中医名著重刊丛书——治验回忆录[M]．北京：人民出版社,2008:111-112.）

9. 霍乱

前清光绪末,是年闰六月,两月余不雨,野无青草,街傍树木,过半枯萎,气候酷热,是疫流行武汉三镇,死人以万计,每街均有死人。一日见一女病霍乱,一民间医正在刮痧,已安排磁针,预备放血,予劝其勿放血,因此病大吐大泻汗出,放血是促

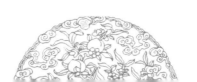

之死。走进诊察,见其目眶塌陷,声音低小,手冷过肘,足冷过膝,筋转皮瘪,六脉全无,细察渴不欲饮,舌苔白,有津,吐泻不大臭,厥逆先从足起,曰:此霍乱之寒多者,速投大剂回阳,尚望死里求生。

甘草二钱,干姜六钱,乌附四钱,木瓜四钱。

令市三剂,频频续投,吐泻越多,服药越速,吐泻稍缓,服乃稍缓,若吐泻止,手足温,须来改方,不可误事。翌晨,至病者门首探望,两过无端倪,因入竹园,病者母曰:吃药就好了,你看我女儿不是在梳头吗?予为欣然。

(冉雪峰.现代著名老中医名著重刊丛书——冉雪峰[M].北京:人民卫生出版社,2006:11.)

10. 咽痛寒证兼齿衄

灵石煤矿牛某,50岁。

1983年10月31日初诊。患者因齿衄年余不愈求治。近1个月更增咽部干痛,痰多味咸,口干不欲饮。食纳如常,偶见嘈杂泛酸。近2年异常发胖,体重增加10kg,反不如过去精力旺盛。动则气喘,夜多小便,膝冷,脉沉细弱,舌淡胖有齿痕。牙龈色暗,血污满齿。日轻夜重,一觉醒来,满口黑紫血闭。咽喉干痛,舌不能转动。曾用大剂量维C,连服六神丸22瓶,出血、咽痛有增无减。脉证合参,确为命门火衰,少阴真寒证无疑。因胖为湿胜阳微;痰为阴邪,味咸为肾虚水泛;日轻夜重,为阳不胜阴;喘为肾不纳气;咽干痛不肿不渴,乃因肾脉循喉咙,系舌本,阴寒过甚,逼下焦真火浮于咽喉要道;其齿衄从发胖后始见,齿为骨之余,骨乃肾所属;血属阴,必得阳旺始能统摄而循常道,阳衰失于统摄,故溢出于外。乃径投四逆汤。

炙甘草60g,附子、干姜各30g,水煎,冷服3剂。

12月6日遇于街头,始知药后两症皆愈,唯觉腰困气短,由徒弟加肾四味120g,红参10g,又服3剂,已康复如初。追访10年,再无反复。

(李可.李可老中医急危重症疑难病经验专辑[M].太原:山西科学技术出版社,2006:77-78.)

11. 重症呃逆

郭某,40岁。

1994年5月11日初诊。从入室至诊脉的5分钟内,连连呃逆达7次。声高息涌,面赤如妆,舌淡水滑,六脉沉细,痛苦不堪。询其始末,据云,经营小煤窑,心劳力拙。常觉口舌干燥,眼冒金星。粗知医,自认火症,服三黄石膏汤半剂,夜半发呃,至今已5昼夜,中西药罔效。从脉证判断,此公必劳倦内伤之体,肾元久虚于下。火不归原,误作实火,致苦寒伤阳,中焦冰结,阻遏阳气不能上达。已见阳浮欲脱之象,幸在壮年,尚不致危殆。法宜大剂回阳破阴,开冰解冻之剂。

炙草60g,附子、干姜、吴茱萸(开水冲洗7次)各30g,公丁香、郁金各10g,红参(另炖)15g,生半夏30g,鲜生姜30g,姜汁(对入)20ml,大枣20枚,加冷水1500ml,

文火取浓汁 500ml,少量多次服。

另,先令患者将自己指甲剪为细丝,装入烟卷中,点燃,狠吸几口咽下,呃逆遂止。此法来自民间,治呃立时见效。人指甲点燃后极臭,其气下降甚速,吸入喉间,立即呛咳,是肺气先通之兆,符合"欲降先升,升已而降"之理。患者吸烟数口之后,至取药出门半小时内仅呃逆 1 次,后遇于街头,告知服药约 1/3 剂已愈,唯觉精神萎顿而已。

凡久病、重危症见呃逆者,多属危候。于甲烟中加入麝香末 0.15g,吸入立止,为辨证治疗争取时间。

(李可. 李可老中医急危重症疑难病经验专辑[M]. 太原:山西科学技术出版社,2006:47.)

12. 足心发热怪症

刘某,女,33 岁,梁家焉学校教师。

1983 年 8 月 20 日初诊:足心发热 7 年,日夜不休,日轻夜重,自觉涌泉穴处呼呼往外冒火。不论冬夏,夜卧必把脚伸出被外,或踏于凉墙上,始能入睡。曾多次求医,服滋阴补肾、滋阴降火以及清骨蒸劳热之剂百余剂,不效。又认为阳陷入阴,用升阳散火汤,反增头面轰热。

诊视见面色嫩红,艳若桃李,阳浮于上显然。询其病史,因年久已不甚了然,似与产后失调有关。按脉细数,132 次/分。干渴,小便清长,饮一溲一,不存尿。中上脘处冷感,胃纳不馨。食入稍一受凉,即觉酸腐不适,双膝独冷。

细思此症,乃阴阳盛衰之变。阴阳之道,阳为阴根(《易》曰:天一生水)。阳生,阴始能长。阳气——命门真火,乃生命之主宰。命门位居下焦,乃人身真火,气化之本原。此火一衰,火不生土,胃中水谷便无由蒸化,故见纳少化艰;人身津液赖此火之温煦,始能蒸腾于上,敷布上下,此火一衰,气化便弱,津液不能升腾,故口干;涌泉为足少阴肾经井穴,为肾气之所出。今下焦阳衰,不能统摄肾阴,而致阴火沸腾,足心热如火焚。是宜补火之原,真火旺,阴火自安。

炙草 60g,干姜、附子各 30g,冷水 1500ml,文火煮取 500ml,每日 2 次分服,3 剂。

8 月 24 日二诊:药后热势顿减,多年之双膝冷亦热。

自诉多年来从未有如此舒适过,且食纳亦增。因在会议期间,不慎感冒,觉脑冷,如风从脑壳吹入状,畏恶风寒特甚。筋惕肉(瞤),皮下如虫行,脉反沉细。诸多见证,足征阳微。

麻黄 10g,附子 15g,细辛 10g,炙草 30g,干姜 15g,2 剂。

药后又愈,临行前特来致谢。嘱服金匮肾气丸 1 个月,以巩固疗效。

(李可. 李可老中医急危重症疑难病经验专辑[M]. 太原:山西科学技术出版社,2006:56.)

13. 泄泻

张某,男,24 岁,农民。

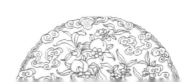

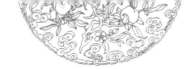

　　1983 年 6 月,病人远道来求诊,行立需人扶持。询其病由,本年初春二月,猝患泄泻,日下 7～8 次,甚或十余次,泻下清稀,时见水谷夹杂。伴大腹疼痛、胀满、肠鸣有声,时作矢气,并兼畏寒肢冷、头晕、心悸、短气、乏力、食少、口渴等症。流连 5 个月,诸药不能愈,望其面色黧黑,舌质色淡而舌中罩有白滑苔,脉沉而细。

　　因询知其口渴非热则不能饮,饮冷即腹中作痛。问其小便则小便量少,其色清。此脾肾阳衰而水湿不化,以致清浊不分而为泄泻。治以温脾肾,利水湿。用五苓散合四逆汤治之。

　　白术(土炒)12g,茯苓 15g,猪苓 10g,泽泻 10g,桂枝 6g,附片 10g,干姜 6g,甘草 5g。

　　服药 5 剂,泄泻减轻,日仅 2～4 次,畏寒肢冷之状明显好转,饮食亦觉增进,舌上白苔减少,舌质转红。但腹中仍觉胀满疼痛而肠鸣有声,仍以原方去干姜、甘草,加吴茱萸治之。

　　白术(土炒)12g,桂枝 6g,茯苓 15g,猪苓 10g,泽泻 10g,附片 6g,吴萸 6g。

　　续进 5 剂,泄泻已止,腹痛亦除,诸症缓解。唯觉食后腹胀,困倦乏力,此脾气未复,湿邪未尽之候,乃以七味白术散善后。

　　党参 15g,焦术 12g,茯苓 15g,甘草 6g,藿香 6g,木香 3g,葛根 15g。

　　(熊继柏. 熊继柏医论集[M]. 北京:中国古籍出版社,2005:204.)

14. 慢性肝炎

　　梁某,男,41 岁。

　　患慢性肝炎已 4 年,面色如烟熏黄,1 分钟胆红素为 0.27,总胆红素为 1.9,胃寒肢冷,腹胀,便溏,口淡,舌胖苔黄腻,脉弱,脾虚寒湿使然,以茵陈四逆汤加减。

　　大黄 6g,茵陈 15g,山栀 6g,附子 9g,干姜 4.5g,大腹皮 9g,茯苓 9g,甘草 6g。7 剂。

　　药后,黄疸减退,怕冷好转,续服 7 剂善后。

　　(张云鹏. 中国百年百名中医临床家丛书·姜春华[M]. 北京:中国中医药出版社,2002:69-70.)

经方治疗 脾胃病医案

一二一、四逆加人参汤

【原文】

《伤寒论》

385 条:恶寒脉微而复利,利止,亡血也,四逆加人参汤主之。

【组成与用法】

甘草(炙)二两,附子(生,去皮,破八片)一枚,干姜一两半,人参一两。

上四味,以水三升,煮取一升二合,去滓。分温再服。

【功能与主治】

回阳救逆,益气固脱。少阴病,四肢厥逆,恶寒倦卧,频繁吐利后利止,脉微。

【临床病案选录】

1. 少阴证寒厥

王某某,男,28 岁。成都市某厂工人。

患者性情比较孤僻,善愁多郁,日久成疾,未予医治。1947 年初,发现胃脘长一包块,如拳头大,以手按之,活动、有声,但不痛。急赴某地,请中医治疗。所服之药,多系桃仁、红花、三棱、莪术等活血化瘀之品。治疗约半年,疗效不显,食欲日减,形萎神衰。虽七月炎暑,穿绒衣,夜覆被,仍觉不暖。后就地改请他医治疗,至次年四月,病势更加沉重。某日突然昏厥,家人误认为暴死,将其放置屋外木板之上,待殓。此时范老恰在邻舍诊病,有人急忙叩门而入曰:"知先生在此,余邻友病危,似已断气,盼先生亲临视之,有无救药?"遂前往诊视。

初诊:热尚存。切脉,似有似无。曰:犹有一毫生机,可试服药,看能否救之。并留其家中,亲自指导用药,以观察疗效。

处方一:炙甘草 30g,炮干姜 15g。

处方二:炙甘草 60g,干姜 120g,制附片(久煎)120g,党参 45g,童便为引。

令其家人,将以上两剂药,同时急火分罐煎煮。

先取首方煎好之汤剂半盅,频频灌之。服后约一刻钟,患者逐渐发出轻微鼻息声,手足微微蠕动。待等二方煎成,又立即灌服。药后二时许,慢慢苏醒过来,神志逐渐清楚,方知已将自己抬出室外,家人正备后事。

二诊:语气低微,气不接续;阳气虽回,但气血虚衰已甚。再拟理中汤加味,补脾壮肾;又因其胃脘尚有寒凝积聚,故少佐驱寒散结之品。

党参 18g,干姜 120g,炙甘草 120g,白术 18g,制附片(久煎)250g,茯苓 15g,补骨脂 12g,枸杞 60g,吴茱萸 10g,山萸肉 30g,白胡椒 10g。

上方服一剂,略知饥欲食,可进流质食物少许。原方再进四剂,病情大有好转,每餐能食稀粥一小碗。

三诊:面色略有润泽,精神转佳,但萎黄未消,食欲不振。仍以理中汤加味,俾土气旺,以助生机。

处方一:党参 15g,炒白术 30g,炙甘草 60g,干姜 120g,制附片(久煎)250g,上

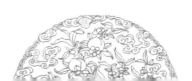

肉桂(冲服)20g,枸杞 30g,桂枝 15g,茯苓 25g。

处方二:砂仁 30g,白蔻 30g,共研细末,饭后冲服少许。

根据病情,上方加减共服 2 个月余,诸证消除,身体复原。1979 年追访,患者已 59 岁,三十多年来,能经常上夜班,身体一直较好。

(范学文,徐长卿. 范中林六经辨证医案选[M]. 北京:学苑出版社,2011:136-138.)

2. 吐血

农民萧某,34 岁,住零陵荷叶塘村。

某晨忽大吐血,先为瘀血黑块状,后系鲜红新血,时少时多,三整日未断,服药杂治均罔效,病情日形严重,特来迎治。患者蜷卧于床,血吐犹未少止,面白惨淡无神,四肢厥冷,舌胖润无苔,身倦不欲动,口渴喜暖饮,亦不多,脉细微欲绝,此阴阳衰微,将见离决之候。检阅服方,皆苦寒折之,如三黄解毒汤、龙胆泻肝汤之类,是欲止血而过服寒凉之所造成。现当生死存亡千钧一发,唯有回阳固本之一法,当处以人参四逆汤。

力参(蒸兑)五钱,生附八钱,干姜五钱,炙草二钱。

上方意在回阳救厥温经止血也。半日连服二大剂,夜半阳回,肢微温,血仍点滴未停,因略为易方。

力参五钱,附子三钱,黑姜炭(炮透)四钱,炙草二钱。水煎,冲发炭及童便服。

上方温以止血,二剂血果止。讵知日晡身发高热,烦躁不安,脉则洪数而软,乃血气来复,故现此离奇之假象,不应为所眩惑,治宜温平补血,疏当归补血汤加炮姜。

二剂后,热退神宁。不料夜半腹大痛,拒按,大便已数日未行,此由阴证而转属阳明,然在《伤寒论》中已有调胃承气法治,今特小其剂以用之。

大黄(酒制)三钱,芒硝(冲)二钱,甘草二钱。

一剂便下痛止,改用益气补血之药,逐渐安平。

(赵守真. 现代著名老中医名著重刊丛书——治验回忆录[M]. 北京:人民卫生出版社,2008:79-80.)

3. 急性胃肠炎

裴某,男,58 岁。

夏令因饮食不洁,患急性胃肠炎,初起发热恶寒,头痛脘闷,继则吐利交作,腹痛烦躁不安。曾服导滞分利止呕药 2 剂,吐利不止。渐至四肢厥逆,心烦身出冷汗,口干舌燥,饮食不思,脉象微细欲绝。证属:阴阳两伤,津液内竭。治宜:扶阳救逆,益气生津。

甘草 18g,炮附子 10g,干姜 10g,吉林参 6g。

服药 1 剂后,四肢回暖,吐利不作,心不烦躁,能安然入寐。3 剂后,症状消失,精神安静,食欲渐展,脉象虚缓。后以和胃化滞之剂,调理而愈。

(邢锡波. 邢锡波医案集[M]. 北京:人民军医出版社,1991:122.)

4. 矢气

患者某,男,62 岁。

患虚劳之证,卧床不起已 1 个月,形体枯槁,奄奄一息。一日忽矢气不绝,下出肛门,痛如锥刺刀割。四肢厥冷,背如负冰,神气衰微,声低息短。脉微欲绝,时隐时现,舌质干瘦,无津无苔。此真气下脱,真阴将竭之危候也。急进四逆汤加黄芪、人参。

附片 30g,干姜 15g,甘草 15g,黄芪 60g,人参 12g。

1 剂矢气即止,2 剂阳回津生,舌渐转润,脉渐有根,3 剂后方转危为安。后以滋补剂调理 3 个月,康复如常。

(张谦. 四逆汤证奇案一例[J]. 重庆中医药杂志,1989,3:12.)

一二二、酸枣仁汤

【原文】

《金匮要略》

《血痹虚劳病脉证并治第六》:虚劳,虚烦不得眠,酸枣仁汤主之。

【组成与用法】

酸枣仁二升,甘草一两,知母二两,茯苓二两,芎䓖二两。

上五味,以水八升,煮酸枣仁,得六升,内诸药,煮取三升,分温三服。

【功能与主治】

养血安神,清热除烦。肝血不足,虚热内扰之虚烦不眠证。虚烦不眠,心悸不安,头目眩晕,咽干口燥,舌红,脉弦细。

【临床病案选录】

1. 虚劳

马某,女,45 岁。

患神经衰弱,经常头昏头痛,心烦失眠,精神疲倦,记忆减退,血压波动在130～145/80～90mmHg,舌红无苔,脉象弦细。曾服谷维素、甲丙氨酯、利眠宁、补

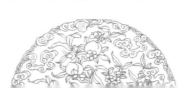

脑汁等药无效。此肝虚夹热、心神受扰,治宜清肝除烦、养心宁神,用酸枣仁汤。

炒枣仁 12g,川芎 3g,知母 10g,茯苓 10g,钩藤 12g,菊花 10g,蒺藜 10g,生地黄 15g,白芍 10g,生牡蛎 15g,甘草 5g。

服 10 剂,头痛失眠稍好,继用天王补心丹嘱其常服,以善其后。

(谭日强.金匮要略浅述[M].北京:人民卫生出版社,2006:107.)

2. 胃脘痛

邢某,女,38 岁。

1951 年 4 月 18 日初诊。

患者胃脘疼痛,连及胸胁,剧痛难忍,并伴有呕吐黄绿色苦水。脉弦有力。辨证为肝气犯胃,曾用大、小柴胡汤治之无效。考虑到病久即虚,同时患者又伴有失眠症状,故改用酸枣仁汤治之。

酸枣仁 30g,甘草 3g,知母 6g,茯苓 6g,川芎 3g。2 剂,先煎酸枣仁,后入诸药,再煎,分 2 次服。

二诊:患者服上药后,胃脘胀痛减轻,呕吐黄水减少,亦不再失眠。继用上方,连服 8 剂后,诸证消失,病告痊愈。

(何任,张志民,连建伟.金匮方百家医案评议[M].杭州:浙江科学技术出版社,1991:94-95.)

一二三、桃核承气汤

【原文】

《伤寒论》

106 条:太阳病不解,热结膀胱,其人如狂,血自下,下者愈。其外不解者,尚未可攻,当先解其外。外解已,但少腹急结者,乃可攻之,宜桃核承气汤。

【组成与用法】

桃仁(去皮尖)五十个,大黄四两,桂枝(去皮)二两,甘草(炙)二两,芒硝二两。

上五味,以水七升,煮取二升半,去滓,内芒硝,更上火,微沸下火,先食温服五合,日三服,当微利。

【功能与主治】

逐瘀泻热。下焦蓄血证,少腹急结,小便自利,至夜发热,其人如狂甚则谵语烦躁,以及血瘀经闭,痛经,脉沉实而涩。

【临床病案选录】

1. 妊娠腹块

华宗海之母,经停10个月,腹不甚大而胀。始由丁医用疏气行血药,即不觉胀满,饮食如常人。经西医考验,则谓腹中有胎,为腐败之物压住,不得长大。欲攻而去之,势必伤胎。宗海邀余赴锡诊之,脉涩不滑,不类妊娠。当晚与丁医商进桃核承气汤,晨起下白物如胶痰。更进抵当汤,下白物更多,胀满悉除,而腹忽大。月余,生1女,母子俱安。

(招萼华.曹颖甫医案[M].上海:上海科学技术出版社,2010:254.)

2. 齿龈脓肿

一中学生,20岁,男性。

左侧颊内肿大如含胡桃,甚至牙关拘紧,说话不便利,同时左侧头痛,形寒,发热39℃,口腻有痰涎,舌胖大,苔白腻,脉搏沉弦紧张,大便秘结不下,病已十多日,曾经注射抗生素及含漱药水等无效,西医建议切开排脓,患者不愿意。来门诊,要求服中药消散。考虑其症状,虽有形寒发热,左侧头痛等,乃因局部肿痛而来,不能作太阳未解论,况脉象沉弦,大便秘结,是阳明之发热,投予桃仁承气汤,一服大便畅下,热退肿减,再服全身症状完全消失,惟左侧下颌臼齿间流出脓液后以银翘败毒加减数剂而愈。

(朱世增.叶橘泉论医药[M].上海:上海中医药大学出版社,2009:124.)

3. 精神分裂症

施某某,女,18岁。

1936年7月初诊。患者被禁闭在小房内,蓬头垢面,怒目炯炯,巩膜满布红丝,其势汹汹欲打人,由其家属围护,诊得其脉沉细而弦,不肯张口伸舌,鼻下有血渍,唇色紫暗,腹部拒按,患者蹙眉示痛状,不食不眠,大便多日不下,询之其母,已知两个多月不见经信来潮。《伤寒论》太阳病篇中桃核承气汤条云:"太阳病不解,热结膀胱,其人如狂。血自下,下者愈。"又云:"其人发狂者,以热在下焦,少腹当硬满,小便自利者,下血乃愈,所以然者,以太阳随经,瘀热在里故也。"本例与下焦蓄血发狂证相符,拟仲景桃仁承气汤与抵当汤治之。

桃仁12g,生大黄9g,芒硝12g,桂枝6g,甘草4.5g,水蛭、虻虫各6g,朱茯神9g,赤芍6g,丹皮6g,鲜生地黄12g。

服本方2剂,大便得下,夜寐稍安,狂势渐减,复诊于硝黄之量减半,去生地黄加红花、丹参以活血通经,连服3剂,月经来潮,患者如梦方醒,仅感疲倦无力而已,乃以逍遥散加味,调理数日而愈。

(朱世增.叶橘泉论医药[M].上海:上海中医药大学出版社,2009:297-298.)

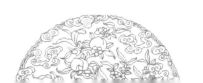

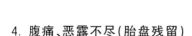

4. 腹痛、恶露不尽(胎盘残留)

一经产妇,40岁,第4胎,在妊娠3个月后,因持重物而流产,流产后50余日,流血涓涓不绝,自觉小腹攻痛,某产科医生检查,断为胎盘残留,劝其往医院刮子宫,患者限于经济,改就中医治疗,邀约初诊,视病人面色苍白,精力萎顿,脉象沉细,舌苔白腻,小腹时觉攻痛,腹肌挛急;按之有触痛而拒按,大便干结,病属阳明里实瘀血证,由于失血过多而现贫血衰弱,处方以桃仁承气汤(大黄一钱五分,玄明粉三钱,加当归、川芎、丹皮),1剂见效,2剂流血全止,精神较好,小腹尚感不适,复诊原方去硝、黄,加当归、芍药、黄芪,嘱服2剂。第4日忽于小便时排出一物于搪瓷痰盂内,长约2寸,阔寸余,边缘不整齐,菲薄而似蛋膜状一片,此残留的胎盘,居然得以剥离而自下。

(朱世增.叶橘泉论医药[M].上海:上海中医药大学出版社,2009:123.)

5. 夜间发热——桃仁承气汤

曾某,男,58岁,干部。

1999年7月就诊。患胸膜炎并胸腔积液,在某医院治疗,抽水数次,胸腔积液渐平,但却出现低热,每天下午6时开始,至次日早晨6时热势即解,热势不高,腋下体温38～38.5℃之间,20余日发热不退。在某医院住院治疗,查胸部确无占位性病变,又治疗1个月,每日夜间按时发热如故,遂延请中医会诊。询其症状,除定时发热之外,微有胸闷、便秘,发热时心中烦热,口渴而不欲饮,小便正常,舌红略暗,脉沉。《金匮要略》:"病人胸满,……口燥,但欲漱水不欲咽,……为有瘀血。"《温病条辨》:"少腹坚满,小便自利,夜热昼凉,大便闭,脉沉实者,蓄血也。桃仁承气汤主之。"此证夜热昼凉、胸满、便秘,且口干而不欲饮,正属瘀血发热之特点。即选《瘟疫论》桃仁承气汤原方治之。

桃仁15g,当归、赤芍、牡丹皮各10g,大黄4g,芒硝(冲服)3g。每天1剂,水煎服。

嘱服7剂,以观疗效。1周后二诊:诉服药后第5天,其热即退。50余日之夜间发热不复作矣。

(熊继柏.熊继柏医论集[M].北京:中国古籍出版社,2005:275-276.)

6. 消化道出血后遗症

尝治一妇,年逾六旬,身体虽瘦而精神尚佳,一日忽感胃中不适,泛恶欲呕,进而吐血甚多,夹有食物,旋即人事昏沉,遂急送某军医大学附属医院住院救治。诊断为"胃出血",给予止血及输血等对症治疗。血止神清,旬日未见复发,出院回家调治。患者自止血之后即感头昏倦怠,胸脘胀闷,时微痛,食欲锐减,大便不畅,脉沉涩,舌淡而略暗、苔薄黄,面黄少华,体更羸瘦,延医治之,皆从大失血后正虚论治,补血汤、八珍汤、归脾汤之属纷投无效,且食欲更减,进食每日仅50～100g,精力愈加不支。邀余诊视,脉证如上。此病人从病因来看显属精气夺则虚的虚证,为何用补而无效,其中必有蹊跷。深思良久,悟及此人失血之后,止之过急,离经之血

经方治疗

脾胃病医案

未全排出,留滞胃脘而为瘀血,碍其受纳水谷,化生气血之能,故血虚难复而成,实属虚实错杂之证。治此当先活血行瘀,乃予桃核承气汤化裁。

桃仁 10g,红花 6g,酒军 9g,枳实 9g,炙甘草 6g,当归尾 12g,三七 3g。

煎服 1 剂后,先下燥屎,继为黑色黏液腻便,随即脘腹胀减。再进 1 剂胀痛全消,胃口亦开,每日进食 200～250g。遂转用益气养血法,而以化瘀之法为佐。调理月余,康复如初。

(杜雨茂.中国百年百名中医临床家丛书·杜雨茂[M].北京:中国中医药出版社,2003:187-188.)

7. 外伤后漐然自汗

张某,女,42 岁,农民。

素体健,1978 年秋拉车送肥,途经一坡道,不慎失足跌倒,架子车下滑,一侧车轮从其腹部轧过,当时即感腹痛、腰痛、尿血,遂送我院附属医院外科住院诊治。经检查认为是一侧肾脏受损,但不严重,给予益损化瘀止血之剂治疗,次日血尿止,腰不痛,精神好转。但患者手足及胸部汗出绵绵不断,乃邀我会诊。查患者腹中隐痛,脉缓,手足心及胸部自汗不止,别无所苦,乃断为营卫不和。书方桂枝汤 2 剂,服后无效。再诊时问患者大便情况,告知自外伤后至今已 4 日未解大便。因思《伤寒论》188 条曰:"伤寒转系阳明者,其人漐然汗出也。"又 181 条云:"不更衣,内实,大便难者,此明阳明病也。"此病人手足及胸部漐然汗水出不断,加之大便困难及腹痛,阳明主症已备,脉缓乃邪实于里,脉道迟滞所致,前辨之营卫不和乃误也。遂改用调胃承气汤加桃仁、红花等化瘀药。

大黄 9g,芒硝(冲服)18g,炙甘草 6g,桃仁 9g,红花 9g,当归尾 12g,赤芍 9g。

服 1 剂后大便即通利,汗出全止。继予养血活血之剂调理 3 日而愈。

(杜雨茂.中国百年百名中医临床家丛书·杜雨茂[M].北京:中国中医药出版社,2003:81-82.)

8. 肠鸣

吴某,男,46 岁。

1984 年 4 月 4 日初诊。患者面色少华,形体欠丰。2 年来,食少腹胀,肠鸣时作,大便溏泄,有黏液、血液夹杂,舌苔白腻,边见紫气,脉濡涩。根据某医院诊断,并结合大肠镜检及乙状结肠报告,诊断为溃疡性结肠炎。论脉参症,肠鸣乃大肠脂膜、血络损伤,瘀浊壅阻肠腑,气机逆乱所致。以桃核承气汤加味治之。

桃仁、芒硝各 10g,大黄(后下)6g,桂枝、红花、甘草各 5g,生苡仁、败酱草、丹参各 15g。

服药 20 剂后,肠鸣消失。原方剂量扩大 15 倍研末泛丸,每日早晚各服 5g。3 个月后乙状结肠镜检,原溃疡面消失。

[贾美华.肠鸣证治撷拾[J].辽宁中医杂志,1986(2):19-20.]

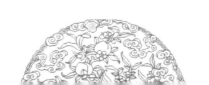

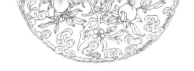

一二四、桃花汤

【原文】

1.《伤寒论》

306 条：少阴病，下利便脓血者，桃花汤主之。

307 条：少阴病，二三日至四五日，腹痛，小便不利，下利不止，便脓血者，桃花汤主之。

2.《金匮要略》

《呕吐哕下利病脉证治》：下利便脓血者，桃花汤主之。

【组成与用法】

赤石脂（一半全用，一半筛末）一斤，干姜一两，粳米一升。

上三味，以水七升，煮米令熟，去滓，温服七合，内赤石脂末方寸匕，日三服。若一服愈，余勿服。

【功能与主治】

温中散寒，涩肠止痢。用于脾肾阳虚，虚寒下利便脓血者，下利不止，滑脱不禁，小便不利，便脓血，色暗，腹痛，喜温喜按，舌淡苔白，脉迟弱或微细。

【临床病案选录】

1. 痢疾

胡某，男，68 岁。

患下利脓血，已一年有余，时好时坏，起初不甚介意。最近以来，每日利七八次，肛门似无约束，入厕稍迟，即便裤里，不得已，只好在痰盂里大便。其脉迟缓无力，舌质淡嫩。辨为脾肾虚寒，下焦滑脱之利。

赤石脂（一两研末，一两煎服）二两，炮姜三钱，粳米一大撮，煨肉蔻三钱，服三剂而效，五剂而下利止。又嘱服用四神丸，治有月余而病愈。

（刘渡舟，聂惠民，傅世垣．伤寒挈要[M]．北京：人民卫生出版社，2006：219.）

2. 痢疾（结肠溃疡）

患者某，女，48 岁。

1959 年 8 月患痢疾，时缓时剧，绵延 20 年。经武汉、北京等地医院治疗未效，后剖腹探查诊断为结肠溃疡。1974 年 6 月就诊于余。诊见患者形体消瘦，食欲不

经方治疗 脾胃病医案

振,面色少华,常畏寒;大便时下脓血,便色乌黑,下血前常有多汗、小腹急痛,但无后重感,大便无血时则稀溏而色如果酱,或带白色黏液。近来发生上腹部满胀,每于饥饿时刺痛,得食则减,遇寒则剧,口泛酸水。月经时断时潮,经前小腹刺痛,经色乌黑,脉沉迟细弱,治以桃花汤加味。

赤石脂 30g,干姜 6g,党参 12g,炒粳米 15g,当归 24g,川芎 9g,炒白术 12g,炙甘草 9g,白芍 15g,延胡索 12g,红花 9g,桂枝 12g,蒲黄炭 9g。

上十三味,以适量水煎药,汤成去渣取汁温服,每日 2 次。服药 5 剂,大便基本成形,下血停止,便色转正常,汗出之症消失,畏寒减轻,精神、食欲、面色均好转,惟稍劳则小便遗出。仍拟原方去红花加炙黄芪 12g。

服 6 剂,诸症悉退,仅大便稍稀,仍以原方去桂枝、蒲黄炭,加山药 12g、广木香 4g 以善其后。

又服药 11 剂,大便完全恢复正常,食欲转佳,体重增加,形体渐盛,诸症减退,其病告愈。

(李今庸.中国百年百名中医临床家丛书——李今庸[M].北京:中国中医药出版社,2003:64-65.)

一二五、调胃承气汤

【原文】

《伤寒论》

29 条:伤寒脉浮自汗出,小便数,心烦,微恶寒,脚挛急,反与桂枝欲攻其表,此误也,得之便厥。咽中干,烦躁吐逆者,作甘草干姜汤与之,以复其阳。若厥愈足温者,更作芍药甘草汤与之,其脚即伸。若胃气不和谵语者,少与调胃承气汤。若重发汗复加烧针者,四逆汤主之。

70 条:发汗后恶寒者,虚故也。不恶寒但热者,实也,当和胃气,与调胃承气汤。

94 条:太阳病未解,脉阴阳俱停,必先振慄汗出而解。但阳脉微者,先汗出而解;但阴脉微者,下之而解。若欲下之,宜调胃承气汤。

105 条:伤寒十三日,过经谵语者,以有热也,当以汤下之。若小便利者,大便当硬,而反下利,脉调和者,知医以丸药下之,非其治也。若自下利者,脉当微厥,今反和者,此为内实也,调胃承气汤主之。

123 条:太阳病,过经十余日,心下温温欲吐而胸中痛,大便反溏,腹微满,郁郁微烦,先此时自极吐下者,与调胃承气汤。若不尔者,不可与。

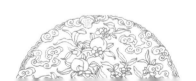

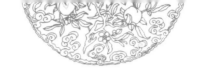

207 条：阳明病，不吐，不下，心烦者，可与调胃承气汤。

248 条：太阳病三日，发汗不解，蒸蒸发热者，属胃也，调胃承气汤主之。

249 条：伤寒吐后，腹胀满者，与调胃承气汤。

【组成与用法】

甘草（炙）二两，芒硝半升，大黄四两（清酒洗）。

上三味，切，以水三升，煮二物至一升。去滓，内芒硝，更上微火一二沸，温顿服之，以调胃气。

【功能与主治】

缓下热结。主治阳明病，胃肠燥热证。症见大便不通，口渴心烦，蒸蒸发热，或腹中胀满，舌苔黄，脉滑数。

【临床病案选录】

1. 赤面红斑（远心性环状红斑证）

张某某，女，6 岁，黑龙江大庆油田人。

1985 年 6 月 30 日来诊。患儿面色红赤，上至额，下至颏，旁及耳前，面如涂朱，下午重，傍晚时发热，体温波动在 38℃上下，病已 3 年。曾到上海、广州及沿途大医院求医，诊断为远心性环状红斑证、急性发热性嗜中性粒细胞增多症等，医治无效。归途至京，来门诊就诊。查患儿整个面部通红如丹，并且在面赤的基础上散在有直径约 2cm 的深红色环状圈，略高出皮肤，不痛不痒，大便秘结，小便黄，舌尖红绛苔黄，脉弦滑数。辨证为阳明胃肠积热郁蒸于阳明经脉所致，正第 48 条所言"面色缘缘正赤者，此阳气（此指邪热）怫郁在表"之证。遂投调胃承气汤加大青叶。

元明粉（分冲）4g，酒军 3g，炙甘草 3g，大青叶 9g。

水煎服，每日 1 剂，分 3 次服。

7 月 4 日，服上药 3 剂后大便已通，傍晚潮热已无，面赤有减。效不更方，继投前方，酒军减为 1.5g，元明粉减至 3g，加葛根 6g。

7 月 8 日三诊，服上药 3 剂后，面赤消失如常人，患儿只觉面部灼热，余无不适。治以调胃承气汤合升阳散火汤合方之义，小其制。

元明粉（分冲）1.5g，酒军 1.5g，炙甘草 2g，柴胡 3g，升麻 1.5g，羌活 1.5g，赤白芍各 4g，葛根 6g。

水煎服，每日 1 剂，分 3 次服。药后诸证皆愈，返回大庆，于 1985 年 12 月底家长来信告其女之病未发。

（裴永清．伤寒论临床应用五十论[M]．北京：学苑出版社，2005：214．）

2. 气郁食滞哕证

丹徒人王炳臣者,住沪南大木桥之瓦平房中。此房地产乃其戚金君所有。王君儿女众多,贫不能自存,来沪相依。金君即令其住于平民村中,为之代收租金,以度其清贫之生活。时在抗战前一年之某日,王以收来之房租数元,置之案上屉中。至午饭完毕,再取时,已不翼而飞。问其妻彭氏及诸儿,皆云不知。王以长子大槐,已18岁,有窃取嫌疑,指为伊取。而大槐不承其罪,云:父事太烦,或别处遗忘。时其子午餐尚未毕,王在盛怒之下,饱以老拳,其子因气愤而睡卧不起。迨至傍晚,即发生呃逆。初则时断时续,继则终日不停,非至夜间疲极睡去,则呃逆不能稍止。然间一二小时,又因忽发呃逆而醒。中经医疗,均未获效。病者苦之,而其父亦转怒为愁矣。

嗣乃延余诊治。既至病家,由王妻彭氏告余以详情,知由气郁为患。因察其舌,则尖虽白而根已燥黄。询其大便,则病五日,即五日未解。诊其脉,则微弦数。扪其肤,则微有热,按其腹,则痛而微满,他无所苦也。再索阅前医之方,则甲医用丁香、柿蒂,乙医用代赭、旋覆,然而均不愈也。因告王君曰:"前方之所以不效者,非病邪为之,乃气郁为之,乃郁气夹停食为之,故其用理气降逆之药不效也。盖食后被责,肝郁而逆脾,脾虚滞于运化,脾气不输助于胃,胃亦失职,而不能司消化之权也。治当疏肝醒脾以调胃,乃可愈矣。"因为之处方,以调胃承气汤加广郁金、春柴胡、焦白术、鸡内金四味。锦纹军、元明粉各三钱,炙甘草二钱,春柴胡二钱,广郁金三钱,焦白术、鸡内金(炙)各三钱。

一剂而大便畅解,呃逆即停,腹胀亦减。再剂则大便续解二次,膈爽而胸部亦宽,时时嗳气,渐觉知饥思食矣。令服薄粥三日,戒慎口腹,勿令其再反复也。病家遵嘱,而获痊愈。

在经方中,此常方耳,此常法耳。惜时医不读《伤寒》《金匮》,以致不解其理,不用其方。《金匮》呕吐哕病篇云乎:"哕而腹满,视其前后,知何部不利,利之愈。"今病者因气闷而致郁结,因停食而致不消,食气相搏,合而为病,且大便不解五日,此后部不利之证也。因以调胃为主,佐以疏肝醒脾,而成相须相济之功耳。

(余瀛鳌. 中国百年百名中医临床家丛书·余无言[M]. 北京:中医药出版社,2001:68-69.)

一二六、葶苈大枣泻肺汤

【原文】

《金匮要略》

《肺痿肺痈咳嗽上气病脉证治第七》:肺痈,喘不得卧,葶苈大枣泻肺汤主

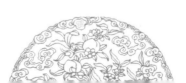

之。

《痰饮咳嗽病脉证并治第十二》：支饮不得息，葶苈大枣泻肺汤主之。

【组成与用法】

葶苈（熬令黄色，捣丸如弹丸大），大枣十二枚。

上先以水三升，煮枣，取二升，去枣，内葶苈，煮取一升，顿服。

【功能与主治】

泻肺行水，下气平喘。痰水壅实之咳喘胸满证。治肺痈，胸中胀满，痰涎壅塞，喘咳不得卧，甚则一身面目浮肿，鼻塞流涕，不闻香臭酸辛；亦治支饮不得息者。

【临床病案选录】

呃逆

王某，男，7岁。

1990年2月25日就诊。其母代诉，患儿近3个月来呃声不断，每次连续40～50声始止，每日发数次。前医多以和胃降逆解痉之剂治之效差，屡试单方不效。刻诊：呃声频作，声急而亮。伴见面红，口苦，舌边尖红，苔薄白，脉浮弦。辨属：肺内蕴热，宣降失常，治宜清热泻肺。方用葶苈大枣泻肺汤加味。

葶苈子6g，生白芍6g，大枣3枚。每日1剂，水煎服。药进2剂，病情大减，继服2剂而愈。

［李晓辉，傅伟．经方验案举隅［J］．河南中医，1994，14（2）：76.］

一二七、通脉四逆汤

【原文】

1.《伤寒论》

317条：少阴病，下利清谷，里寒外热，手足厥逆，脉微欲绝，身反不恶寒，其人面色赤，或腹痛，或干呕，或咽痛，或利止脉不出者，通脉四逆汤主之。

370条：下利清谷，里寒外热，汗出而厥者，通脉四逆汤主之。

2.《金匮要略》

《呕吐哕下利病脉证治第十七》：下利清谷，里寒外热，汗出而厥者，通脉四逆汤主之。

【组成与用法】

甘草(炙)二两,附子(生用,去皮,破八片)大者一枚,干姜三两(强人可四两)。

上三味,以水三升,煮取一升二合,去滓。分温再服。其脉即出者愈。面色赤者,加葱九茎;腹中痛者,去葱,加芍药二两;呕者,加生姜二两;咽痛者,去芍药,加桔梗一两;利止脉不出者,去桔梗,加人参二两。病皆与方相应者,乃服之。

【功能与主治】

破阴回阳,通达内外。少阴病,阴盛格阳证,下利清谷,里寒外热,手足厥逆,脉微欲绝,身反不恶寒,其人面色赤,或腹痛,或干呕,或咽痛,或利止,脉微欲绝。

【临床病案选录】

1. 少阴证胎黄

吴某某,男,新生儿,55 天,成都某厂职工之子。

1957 年 7 月来诊。患儿足月顺产,初生即周身发黄。现已 55 天,体重 1.5kg,身长 30cm。身面长满黄色细绒毛,长约 1cm,皮肤晦黄不退。精神萎靡,四肢不温,皮肤干涩,头发稀疏、黄糙,生殖器肿大。虽值炎暑,还须棉花厚裹。稍受微风或惊动,皆易引起呕吐。某医院诊为先天不足,未予治疗。范老认为临床罕见,殊难入手。其母再三恳求,方同意试治。询其妊娠期间身体状况,得知怀孕后,嗜饮大量浓茶,每日约 3L,连茶叶均嚼食之。故脾阳受伤,湿从内生,湿邪久羁,遗于胞胎。致新生儿先天亏损,脾肾阳气衰微,气亏血败,经隧受阻,胆液浸淫,溢于全身肌肤,故发为胎黄,日久不退。精神萎靡,四肢不温,头发稀疏而黄糙,亦显为少阴阴盛阳微之征。法宜破阴回阳,以通脉四逆汤加味主之,配以针砂散,祛脾胃之湿浊。

处方一:制附片(久煎)15g,干姜 15g,甘草 10g,辽细辛 1g,葱白 30g。

处方二:针砂散。

每日晨用米汤灌服 0.6g,连服 20 日。月余后,患儿身黄退,体重略增,逗之能笑。遂停药,嘱其细心调养,此后逐渐健康成长。

1978 年 12 月 18 日追访:患儿已长成人,参加工作。体重 55kg,身高 1.64m。喜爱体育运动,在中学时为业余足球运动员。

(范学文,徐长卿. 范中林六经辨证医案选[M]. 北京:学苑出版社,2011:59-60.)

2. 少阴证下利虚脱(正伤寒)

黄某某,男,11 岁。原四川成都市学生。

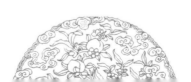

1948 年秋,初感全身不适,以后病情逐渐加重,神志昏迷,高热至 40℃以上,腹泻。当时正值肠伤寒流行季节,原四川省立医院确诊为正伤寒,某专家认为,病已发展至极期,全身性中毒严重,已属不治之症。后由中医会诊,曾以大量犀角、羚羊角、紫雪丹等抢救。患儿虽高热退,腹泻止,而病势却更加沉重,四肢冰冷,脉欲绝,终至垂危。最后来诊,按少阴证下利虚脱论治,初诊机转,数诊痊愈。

患儿连日来昏迷蜷卧,面色灰白乌暗,形体枯瘦。脉伏微细欲绝,唯以细灯草试双鼻孔,尚有丝微气息。四肢厥逆,手冷过肘,足冷过膝,甚至通体肢肤厥冷。此为病邪已由阳入阴,发展为少阴阴寒极盛,阳气顷刻欲脱之险恶阶段。急用驱阴回阳,和中固脱之法,以大剂通脉四逆汤 1 剂灌服急救。

川附片(久煎)120g,干姜 120g,炙甘草 60g。

二诊:上方连夜频频灌服,至翌日凌晨,患儿家长慌忙赶来连声说:"坏了坏了,服药后鼻中出血了!"范老立即回答:"好了好了,小儿有救了!"遂再诊。患儿外形、病状虽与昨日相似,但呼吸已稍见接续、均匀,初露回生之兆。宜继守原法,以通脉四逆倍加用量再服。

川附片 500g,干姜 500g,炙甘草 250g。

先以肥母鸡 1 只熬汤,另以鸡汤煎附片 1.5 个小时,再入姜、草。服药后约 2 个小时,患儿忽从鼻中流出紫黑色凝血两条,约 3 寸长,口中亦吐出若干血块。这时缓缓睁开双眼,神志开始清醒,并开口说:"我要吃白糕!"全家顿时破涕为笑,皆大欢喜。遂遵原方,再进 4 剂。

三诊:患儿神志已完全清醒,语言自如,每日可进少量鸡汤等流食。面色青暗。舌质淡白,乌暗,无苔。上肢可活动,开始端碗进食,下肢僵硬,不能屈伸,四肢仍厥冷。病已开始好转,阳气渐复;但阴寒凝聚已深,尤以下肢为甚。

原方稍加大曲酒为引,再服。

上方又服 1 剂后,次日下肢即可慢慢屈伸。再服 2 剂,能下床缓步而行。服至 13 剂,逐渐康复。

患者于 1978 年 12 月 26 日来函说:"三十年前,范老治好我的病以后,我于 1953 年参军,在部队还立了两次三等功,现在机械配件厂当钳工,身体一直很好。"

(范学文,徐长卿. 范中林六经辨证医案选[M]. 北京:学苑出版社,2011:142.)

3. 小儿伤寒病并肠出血危证

张某之子,年八岁,云南省宾川县人。

1945 年 4 月,患伤寒病已十余日,住原昆华医院治疗,病势日趋严重,遂将病儿移回家中。4 月 23 日,改延余诊视。面青唇白而焦,舌质红而润,无苔,脉象弦紧,按之则空虚无力,体温潮热,日轻夜重,神识昏愦,言语昏乱,腹胀如鼓,曾大便下血 2 次,小便短少而赤,形体瘦羸。此系患伤寒病,寒入阴分,致腹中阴霾四布,元阳大虚,已成危证,恐有生阳将脱之虞。当以扶阳抑阴治之。然温热之药服后,触动阴寒,必有吐泻之状,由于正气太虚,一线残阳将脱,唯恐吐泻之时,又易痰鸣气喘虚脱,思维再三,只有背城一战,方有挽回之机,犹豫迟疑,错过病机,则追之莫及矣。急以通脉四逆汤加上肉桂主之。

黑附片 100g,干姜 26g,生甘草 10g,上肉桂(研末,泡水,兑入)10g,葱白 2 茎。

是晚 7 时,张君复来寓告知,服药 2 次,旋即呕吐涎水,继则泄泻黑粪,腹胀已消去其半,幸未气喘痰鸣,唯精神太弱。当即告知,已有转机,宜原方再进 1 剂。24 日晨复诊:昨日服药后吐泻,腹胀若失,弦紧脉象已平,潮热亦退。缘伤寒大病日久,元阳太耗,臌胀虽消,而邪阴未净,阳神未充,散乱无主,尚见沉迷无神,时有烦乱说昏话。然病情已有转机,毋须置疑,仍以扶阳抑阴主之。

附片 130g,干姜 26g,上肉桂(研末,泡水兑入)13g,西砂仁 4g,茯神 16g,炙远志 3g,生甘草 4g。

25 日三诊:服昨日方后已不再吐,大便溏泻 3 次,色已转黄,此系胃阳来复之兆。烦乱已平,神识亦清明,体温、脉搏已转正常。稍进食物,病势逐渐减退,大有转危为安之象,可期痊愈矣。唯阴神尚虚,邪阴未净,仍以扶阳扶正主之。

附片 130g,干姜 26g,上肉桂(研末,泡水兑入)10g,西砂仁 6g,法半夏 6g,炙远志 6g,炙冬花 6g,茯神 15g,生甘草 6g。

26 日四诊:唇舌红润,脉较有神,精神较佳,饮食大增,已无他痛苦,继用黄芪四逆汤加味调理数剂而愈。

附片 130g,干姜 26g,上肉桂(研末,泡水兑入)10g,北口芪 15g,炙远志 6g,生甘草 6g。

(吴佩衡.吴佩衡医案[M].北京:人民军医出版社,2009:42-43.)

一二八、外台茯苓饮

【原文】

《金匮要略》

《痰饮咳嗽病脉证并治第十二》:《外台》茯苓饮,治心胸中有停痰宿水,自吐出水后,心胸间虚,气满不能食。消痰气,令能食。

【组成与用法】

茯苓、人参、白术各三两,枳实二两,橘皮二两半,生姜四两。

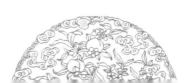

上六味,水六升,煮取一升八合,分温三服,如人行八九里进之。

【功能与主治】

消痰理气,益气健脾。用于痰饮阻滞,脾胃气虚,痰饮停聚心胸。症见呕吐,脘腹满闷,纳呆,舌淡苔白,脉滑。

【临床病案选录】

1. 痞满

患者某,女,48 岁。

主诉:胃胀 1 年。患者近 1 年来胃胀,多在进食后出现,有时呕吐、嗳气、口苦或口甜,诊断为慢性胃炎,经治疗未获好转。刻诊:胃胀,嗳气,纳差,口干不欲饮,颈部活动不适,背部针扎感,腰部凉,大便 2～3 日 1 次,时干时稀,小便少,夜尿 2～3 次。舌淡苔白,脉沉弦细数无力。体征:上腹无压痛。西医诊断:慢性胃炎。中医诊断:痞满;辨证:胃虚饮停、气郁气逆、饮郁化热兼太阳表证。方选外台茯苓饮合五苓散加半夏。

茯苓 12g,苍术 18g,泽泻 18g,猪苓 10g,党参 10g,枳实 10g,陈皮 30g,清半夏 15g,桂枝 10g,生姜 15g。7 剂,每日 1 剂,水煎,分 3 次温服。

二诊:患者胃胀、口干、颈背部不适明显减轻,纳食增加,嗳气减少。继服 7 剂,基本痊愈。

[丁红平. 冯世纶应用外台茯苓饮临床经验. 山东中医杂志,2016,35(11):981-982.]

2. 胸背冷

张某,女,成年。

1970 年 2 月 23 日初诊。

呕吐泛恶、胸前冷,背心亦冷,头眩目倦,苔腻脉濡。拟化痰饮以和中。

仙半夏三钱,陈广皮一钱半,云茯苓三钱,炒枳壳一钱,炒竹茹一钱半,生姜二片。三剂。

二诊:呕吐泛恶、胸背冷均减退,唯头眩目倦未瘥。再以《外台》茯苓饮加味治之。

潞党参一钱半,云茯苓三钱,生白术三钱,福泽泻三钱,川桂枝一钱,陈广皮一钱半,炒枳壳一钱,炒防己一钱半,生姜二片。三剂。

(上海中医学院. 程门雪医案[M]. 上海:上海科技出版社,2002:140-141.)

一二九、温经汤

【原文】

《金匮要略》

《妇人杂病脉证并治第二十二》：问曰：妇人年五十所，病下利数十日不止，暮即发热，少腹里急，腹满，手掌烦热，唇口干燥，何也？师曰：此病属带下，何以故？曾经半产，瘀血在少腹不去。何以知之？其证唇口干燥，故知之。当以温经汤主之。

【组成与用法】

吴茱萸三两，当归、芎䓖、芍药各二两，人参、桂枝、阿胶、生姜、牡丹（去心）、甘草各二两，半夏半升，麦冬（去心）一升。

上十二味，以水一斗，煮取三升，分温三服。亦主妇人少腹寒，久不受胎，兼取崩中去血，或月水来过多，及至期不来。

【功能与主治】

温经散寒，养血祛瘀。冲任虚寒，瘀血阻滞证。漏下不止，淋漓不畅，血色暗而有块，或月经超前或延后，或逾期不止，或一月再行，或经停不至，而见少腹里急，腹满，傍晚发热，手心烦热，唇口干燥，舌质暗红，脉细而涩；亦治妇人宫冷，久不受孕。

【临床病案选录】

1. 痛经

赵某，女，成人，已婚。

1958年12月4日初诊。主诉痛经3年。17岁月经初潮，便有轻度痛经，月经周期准，量多。结婚后，痛经加剧，曾流产1次，后未孕，经期腰痛，出冷汗，下腹凉且胀喜按，得热则减，痛甚时不能坚持工作，末次月经11月16日，舌苔薄白，脉象沉细。证属虚寒相搏，治以温经为法，温经汤加减。

吴萸3g，丹皮6g，党参9g，当归9g，白芍9g，肉桂3g，川芎3g，炙甘草3g，麦冬6g，阿胶9g，干姜6g，小茴香3g，沉香末（冲）1.8g，5剂。

12月19日二诊：月经12月11日来潮，量不多，腰痛减，现左下腹痛，舌苔净，脉沉细。经后腹痛属虚，当补气虚，佐以温经。

党参9g，白术9g，炙甘草3g，当归9g，白芍9g，川芎9g，干姜3g，艾叶3g，小茴香3g，4剂。

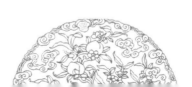

1959 年 1 月 6 日三诊：左下腹痛，受凉加重，余如常，舌苔薄白，脉象沉细。现值经前，治以养血调气温经。

温经丸 90g，每晚服 9g。

另：肉桂末 9g，沉香末 9g，每日各 1.8g，分 2 次服（经期服）。

1 月 17 日四诊：左下腹已不痛，月经于 1 月 15 日来潮，腹未痛，下腹仍冷，纳好，便调，舌苔薄白，脉象沉细。仍以养血温经为治。

熟地黄 12g，当归 9g，白芍 9g，川芎 3g，肉桂 3g，干姜 3g，艾叶 3g，制香附 6g，小茴香 3g，6 剂。

（中国中医研究院西苑医院．钱伯煊妇科医案[M]．北京：人民卫生出版社，2006：41-42.）

2. 结核性包块型腹膜炎

王某某，女，30 岁，邮电局职工。

1983 年 8 月 9 日，当年 15 岁，因呕吐腹痛，其母为其揉腹，发现下腹部明显隆起，有一包块质硬，经省一院诊断为包块型腹膜炎。包块在耻骨联合上 4cm 处，17cm×16cm。据其母告知，患者喜食生冷，月经尚未来潮。面色萎黄，脉弦涩，舌淡有齿痕。女子二七而天癸至，患者发育良好，已属经行年龄。由于过贪生冷，致寒痰凝于胞宫，已成有形癥结。拟温经化痰，逐瘀通络，待其经痛，癥结自消。

生芪 45g，当归、丹参各 30g，赤芍 15g，川芎、桂枝各 10g，茯苓 30g，桃仁、红花、丹皮、炮姜、没药、白芥子（炒研）、三棱、莪术、木香、甘草各 10g，失笑散（包）20g，炒小茴 15g，7 剂。

8 月 16 日二诊：肿块渐软，仍未缩小。原方加酒大黄 6g，醋鳖甲（先煎）30g，土元 10g，5 剂。

8 月 22 日三诊，肿块缩小 1/3，守方再服 5 剂，加党参 30g。

8 月 26 日四诊，又缩小 1/2，唯屡用攻破，气分已虚，脐下筑筑不宁，食少神疲，腰困如折，脉细无力。拟益气扶元，佐以化瘀。

生芪 30g，当归 20g，红参（另炖）、灵脂、桂枝、桃仁、丹皮、赤芍、川芎、土元、柴胡、炙甘草各 15g，炒小茴 15g，菟丝子、枸杞子、仙灵脾、补骨脂各 30g，茯苓、炒麦芽各 30 克，鲜生姜 5 片，枣 6 枚，胡桃（打）4 枚。隔日 1 剂，10 剂。

10 月 22 日，其母偕女来家，喜告服完药后第 6 天月经初潮，块已全消。

（李可．李可老中医急危重症疑难病经验专辑[M]．太原：山西科学技术出版社，2006：24.）

3. 卵巢囊肿

张某，女，31 岁，已婚。

主诉：右下腹部有一肿块已半年。患者结婚十年未生育，近年来月经愆期，量少色暗，有时夹有块样，有白带，近六七个月来，右下腹部疼痛，于今年七月因患他病住院,经妇科检查,诊断为:右侧卵巢囊肿、原发不孕症、子宫发育欠佳,建议手术治疗。因不愿手术乃来中医治疗。

治疗经过:患者面色紫暗,神情抑郁,头昏腹胀,口干不欲饮,舌淡红少苔,脉沉细滞。乃肝气郁结,气滞血留,瘀积为块,属癥瘕之证。治宜温经行气,破血消坚为主,攻补兼施。

党参、当归、白芍、桂枝木、乌药各三钱,丹参、阿胶各四钱,大腹皮、制香附各二钱,三七七分,西红花、吴萸、甘草各一钱。

经用上方加减,并服10余剂后,头昏、腹胀痛均减,仅偶有腰痛,神情好转,于3个月后复查,卵巢囊肿已消失。

（金寿山.金匮诠释[M].上海:上海中医学院出版社,1986:187.）

一三〇、乌梅丸

【原文】

1.《伤寒论》

338条:伤寒,脉微而厥,至七八日肤冷,其人躁,无暂安时者,此为脏厥,非蛔厥也。蛔厥者,其人当吐蛔。令病者静,而复时烦者,此为脏寒。蛔上扰入其膈,故烦,须臾复止;得食而呕又烦者,蛔闻食臭出,其人常自吐蛔。蛔厥者,乌梅丸主之。又主久利。

2.《金匮要略》

《趺蹶手指臂肿转筋阴狐疝蛔虫病脉证治第十九》:蛔厥者,当吐蛔。令病者静而复时烦,此为脏寒。蛔上入膈,故烦,须臾复止;得食而呕。又烦者,蛔闻食臭出,其人当自吐蛔。蛔厥者,乌梅丸主之。

【组成与用法】

乌梅三百枚,细辛六两,干姜十两,黄连十六两,当归四两,附子(炮,去皮)六两,蜀椒(出汗)四两,桂枝(去皮)六两,人参六两,黄柏六两。

上十味,异捣筛,合治之,以苦酒渍乌梅一宿,去核,蒸之五斗米下,饭熟捣成泥,和药令相得,内臼中,与蜜杵二千下,丸如梧桐子大。先食饮服十丸,日三服,稍加至二十丸。禁生冷、滑物、臭食等。

【功能与主治】

温脏安蛔。蛔厥证,腹痛时作,手足厥冷,烦闷呕吐,时发时止,得食即呕,常自

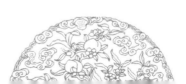

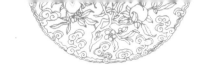

吐蛔;亦治久泻久痢。

【临床病案选录】

1. 胃脘痛

章某,女,18岁。

云自幼时起,每半个月左右发作一次胃脘疼痛,发时剧痛难忍,甚则昏厥不省人事;同时先憎寒,后发热,且伴有口渴,气上冲胸,呕吐(自诉未呕过蛔虫),四末清凉,目色青蓝,脉弦运缓,舌苔白润,舌根部有薄黄苔。临诊时,脘腹仍胀痛不舒,有压痛,诊为厥阴寒热错杂之证,处以乌梅丸加白芍。

乌梅、当归、党参各10g,川椒5g,附片8g,杭白芍7g,干姜、黄连、黄柏各3g,桂枝5g,细辛2g。

2剂后,胃痛明显减轻,二诊再带6剂返乡。两个半月后,其父来院索方,谓其女儿药后2个月,痛厥寒热诸症未发,近数日胃痛轻微发作,无寒热,再以此方化裁以巩固疗效。

(李赛美. 经方临床运用[M]. 北京:中国中医药出版社,2010:90.)

2. 蛔厥腹痛(胆道蛔虫证)

郑某,女,36岁,昆明官渡区某公社社员。

1962年10月某日夜间,患者突然脘胁疼痛,宛如刀绞,彻于右侧肩背,四肢冰冷,汗出如珠,兼发恶心呕吐,吐出黄绿苦水,并吐蛔虫1条,胃中灼热嘈杂,脘腹痞胀,烦躁不宁,呻吟不止,终夜不能入眠。天明,其痛稍有减轻,方才交睫,又复作痛如前,遂由家人护送至中医学院附属医院急诊。经检查,诊断为胆道蛔虫症,住院治疗。余会诊之时,见患者脉沉弦而紧,舌苔白腻,舌质青黯,不渴饮。此乃厥阴脏寒,肝胆气机郁结,腹中蛔虫上扰作痛,属蛔厥之证。照仲景法,乌梅丸方主之。

附片30g,干姜15g,肉桂9g,当归15g,党参15g,黄连6g,黄柏9g,川椒(炒去汗)5g,细辛5g,乌梅3枚。

煎1剂服,疼痛稍减,三剂尽疼痛呕吐均止,手足已回温,夜间已能安静入睡。惟胃中仍嘈杂,脘腹尚感痞闷。口苦,不思饮食。脉沉弦,已不似昨日兼有紧象,腻苔稍退,舌质仍含青色。蛔虫虽安,但肝胆寒凝之气尚未祛尽。照原方加川楝子9g,榔片9g。连服2剂后,便下蛔虫二十余条,腹中感到舒缓,饮食渐有恢复。脉缓,苔退。再以香砂理中汤加荜茇、高良姜调理二剂,气机恢复,痊愈出院。

(吴佩衡. 吴佩衡医案[M]. 北京:人民军医出版社,2009:59.)

3. 寒泄

郝某,男,55岁,干部。

患泄泻4年,每日下10余次,他医嘱服理中丸、四神丸等,未曾治愈。又服过不少温中健脾固涩之品,效果仍不明显。经内科诊断为慢性结肠炎,经服西药(药物不详),也无显效。

就诊时日夜泻下 10 余次,有时不能控制而自遗,泻下物大部分形如鸭粪,杂有完谷。肠鸣腹胀、矢气多,食欲欠佳,口干舌燥,唇现鲜红色,头上布满疹子,瘙痒难忍(据说是服附子太多引起的不良反应)。脉弦数,舌尖红,有黄薄苔。诊断为下元虚寒,传化失常,虚不固涩,兼服辛热之药,致上焦燥热,为寒热错杂证。以乌梅丸加减治之。

乌梅 20g,细辛 3g,干姜 6g,黄连 6g,制附子 3g,当归 10g,蜀椒 3g,桂枝 6g,党参 15g,黄柏 10g,栀子 10g,炙甘草 15g,水煎服,每 2 日 1 剂。

服 5 剂后,泄泻每日减至 4～5 次,其他症状也有不同程度好转。原方共服 20 余剂痊愈,随访半年,未见复发。

(赵明锐. 经方发挥[M]. 北京:人民卫生出版社,2009:46.)

4. 吐酸吞酸

贾某,男,54 岁,干部。

在战争岁月中,生活十分艰苦,饥饱寒热不适,于是患有吐酸吞酸症,一直延续了 20 多年没有治愈。近 2～3 年以来发展较为严重,饮食稍不注意,或气候有变化,或食糖之类,即吞酸难耐,或大口吐酸水,近 1 年来更为增重,几乎每日如此。中、西药服过无数,未曾治愈,每日于饭后 1 小时服苏打粉抑制。食欲欠佳,胸腹胀满,嗳气,有时头晕耳鸣。舌苔白腻,脉沉滑。诊断为脾胃阳虚,肝火犯胃。以乌梅丸治之。

乌梅 100g,细辛 15g,干姜 30g,黄连 40g,制附子 30g,当归 20g,蜀椒 12g,桂枝 15g,党参 50g,黄柏 20g。

上药共为细末,炼蜜为丸,每丸重 9g,每日 2 丸,早晚各 1 丸,温开水送下。共服 1 个月,吐酸吞酸痊愈,再未复发。

(赵明锐. 经方发挥[M]. 北京:人民卫生出版社,2009:45.)

5. 慢性菌痢

王某,42 岁。

2002 年 7 月 12 日初诊(小暑)。病史:腹泻 2 年余,暑重冬轻,晨起洒洒形寒,腹痛隐痛阵作,伴里急后重感,泻下脓血,赤少白多,肛门稍有灼热,面白不华,纳谷不香,疲乏肢困,手足不温,夜寐尚可,久经中西药治疗,疗效不佳,由亲属介绍,来院门诊。

检查:苔薄黄,不燥,质淡白,脉沉细。体温 36.8℃,左下腹轻度压痛,查大便见黏冻脓血,白细胞 10～20 个,红细胞 5～10 个,大便培养见痢疾杆菌。

辨证:脾虚湿热,运化失调。

诊断:痢疾。寒热错杂,虚实兼夹证;慢性细菌性痢疾。

治法:寒热并治,虚实兼顾。投《伤寒论》乌梅丸原方易汤。

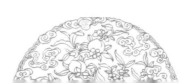

制附片(先煎半小时)5g,肉桂 3g,川椒 1g,细辛 2g,干姜 5g,黄连 10g,黄柏 10g,乌梅 10g,党参 15g,当归 10g。

上方每日 1 剂,水煎,分 2 次服。连服 7 剂后,腹泻明显缓解,泻时无腹痛,脓血已止,仍有黏冻。法证对应,效不更方,嘱再服 2 周。复诊时诉大便已成行,每日 1 次,精神转佳,四肢复温,纳谷已香,苔薄白,脉细弦。嘱改服乌梅丸,早晚各服 6g,以资巩固,未再复诊。

(韩学杰,李成卫.沈绍功验案精选[M].北京:学苑出版社,2006:140-141.)

6. 胆道蛔虫症

闫某,女,45 岁,水头村二队社员。

1977 年 4 月 9 日余在城关卫生院任职时,急诊入院。右上腹绞痛 1 周,县医院内科怀疑胆结石,建议转省级医院手术。诊见患者面色灰暗,冷汗淋漓,呕吐不止,右胁剧痛 7 日,1 日发作 4~5 次。发作时满床翻滚,呻吟不绝,间歇时亦隐痛不休。四肢厥逆,脉伏,舌苔黑腻。两颊有白团斑;双巩膜下端可见蓝色条状纹,尾端如火柴头;下唇内侧白疹满布。上三点为虫症特征,按寒热错杂型蛔厥症论治。

附子 15g,吴茱萸、川连、干姜、枳实、细辛、川椒、生大黄、木香各 10g,乌梅、赭石粉、苦楝根皮、党参、炙草各 30g,芒硝(分冲)15g,姜汁 30ml,蜂蜜 120g。

上药煎浓汁 600ml,入蜜煎三沸,兑入姜汁,分 2 次服,3 个小时 1 次,于服药后半小时服芒硝。

上药服 1 次后,腹痛呕吐均止,7 日来第一次安然入睡。半夜醒来服第 2 次药,兼冲服芒硝。10 日黎明 5 时吐出蛔虫、泻下蛔虫 6 条,10 日下午出院,带原方 3 剂,去硝黄、赭石,加使君子仁 20g,二煎混匀,每晨空腹先嚼食使君子仁,喝蜜水 1 杯,顿服汤液。每日均有蛔虫排出,其症遂愈。

(李可.李可老中医急危重症疑难病经验专辑[M].太原:山西科学技术出版社,2006:34.)

7. 厥阴病(蛔厥)

松馆之女,已出嫁有年,忽苦胸痛,回娘家调治,愈治愈剧,甚则厥逆。痛时咬卧处橱门铜环,邀余诊之。诊其脉,乍大乍小,舌红唇红。余曰:此宜乌梅安蛔丸。松馆云,已服过数两,下咽即吐,不效多次,不必再服。彼时有蒋履炳先生在座。余曰:此非蛔厥,诸医书可废矣!屡与松馆,皆不合意。余曰:丸大而蛔小,不能吞下,故不受,且丸久而硬,一时不能化其汁,骤时浸出亦有限,不能给予多虫,故不受而痛反加也。劝其再用安蛔丸 15g,捣碎研细,加蜜汤调稀与之,取其味甘诱虫。松馆云:姑试之。药入口,有效,服之大半,渐倦卧。少时又继服 15g,如前法与之,其痛止。不多时,吐出蛔虫 20 余条,长而且大。后以此法,得以除根矣。

(浙江省中医研究所,浙江省宁波市中医学会.现代著名老中医名著重刊丛书——范文甫专辑[M].北京:人民卫生出版社,2006:55.)

8. 厥阴证(寒热反复)

患者某,女,38岁,住湖北省枣阳市农村,农民。

1950年10月某日就诊。发病10余日。开始恶寒发热,旋即恶寒已而发热3天,则转为手足厥冷3天,今又转为发热已4天,心中烦闷不舒,舌苔白,脉数。乃病入厥阴,厥热胜复,治宜寒热互投,拟乌梅丸方,改丸为汤服。

乌梅12g,黄连10g,制附片8g,黄柏10g,干姜8g,桂枝8g,细辛6g,党参10g,蜀椒8g,当归10g。

上十味,以适量水煎药,汤成去渣取汁温服,每日2次。改丸为汤者,丸缓而汤速也,药服1剂而病愈。

(李今庸.中国百年百名中医临床家丛书·李今庸[M].北京:中国中医药出版社,2000:26-27.)

一三一、乌头桂枝汤

【原文】

《金匮要略》

《腹满寒疝宿食病脉证治第十》:寒疝腹中痛,逆冷,手足不仁,若身疼痛,灸刺诸药不能治,抵当乌头桂枝汤主之。

【组成与用法】

乌头五枚。

上一味,以蜜二斤,煎减半,去滓,以桂枝汤五合解之,令得一升后,初服二合;不知,即服三合;又不知,复加至五合。其知者,如醉状,得吐者,为中病。

桂枝(去皮)三两,芍药三两,甘草(炙)二两,生姜二两,大枣十二枚。

上五味,挫,以水七升,微火煮取三升,去滓。

【功能与主治】

温中散寒,和营解肌。寒疝兼有表证,症见腹中痛,手足逆冷且麻木不仁,身体疼痛,舌淡苔白润,脉弦紧。

【临床病案选录】

1. 寒疝

袁素珠,青年农妇,体甚健,经期准,已育子女三、四人矣。一日,少腹大痛,筋

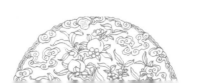

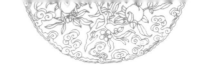

脉拘急而未少安,虽按亦不住,服行经调气药不止,迁延十余日,病益增剧,迎余治之。其脉沉紧,头身痛,肢厥冷,时有汗出,舌润,口不渴,吐清水,不发热而恶寒,脐以下痛,痛剧则冷汗出,常觉有冷气向阴户冲出,痛处喜热敷,此由阴气积于内,寒气结搏而不散,脏腑虚弱,风冷邪气相击,则腹痛里急,而成纯阴无阳之寒疝。窃思该妇经期如常,不属于血凝气滞,亦非伤冷食积,从其脉紧肢厥而知为表里俱寒,而有类于《金匮》之寒疝。其谓:"腹痛脉弦而紧,弦则卫气不行,即恶寒;紧则不欲食,邪正相搏,即为寒疝。"又"寒疝腹中痛,逆冷,手足不仁,若身疼痛,灸刺诸药不能治,抵当乌头桂枝汤主之。"本病症状虽与上引《金匮》原文略有出入,而阴寒积痛则属一致。因处以乌头桂枝汤。

制乌头四钱,桂枝六钱,芍药四钱,甘草二钱,大枣六钱,生姜三片,水煎,兑蜜服。

上药连进二帖,痛减厥回,汗止人安。换方当归四逆加吴茱萸生姜汤。

当归五钱,桂枝二钱,细辛一钱,芍药、木通各三钱,甘草、吴茱萸各二钱,生姜三片,以温通经络,清除余寒,病竟愈。

（赵守真．现代著名老中医名著重刊丛书——治验回忆录［M］．北京:人民出版社,2008:89-90.）

2. 阴囊挛拘

支某,男,23岁。

自诉:半年前,原因不明突然感到阴囊拘挛,大约20分钟自行消失,每天至少发作2次以上,经中西医治疗,病证时有时无,始终没有得到有效控制。刻诊:阴囊拘挛不舒且恶寒明显,常有冷汗出,小腹拘急不舒,偶有脘部胀满,饮食不香,舌淡,苔薄白,脉浮弱。辨证为营卫不和,脾胃不调,其治温阳散寒,调和营卫,以乌头桂枝汤加味。

生乌头(先煎约90分钟)12g,桂枝9g,白芍9g,炙甘草6g,生姜9g,大枣12枚,细辛6g,乌药12g,小茴香10g。6剂,每日1剂,水煎2次,分2次服。

二诊:阴囊拘挛基本解除,又以前方6剂而痊愈。

（王付．经方实践论［M］．北京:中国医药科技出版社,2006:57-58.）

3. 肠梗阻

吴某,男,27岁,学生。

患者于1982年8月14日以下腹部阵发性绞痛,伴腹胀、恶心呕吐,收住本院附属医院外科。查腹软,稍膨隆,可见胃形,脐周偶见肠形,中、下腹压痛(＋),无反跳痛,肠鸣音活跃,闻及气过水声。X线透视:左右腹部均见气液平面,肠管充气并呈中度扩张。既往于1966年因患阑尾穿孔并发弥漫性腹膜炎,行阑尾切除术,术后曾多次发生粘连性肠梗阻,但唯有此次病情最重。诊断为粘连性不全性高位肠梗阻。入院后即予禁食、胃肠减压、针刺足三里、按摩,并先后给中药粘连缓解汤

（以苦寒泻下行气通瘀药为主）、甘遂大黄散、旋覆代赭汤等上注下灌，同时输液。治疗6天无效果，决定手术治疗。因患者过去腹部已做过三次手术，故不愿再做，邀余会诊。查患者脘腹胀满，脐上、下腹中时而疼痛难忍，恶心呕吐，不欲食，口不渴，恶寒，大便稀（与服泻下剂有关），唇红、舌嫩红、苔薄白而中心无苔，脉虚弦。辨证属寒疝腹痛重证，原由寒邪内凝，气机郁阻所致。因治未得法，迁延时日，郁久生热，兼夹轻度郁热，故唇红、舌色红等征象。治拟温阳散寒兼疏解郁热，用《金匮》乌头桂枝汤化裁。

制附子、桂枝、干姜、黄芩各8g，白芍、川厚朴、半夏、蒲公英各12g，炙甘草6g，党参15g，元胡9g，沉香（后下）4g，柴胡10g。水煎后经胃管灌入，进药2小时后肠鸣频作，矢气甚多，泻下稀便3～4次，呕吐止，胃脘部舒适。连进6剂，腹胀痛大减，腹部已无包块突起，可进流质饮食。

8月20日二诊：已可下床活动，脉弦略数，舌尖红、苔白，宗上方去黄芩、半夏；制附片加至9g，另加莱菔子、红藤各15g，3剂，水煎服。

8月29日三诊：腹痛已止，进食后脘部有不适，轻微腹胀，自汗，体倦，脉舌同上，乃改予益气养血、温阳调中之剂。4剂后，病愈出院，随访至1985年初，未见复发。

（杜雨茂．中国百年百名中医临床家丛书·杜雨茂［M］．北京：中国中医药出版社，2003：190-191．）

一三二、吴茱萸汤

【原文】

1.《伤寒论》

243条：食谷欲呕，属阳明也，吴茱萸汤主之。得汤反剧者，属上焦也。

309条：少阴病，吐利，手足厥冷，烦躁欲死者，吴茱萸汤主之。

378条：干呕，吐涎沫，头痛者，吴茱萸汤主之。

2.《金匮要略》

《呕吐哕下利病脉证治第十七》：

呕而胸满者，茱萸汤主之。

干呕，吐涎沫，头痛者，茱萸汤主之。

【组成与用法】

吴茱萸（洗）一升，人参三两，生姜（切）六两，大枣（擘）十二枚。

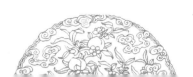

上四味,以水七升,煮取二升,去滓,温服七合,日三服。

【功能与主治】

温中补虚,降逆止呕。胃寒呕吐证,食谷欲呕,或兼胃脘疼痛,吞酸嘈杂,舌淡,脉沉弦而迟。肝寒上逆证,干呕吐涎沫,头痛,巅顶痛甚,舌淡,脉沉弦。肾寒上逆证,呕吐下利,手足厥冷,烦躁欲死,舌淡脉沉细。

【临床病案选录】

1. 呕吐

石某某,19岁,呕吐断续发作6年。起于胃脘痛,继之呕吐,日数次。初吐食物,继吐黄酸液。胃镜查为胆汁反流性胃炎,钡餐透视无阳性发现,某大学附属医院诊为功能性呕吐,中西治疗无效。现每日呕吐10余次,纳差,神疲,头痛,咳嗽感冒不断,面苍黄少华,脉迟细,舌苔薄白,以吴茱萸合五苓散加味。

吴茱萸10g,红参10g,炙甘草10g,大枣20g,桂枝10g,白术12g,猪苓10g,茯苓15g,泽泻30g,生姜10g,伏龙肝(即烧柴草之灶心土,泡化后取汤去渣煎药)30g。

服完3剂,呕吐降至每日1次,上方加半夏30g,荜茇10g,公丁10g,再服3剂。

第三诊时不仅呕吐停止,持续多年之咳嗽亦止,面色转好。两个月后其母来诊,云呕吐一直未发。

(李赛美. 当代经方名家临床之路[M]. 北京:中国中医药出版社,2010:91.)

2. 呕吐

杨某,男,42岁。偶尔食不适时即呕吐,吐出未经消化之食物及夹杂不少黏沫,吐出量并不多,为此未引起足够的重视,如此延续了将近十年。近1年多来病情加重,发展为每日饭后隔1~2小时,即频频呕吐不休,天气寒冷时尤其严重。曾用过不少止呕和胃健胃药品,未曾获效。现手足厥逆,消化迟滞,脉沉而迟。治以吴茱萸汤。

吴茱萸12g,人参6g,生姜30g,大枣5枚。

服3剂后,呕吐减十之五六,继服3剂,呕吐又复发到原来的程度。经询问才知道因当时未找到生姜,而以腌姜代替,不仅无效反而又使病情反复。后配以生姜再进4剂,呕吐减十之七八,饮食增加,手足厥逆好转。宗此方化裁,共服20余剂,呕吐停止。观察1年,未见复发。

(赵明锐. 经方发挥[M]. 北京:人民卫生出版社,2009:138.)

3. 吸入凉气欲呕症

商某,男,62岁。

2002年12月6日初诊。自诉:近2年来吸入凉气则欲呕,欲呕时心胸不舒及头昏,在春秋及冬季常常要戴上口罩,以防吸入凉气。经胃镜检查,有的报告为浅

经方治疗 脾胃病医案

表性胃炎,有的报告为食道炎,甚至有的则诊断为胃痉挛。屡屡治疗,欲呕病证没有解除。刻诊:胃脘部发凉,吸入凉气则欲呕,或干呕,或吐出物为清稀涎水,心胸不舒及头昏,大便每日 2～3 行且溏泄,口干燥且不欲饮水,舌淡,苔薄黄白相兼,脉沉略弱。辨证为脾胃虚寒,兼有郁热,其治当温暖脾胃,降逆止呕,兼以清热,以吴茱萸汤加味。

吴茱萸 12g,红参 10g,生姜 24g,大枣 12 枚,清半夏 12g,桂枝 12g,黄连 3g,代赭石 3g。6 剂,每日 1 剂,水煎 2 次,分 2 次服。

二诊:吸入凉气欲呕明显减轻,大便每日 1 行,其他病证基本恢复正常,又以前方 6 剂。之后,累计服用前方 20 剂,欲呕病证解除。

(王付．经方实践论[M]．北京:中国医药科技出版社,2006:220-221.)

4. 腹痛

闫某,男,37 岁。

患十二指肠球部溃疡一年余,近来发作剧烈,疼痛难忍,某医院外科建议手术。症见:每夜间十二点左右,出现左下腹胀痛,且伴有反酸、呕吐、周身寒战、头目眩晕,每夜届时则发,脉弦缓无力,舌淡嫩,苔白润。辨证:肝胃虚寒、浊阴上逆。治以:温肝暖胃、降逆消水:

吴萸四钱,生姜四钱,党参三钱,大枣十二枚。

服两剂诸症皆见减轻,惟大便略干。上方又加当归三钱,连服十余剂获愈。

(刘渡舟,聂惠民,傅世垣．伤寒挈要[M]．北京:人民卫生出版社,2006:242.)

5. 奔豚

平某,男,58 岁。

1963 年 4 月 11 日初诊。心下痞满,时有气从脐腹上冲心胸而痛,并吐酸水,不思饮食,神疲肢倦,舌苔白润,脉象濡缓。投以吴茱萸汤加味。

吴茱萸 10g,生姜 10g,红枣 3 枚,党参 15g,干姜 10g,桂枝 10g,半夏 10g,炙甘草 10g,旋覆花 15g,代赭石 15g。

二诊(4 月 14 日):服上方 3 剂,诸症大减,精神转佳,守上方再进。

三诊(4 月 20 日):再服上方 6 剂,诸症基本解除,精神日益好转,惟食后仍微感胃脘痞闷,守上方去吴茱萸、代赭石,加陈皮 10g。

四诊(5 月 5 日):继进上方后,病已基本痊愈。改用六君子汤加味以善后。

(万友生．中国百年百名中医临床家丛书・万友生[M]．北京:中国中医药出版社,2003:182.)

6. 胃脘痛

李某,男,33 岁。

1965 年 3 月 16 日初诊。于 1963 年发现十二指肠球部溃疡,近来胃脘痛,饥饿时明显,反酸,欲呕,吐白沫,时头痛,腹胀,苔白根腻,脉弦。与吴茱萸汤合半夏厚

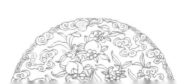

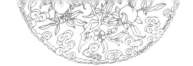

朴汤加陈皮。

吴茱萸二钱,党参三钱,生姜三钱,半夏四钱,厚朴三钱,茯苓四钱,苏子三钱,大枣四枚,陈皮四钱。

二诊(3月25日):上药四剂,胃脘痛、呕吐白沫、头痛皆已,反酸减。唯胃脘尚胀。上方去苏子,加木香三钱、砂仁二钱,增吴茱萸为三钱。

三诊(4月1日):药后诸症均已。

(冯世纶.中国百年百名中医临床家丛书·胡希恕[M].北京:中国中医药出版社,2001:70.)

7. 肠鸣

张某,男,57岁。1988年5月9日初诊。

一年来脘闷腹胀,食欲不振,恶心欲呕,口淡无味,畏寒喜暖,身困无力,于半年前出现肠鸣腹痛,鸣声如雷,在距离患者1.5m范围内即能听到,每日午后更甚,鸣声大,痛势剧,大便每日2次,浆糊状,无赤白黏液,逢矢气后腹痛减轻,小便少,平时嗜好饮酒。原体重62.5kg现已消瘦为41.5kg,舌质淡红,苔白腻、脉沉细无力。经B超及胃镜检查,肝脾胆胃脏器无器质性病变。曾以慢性胃炎、胃肠功能紊乱、胃肠神经官能症等到外地住院治疗未愈,自动出院要求服中药治疗。诊为肝胃虚寒、肠胃气滞。治宜温中健脾、暖肝和胃、理气清化。

吴茱萸9g,小川连6g,党参12g,枳椇子9g,莱菔子9g,广木香6g,路路通12g,八月札12g,枳壳12g,生鸡金9g,凤尾草12g,红藤12g,生姜2g,大枣6枚。

服药3剂后,矢气大增,小溲多,3次排出数量较多的酒腥大便。肠雷鸣已消失,脘腹舒软,腹痛稍有,自觉腹部轻快,精神舒畅,食欲增加。在前方原则上加减。

吴茱萸9g,小川连6g,党参12g,红豆蔻6g,八月札9g,延胡索9g,金铃子12g,焦扁豆12g,青木香9g,炙甘草6g,丝通草6g,生姜2g,红枣6枚。

上药服3剂后,诸症已除,精神尚未恢复,改用香砂六君丸意调理治愈。

(陈亚军.吴茱萸汤加味治愈雷鸣腹痛[J].浙江中医学院学报,1990,1:31.)

一三三、五苓散

【原文】

1.《伤寒论》

71条:太阳病,发汗后,大汗出、胃中干、烦躁不得眠,欲得饮水者,少少与饮之,令胃气和则愈;若脉浮、小便不利、微热、消渴者,五苓散主之。

72 条:发汗已,脉浮数、烦渴者,五苓散主之。

73 条:伤寒,汗出而渴者,五苓散主之;不渴者,茯苓甘草汤主之。

74 条:中风,发热六七日不解而烦,有表里证,渴欲饮水,水入则吐者,名曰水逆,五苓散主之。

141 条:病在阳,应以汗解之,反以冷水潠之,若灌之,其热被劫不得去,弥更益烦,肉上粟起,意欲饮水,反不渴者,服文蛤散。若不差者,与五苓散。

156 条:本以下之,故心下痞;与泻心汤,痞不解。其人渴而口燥,烦,小便不利者,五苓散主之。

244 条:太阳病,寸缓关浮尺弱,其人发热汗出,复恶寒,不呕,但心下痞者,此以医下之也。如其不下者,病人不恶寒而渴者,此转属阳明也。小便数者,大便必硬,不更衣十日,无所苦也。渴欲饮水,少少与之。但以法救之,渴者,宜五苓散。

386 条:霍乱,头痛发热,身疼痛,热多欲饮水者,五苓散主之;寒多不用水者,理中丸主之。

2.《金匮要略》

《痰饮咳嗽病脉证并治第十二》:假令瘦人脐下有悸,吐涎沫而癫眩,此水也,五苓散主之。

《消渴小便不利淋病脉证并治第十三》:

脉浮,小便不利,微热消渴者,宜利小便、发汗,五苓散主之。

渴欲饮水,水入则吐者,名曰水逆,五苓散主之。

【组成与用法】

猪苓(去皮)十八铢,泽泻一两六铢,白术十八铢,茯苓十八铢,桂枝(去皮)半两。

上五味,捣为散,以白饮和服方寸匕,日三服。多饮暖水,汗出愈。如法将息。

【功能与主治】

化气利水,外散风寒。主治蓄水证,症见小便不利,头痛微热,烦渴欲饮,甚则水入即吐,舌苔白,脉滑。痰饮:脐下动悸,吐涎沫而头眩,或短气而咳。水湿内停证:水肿,泄泻,小便不利,以及霍乱吐泻。

【临床病案选录】

1. 胃反

唐慎元,年三十许也。病反胃,心下雷鸣不舒,食辄胀满,吐出而后快,吐后则思水,饮水却不吐,病虽久,犹可小劳动。诸医杂治,药多罔效,因置之勿问。夏初吾以事往其村,乃父乞为之一诊。切脉浮而迟,舌白润无苔,胃胀有肠鸣,食后仍

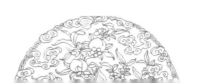

吐,小便清长,大便自可。吾思此证若属虚寒,则必朝食暮吐;若系忧思郁结,中焦阻滞,当有胸满吐涎之现象。今皆不然,其为胃内停水,脾不健运之所致乎?盖胃有积水,水入而不吐者,同气相求之意也。食入反出者,因由水积于中,消化失权,入不相容,排除异己之谓也。顾其病在水,水去则胃运恢复,食入可消,胃反何来。不此之图,宜其鲜效。现胃虽有停水,脾尚未虚,不宜理中之温补,而以燥土利水之五苓散为切。因该散肉桂具温阳化气之效,苓、术培土燥湿,猪、泽清热渗利,尤应遵古法研末为散,白汤送服,效始易显,许其一剂可愈。其家以为病久药轻,胡能如是之速效,疑信参半也。吾事毕即回,未之闻问,次年春邂逅其父于戚家,始悉其子服药后,果如所言。

(赵守真.现代著名老中医名著重刊丛书——治验回忆录[M].北京:人民卫生出版社,2008:49-50.)

2. 酒病

姨侄雷某,嗜酒成性,每饮辄醉,十年如一日,乡间有刘伶之绰号。近来体渐衰,因发酒病,数月一次,近来尤频,发时身痛如被击伤,苦楚异常,胸腹满硬,起卧不宁,呼号不停于口,大小便闭阻,时欲浴于极热汤中,得大汗,痛胀可稍缓,顷又复初,但经六七日后,病渐衰,不药亦安。今发痛尤剧,日夜呻吟,逾期不愈,始延治之。切脉浮沉皆紧,表里俱实,其人嗜酒湿多,不特湿恋中宫,而且弥漫肌表,与外寒相搏,故为胀痛,温浴则毛窍开,大汗则寒湿减,因可暂安。为此,拟一面开发外散,一面渗利下行,内外兼攻,一举可效。

乃于五苓散通阳利水中,加红浮萍之轻清走表,功胜麻黄,而祛湿力亦大,葛花、枳椇以解酒毒,砂仁、苍术温中燥湿而速其转化,温服厚复,二帖汗出如雨,小便通畅,胀痛大减。惟大便数日未行,腹感满痛,此为热积肠间,非通不可,以大承气汤攻之,二剂不行,痛增剧,乃为救急计,用走马丸(巴豆、生狼毒、杏仁)五分以通之,得大泻数次,腥臭难闻,痛遂止。复用清里渗湿之药排出余邪,数剂遂安。

(赵守真.现代著名老中医名著重刊丛书——治验回忆录[M].北京:人民卫生出版社,2008:90-91.)

3. 水气病(奔豚气)

王某,男,18岁,河北晋州市。

发病时感觉有一股气从心下往上冲,至胃则呕,至心胸则烦乱,至头则晕厥、人事不和;少顷,气下则苏。小便频数,但尿时不畅,尿量甚少。脉沉滑,舌质淡嫩,苔白。辨证:太阳膀胱蓄水,水气上冲,冒蔽清阳,证属"水气癫眩"。治宜通阳利水。

泽泻六钱,茯苓四钱,白术三钱,肉桂一钱,桂枝三钱,猪苓三钱。

此方共服九剂而愈。

(刘渡舟,聂惠民,傅世垣.伤寒挈要[M].北京:人民卫生出版社,2006:54-55.)

4. 晨起呕哕（慢性胃炎）

何某某，男，27 岁。北京某大饭店汽车司机。

临床表现为每早晨起床后呕哕难忍，但无吐物，涕泪俱下，平时胃脘部满闷不适，口渴饮后易呕哕，食后胃脘不适加重，曾在某医院做胃镜检查，诊为慢性胃炎，服用西药无效，改用中药香砂养胃丸、疏肝和胃丸均罔效。余诊之，询知小便不利，查其舌淡苔滑，脉沉弦，呕哕之物以水为主。投以五苓散加生姜、半夏。7 剂后症若失，调理十余剂停药。

（裴永清．伤寒论临床应用五十论［M］．北京：学苑出版社，2005：80.）

5. 胃痞（慢性胃炎）

胡某某，男，38 岁。

1988 年 4 月 24 日初诊。自觉胃部如有物梗塞于中，按压无痛，已七个月左右，诊为慢性胃炎，曾服用过香砂养胃丸、健脾丸及其他汤药。大便尚可，小便少，舌大苔滑，脉沉弦。诊为心下痞，属内有水饮内停所致水痞，治以化气行水之法：

茯苓 30g，桂枝 10g，白术 10g，猪苓 15g，泽泻 18g，厚朴 3g，陈皮 3g。

服上药 3 剂后症减，又以原方继进 6 剂而收全功。

（裴永清．伤寒论临床应用五十论［M］．北京：学苑出版社，2005：209.）

6. 霍乱吐泻

葛某，女，20 岁，北京人。

患呕吐，腹泻腹痛，发热（体温在 37～39℃之间）数天。曾在某医院做有关检查，白细胞 20 400，诊为急性胃肠炎，服用并注射西药无效。其友为我院学生，携来就诊。查其面色不泽，形体消瘦，上吐下泻，口渴甚，小便不利，验其舌体胖大，苔白而滑，脉弦。诊为中医的霍乱吐泻病，乃水湿之邪乱于胃肠所作，正是仲景第 386条（霍乱病篇）"霍乱……热多欲饮水者，五苓散主之"。

茯苓 30g，猪苓 15g，白术 12g，泽泻 15g，桂枝 3g。

服上药 4 剂，呕吐腹泻腹痛均失，更以香砂六君子汤善后。

（裴永清．伤寒论临床应用五十论［M］．北京：学苑出版社，2005：209-210.）

7. 肝硬化腹水

谢某，女性，71 岁。

初诊：腹大青筋暴露，两腿足并肿，饮食少，溲亦少，精神言语尚不差，舌淡，苔薄白（西医诊断为肝硬化）。当开太阳泄三焦，惟年老体羸，法猪苓之用阿胶，师五苓之用桂枝，通阳与滋阴并进。

猪苓 9g，赤苓 9g，阿胶 9g，桂枝 9g，苍术 9g，龙胆 9g，陈葫芦（研粉）6g，瞿麦 9g，3 剂。

二诊：精神好，有微汗，大、小便俱增，腹围有减。赤猪苓各 9g，桂枝 9g，苍术 9g，阿胶 9g，泽泻 9g，冬瓜皮 15g，陈葫芦（研粉）9g，3 剂。

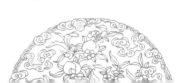

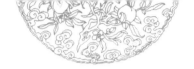

三诊:胃纳增,大小便佳,精神好,脉细弱。

桂枝 9g,附片 6g,苍术 9g,阿胶 9g,猪、赤苓各 9g,水红花子 9g,熟地黄 6g,生山栀 9g,陈葫芦(研粉冲)9g。

(张云鹏.中国百年百名中医临床家丛书·姜春华[M].北京:中国中医药出版社,2002:91.)

8. 小儿交肠

张某,女,出生 15 天。

1990 年 8 月 10 日初诊。其母代诉,患儿足月生产,产程顺利,产后一如常儿,二便正常,然第 5 天发觉患儿哭闹不休,前阴频频矢气,伴有粪便尿一起而出,后阴亦有少量稀粪便,历时一周,其症不减,到某医院经儿科专家诊为膀胱直肠瘘,需手术治疗,由于年龄太小,不能手术。求治于余,忆及《吴鞠通医案》记载一妇女患交肠症,方以五苓散加味而愈。其小儿形体消瘦,指纹色淡,吸乳正常,勉拟一方以慰家长之心愿。治法补气生肌,分清泌浊,方以补中益气汤合五苓散。

黄芪 6g,炒白术 6g,陈皮 6g,升麻 3g,柴胡 3g,当归 6g,泽泻 6g,茯苓 6g,猪苓 6g,桂枝 6g,甘草 3g。

3 剂,水煎,少量频服。服毕其父来告,小儿哭闹停止,前阴粪便减少一半,药已见效,余嘱之前方继以 10 剂,服法同前。服完后其父告余,前阴粪便矢气均告痊愈,身体一日较一日壮。时至今日将近半年,患儿身体肥胖,活泼自如,未见复发。

[岳在文.小儿交肠治验[J].陕西中医,1993(9):36.]

9. 肠鸣

催某,男,50 岁,干部。

1979 年 11 月 3 日初诊。患者素爱饮茶多于常人,近日来食后脘腹胀满,食欲减,头晕目眩,肠鸣辘辘作响,坐卧不安,夜间因肠鸣不能入睡。病已半月。初诊前 1 周,曾在某医院上消化道造影提示胃黏膜粗糙。诊为慢性胃炎。服胃舒平、胃得宁、胃膜素等药,肠鸣不减。自昨日起因头晕,胃脘胀满,肠鸣辘辘不得卧,常下地来回走动,不得安宁。精神欠佳,面色萎黄,焦虑不安,时时嗳气。舌质淡嫩,体胖有齿痕,苔白而腻,脉沉细滑。盖患者素多饮,湿邪困脾停于中焦,胃脘胀满,乃肠鸣辘辘作响。《金匮》曰:"其人素盛今瘦,水走肠间,沥沥有声,谓之痰饮"。证属痰浊湿邪停留中焦,脾阳被困所致。法以温化痰饮,利湿除满。

桂枝 10g,茯苓 25g,白术 12g,陈皮 15g,清半夏 10g,猪苓 15g,泽泻 20g,厚朴 10g,甘草 6g,水煎服,3 剂。

11 月 5 日复诊,服上方 1 剂,头晕、肠鸣减,继服 2 剂神宁则安,知饿想食,已不肠鸣作响,但自汗出。舌苔白质淡有齿痕,乃阳虚胃气未复。以前方去猪苓、泽泻,

经方治疗 脾胃病医案

加黄芪 15g,党参 12g,3 剂。药进诸症悉除,随访 3 年未复发。

[丁文. 痰饮验案二则[J]. 河北中医,1985(2):41.]

10. 吐酸

何某,女,40 岁。

1958 年 3 月 14 日初诊。主诉:1 年前在协和医院检查,确诊为消化性溃疡,久治不愈。原来吐酸已久,继增加胃痛微胀,大便干燥。自确诊之后逐渐增重。近来口渴,饮入遂即吐出大量酸涎,胃烧痛,大便结燥如球状,7～8 天一次,甚至肛裂出血,不欲食;脉象弦,每分钟 80 次;舌苔厚腻。比饮囊更为严重,很像是痰饮水逆证《伤寒论·太阳篇》云:"渴欲饮水,水入即吐者名曰水逆,五苓散主之"。又宋·许叔微曾患此证,数日必大吐酸涎一次,很有规律(没说大便结燥,据经验吐酸严重者多便燥,自治用神术丸:苍术、芝麻、枣、蜜为丸,间服山栀少许),"三月疾除",以前曾用过此法,收效殊缓,不顾再用。据证分析:其胃中多酸涎而吐,肠中少津液而燥,若能将胃中酸涎导入肠中,大便或能转软,而呕吐可望减轻了。于是试用治水逆的五苓散,加入润肠宣水的郁李仁。

桂枝 10g,白术 10g,茯苓 10g,泽泻 10g,猪苓 10g,郁李仁 20g,予 3 剂而去。

3 月 17 日复诊,患者说:"1 剂后,大泻 3～4 次,证状显著减轻,第 2 剂又泻数次,各证都没有了,饮食也正常了"。对此例收效之捷感觉奇异,于是停药观察,看它有无反复。此后她的病一直没有犯过。

[宋抱璞. 治疗吐酸四法应用的体会[J]. 黑龙江中医药,1983(3):31-33.]

一三四、下淤血汤

【原文】

《金匮要略》

《妇人产后病脉证治第二十一》:师曰:产妇腹痛,法当以枳实芍药散,假令不愈者,此为腹中有干血着脐下,宜下瘀血汤主之。亦主经水不利。

【组成与用法】

大黄二两,桃仁二十枚,䗪虫(熬,去足)二十枚。

上三味,末之,炼蜜和为四丸,以酒一升,煎一丸,取八合,顿服之,新血下如豚肝。

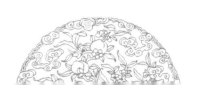

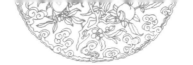

【功能与主治】

泻热逐瘀。瘀血化热,瘀热内结证:产后少腹刺痛拒按,按之有硬块,或见恶露不下,口燥舌干,大便干燥,甚则见肌肤甲错,舌质紫红而有瘀斑瘀点,苔黄燥,脉沉涩有力。亦治血瘀致经水不利之证。

【临床病案选录】

1. 重症肝炎

张某,住院病人,年轻力壮。诊为急性肝萎缩,诊得嗜眠,黄疸腹胀满,已入肝昏迷前期,自谓不救。舌质红苔黄腻、脉弦数。

生地黄 30g,犀角 3g,丹皮 10g,连翘 10g,石斛 10g,生军 15g,地鳖虫 10g,桃仁 10g,大腹皮子各 10g,枳实 10g,7 剂。

二诊:得下臭秽甚多,腹满减,证虽改善,尚未乐观。

三诊:经 1 个月调理渐瘥。

《妇人良方·卷七》"瘀血小腹急痛,大便不利,或谵语口干,水不欲咽,遍身黄色,小便自利或血结胸中,手不敢近腹,或寒热昏迷,其人如狂,用桃仁、大黄、甘草、肉桂。"

(张云鹏. 中国百年百名中医临床家丛书·姜春华[M]. 北京:中国中医药出版社,2002:60.)

2. 肝硬化

杨某,男,42 岁。

患者于 1981 年 12 月 13 日因急性腹膜炎、胃十二指肠球部穿孔急诊住院,外科当即进行十二指肠球部穿孔修补,腹腔清洗术。术中查见肝脏呈弥漫性结节性硬化。患者出院后请我们治疗肝硬化。回顾肝炎病史从 1969 年开始,已 10 余年,现查锌浊度 16U,其余正常。

症见面色黧黑,轻度浮肿,纳食不佳,右胁胀痛刺痛,触之有癥块(肝胁下 3cm,质硬),时或胃痛,口干齿龃,眩晕,有蜘蛛痣,舌质红,唇深红,脉弦。证属瘀血郁肝,气阴两虚,治用活血软坚、益气养阴。

桃仁 12g,大黄 3g,蟅虫 9g,丹参 9g,鳖甲 12g,仙鹤草 15g,党参 9g,黄芪 15g,生地黄 9g,煅瓦楞 15g。14 剂。

二诊:右胁胀痛,前方加乳香 9g,服 21 剂。

三诊:右胁胀痛好转,口干苦,尿赤,苔转黄,予初诊方加丹皮 9g,连翘 9g,服 14 剂。

四剂:胃脘部不适,胀痛,纳差,大便日行 2~3 次,尿黄,舌淡红,苔转白厚腻。脾胃气虚,运化不健。予初诊方加焦楂曲各 9g,炙鸡内金 9g,北秫米 15g,服 7 剂。

五诊:胃痛减,纳食增,大便正常,有轻度足肿,夜少寐,苔薄腻,脉濡。予初诊方去瓦楞,加白术 30g,黑大豆 30g,夜交藤 15g。续服 28 剂后胁痛已平(肝胁下

1.5cm,质软),癥块渐消,胃纳正常,蜘蛛痣也退,面色好转,锌浊度正常。

患者遵照外科医生之嘱于 1982 年 4 月 3 日做胃大部切除、胃空肠吻合术,原术中发现的肝脏弥漫性结节性硬化,其右叶结节已全部吸收,仅左小部分尚有结节。

(张云鹏.中国百年百名中医临床家丛书·姜春华[M].北京:中国中医药出版社,2002:77.)

3. 肝硬化腹水

王某,女,49 岁。

1975 年 11 月 27 日初诊。患肝病 14 年,1961 年发现肝肿大,白、球蛋白倒置,但谷丙转氨酶正常,肝穿刺诊断为迁延性肝炎,1972-1975 年谷丙转氨酶 5 次升高,均在 400U 以上,蛋白电泳 γ27.5%。10 月 27 日腹胀,11 月 24 日发现腹水,神疲乏力,面色晦黑,巩膜黄染,体瘦,腹水中等,微肿,唇红苔黄,胃纳差。1 周来予以 50% 葡萄糖、肝泰乐,腹水及饮食未见改善。11 月 25 日查肝功能:SGPT 324U,ZnTT 35.5U,蛋白倒置,蛋白电泳 γ球蛋白 35%,AK 13.5,RGT 15.7,甲胎(一),超声波:肝剑下 2.5cm,胁下 1.5cm;扫描:纹密低小结节波,脾(一),腹水 1cm 平段。治以化瘀软坚,益气利水。

制大黄 9g,桃仁 9g,䗪虫 3g,蟋蟀 10 只,对座草 30g,田基黄 30g,炮山甲 6g,鳖甲 15g,黄芪 15g,黑大豆 60g,7 剂。

12 月 4 日二诊:腹水见退,脚肿消,胃纳差,下肢少力,有黄疸。加强利水退疸为治。上方加茵陈、郁金各 30g,元胡 9g。14 剂。

12 月 18 日三诊:腹水消失,胃纳精神均好,肝仍痛,鼻衄,前几天发热 3 天。以活血化瘀软坚,利水益气滋阴为治。

制大黄 9g,桃仁 9g,䗪虫 3g,生山栀 9g,茵陈 30g,田基黄 30g,对座草 30g,茅根 30g,黄芪 9g,炮山甲 6g,黑大豆 60g。11 剂。

1976 年 1 月 1 日四诊:晚间剑突下痛,肝痛不剧,大便稀,每日 2~3 次。1 月 6 日查肝功能:SGPT 65U,ZnTT 36U,A/G=3.3/4.9。为加强镇痛作用,上方加元胡 9g,方 14 剂。

1 月 22 日五诊,天冷关节痛,肝痛心慌,多噩梦。1 月 21 日 SGPT 40U 以下,ZnTT 26U,遂加强镇痛安神作用,上方加川芎 6g,茯神 9g,14 剂。

以上方加减治疗 8 个月,腹水消失,面色晦黑消退,巩膜黄染全退。SGPT 从 324U 下降至正常,ZnTT 从 36U 下降至 11U,蛋白电泳 γ 从 35% 下降到 21%。

(张云鹏.中国百年百名中医临床家丛书·姜春华[M].北京:中国中医药出版社,2002:93-94.)

4. 顽固性呃逆

杨某某,男,28 岁,工人。

因驾驶拖拉机翻车,头身受伤,右耳道流血,烦躁不安。于 1987 年 7 月 11 日

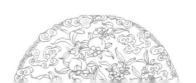

入院。诊断为脑挫伤及颅底骨折。入院经治一周,右耳道出血停止,烦躁好转。但住院治疗第8天起,出现持续性呃逆,经用麻黄碱、氯丙嗪、苯巴比妥、压眼及压颈动脉窦等治疗3天无效。经外科会诊为中枢性呃逆,经西医处理无效。中医会诊。

7月25日初诊,病员因乙醚麻醉未醒,神不清不能言语,但呃逆声频频有力,面色萎黄无华,撬开口齿,口臭异常,浊气冲鼻,舌质淡,舌边尖有多个瘀血点,舌苔薄白微干,脉沉细涩,腹部软,无明显包块、硬结。询问家属,患者已1周未解大便。曾服旋覆代赭石汤等中药3剂无效。法当破血逐瘀、通腑泻热、降逆和胃为主,佐以缓急止痉。用《金匮》下瘀血汤合枳实芍药散加减。

桃仁15g,大黄(后下)10g,䗪虫6g,枳实15g,白芍30g,旋覆花(布包)10g,甘草10g,人参(另炖)5g。

服药3次,呃逆渐解。服药4次时,解暗黑色秽浊黏稀便1次,呃逆于7月26日下午顿解。

7月28日服旋覆代赭石汤加红花、桃仁、枳实调理收功。

[傅传国.《金匮》下瘀血汤合枳实芍药散治愈顽固性呃逆一例[J]. 云南中医学院学报,1989,12(2):24.]

一三五、硝石矾石散

【原文】

《金匮要略》

《黄疸病脉证并治第十五》:黄家,日晡所发热,而反恶寒,此为女劳得之。膀胱急,少腹满,身尽黄,额上黑,足下热,因作黑疸。其腹胀如水状,大便必黑,时溏,此女劳之病,非水也。腹满者难治。硝石矾石散主之。

【组成与用法】

硝石、矾石(烧)等分。

上二味,为散,以大麦粥汁,和服方寸匕,日三服。病随大小便去,小便正黄,大便正黑,是候也。

【功能与主治】

清热化湿,消瘀利水。肝胆瘀血湿热证:胁痛固定不移,痛性难忍,入夜尤甚,身目小便黄,日晡发热,五心烦热,足下热,不思饮食,肢体倦怠,微汗出,舌暗或有瘀斑,脉涩。

【临床病案选录】

1. 黄疸

王某,32 岁,于秋季得黄疸证。

出外行军,夜宿帐中,勤苦兼受寒凉,如此月余,遂得黄疸证。周身黄色甚暗似兼灰色,饮食减少,肢体酸懒无力,大便每日 2 次,似完谷不化,脉象沉细,左部更沉细欲无。

此脾胃肝胆两伤之病也,为勤苦寒凉过度,以致伤其脾胃,是以饮食减少,完谷不化;伤其肝胆,是以胆汁凝结于胆管之中,不能输肠以化食,转由胆囊渗出,随血流行于周身而发黄。此宜用《金匮》硝石矾石散以化其胆管之凝结,而以健脾胃补肝胆之药煎汤送服。

用硝石矾石散所制丸药,每服 6g,每日 2 次,用后汤药送服,汤药方如下。

生黄芪 18g,白术(炒)12g,桂枝尖 9g,生鸡内金 6g,甘草 6g。共煎汤 1 大盅,送服丸药 1 次,至第 2 次服丸药时,仍煎此汤药之渣送之。

复诊:将药连服 5 剂,饮食增加,消化亦颇佳良,体力稍增,周身黄退弱半,脉色亦大有起色。俾仍服丸药每次服 4.5g,每日 2 次,所送服之汤药宜略有加减。

汤药:生黄芪 18g,白术(炒)9g,当归 9g,生麦芽 9g,生鸡内金 6g,甘草 6g,共煎汤 1 大盅,送服丸药 1 次,至第 2 次服丸药时,仍煎此汤药之渣送服。

将药连服 6 剂,周身之黄已退十分之七,身形亦渐强壮,脉象已复其常。俾将丸药减去 1 次,将汤药中去白术加生怀山药 15g,再服数剂以善其后。

(张锡纯.医学衷中参西录[M].太原:山西科学技术出版社,2009:742-743.)

2. 臌胀

黄根元,男性,57 岁,农民。

1955 年 8 月 15 日来我院黄疸专科门诊治疗。

主诉:巩膜及皮肤发黄,腹部膨胀不舒,周身浮肿,精神疲乏。

病史:胃胆部发胀已有半年,常觉不舒,近 20 余日面目发黄,腹部膨胀,周身浮肿,胸闷纳少,容易发怒,大便溏,小便色赤,在浦东乡间诊治,医生诊断为臌胀,认为不治,遂扶伴来沪求医。

检查:肝肿大,边缘不明显,脾脏因腹水而不易扪及,腹部膨胀,有移动性浊音,两足有凹陷性水肿,脉濡细,舌苔干白而腻。

诊断:肝硬化腹水。

处理:硝矾散 2.7g,分 3 次服。

治疗经过:自 1955 年 8 月 15 日起至 1956 年 1 月 16 日止,历时 5 个月。服药至 9 月 12 日时,腹水全退,黄疸亦逐渐减退。此后继续服用,胃纳增加,精神振,每

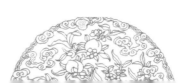

次单独自浦东来沪,与初诊时判若两人,前后共计门诊20次。

(何任,张志民,连建伟.金匮方百家医案评议[M].杭州:浙江科学技术出版社,1991:270.)

3. 黄疸(硬化性胆管炎)

康某,男,38岁。

患者因右胁腹部隐痛4个多月,近3周黄疸进行性加深,伴有低热,经某医院治疗。体温37.5℃,巩膜、皮肤黄染深,肝肋下2指,右上腹可触及包块,并有明显压痛。白细胞9800,血色素13.5g,血小板22.4万,血清碱性磷酸酶52.6U,血胆固醇45smg%,黄疸指数155U,SGPT 566U,其他肝功能正常。经该院剖腹活检证实为硬化性胆管炎、慢性胰腺炎、胆汁性肝硬化、慢性胆囊炎。经抗菌、可的松等各种治疗,症状未见改善而自动出院来本院治疗。面黧黑,皮肤黄,右胁刺痛,乏力倦怠,口干苦,尿黄,脉弦数,舌苔白腻质红而暗。肝郁气滞,湿热蕴阻而不能外达则生黄疸;气滞血瘀,瘀阻脉络,不通则痛。治拟疏肝通络,活血祛瘀,清热化湿为治。

柴胡4.5g,当归9g,赤白芍各9g,炒枳壳9g,丹皮9g,板蓝根30g,平地木30g,金钱草60g,硝矾丸(分吞)4.5g,生军(后下)3g,绵茵陈15g,生甘草3g,生麦芽30g。

服药5剂自感证情稍减,苔转黄腻,脉弦细。前方已效,守方去柴胡,加川朴花4.5g。7剂。

三、四、五诊:黄疸渐减,仍有胁刺痛,脉弦,苔白腻。治拟疏肝养肝,清热利胆。柴胡4.5g,当归9g,枳壳9g,赤白芍各9g,桃仁9g,红花6g,硝矾丸(分吞)4.5g,金钱草60g,生川军(后下)3g,生甘草4.5g,平地木30g,旱莲草30g,女贞子12g,夜交藤30g,苍术9g。

六七诊:自觉诸症悉除,面黧黑已见好转,巩膜黄染消退,纳食尚可,偶有头痛。查肝功能正常。黄疸指数6U,胆红素0.6mg%,总胆固醇146mg%,碱性磷酸酶5.5U,尿淀粉酶250U(苏氏法)以下。以后经追访未曾复发。

(张羹梅,张文尧,蔡永芬.疑难验案三则[J].辽宁中医杂志,1984,1:33-34.)

经方治疗 脾胃病医案

一三六、小半夏汤

【原文】

《金匮要略》

《痰饮咳嗽病脉证并治第十二篇》:呕家本渴,渴者为欲解。今反不渴,心下有支饮故也,小半夏汤主之。

《呕吐哕下利病脉证治第十七篇》:诸呕吐,谷不得下者,小半夏汤主之。

【组成与用法】

半夏一升,生姜半斤。

上二味,以水七升,煮取一升半,分温再服。

【功能与主治】

化饮降逆。用于胃中停饮,胃失和降证。症见:呕吐痰涎,食欲不振,脘腹胀满,舌淡苔白腻,脉滑或沉弦。

【临床病案选录】

1. 顽固性呃逆

葛某,女,48 岁。

1998 年 5 月 13 日初诊。患者一周前与他人怄气并喝凉茶后出现呃逆,不能自制,经中西医治疗无效,故求于教授诊治。刻诊:呃逆频作,约 10 分钟呃 5 次,胁肋胀满,头晕口苦,舌红苔白、脉弦。证属情志失调、肝失疏泄、肝强犯胃并寒邪客胃、胃阳郁遏、胃气冲上,所致之呃逆。治以疏肝理气、温胃止呃,用小半夏汤加味熏吸内服。

半夏 12g,生姜 12g,砂仁 10g,荔枝核 10g,白酒 250ml。

前四药打碎,白酒浸泡一小时,温火煎煮数沸,待酒汽上升时,患者张嘴频频吸纳。数沸后,取下待温,分二次服用。

5 月 15 日,患者来诊所诉说按要求治疗,熏吸后呃逆减半,又分二次温服,当晚呃逆全止,至今未再复发。

[陈光顺,李金田,邓沂,等. 于己百教授呃逆治验[J]. 世界中医药,2007(3):83-84.]

2. 胃术后排空障碍

患者某,女,55 岁。

因胃小弯前壁溃疡,于 1987 年 3 月 11 日行胃大部切除,B-Ⅰ式吻合术。术后第 6 天进食半流饮食,顿觉上腹饱胀,泛恶,随食随吐,均为混杂有食物的大量液体。血生化提示:K^+ 3.2mEq/L,Cl^- 98mEq/L,CO_2 CP 65vol%,即予纠正。同时禁食,持续胃肠减压,每日减压量在 1000ml 左右。3 天后行钡餐检查,见吻合口呈漏斗状狭窄,钡剂如线样缓慢进入十二指肠,提示:吻合口水肿。旋予高渗盐水洗胃,中药理气通腑剂注入胃肠保留,支持疗法等,但每日胃肠减压量仍在 800～1000ml 之间。3 月 22 日再诊,症见其人消瘦,面色萎黄,胃脘痞满嘈杂,谷不得下,呕吐清水痰涎,口渴。舌质红嫩、苔黄白而润,脉细滑数。认证为水饮中阻,胃虚夹

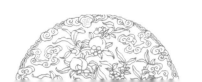

热。故停用理气通腑方药,改投小半夏汤增味。

姜半夏15g,生姜、竹茹、猪苓各10g,芦根20g,生苡仁15g,太子参、木香各10g,陈皮、炙甘草各6g。

浓煎后从胃管注入保留,1日4次,并继续给予输液支持疗法。4天后胃肠减压量减至20ml,次日停胃肠减压,原方少量频服。如此治疗10日,不复呕吐,渐进半流质,出院时可进普食,随访至今无异常。

[潘立群.小半夏汤用治胃术后功能性排空障碍[J].江苏中医,1988(10):15-17.]

3. 神经性呕吐

患者,男性,40岁。

呕吐频作,不能进食,经某医院诊为神经性呕吐,住院治疗月余,呕吐未减,转上海延余诊治。诊见面色苍白,身体消瘦,言语无力,脉象细弦。辨为肝气上冲犯胃,方用小半夏汤合芍药甘草汤(半夏、生姜、芍药、甘草)。其中芍药为30g)。服一剂后呕吐减少,续进一剂,呕吐全平。随访3年,未见复发。

[姜春华.治验二则[J].广西中医药,1983,6(6):4-5.]

4. 呕哕

徐某,女,5岁。

1978年4月16日初诊。呕吐两天,有便不泻,不能饮食,食饮即吐。患者神萎疲乏,面色晦滞,肌肤干涩,目闭睛露,呼吸深快,似喘非喘,频频空哕,不时以口唇弄舌。两天来使用过阿托品、苯巴比妥、甲氧氯普胺等无效。腹痞满,脉沉细涩,唇红舌干,苔薄白微腻,给小半夏汤,煎煮少量频服。

姜半夏6g,鲜生姜5片。

服药后呕哕渐止,服2煎后,即安睡不再吐。

二诊处方:太子参10g,儿茶3g,泡茶饮服。

2日后恢复正常。

[许邵武.小方治疗呕吐经验[J].江苏中医药杂志,1980(6):59-60.]

5. 胃次全切除术后顽固性呕吐

陈某,男,53岁。

1973年10月22日因慢性胃窦炎伴息肉样改变,行胃次全切除术,术后第六天发生胆汁性呕吐,持续70多天不能进食,全靠输液维持。每次呕吐大量苦水(胆汁),曾于同年12月21日行二次手术(松解粘连),但呕吐未能缓解,予中药旋覆代赭汤、泻心汤、佐金丸等加减以及益气养阴、生津和胃等剂治疗亦无效。1974年1月4日改用小半夏汤加人参。

生半夏9g,生姜9g,别直参(另煎)9g,浓煎40ml,分2次服。

服一剂后,苦水明显减少,连服五剂,未再呕吐,并能进食。

[张剑秋.小半夏汤止呕作用的临床观察[J].上海中医药杂志,1979(4):24.]

一三七、小半夏加茯苓汤

【原文】

《金匮要略》

《痰饮咳嗽病脉证并治第十二》：卒呕吐，心下痞，膈间有水，眩悸者，小半夏加茯苓汤主之。

【组成与用法】

半夏一升，生姜半斤，茯苓三两。

上三味，以水七升，煮取一升五合，分温再服。

【功能与主治】

利水蠲饮，降逆止呕。饮停心下，症见呕吐，心下痞满，心悸，眩晕，舌淡苔白腻或白滑，脉弦。

【临床病案选录】

呕吐

东洋野津猛男曰：英国军医官阿来甫屡屡吐，绝食者久矣。其弟与美医宁马氏协力治疗之，呕吐卒不止，乞诊于余，当时已认患者为不起之人，但求余一决其死生而已。宁马氏等遂将患者之证及治疗之经过一一告余。余遂向两氏曰：余有一策，试姑行之。遂辞归检查汉法医书，制小半夏加茯苓汤，贮瓶令其服用，一二服后奇效忽显，数日竟回复原有之康健。至今半夏浸剂，遂为一种之镇呕剂，先行于医科大学，次及于各病院与医家。

（张锡纯．医学衷中参西录［M］．太原：山西科学技术出版社，2009：57．）

一三八、小柴胡汤

【原文】

1.《伤寒论》

37 条：太阳病，十日已去，脉浮细而嗜卧者，外已解也。设胸满胁痛者，与小柴

299

经方治疗 脾胃病医案

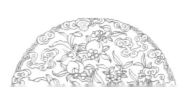

胡汤,脉但浮者,与麻黄汤。

96条:伤寒五六日,中风,往来寒热,胸胁苦满,嘿嘿不欲饮食,心烦喜呕,或胸中烦而不呕,或渴,或腹中痛,或胁下痞硬,或心下悸、小便不利,或不渴、身有微热,或咳者,小柴胡汤主之。

97条:血弱气尽,腠理开,邪气因入,与正气相搏,结于胁下。正邪分争,往来寒热,休作有时,嘿嘿不欲饮食,藏府相连,其痛必下,邪高痛下,故使呕也,小柴胡汤主之。服柴胡汤已,渴者属阳明,以法治之。

99条:伤寒四五日,身热恶风,颈项强,胁下满,手足温而渴者,小柴胡汤主之。

100条:伤寒,阳脉涩,阴脉弦,法当腹中急痛,先与小建中汤;不差者,小柴胡汤主之。

103条:太阳病,过经十余日,反二三下之,后四五日,柴胡证仍在者,先与小柴胡汤;呕不止,心下急,郁郁微烦者,为未解也,与大柴胡汤下之则愈。

104条:伤寒十三日,不解,胸胁满而呕,日晡所发潮热,已而微利,此本柴胡证,下之以不得利,今反利者,知医以丸药下之,此非其治也。潮热者,实也。先宜服小柴胡汤以解外,后以柴胡加芒硝汤主之。

144条:妇人中风七八日,续得寒热,发作有时,经水适断者,此为热入血室。其血必结,故使如疟状,发作有时,小柴胡汤主之。

148条:伤寒五六日,头汗出,微恶寒,手足冷,心下满,口不欲食,大便硬,脉细者,此为阳微结,必有表,复有里也。脉沉,亦在里也。汗出,为阳微。假令纯阴结,不得复有外证,悉入在里,此为半在里半在外也。脉虽沉紧,不得为少阴病。所以然者,阴不得有汗,今头汗出,故知非少阴也。可与小柴胡汤。设不了了者,得屎而解。

229条:阳明病,发潮热,大便溏,小便自可,胸胁满不去者,与小柴胡汤。

230条:阳明病,胁下硬满,不大便而呕,舌上白胎者,可与小柴胡汤。上焦得通,津液得下,胃气因和,身濈然汗出而解。

231条:阳明中风,脉弦浮大而短气,腹都满,胁下及心痛,久按之气不通,鼻干,不得汗,嗜卧,一身及目悉黄,小便难,有潮热,时时哕,耳前后肿。刺之小差,外不解。病过十日,脉续浮者,与小柴胡汤。

266条:本太阳病不解,转入少阳者,胁下硬满,干呕不能食,往来寒热。尚未吐下,脉沉紧者,与小柴胡汤。

379条:呕而发热者,小柴胡汤主之。

394条:伤寒差以后,更发热,小柴胡汤主之。脉浮者,以汗解之;脉沉实者,以下解之。

2.《金匮要略》

《黄疸病脉证并治第十五》:诸黄,腹痛而呕者,小柴胡汤主之。

《妇人杂病脉证并治第二十二》：妇人中风，七八日续来寒热，发作有时，经水适断，此为热入血室，其血必结，故使如疟状，发作有时，小柴胡汤主之。

《妇人产后病脉证治第二十一》：产妇郁冒，其脉微弱，不能食，大便反坚，但头汗出。所以然者，血虚而厥，厥而必冒。冒家欲解，必大汗出。以血虚下厥，孤阳上出，故头汗出。所以产妇喜汗出者，亡阴血虚，阳气独盛，故当汗出，阴阳乃复。大便坚，呕不能食，小柴胡汤主之。

【组成与用法】

柴胡半斤，黄芩三两，人参三两，半夏（洗）半升，甘草（炙），生姜（切）各三两，大枣（擘）十二枚。

上七味，以水一斗二升，煮取六升，去滓，再煎，取三升，温服一升，日三服。若胸中烦而不呕者，去半夏、人参，加栝蒌实一枚。若渴者，去半夏，加人参合前成四两半，栝蒌根四两。若腹中痛者，去黄芩，加芍药三两。若胁下痞硬，去大枣，加牡蛎四两。若心下悸、小便不利者，去黄芩，加茯苓四两。若不渴、外有微热者，去人参，加桂枝三两，温覆微汗愈。若咳者，去人参、大枣、生姜，加五味子半升，干姜二两。

【功能与主治】

和解少阳，疏利肝胆，通达表里。用于少阳病，往来寒热，胸胁胀满，默默不欲饮食，心烦喜呕，口苦咽干，头晕目眩，或腹中痛，或胁下痛，或渴，或咳，或利，或悸，或小便不利，或汗后余热不解，或发寒热，妇人伤寒热入血室。

【临床病案选录】

1. 心中辣麻感

叶女，54岁，以心中麻辣感来诊。

心中麻辣感20余年，发作时全身肌肉亦麻木，并必伴大便稀溏，麻辣感停止后，大便自行正常。近年来伴发身冷潮热，口苦，腹鸣，腹胀，不时心悸，胸中火烧样难受，欲吐，有惧怕感等多种症状。辗转治疗，上症未减。近期更增行走不稳、欲倒地感，脉迟细，舌正常。辨证为肝气郁结，心脾失调，阴阳气血失和，久病及肾之郁证。该患心中辣麻感虽无对症方药，而其身冷潮热，口苦腹胀，时呕，完全符合小柴胡汤所主之"往来寒热，胸胁苦满，心烦喜呕，口苦"等主症；其行走不稳，符合真武汤"振振欲擗地"主症，故两方合用：

柴胡10g，黄芩10g，半夏10g，炙甘草10g，大枣15g，炮附子20g，茯苓15g，白芍12g，生姜10g，人参10g，百合30g，龙骨30g，牡蛎30g。

服药两剂，自觉舒适，后连续服上方10余剂，心中麻辣感几近消失，头昏欲倒

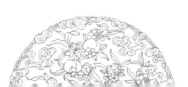

等症大减。

（李赛美．当代经方名家临床之路[M]．北京：中国中医药出版社，2010：81-82.）

2. 厌食

马某，男，6岁。

2007年5月17日诊见患儿不思饮食4月余，伴烦躁易怒，夜卧不安，头发稀黄，大便干燥如羊粪，舌尖红，脉细数，诊为中医胆郁化火之厌食症，拟小柴胡汤加郁金5g，鸡金5g，神曲10g，麦芽10g，陈皮5g，茯苓10g，灯芯2g。2剂，每日1剂。

5月21日再诊：患儿已思饮食，食欲稍增，夜已能安卧，大便成形，舌尖红，脉细数，沿用上方2剂治疗后患儿的饮食已恢复正常。

[沙剑轲，孔凡芬．小柴胡汤治疗小儿厌食的经验[J]．中国民族民间医药，2009(1)：111.]

3. 呵欠（大病愈后恢复期）

患者某，女，50岁，住湖北枣阳人，家庭妇女。

1951年3月某日初诊。患者大病后形容消瘦，频频呵欠，舌苔薄，而前部偏左有一蚕豆大斜方形正红色苔，脉弦细数。乃少阳郁陷，欲升不能。治宜升提少阳，佐以泻热，拟小柴胡汤加味。

柴胡24g，黄芩10g，党参10g，法半夏10g，甘草10g，生姜8g，黄连10g，红枣（擘）4枚。以水煎服，每日2剂。服后1剂症退。

（李今庸．中国百年百名中医临床家丛书——李今庸[M]．北京：中国中医药出版社，2003：148.）

4. 口苦

贺某，女，38岁。

1987年6月5日初诊。二年前患急性胃肠炎，病愈后即发现口苦，逐渐加重，一日之中无时不苦，痛苦异常，其他均无不适之处。刻诊：口苦如嚼黄连，入夜尤甚，几不能寐。经实验室检查未见异常。苔薄白，脉动数。笔者初按肝胆之火上炎治之，用龙胆泻肝汤3剂，不效，反而觉腹中微痛。反复思考，忽忆《伤寒论》少阳病提纲记载："少阳之为病，口苦、咽干、目眩"，经投小柴胡汤化裁。

柴胡、黄芩各18g，半夏6g，党参、丹参各15g，甘草6g。

药进3剂即效，继进3剂则口苦已愈。

[张心夷．口苦治验一则[J]．辽宁中医药杂志，1988(10)：38-39.]

一三九、小承气汤

【原文】

1.《伤寒论》

208 条：阳明病脉迟，虽汗出不恶寒者，其身必重，短气，腹满而喘，有潮热者，此外欲解，可攻里也。手足濈然汗出者，此大便已硬也，大承气汤主之。若汗多，微发热恶寒者，外未解也，其热不潮，未可与承气汤。若腹大满不通者，可与小承气汤，微和胃气，勿令至大泄下。

209 条：阳明病，潮热，大便微硬者，可与大承气汤，不硬者，不可与之。若不大便六七日，恐有燥屎，欲知之法，少与小承气汤，汤入腹中，转矢气者，此有燥屎也，乃可攻之。若不转矢气者，此但初头硬，后必溏，不可攻之。攻之必胀满不能食也。欲饮水者，与水则哕。其后发热者，必大便复硬而少也，以小承气汤和之。不转矢气者，慎不可攻也。

213 条：阳明病，其人多汗，以津液外出，胃中燥，大便必硬，硬则谵语，小承气汤主之。若一服谵语止者，更莫复服。

214 条：阳明病，谵语，发潮热，脉滑而疾者，小承气汤主之。

250 条：太阳病，若吐，若下，若发汗后，微烦，小便数，大便因硬者，与小承气汤，和之愈。

251 条：得病二三日，脉弱，无太阳柴胡证，烦躁，心下硬，至四五日，虽能食，以小承气汤少少与微和之，令小安。至六日，与承气汤一升。

374 条：下利谵语者，有燥屎也，宜小承气汤。

2.《金匮要略》

《呕吐哕下利病脉证治第十七》：下利谵语者，有燥屎也，小承气汤主之。

【组成与用法】

大黄四两，厚朴（炙，去皮）二两，枳实（大者，炙）三枚。

上三味，以水四升，煮取一升二合，去滓，分温二服。初服汤当更衣，不尔者尽饮之，若更衣者，勿服之。

【功能与主治】

轻下热结。阳明腑实证，症见谵语，便秘，潮热，胸腹痞满，舌苔老黄，脉滑数；或痢疾初起，腹中胀痛，里急后重等。

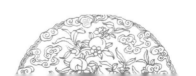

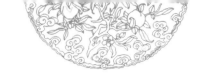

【临床病案选录】

1. 便脓血

伍某,女,12 岁,学生。

1976 年 8 月就诊。患者病赤痢 7 日,下痢脓血稠黏,身热腹胀。经用西药治疗,痢未止而反腹胀如鼓,脓血自下,且持续发热。当地医院诊断为中毒性痢疾,转请中医治疗。察其病态:患者面部消瘦,精神衰惫,肚腹膨大,鼓之如鼓,身热较甚,体温 39.7℃,痢下脓血不止,腹痛,里急后重,一昼夜下痢 30 余次。并且时时呕逆,不能进食。舌质深红而绛,舌根部有厚腻黄黑苔,脉象沉数。

此证湿热内盛,阴血损伤,正虚邪实,已成危候。当先荡涤湿热,去邪以存阴,乃取小承气汤合王氏连朴饮加减,因势利导。

黄连 10g,厚朴 10g,生大黄 6g,枳壳 8g,广木香 3g,竹茹 15g,炒莱菔子 10g,地榆炭 15g。

上方服完 3 剂,其下痢脓血明显减少,腹痛、里急后重等症亦见消退,发热之势显著下降,尤其是腹胀基本消除,呕逆得到控制,舌根部之厚腻黄黑苔已去。此时仅表现口干口渴,尚不欲进食,大便稀溏,时夹红色血丝,日下 4～5 次。舌红少苔,脉转细数。改用益胃汤加苡米、白芍、地榆炭,益胃生津、凉血养血。

生地黄 15g,白芍 15g,苡米 10g,玉竹 15g,沙参 15g,麦冬 15g,地榆炭 12g,炒莱菔子 15g。连服 5 剂,其病获愈。

(熊继柏. 熊继柏医论集[M]. 北京:中国古籍出版社,2005:232-233.)

2. 便血

伍某,男,40 岁,农民。

1978 年 8 月就诊。大便下血 4 日,腹胀疼痛,经中西药治疗,诸症未解。患者面色黯红,精神疲惫,身发微热,胁腹胀满疼痛,大便下血每日达 7～8 次,血色深红,时而呕吐苦酸,不能食,其大腹胀满如鼓,叩之有声,舌苔黄厚,脉滑数而弦。

《素问·至真要大论》曰:"诸病有声,鼓之如鼓,皆属于热",此证大便下血,腹中胀满,叩如鼓声,舌苔黄厚,脉滑数,是热结肠胃所致。肝之经脉布于两胁,脉弦亦主肝病。症见呕吐苦酸,脉兼弦象,且腹痛连胁,乃肠胃实热累及肝胆,以致气火横逆使然。胃肠实热内结,自当通腑以泻热;肝胆气火横逆,又当清肝以泻火。爰以小承气汤与戊己丸合组为方,以资兼顾,其中白芍既能敛阴,又能养血,用于苦寒队中,以防燥化伤阴。

大黄 12g,枳实 10g,厚朴 10g,白芍 15g,黄连 10g,吴茱萸 2g。

服药 3 剂,血止胀除,诸症悉解。

(熊继柏. 熊继柏医论集[M]. 北京:中国古籍出版社,2005:194-195.)

3. 食㑊

王某,女,50 岁,干部。

1987年9月2日初诊。多食易饥2年余,初起突感食难解饥,日进食四五顿仍感饥饿,每于夜间醒来还要加餐,一昼夜进主食总量由原来的500g增至1kg,至今达1.2kg,体重却渐减。曾在西安市几家医院门诊及住院诊治,经多种检查排除了糖尿病及甲状腺功能亢进等,西医未能确诊,辞为不治。转中医治疗亦近1年,多从中消论治,给予滋补之剂,效亦不著。患者遂失去治疗信心,已1年余未再治疗。

近因病情有加重趋势,日进食2kg仍时感饥饿,四肢乏力,故来求予设法诊治。察患者体瘦,面色略暗,大便自罹患病以来一直干燥,脉细弦,舌淡红,苔灰白,尿黄,大便干结如栗。分析此病多食而不多饮,尿黄而量不多,历2载有余,体虽疲而未致形削,尚可坚持轻工作,别无他苦,然究属何疾?思之有顷,恍然悟之,此病当属"食㑊"。《素问·气厥论篇》云:"大肠移热于胃,善食而瘦人,谓之食㑊。"正与此病切合。此患者胃热则消谷善饥,大肠有热则便结,但因脾气虚弱,虽纳食较多却不能较好地运化吸收其精微,故肌肉失养而形体反瘦。治宜清胃润肠,佐以健脾,方用白虎汤合四君子汤化裁。

知母10g,生石膏(先煎)25g,炙甘草3g,薏米25g,升麻9g,火麻仁25g,党参15g,白术12g,云苓12g。

服药12剂后,腹中饥饿感减轻,夜间不需加餐,大便转润,但停药则症复如初。遂于原方中加黄芩9g,枳壳9g,地骨皮12g,以加强清泄之力。服12剂后,病情变化仍不明显,且感口渴,考虑前方虽对证而清泄胃肠邪热之力不足。故改用小承气、白虎及四君子汤合方化裁。

酒军6g,枳实10g,厚朴12g,知母10g,生石膏(先煎)30g,炙甘草6g,薏米6g,白术12g,沙参15g,麦冬12g。

服6剂后即显效,继续服12剂,各症渐消除,饭量正常,日进主食500g左右,二便正常,近20天来体重较前增加5kg,精神转佳,病已告愈。为巩固疗效,宗前法加养阴之品,以防燥热复作。

麦冬10g,天冬8g,丹参18g,女贞子12g,酒军6g,枳实10g,厚朴12g,知母10g,生石膏(先煎)30g,炙甘草6g,薏米30g,白术12g。

连服6剂后停药,观察月余,前病未再复作,体健如常。

(杜雨茂.中国百年百名中医临床家丛书·杜雨茂[M].北京:中国中医药出版社,2003:80-81.)

4. 肠粘连并肠梗阻

马某,男,45岁,农民。

1988年7月25日入院。患者于1986年因"肠痈"穿孔手术后,经常出现腹部隐痛。现因腹痛加剧1天,3天不大便入院。刻下:腹胀如鼓,疼痛呻吟不已,不大便,无矢气,恶心呕吐,不发热,小便短赤,舌红、苔黄而干,脉沉有力。PE:T 36℃,R 25次/分,P 80次/分,BP 110/70mmHg,心肺(一),腹胀鼓之如鼓,听诊肠鸣音

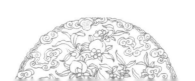

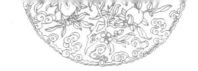

亢进有气过水声。腹透示:肠梗阻。因患者拒绝手术治疗而求诊于中医。西医诊断为肠粘连并肠梗阻。治当理气通腑。

枳实 15g,厚朴 12g,生大黄(后下)10g,莱菔子 20g。煎服 100ml,胃管给药并夹置胃管 3 个小时,静脉输液支持疗法,越 6 个小时不效,再进 1 剂,至次日平旦,矢气,排便数次而百苦悉蠲,恐其再阻,结合病史症状及舌脉,以处方如下。

柴胡、白芍、枳壳、莱菔子、桃仁、当归、熟地黄各 10g,炙草、红花各 6g。

调治 1 个月,平素隐痛亦不见发,带药 20 剂出院。2 年之后,因其子有疾求治,方知出院一直良好。

[严东标. 急痛症经方治验举隅[J]. 江西中医药,1993,2(5):21.]

5. 胃结石

周某,女,2 岁。

患儿始因食黑枣(未吐核)约四十枚。当日未吃饭即入睡,至晚八时,突然醒来,呕吐稀水两次,量不多,其母按摩患儿腹部,发现胃脘处有一硬块,认为停食,未予治疗。三日后,发现患者腹泻,便出不化食渣,仍未治。延至两周,始赴某医院治疗,药后腹泻好转,但停药后腹泻又作,仍为不化之食渣,又去某医院治疗,经 X 线造影,认为胃结石,因拒绝手术而请中医治疗。

检查:患者身微热,体温 37.2℃,胃脘部膨隆,可触到直径约 6cm 坚硬团块,高低不平,推之移动,痛感不明显,面颊赤,舌苔黄腻,脉滑数有力,食纳差,大便日三四次,小便如常,精神良好。X 线钡餐造影诊断:胃脘内有 6cm 之团块结石。中医辨证,食滞于胃,运化失职,结聚成积。立法:消导化滞,行气散结。

青陈皮、三棱、莪术、二丑、枳实、桃仁各二钱,焦槟榔、木香各一钱半,建曲三钱,砂仁一钱。

服药四剂后,X 线钡餐造影,胃结石未见改变,前方加牡蛎、赤芍,以加重破瘀软坚之力。又服二剂,患儿矢气很多,胃脘部膨隆减轻,结石稍有缩小。

原方去砂仁、木香、建曲,加入大黄、厚朴,取承气汤之意以助攻下。服至十剂,大便内出现黑枣核十二枚及未消化的枣皮残渣。又继服六剂,随粪便又排出大量枣核,结石逐渐软化。X 线造影复查,结石完全消失,钡餐通过良好。

(金寿山. 金匮诠释[M]. 上海:上海中医学院出版社,1986:90-91.)

6. 腹胀(胃扭转)

周某,男,53 岁。

1984 年 11 月 12 日初诊。患传染性肝炎 10 年,上腹胀满 6 年。纳呆,食后腹胀,间成呕吐,嗳气频繁,矢气则舒,大便干结,数日一行,脉弦滑,舌紫边有瘀斑,苔白滑腻。X 线钡剂造影示胃体纵轴扭转。西医诊断为慢性胃扭转。证属胃气郁滞,升降失司,迁延日久,胃络瘀阻,治拟散结导滞,降气除满。方取小承气汤合半夏厚朴汤加味。

生大黄 3g(后下)，枳壳 30g，厚朴 9g，姜半夏 9g，茯苓 10g，苏梗 9g，白蔻仁 6g(后下)，苍术 9g，陈皮 9g，丹参 30g。5 剂，水煎服，每日 1 剂。

药后矢气频转，大便稍稀，上腹胀满及嗳气锐减，切诊右上腹仍较左上腹饱满，舌脉如前。于原方中加沉香片 2g(后下)，连服 19 剂，腹胀全消，胃纳显增，嗳气甚少，腹部左虚右满已除，舌边瘀斑显著减少，苔薄白，于 1984 年 12 月 18 日 X 线钡剂造影报告：胃扭转征象消失，呈瀑布高张型。予芍药甘草汤加味调治 2 周而愈，随访至 1985 年 3 月，未复发。

［黄肖功，曹顺明．小承气汤加味治愈慢性胃扭转 1 例［J］．中医杂志，1986(3)：37．］

一四〇、小建中汤

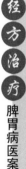

【原文】

1.《伤寒论》

100 条：伤寒，阳脉涩，阴脉弦，法当腹中急痛，先与小建中汤，不差者，小柴胡汤主之。

102 条：伤寒二三日，心中悸而烦者，小建中汤主之。

2.《金匮要略》

《血痹虚劳病脉证并治第六》：虚劳里急，悸，衄，腹中痛，梦失精，四肢酸疼，手足烦热，咽干口燥，小建中汤主之。

【组成与用法】

桂枝(去皮)三两，甘草(炙)二两，大枣(擘)十二枚，芍药六两，生姜(切)三两，胶饴一升。

上六味，以水七升，煮取三升，去滓，内饴，更上微火消解，温服一升，日三服。呕家不可用建中汤，以甜故也。

【功能与主治】

温中补虚，和里缓急。中焦虚寒，肝脾失调，阴阳不和证：脘腹拘急疼痛，时发时止，喜温喜按；或心中悸动，虚烦不宁，面色无华；兼见手足烦热，咽干口燥等，舌淡苔白，脉弦细。

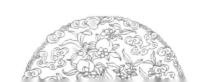

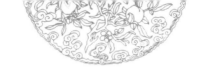

【临床病案选录】

1. 上腹部跳动感半年

陈某,女,50岁。

自觉上腹部跳动感半年,以夜间最为明显,影响睡眠,伴嗳气,反酸。2010年3月在外院电子胃镜示:十二指肠球部溃疡(A1期)(球部前壁,1.2cm×0.4cm),慢性胃炎。西医告知予抑酸药规则治疗8周,一般可治愈。但8周后,患者上腹部跳动感未减,遂于2010年5月4日来黄师门诊就诊。就诊时症见:精神疲倦,面色萎黄,自诉上腹跳动感明显,夜间尤甚,影响睡眠,时有嗳气反酸,胃纳一般,大便可。舌淡,苔薄白,脉弦。黄师予小建中汤加减。

桂枝30g,白芍60g,大枣15g,甘草15g,生姜10g,川朴(后下)20g,麦芽糖1匙(自加)。

水煎,内服,3剂。药后患者精神转佳、上腹部跳动感明显减轻,嗳气反酸好转,纳眠可。坚持门诊治疗,服上方1个月,诸症皆除。

(何莉娜,潘林平,杨森荣.黄仕沛经方亦步亦趋录——方证相对医案与经方问对[M].北京:中国中医药出版社,2011:42.)

2. 胃下垂(合并阴吹)

1981年6月,余曾诊一女患者范某,年35岁,教师。自诉中学读书期间,中午常以凉食充饥,复饮以冷水,久之渐感胃脘隐痛,下腹坠胀,呃逆时作,饮食日减,喜温喜按,经常不适,婚后,生育失血过多,淋漓不断者月余,致使身体极度衰弱,经服人参等药物而渐康复。但从此阴道经常有气体排出,如矢气状,至今已有十年之久,从未告人。今因脾胃病来诊,询其现状,据述胃脘隐痛,按之觉舒,纳谷不馨,嗳气频作,下腹坠胀,四末不温,畏寒,阴道常有气体排出。经某部队医院诊断为胃下垂。面色㿠白,神疲肢懒,舌淡苔白。细诊其脉,则脉来细弱,尺部尤甚。系脾虚气陷,气血不足所致。法宜建中州以资化源,益气血以补其虚,佐以温肾固脱之品为治,拟小建中汤化裁。

生黄芪15g,桂枝6g,白芍12g,当归10g,云苓15g,升麻4.5g,甘松9g,佛手9g,炙甘草6g,生龙、牡(先煎)各30g,饴糖三匙为引。

并嘱患者如无不良反应,则可常服此方。进上药20剂后,患者前来复诊,言胃脘隐痛已止,纳谷见增,而10年之阴吹亦已痊愈,甚为感谢。面色红润,精力充沛,脉来沉细,嘱继服香砂养胃丸、补中益气丸各五袋,以资巩固。

(路志正.路志正医林集腋[M].北京:人民卫生出版社,2009:97.)

3. 肝区痛

李某,男,37岁。

患慢性肝炎,肝区作痛,周身无力。服活血通络药无效。舌淡而脉弦,按之则

经方治疗 脾胃病医案

无力。此乃脾虚不能培木,肝血无以自养而作痛。经云:"肝苦急,急食甘以缓之。"治以甜为法,乃疏小建中汤方,服3剂而痛瘥。

(刘渡舟,聂惠民,傅世垣.伤寒挈要[M].北京:人民卫生出版社,2006:101-102.)

4. 胃脘痛

初诊日期1965年11月30日:十年多来胃脘疼痛,近来加重,在当地中西医治疗无效,中药多是温中理气、活血祛瘀之品。西药治疗无效,动员其手术,因惧怕,拒绝手术而来京治疗。近症:胃脘刺痛,饥饿时明显,背脊发热,午后手心发热,有时烧心,心悸,头晕,身冷畏寒,汗出恶风,口中和,不思饮,大便微溏,苔白舌尖红,脉细弦。X线钡剂造影检查:十二指肠球部溃疡,溃疡面积0.4cm×0.4cm。与小建中汤治之。

桂枝三钱,白芍六钱,生姜三钱,大枣四枚,炙甘草二钱,饴糖一两半(分冲)。

二诊1965年12月3日:疼减,手心发热亦减,但仍胃脘刺痛,背脊发热,大便日行一次。上方加炒五灵脂二钱,元胡粉(分冲)五分。

三诊1965年12月9日:胃脘痛已不明显,唯食后心下痞,四肢发凉,夜寐不安。将返东北原籍,改方茯苓饮:茯苓五钱,党参三钱,枳壳三钱,苍术三钱,生姜三钱,陈皮一两,半夏四钱。带方回家调理。

(冯世纶.中国百年百名中医临床家丛书·胡希恕[J].北京:中国中医药出版社,2001:67.)

5. 腹痛

李某,男,45岁。

1975年10月16日某大医院会诊病例。患者于1969年开始脐右上腹部阵发性疼痛,约1个月发作1次,因右下腹部也痛,故于1972年做了阑尾炎切手术。术后,发作性右上腹部疼痛未能解除。今年开始,发作时伴有发热(体温38~39℃),白细胞增高,用抗生素治疗,对发热、白细胞升高有效,但对腹痛无效。今年5—6月,曾住院检查,出院诊断为右上腹疼痛待查,痛部固定,舌苔正常,脉象略弦滑,诊为脾胃经气滞血瘀。治以温经、行气、活瘀。用小建中汤加味治之。

桂枝9g,白芍18g,炙甘草6g,生姜3片,大枣4枚,饴糖(分冲)30g,吴茱萸4.5g,当归9g,红花9g,桃仁6g,五灵脂9g,香附9g,木香9g,10~20剂。

1975年12月4日,腹痛减轻,未用抗生素,只服中药,舌脉同前。因有按时发作之状,故在上方中加柴胡12g,草果9g,常山4.5g。10~20剂此后病情渐渐减轻,发作时也不必休息。共服90剂,病痊愈,为了巩固疗效,用此方减常山,加党参、黄芩、青皮、槟榔,用蜜、饴糖各半炼蜜为丸,每丸9g,每次1丸,每日3次,此后,病未再作。

(焦树德.焦树德临床经验辑要[M].北京:中国医药科技出版社,1998:386.)

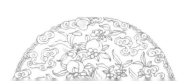

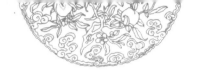

6. 便秘

郑某,男,45 岁。

1965 年 9 月 25 日初诊。多年来便秘,大便如羊屎,数日一行,脐周经常腹痛,食纳少,失眠。西医诊断为肠功能紊乱。腹部喜暖。舌尖红,脉象细。辨证为中阳不运,肠道血虚。治以温中养血。处方以小建中汤加味。

桂枝 5g,生白芍 15g,全当归 10g,瓜蒌 30g,炙甘草 4.5g,桃仁泥 10g,火麻仁 6g,饴糖(分两次兑入)60g。4 剂。

二诊(1965 年 9 月 30 日):药后大便每日 1 次,不像以前那样干燥,脐周仍有隐痛,舌苔薄白,脉象较前活泼。再投上方 6 剂,加元胡末 2g,分 2 次随汤药冲服。

三诊(1965 年 10 月 9 日):大便已能保持每日 1 次,不甚干,脐周尚隐痛,食纳同前,睡眠有好转,舌苔已正常,脉象细缓。再加减前方。

桂枝 6g,生白芍 20g,全当归 10g,全瓜蒌 30g,炙甘草 4.5g,桃仁泥 10g,火麻仁 7.5g,饴糖(分冲)60g。6 剂。

四诊(1965 年 10 月 16 日):大便每日 1 行,有时 2 次,基本成条状,已不干燥,脐腹痛未再发作。食纳增加,睡眠好转,舌苔正常,脉略细。再投上方(去桃仁泥)6 剂,而收全功。

(焦树德. 焦树德临床经验辑要[M]. 北京:中国医药科技出版社,1998:386-387.)

一四一、小青龙汤

【原文】

1.《伤寒论》

40 条:伤寒表不解,心下有水气,干呕,发热而咳。或渴,或利,或噎,或小便不利,少腹满,或喘者,小青龙汤主之。

41 条:伤寒心下有水气,咳而微喘,发热不渴。服汤已渴者,此寒去欲解也,小青龙汤主之。

2.《金匮要略》

《痰饮咳嗽病脉证并治》:

病溢饮者,当发其汗,大青龙汤主之;小青龙汤亦主之。

咳逆倚息不得卧,小青龙汤主之。

《妇人杂病脉证并治》:妇人吐涎沫,医反下之,心下即痞,当先治其吐涎沫,小青龙汤主之;涎沫止,乃治痞,泻心汤主之。

【组成与用法】

麻黄(去节)、芍药、细辛、干姜、甘草(炙)、桂枝(去皮)各三两,五味子半升,半夏(洗)半升。

上八味,以水一斗,先煮麻黄,减二升,去上沫,内诸药,煮取三升,去滓,温服一升。若渴,去半夏,加栝楼根三两;若微利,去麻黄,加芫花,如一鸡子,熬令赤色;若噎者,去麻黄,加附子(炮)一枚;若小便不利,少腹满者,去麻黄,加茯苓四两;若喘,去麻黄,加杏仁半升,去皮尖。且芫花不治利,麻黄主喘,今此语反之,疑非仲景意。

【功能与主治】

辛温解表,温化水饮。用于发热,恶风寒,无汗,脉浮紧,干呕,咳嗽,或渴,或利,或噎,或小便不利、少腹满,或溢饮表寒里饮俱盛,或咳喘不得平卧,或妇人上焦寒饮误下成痞。

【临床病案选录】

1. 唾沫流涎

徐某,男,11 岁。

1978 年 3 月 11 日,由 3 年前即经常唾沫、流口涎。近 1 年咳嗽唾沫,并脐腹疼痛,晨起尤重,曾服驱虫药,不时咳嗽流涎及白沫加重。形气黄白,舌质淡,脾虚寒,客邪涉肺,羁留寒邪,标伤两源,温中驱标。小青龙汤加减。

雷丸(打)15g、薤白 12g、细辛(后入)15g、苏叶 12g、莪术 10g、干姜 6g、桂枝 6g、麻黄 6g、白芍 15g、半夏 10g、甘草 15g、大枣 10 枚、鲜姜 10 片。

1978 年 3 月 20 日其母来取药,说 6 剂药服完已不吐,不流涎,咳嗽偶有。再法加桂枝 10g,3 剂。

(刘沛然．细辛与临床[M]．北京:人民卫生出版社,2012:52.)

2. 便秘、哮喘

李某,女,68 岁。

2006 年 8 月 19 日就诊。素有咳喘旧恙近 50 年,稍有不慎即发病,尤以冬春季节为甚。近年逐渐出现心累肢肿,多眠睡。此次因打嗑睡受凉,吼喘发作,在村医生处输注抗生素及氨茶碱等,症状无改善,反增大便秘结,心慌心烦,转服中药治疗。因该患者西医诊断为"慢阻肺伴感染、肺心病",前医予麻杏石甘汤加清热解毒通便平喘之品两剂,药后吼喘依然,大便仍秘结,且腹胀明显,乃转诊吾处。四诊所得:咳嗽吼喘 5 天,大便不通 4 日,伴身痛微恶寒,身少汗,心下痞,欲呕吐,纳呆腹胀少矢气,若矢气则腹满可稍减,舌淡苔白滑,脉弦。辨属痰饮阻肺,腑气不通之证。予小青龙汤加味。

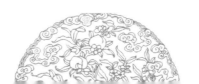

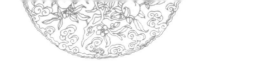

麻黄 6g,桂枝 10g,白芍 10g,炙甘草 6g,细辛 5g,干姜 6g,五味 10g,法夏 12g,杏仁 12g,厚朴 15g,枳实 10g,苏子 15g,莱菔子 15g。3 剂。

3 天后复诊,吼喘已平,大便通畅,纳增腹软。以苓桂术甘汤合温肺饮加味善后。

[刘定如.温通法治疗便秘举隅[J].四川中医,2009,27(5):81-82.]

一四二、小陷胸汤

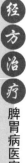

【原文】

《伤寒论》

138 条:小结胸病,正在心下,按之则痛,脉浮滑者,小陷胸汤主之。

141 条:病在阳,应以汗解之,反以冷水潠之,若灌之,其热被劫不得去,弥更益烦,肉上粟起,意欲饮水,反不渴者,服文蛤散;若不差者,与五苓散。寒实结胸,无热证者,与三物小陷胸汤,白散亦可服。

【组成与用法】

黄连一两,半夏(洗)半升,栝楼实(大者)一枚。

上三味,以水六升,先煮栝楼,取三升,去滓,内诸药,煮取二升,去滓,分温三服。

【功能与主治】

清热化痰散结。用于痰热互结于心下,心下痞硬,按之则痛,胸闷喘满,咳吐黄痰,苔黄腻,脉浮滑。

【临床病案选录】

1. 腹痛、便秘

杨某,女,24 岁。

1976 年 5 月 15 日初诊。体温 38℃,怀孕四个月,全腹胀疼,胃中嘈杂,大便秘结,肠鸣不已,夜间益显,失眠,心烦,脉濡,舌红苔白,心下压痛。证为痰热互结心下,又兼下焦蓄血。更宜清热涤痰,破血下瘀,予小陷胸汤与桃仁承气汤合方。但虑其怀孕在身,恐过峻药物招致意外,迟迟不敢投药。后观诸症日剧,以致卧床不起,细思古人有"有故无殒"之教,由是放胆投之。

半夏三钱,炒葽仁四钱,川连一钱半,桃仁泥三钱,桂枝二钱,大黄二钱,甘草钱半,玄明粉(冲)三钱。

服后三小时,泻下大量秽物,诸症顿大减,次日再服一剂,病即痊愈。

(娄绍昆著,娄莘杉整理.中医人生——一个老中医的经方奇缘[M].北京:中国中医药出版社,2012:448.)

2. 慢性肝炎

吴某,男,41岁,技术员。

患者于1972年9月感到腹部不适,腹胀,全身乏力,不思饮食,尤其嗅油味感到恶心。经医院检查:肝大一指,脾大,无黄疸。

化验检查:谷氨酸-丙酮酸转氨酶450单位、麝香草酚浊度试验13单位、麝香草酚絮状试验(＋＋)。经省中医研究所住院治疗5个多月,肝功能逐渐恢复正常,但体质比较弱,饮食稍差,腹部有不适感。出院以后2个月,肝功能又现异常:谷氨酸-丙酮酸转氨酶406单位、麝香草酚浊度试验13单位、麝香草酚絮状试验(＋＋)。且全身症状严重,胃纳呆,厌油,唇绀眼涩,舌质紫褐色,舌体肥厚,苔白。又住某院。住院期间发现肝脏缩小,嘴唇发绀,滴水不入。输液以后引起静脉炎,肝功能破坏很严重:谷氨酸-丙酮酸转氨酶600单位、麝香草酚浊度试验20单位、麝香草酚絮状试验(＋＋＋)。经中西医结合治疗,全身症状逐渐好转,肝功能逐渐恢复正常。

出院以后,经常有谷氨酸-丙酮酸转氨酶升高的情况,1976年5月谷氨酸-丙酮酸转氨酶500单位以上、麝香草酚浊度试验17单位,麝香草酚絮状试验(＋＋＋)。求治于余,诊为慢性肝炎属肝郁气滞型。服肝病Ⅲ方加减5剂。

瓜蒌15g,枳实15g,半夏10g,佛手15g,甘草15g,黄连5g,当归15g,郁金10g。

服药以后,全身症状逐渐好转,肝功能:谷氨酸-丙酮酸转氨酶292单位、麝香草酚浊度试验16单位、麝香草酚絮状试验(＋＋＋)。腹部不适减轻,饮食稍好,舌胖消失,舌紫褐色变浅。又服上方加减15剂后,谷氨酸-丙酮酸转氨酶100单位以下、麝香草酚浊度试验6单位、麝香草酚絮状试验(＋),肝区隐痛好转,腹部稍舒适,吃饭以后无胀满现象,饭量增加。又服25剂以后,全身症状基本消失,面部有了光泽。在半年中,肝功能保持正常,能够参加一般的体力劳动,并能参加全日班工作。

(赵明锐.经方发挥[M].北京:人民卫生出版社,2009:105-106.)

3. 噎膈

李某之爱人患噎膈,自云已三十年,近年加剧。其脉虚数,兼带滞涩象,其证心下痞结,胃脘闷痛,食不得下,自觉食至近胃处,转弯下去,方保安受,否则必须吐出,饥则心慌嘈杂欲食,食则痛剧欲吐,吐后再食,食后又吐,不吐,则以手指探喉际

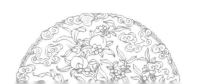

令吐,痛苦莫可名状。拟方利膈舒脘,行气活血,辛苦开降。

栝蒌五钱,半夏三钱,黄连一钱,干姜一钱五分,枳实一钱五分,郁金三钱,甘草八分。

服药三剂后稍安。病者问此病能愈否?予答噎膈重病,非短期可愈,但能安心服药,安心静养,积以时日,亦有向愈者。予思此证虽历年久,体虽虚而为实证。古人治噎膈虚证,有资液救焚汤;噎膈实证,有进退黄连汤。因参酌二方间,合两法为一法,随病损益,半润养,半舒展,半疏利,则不拘拘用其药,却处处师其意。如用前方加参须、归须、柿霜、瓜瓣,或去半夏加蒌根、葳蕤,或去枳实加橘红、缬草,或去郁金加琥珀、血竭。随其所主,多方斡旋,三月病减,半年大减,一年痊愈。此媪已七旬余,现精神康健,自云病未复发。噎膈本难治,而亦有治愈者,录之以供参考。

(冉雪峰. 现代著名老中医名著重刊丛书——冉雪峰[M]. 北京:人民卫生出版社,2006:36.)

4. 胁痛

余某,女,40岁。

素有右胁下痛,经医院检查为慢性胆囊炎。某年夏月,病又急性发作,迭经输液及注射消炎针剂,痛势少挫,邀求一诊。其证右胁下痛连及胃脘部亦感胀痛不舒,经治疗后较前略减,右肩背部时感如痠胀难受,泛恶而呕,有时并吐出苦水,口渴而不能多饮,不能食,食即作吐,头晕目眩,脉弦数。舌苔黄。拟用清胆和胃止呕降逆之法。方用小陷胸汤与黄连温胆汤合方。服2剂,呕吐即止。继参入川楝子、延胡索、炒白芍、佛手片、生麦芽以活血理气,和胃缓急。再服3剂,痛止食进而病愈。

(湖北中医学院. 李培生医学文集[M]. 北京:中国医药科技出版社,2003:134-135.)

5. 伤食

凌某,男,62岁。

素嗜烟,有咳喘宿疾。某年夏,因食粽子过多,胃脘作痛,自服泻叶茶2次,得下后,胃痛未止;续服西药阿托品,痛暂止,后又痛。来诊:愚触诊其胃脘部疼痛甚拒按,大便行而不畅,间有泛恶欲呕,苔黄滑,脉弦滑,拟仿小结胸病治法。

瓜蒌仁(炒)15g,炒川连15g,姜半夏10g,炒枳实10g,橘红6g,酒洗川大黄10g(前五味药合煎,另大黄一味开水浸泡后,兑入前药汁合服)。

此是化痰清热、理气消痞、通下解结之法,亦是小陷胸、橘枳生姜汤合小承气并用之法。服1剂,大便畅行,痛即不作。再诊:前方去大黄,又服2剂,而病痊愈。

(湖北中医学院. 李培生医学文集[M]. 北京:中国医药科技出版社,2003:134.)

6. 胃脘痛

患者李某,某年夏因胃病特来就诊。因其直系亲属数人死于消化道癌症,因此忧心忡忡,请求一决。愚视其舌苔黄厚,诊脉滑数,口中气臭,胃脘部疼痛拒按,不能纳食,强食则稍倾吐出,呃忒连声,小溲黄,大便不畅,行年四十,而月事量少。细询发病原因,始知平素酷嗜辛辣,又因家境不顺,久郁积热,化痰生火,火热结于中焦,致成此证。缠绵年余,诸治无效。此时救治,拟用清降镇逆之法,以作和胃解结之用。

遂与小陷胸汤(瓜蒌仁、法半夏、炒黄连)加炒竹茹、枳实、橘红、枇杷叶、代赭石、旋覆花、鲜芦根。

服5剂,病势依然如故。因思本病症结在胃,胃气以下行为顺,气郁火结,阻其和降之机,故脘部不通则痛;气逆火炎,肆其冲激之势,故纳食入口则吐,频频作哕。《内经》谓"诸逆冲上,皆属于火",可为此病之最好说解。而《金匮》"食已即吐者,大黄甘草汤主之",当可为治法之重要依据。

遂与前方中,加酒洗川大黄12g,炙甘草6g。又2剂,大便通畅,脘部自觉甚快,吐势少止,呃声亦稀,略能进食。前方再去大黄,仍与前方数剂服之,遂愈。

(湖北中医学院. 李培生医学文集[M]. 北京:中国医药科技出版社,2003:233.)

7. 胃脘痛

孙某某,女,58岁。

胃脘作痛,按之则痛甚,其疼痛之处向外鼓起一包,大如鸡卵,濡软不硬。患者恐为癌变,急到医院做X光钡餐透视,因需排队等候,心急如火,乃请中医治疗。切其脉弦滑有力,舌苔白中带滑。问其饮食、二便,皆为正常。辨证为痰热内凝,脉络瘀滞之证。为疏小陷胸汤。

糖瓜蒌30g,黄连9g,半夏10g。

此方共服3剂,大便解下许多黄色黏液,胃脘之痛立止,鼓起之包遂消,病愈。

(陈明,刘燕华,李方. 刘渡舟临证验案精选[M]. 北京:学苑出版社,1996:95.)

一四三、续 命 汤

【原文】

《金匮要略》

《中风历节病脉证并治》:附方。

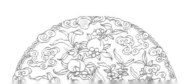

《古今录验》续命汤。

治中风痱,身体不能自收持,口不能言,冒昧不知痛处,或拘急不得转侧。

【组成与用法】

麻黄、桂枝、当归、人参、石膏、干姜、甘草各三两,川芎一两,杏仁十四枚。

上九味,以水一斗,煮取四升,温服一升,当小汗,薄覆脊,凭几坐,汗出则愈;不汗更服。无所禁,勿当风。并治但伏不得卧,咳逆上气,面目浮肿。

【功能与主治】

温通经脉,补气养血,祛风散邪。用于风痱,身体麻木,口不能言,或肢体拘急,或妇人产后出血及老人小儿,或咳逆上气,面目浮肿,但伏不得卧。

【临床病案选录】

便秘(肝 B 细胞型非霍齐金淋巴瘤)

钟某,男性,65 岁。

2010 年 3 月前后,始觉神疲,体倦,不思饮食,全身疼痛,腰骶为甚。4 月,开始出现上腹部疼痛,双下肢乏力,感觉障碍,小便潴留,大便不通。入我市某三甲医院住院,查体:全身浅表淋巴结未触及肿大,肝大,剑突下四横指。左下肢肌力Ⅲ级,右下肢肌力Ⅳ级。胸$_{10}$以下平面感觉减退。以痛触觉减退更为明显。腰椎 CT:腰 2/3、3/4、4/5 椎间盘突出。ECT:骶髂关节骨代谢活跃。消化系 B 超及腹部 CT 提示:肝多发絮状占位病变。考虑为恶性肿瘤转移,原发灶未明,予肝组织穿刺活检:肝 B 细胞型非霍齐金淋巴瘤。因患者拒绝行肠镜,仔细阅读腹部 CT,暂不支持肠腔转移。曾有冠状动脉支架植入术病史,不能行 MR 检查。但据其症状、体征,腰骶椎转移压迫脊髓可能性较大。治疗上以对症治疗为主,以芬太尼贴止痛。二便潴留考虑原因有二,一则骶髓受压,二则阿片类止痛药影响肠蠕动。予留置尿管,住院期间予大承气汤内服,桃核承气汤保留灌肠,三日一次,前后月余。每次皆需灌肠才能排便。5 月 15 日转我院,腹仍胀甚,需灌肠,转院途中尿管脱出,小便自解,腹胀,便秘。窃以为此当为大承气汤证。

大黄(后下)15g,枳实 20g,厚朴(后下)20g,芒硝(冲)10g。

下午 5 点服药,同时予开塞露灌肠,药后未得矢气,至夜晚 10 点,腹痛肠鸣,解出黄色烂便 100ml,腹胀未减。

次日下午,黄师查房,曰:"此虽腹胀、便结,实与承气汤证之痞、满、燥、实、坚有别。双下肢乏力、麻木、二便潴留,腰骶脊髓病变引起,非燥屎内结。因无力行舟,故大便不得下。欲得泻下,当治其本,以续命汤温通经隧,才可取效。"

麻黄(先煎)15g,桂枝 15g,干姜 10g,石膏 60g,当归 24g,芒硝(冲服)10g,大枣

15g,炙甘草 15g,大黄(后下)15g,枳实 20g,厚朴(后下)20g,川芎 9g,槟榔 15g。

3 剂,黄师嘱 3 天后如无不良反应,按情递增麻黄用量。

服药 1 剂后,仍未得矢气,腹胀甚,仍予开塞露灌肠。又服 2 剂,可矢气,每日 1～2 次,余症未见改善,继续以开塞露灌肠。吾更为疑虑,麻黄暂未加量,守方 4 剂。前后共服药 7 剂,第 7 日傍晚,药后,解黄色烂便约 50ml。两个月来第一次自行排便,家属颇为欣喜。

请示黄师,麻黄加量至 20g,仍配合大承气汤,4 剂。第 4 日晚上,解黄色烂便 4 次,腹胀尽除。

麻黄加量至 25g,去大黄、槟榔。是日,患者服药后,即得大便一次。此确续命汤之效也。自后病者每日自行排便,遂于 6 月 1 日带药 7 天出院。

(何莉娜,潘林平,杨森荣.黄仕沛经方亦步亦趋录——方证相对医案与经方问对[M].北京:中国中医药出版社,2011:17-19.)

一四四、旋覆代赭汤

【原文】

《伤寒论》

161 条:伤寒发汗,若吐若下,解后心下痞硬,噫气不除者,旋覆代赭汤主之。

【组成与用法】

旋覆花三两,人参二两,生姜五两,代赭一两,甘草(炙)三两,半夏(洗)半升,大枣(擘)十二枚。

上七味,以水一斗,煮取六升,去滓,再煎取三升。温服一升,日三服。

【功能与主治】

和胃化痰,镇肝降逆。用于心下痞硬,嗳气,噫气不除,胃虚气逆,肝胃不和,或痰饮内阻所致的嗳气、呃逆、噎膈反胃。

【临床病案选录】

1. 呃逆

王某,女,25 岁。

突起呃逆频作,西医服药 1 周,无效。2008 年 3 月 3 日来诊,相对斯须,呃逆不

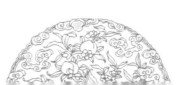

断,讲话也被呃逆中断,咽干口渴,唇暗红。处以丁香柿蒂汤、旋覆代赭汤、白虎汤加减。

代赭石(布包,先煎)30g,旋覆花(布包,先煎)10g,党参 30g,知母 15g,石膏 60g,法夏 15g,甘草 6g,丁香 6g,柿蒂 24g。2 剂,水煎服。

3 月 7 日复诊,呃逆已大减,再以原方加白芍 60g,甘草改 30g,4 剂。

3 月 10 日未见复诊,12 日心念之,电话追访,答曰:"呃逆早已消失。"

(何莉娜,潘林平,杨森荣. 黄仕沛经方亦步亦趋录——方证相对医案与经方问对[M]. 北京:中国中医药出版社,2011:44-45.)

2. 顽固性呃逆

李某,女,54 岁,干部。

1998 年 3 月 3 日初诊。病史:患者多年糖尿病,长期每天自注胰岛素维持,又有高血压,每天必须服降压药,同时有高血压心脏病、冠心病时发心绞痛,血脂偏高,血液黏度也高,还有慢性胆囊炎,时发关节痛风,每天服用药物达 6 种之多。2年前出现呃逆,开始较稀疏,继则越发越频繁。初服西药镇静药或中药无效,久之则中西药效果均不明显,西医认为神经性膈肌痉挛,做心理疏导也无效果。近来越发严重,以致晚间因呃逆而失眠,而胃镜、B 超检查无阳性发现,出示中药处方一叠,不外丁香柿蒂、旋覆代赭、膈下逐瘀、黄连温胆、桂附理中等方加味化裁,有的略有暂时减轻,大多无效。曾针灸治疗亦未能终止呃逆。

现症:患者频频呃逆,几天无休止,以至晚间不能入眠,胁下腹壁因呃逆牵拉作痛,从不呕吐、反酸,口中和,能进食,但不可过热过凉,过则呃逆更甚,同时还有胸闷窒塞时而隐痛之感,心累气短,乏力,常自汗,膝关节酸痛,二便尚可。察其形体肥胖,腠理疏松,情绪抑郁,痛苦面容,面色淡白少华,呼吸均匀,其呃逆有声低微而不高亢,舌质淡胖、两边有瘀点,苔灰白厚润,脉沉而细。

辨治:本例病情十分复杂,其心累气短、呃声低微是气虚之象,而情绪抑郁又夹气郁;其胸痛有定处、舌有瘀点为血瘀之征,而胸闷、体肥、舌胖又夹痰湿。从整体观之,其气虚为本,气郁血瘀夹痰浊为标,为本虚标实之证。当务之急为呃逆所苦,详辨其呃逆之因,当为风、痰、瘀三气相合所致。盖"风以动之""善行数变",肝风夹痰瘀,郁久不解,深入络道,引起时时呃逆,而与风痰瘀所致手足痉挛同理,此亦即叶天士所谓"久病入络"之机。目前之治疗,当顿挫呃逆,然后再治其虚。用平肝息风、豁痰通络法,以通络三虫药合芍药甘草汤、旋覆代赭汤化裁。

全蝎(水洗,同煎)12g,僵蚕、地龙、制天南星(先煎 1 小时)、法半夏、旋覆花(布包)、酸枣仁、丹参各 15g,白芍 40g,代赭石(布包)30g,石菖蒲、甘草各 10g。每日 1剂,分 3～4 次服。

1 周后,患者复诊,诉上方颇效,第 1 剂服下即明显减轻,当晚安然入睡;第 2 剂服完呃逆停止;又服完 2 剂,胸闷、胸痛等症状也有缓解。乃转用针对气虚血瘀夹痰湿的病机,以治疗其冠心病、高血压诸疾。

(黄学宽.郭子光临床经验集[M].北京:人民卫生出版社,2009:160-161.)

3. 呕吐

李某某,女,20岁,职员。

1975年1月9日初诊。患者身体素健,二年前饭后2个小时许自觉胃脘疼痛难受,旋即泛吐不消化食物,吐后感觉舒适。其后经常在饭后泛恶呕吐,时轻时重,经久不愈,伴有泛酸。二便正常。苔薄腻,舌边略见齿痕,脉右细左小弦。证属饮食伤于脾胃,脾不运化,胃失和降,兼有肝气上逆,以致引起呕吐。先拟和胃降逆之法,旋覆代赭合橘皮竹茹汤加减。

旋覆花(包)三钱,煅赭石(先煎)四钱,煅瓦楞(先煎)一两,佛手一钱半,青陈皮各二钱,炒竹茹三钱,紫苏三钱,白蒺藜三钱,木香二钱,生姜二片。6剂。

二诊(1月16日):服药之后,泛恶呕吐减轻。苔薄腻,舌边略见齿痕,脉右细左小弦。再守前法。原方加炒谷芽五钱。6剂。

三诊(1月30日):呕吐已止,仅时见腹胀。原方加大腹皮三钱。7剂。

(朱世增.黄文东论脾胃病[M].上海:上海中医药大学出版社,2008:64.)

4. 噫气

张某,男,41岁。

今年7月中旬患噫气症,至今3个多月,久治少效。现仍每日噫气频作,动则增剧,静则稍减,心下痞硬,不思食,口干渴饮,1973年10月30日初诊,投以旋覆代赭汤合橘皮竹茹汤加减。

旋覆花30g,代赭石30g,橘皮30g,竹茹10g,半夏15g,枳壳10g,麦冬15g,枇杷叶15g。

连服7剂,噫气减去十之六七(自云前2剂缺代赭石则无效),心下痞硬全除,脘腹舒适,食增(每餐能食200g米饭),渴止,前昨两日噫气完全停止。守上方再进以巩固疗效。

(万友生.中国百年百名中医临床家丛书·万友生[M].北京:中国中医药出版社,2003:177.)

5. 胃脘痛

侯某,女,42岁。

胃痛已有5年,近2个月加重,不思饮食,便干。1周前因情志不畅,饮食不节,胃痛大作。钡餐造影:十二指肠球部变形,胃排空时间延长。嗳气频频,恶心呕吐,泛酸不止,不能进食,大便3日未行。前医曾予建中剂,痛势不减。舌黯,苔黄腻,脉细弦。证属肝胃不和,痰浊中阻,虚实并见,应平肝降逆。

旋覆花(包)10g,代赭石(先煎)20g,太子参10g,姜半夏10g,生姜5g,酒军3g,甘草3g,香附10g,苏梗10g,白芍10g,焦三仙各10g。

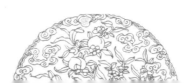

上方进 2 剂,痛势大减,大便略稀,嗳气、呕吐均除。守方又进 4 剂,痛止,大便稠。续进 6 剂,诸症悉平,每餐能食 150g,无不适。继服丸药以期巩固。

(董建华. 中国百年百名中医临床家丛书·董建华[M]. 北京:中国中医药出版社,2003:126-127.)

6. 胃脘痛(十二指肠球部溃疡、胃下垂)

白某,男,32 岁,病案号 184285。

初诊日期 1965 年 12 月 21 日:胃脘痛反复发作已一年,近一月来加重,食前食后皆痛,常嗳气,呕吐,心下痞,烧心,时脘腹胀满,苔白,脉弦细。X 线钡剂检查确诊为十二指肠球部溃疡、胃下垂。与旋覆代赭汤合茯苓饮、乌贝散。

旋覆花三钱,党参三钱,生姜五钱,代赭石三钱,炙甘草二钱,半夏五钱,大枣四枚,茯苓四钱,白术三钱,陈皮三钱,枳壳三钱,乌贼骨三钱,川贝二钱。

结果:上药服三剂胃脘痛减,嗳气、呕吐减。服六剂胃脘痛已,他症已不明显。

(胡希恕. 中国百年百名中医临床家丛书·胡希恕[M]. 北京:中国中医药出版社,2003:69-70.)

7. 噎膈

胡某,男,65 岁,农民。

1989 年 3 月始,进食困难,打嗝,渐致汤水难下,并不时呕吐痰涎,量多少不一,多则达一大碗。往往待呕吐痰涎后,能进少量流汁。大便干燥,形体日见消瘦、乏力。6 月初就诊于赵师。诊见舌红少津,脉弦细。本院 X 线食道钡透:食管中段狭窄,提示食道中段癌。患者平素偏食辛辣燥热之品,饮食不节,积热灼阴,以致津伤血燥,日久瘀热停留,阻于食道,故饮食不得下,上冲咽嗌。长期饮食难进,脾气日益虚弱,津液输布无权,故泛吐痰涎;化源贫乏,难以生化精微,充养形体,故乏力消瘦。阴血亏耗,肠津干枯,则大便干结。舌红少津脉弦细,为津液耗伤,气血两亏之象。四诊合参,病乃“噎膈”之属。治宜开郁化痰,降逆润燥为要。

旋覆花(包煎)、西党参、丹参、制半夏、北沙参、茯苓、柿蒂各 10g,代赭石(先煎)、全瓜蒌、白花蛇舌草各 30g,公丁香 5g。水煎服,每日上、下午各 1 次。

上方服至 15 剂后,经市医院 X 线摄片检查报告:食道中段相当于肺门部有一长约 3cm 之狭窄段,边界不规则,黏膜纹中段、上段食道轻度扩张。提示食道中段癌。由于家境贫寒,无力手术治疗。赵师遂嘱其服用上方同时,自备蛞蝓,洗净后用开水吞服,每日 3 次,每次 2～3 条均可。

连服 1 个月后,进食困难、打嗝等症明显改善,面色转润。如此坚持服用 1 年余,已能进少量固体食物。再 3 年后,诸恙若失。经本院 X 线吞钡复查原病灶消失。至今健在。

(俞承烈. 赵炳恒应用蛞蝓为主治疗噎膈的经验介绍[J]. 新中医,1994,2:6.)

一四五、旋覆花汤(肝着汤)

【原文】

《金匮要略》

《五藏风寒积聚病脉证并治第十一》:肝着,其人常欲蹈其胸上,先未苦时,但欲饮热,旋覆花汤主之。

【组成与用法】

旋覆花三两,葱十四茎,新绛少许。

上三味,以水三升,煮取一升,顿服之。

【功能与主治】

理气通阳,活血散瘀。用于治疗肝着,胸闷不舒甚或胀痛,用手按捺捶击稍舒,喜热饮,妇人半产漏下,脉弦大。

【临床病案选录】

1. 咽部异物感、胸闷

唐某,中年妇女(1995 年)。

咽喉部梗塞,胸中胀闷,声嘶难出半年,经多方诊为慢性咽喉炎。胸部透视未发现病变,望其咽部并不甚红。但言胸膈部胀闷,咽喉部梗塞如绳带紧束之状,不仅语声难出,连呼吸亦觉困难。与之相对斯须,但见患者连连嗳气,并引伸太息,时时以手捶胸,颇似"肝着",有"其人常欲蹈其胸上"的特征。究其发病前旬,曾与人争吵,气郁难平;次又感冒发热,旋即形成斯病。可见此病起于气郁伤肝,复兼客邪。治必疏肝达郁,即"木郁达之"之法。遂拟旋覆花汤合四逆散、半夏厚朴汤加减。

旋覆花 10g,片姜黄 10g,柴胡 10g,白芍 10g,枳实 15g,法半夏 10g,厚朴 10g,苏叶 10g,茯苓 10g,甘草 6g,生姜 10g。

药进 7 剂,诸症大减;原方再进 7 剂,其病乃瘥。

(熊继柏. 熊继柏医论集[M]. 北京:中医古籍出版社,2005:170.)

2. 胁痛

刘某某,女,24 岁。

素来情怀抑郁不舒,患右胁胀痛,胸满有 2 年之久,迭经医治,屡用逍遥、越鞠

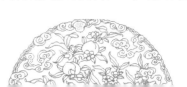

疏肝解郁之药而不效。近几日胁痛频发,势如针刺而不移,以手击其痛处能使疼痛减缓。兼见呕吐痰涎,而又欲热饮,饮后暂时心胸为之宽许。舌质暗,苔薄白,脉细弦。诊为"肝着"之证,投旋覆花汤加味。

旋覆花(包煎)10g,茜草12g,青葱管10g,合欢皮12g,柏子仁10g,丝瓜络20g,当归10g,紫降香10g,红花10g。

服药3剂,疼痛不发。

(陈明,刘燕华,李方等.刘渡舟临证验案精选[M].北京:学苑出版社,2002:80-81.)

3. 胸痛

患者某,男,24岁,未婚。

自诉左胸满闷不适6年,诊断为自主神经功能紊乱,近年来病情逐渐加重,时感左侧胸部痞满、胀痛、刺痛,甚或疼痛彻背,必欲以拳捶之,短则几秒钟,长则十多分钟方得缓解,痛苦之态,莫可言状;前医以胸痹治,投以栝蒌薤白半夏汤加味,服药后其始尚觉舒畅,尔后直感烦躁,且胸痛之症依然如故。询其病史,乃得知6年前就读于某大学时,早餐常狼吞虎咽而引起阵阵呛咳,随之左胸部痞闷不舒。嗣后,由于遇事多忤,遂使上症加剧。同时伴倦怠,少气懒言,失眠多梦,头晕目眩,颈项不适,两胁胀闷,喜叹息,食谷不馨,喜啜少量热饮,肛门坠胀,便溏溲清。观其面色萎黄,形体消瘦,舌质淡红未见瘀点,舌苔薄白,察其脉弦细无力。忆及《金匮要略》肝着一病正与此吻合,遂处以旋覆花汤加减。

旋覆花(布包)30g,茜草根15g,郁金10g,葱10茎,柴胡10g,白术20g,甘草10g。

首诊6剂,每日1剂,1次温服。3日后,患者欣然相告诸症好转。

二诊:自谓胸痛大减,乃守原方6剂,另处红参12g,另蒸,嘱其分6次空腹服用。

三诊:病者胸痛症状彻底解除,乃改用健脾益气、养血疏肝丸药巩固,历时3个月而瘥。

(余继业.肝着治验一得[J].湖南中医学院学报,1987,3:31.)

一四六、薏苡附子败酱散

【原文】

《金匮要略》

《疮痈肠痈浸淫病脉证并治》:肠痈之为病,其身甲错,腹皮急,按之濡,如肿状,腹无积聚,身无热,脉数,此为腹内有痈脓,薏苡附子败酱散主之。

【组成与用法】

薏苡仁十分,附子二分,败酱五分。

上三味,杵为末,取方寸匕,以水二升,煎减半,顿服,小便当下。

【功能与主治】

排脓消痈,祛瘀止痛,振奋阳气。用于肌肤甲错,腹部局部拘急隆起,按之濡软如肿,发热恶风寒不明显,甚或不热,病势较缓,病程较长的慢性阑尾炎,或腹部有痈脓而见阳虚证者。

【临床病案选录】

1. 鹅掌风

朱某,男,56 岁,肥皂厂工人。

每年秋冬季患鹅掌风,起初手心发痒,皮肤变粗,继而流黄水,手掌皮肤逐渐变厚,呈鱼鳞状,奇痒难忍,到来年春天即自愈。给予薏苡附子败酱汤治疗,于未作前 2 个月前开始服用,连服 30 余剂,当年即未发,其后观察 2 年未曾复发。

(赵明锐. 经方发挥[M]. 北京:人民卫生出版社,2009:140.)

2. 肌肤甲错

翟某,女,19 岁。

于 8—9 岁以来即出现四肢及肩背部皮肤甲错,甲错部分呈盘状,痒甚。每到夏天基本上消失,逢冬即又发作,数年来一直如此。1973 年求治,细审其症状,患处皮肤异常粗糙,如鱼鳞形状,但与皮癣有明显分别,全身其他皮肤虽不似患处粗糙,但也是干燥、枯涩不润。考虑似仲景所启示的内有瘀血、外失濡养所致的肌肤甲错,遂投以薏苡附子败酱汤。

薏苡仁 60g,熟附子 9g,败酱草 30g。

连服 20 余剂后,不仅患处的皮肤改善,瘙痒消失,就连全身皮肤也改变了原来的那种枯涩不润的状态,3 年来未发作。到第 4 年诸症复发如前,又投以上方加减 20 余剂,痊愈。以后观察数年未见复发。

(赵明锐. 经方发挥[M]. 北京:人民卫生出版社,2009:140-141.)

3. 肠痈

林廷玉,右侧小腹疼痛,右脚不能屈伸,扪之灼热,按之痛甚,身无热,舌质红,脉沉涩。肠痈已成。

淡附子 6g,米仁 30g,败酱草 30g,枳壳 3g,生大黄 9g,桃仁 9g,冬瓜仁 24g。

二诊:泻下多次,腹痛减轻。

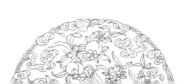

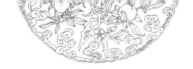

败酱草 3g,淡附子 3g,生米仁 30g,归尾 9g,枳壳 3g。

三诊:已瘥多。

皂刺 60g,禾米 1 杯。

四诊:将愈。

党参 9g,赤、白芍各 9g,冬瓜子 15g,甘草 3g,半夏 9g,陈皮 3g,茯苓 9g,枳壳 6g。

(浙江省中医研究所等.现代著名老中医名著重刊丛书——范文甫专辑[M].北京:人民卫生出版社,2006:128.)

4. 阑尾炎、腹膜炎

孙某,男。

大黄牡丹皮汤,仲景本为肠痈而设。盖阑尾炎虽能通便,植物性下剂不相宜,或者此方用于轻症。假使阑尾周围化脓溃穿,此方不可妄投!病者是轻症,故投之。

熟锦纹 9g,冬瓜子 15g,生苡仁 24g,败酱草 15g,粉丹皮 12g,桃仁 12g,白芍 12g,生甘草 6g,七厘散(分 2 次吞服)1.2g。

二诊:仲景治肠痈,用大黄牡丹皮汤治急性者,薏苡附子败酱散治慢性者。病者为慢性,复入当归赤小豆汤。

炮附子 9g,败酱草 24g,赤小豆 30g,苡仁 30g,全当归 12g,杭白芍 15g,粉甘草 9g。

(朱良春.章次公医术经验集[M].长沙:湖南科学技术出版社,2001:403.)

5. 肠痈

顾某,女,38 岁,职工。

1978 年 2 月 25 日初诊。患肠痈五六年,时发时止,缠绵难愈。近日右下腹又作疼痛,畏寒纳少,脉沉,苔薄白而润,舌边略有瘀点,当用薏苡附子败酱散主之。

制附子 4.5g,生苡仁 15g,败酱草 15g,红藤 15g,广木香 6g,陈皮 6g。

服药 3 剂,右下腹已不觉痛,纳谷如常,畏寒亦除。现腰部酸痛,脉沉细,苔薄白边青紫,治再前法加减。

制附子 4.5g,生苡仁 15g,败酱草 15g,红藤 15g,茯苓 12g,桂枝 4.5g,赤芍 9g,桃仁 9g,丹皮 6g,陈皮 6g。

再服 5 剂痊愈。至 1985 年 8 月随访,肠痈未再复发。

(何正,张志民,连建伟.金匮方百家医案评议[M].杭州:浙江科学技术出版社,1991:344.)

经方治疗 脾胃病医案

一四七、茵陈蒿汤

【原文】

1.《伤寒论》

236 条:阳明病,发热汗出者,此为热越,不能发黄也。但头汗出,身无汗,剂颈而还,小便不利,渴饮水浆,此为瘀热在里,身必发黄,茵陈蒿汤主之。

260 条:伤寒七八日,身黄如橘子色,小便不利,腹微满者,茵陈蒿汤主之。

2.《金匮要略》

《黄疸病脉证并治》:谷疸之为病,寒热不食,食即头眩,心胸不安,久久发黄为谷疸,茵陈蒿汤主之。

【组成与用法】

茵陈蒿六两,栀子(擘)十四枚,大黄(去皮)二两。

上三味,以水一斗二升,先煮茵陈减六升,内二味,煮取三升,去滓,分三服。小便当利,尿如皂荚汁状,色正赤,一宿腹减,黄从小便去也。

【功能与主治】

清热泄湿,利胆退黄。用于身黄如橘子色,发热,无汗,或但头汗出,身无汗,齐颈而还,小便不利而色深黄,口渴,腹微满,舌红,苔黄腻,脉弦数或弦滑,或黄疸见食欲减退,食即头眩,心胸不安,小便不利,腹满。

【临床病案选录】

1. 肝小血管瘤

马某,女,56 岁。

自诉:患乙型肝炎已 10 年余,近半年来突然出现胁下疼痛并时有牵引胸背,经中西医治疗半年,且疼痛没有达到有效控制。刻诊:胁下疼痛,时牵引胸背,疼痛部位时有热感且固定,大便 1 日 1 行且较干硬,舌质略红,苔略黄腻,脉沉略紧。疑其有实质性病变,嘱其做彩超检查:提示肝小血管瘤 3mm×2.5mm。辨证是湿热蕴结,瘀阻脉络,其治当清热利湿,兼以活血化瘀,以茵陈蒿汤、桂枝茯苓丸加味。

茵陈 18g,大黄 3g,栀子 12g,桂枝 10g,茯苓 12g,桃仁 12g,丹皮 12g,白芍 12g,延胡索 10g,水蛭 6g。6 剂,每日 1 剂,水煎 2 次,分 2 次服。

二诊:胁下疼痛有所减轻,又以前方 6 剂。之后,累计服用前方约 150 剂,经彩

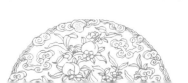

超复查,肝小叶血管瘤消失。

(王付.经方实践论[M].北京:中国医药科技出版社,2006:246.)

2. 黄疸型肝炎

患者于一周前即突感中脘胀满不适,发热曾至 38.5℃,服西药 4 天后退热,巩膜及皮肤即出现黄疸,经某医院检查谷丙转氨酶为 300U/L,黄疸指数为 80U/L,西医诊断为黄疸型肝炎,现住院治疗、不思饮食,泛泛欲吐,小便色深似浓茶,大便3 日未解,舌红,苔黄,脉弦数。证属湿热俱重型黄疸,投以茵陈蒿汤及栀子柏皮汤加味。

生大黄 18g,山栀 15g,田基黄 15g,黄柏 9g,木通 9g,川黄连 6g,茵陈蒿 30g,鲜茅根 30g。7 剂。

服 1 剂后,大便即通,小便亦利。治疗一周后,遍身黄疸大减,胸闷烦恶亦舒,查:谷丙转氨酶 70U/L,黄疸指数 40U/L。减大黄,加重健脾利湿药物,继续服药14 剂后,黄疸全退,黄疸指数为 10U/L,谷丙转氨酶下降至 30U/L,食欲增加,于住院 3 周后出院。

(姜春华.中国百年百名中医临床家丛书——姜春华[M].北京:中国中医药出版社,2003:57-58.)

3. 黄汗

陈某,女,10 岁,学生。

1997 年 5 月 20 日初诊。患者近 1 个月来大量食芒果,出现汗出色黄来诊。正见汗出色黄染衣,伴手掌及前额皮肤黄染,巩膜无黄染,口干,口苦,纳呆,欲呕,脘腹胀满,小便黄赤短小,大便干结,舌红苔黄腻,脉弦滑。肝功能检查:谷丙转氨酶、直接胆红素均在正常范围。辨证为脏腑湿热,胆液外泄所致黄汗。治以清热祛湿,通腑利胆。方以茵陈蒿汤合三仁汤加减。

茵陈蒿 15g,滑石 30g,大黄 8g,苡仁 30g,白蔻仁 10g,川朴 10g,通草 10g,茯苓10g,甘草 5g,3 剂,水煎,分 2 次服。

二诊:黄汗减少,无腹胀,二便调,仍纳呆,上方去大黄、滑石,加白术、怀山药、陈皮各 10g,麦芽 30g 以健脾导滞,再服 5 剂,黄汗及皮肤黄染消失,余症痊愈。嘱其清淡饮食,并以参苓白术散 5 剂以健脾祛湿善后。

(刘建新.嗜食芒果致黄汗治验 1 例[J].中医杂志,1997,11:651.)

4. 谷疸(瘅热病)

孙某某,男,55 岁。

1992 年 4 月 21 日初诊。三年前,洗浴之后汗出为多,食两个橘子,突感胸腹之中灼热不堪,从此不能吃面食及鸡鸭鱼肉等荤菜,甚则不能饮热水,如有触犯,则胸腹之中顿发灼热,令人烦扰为苦,必须引进冷水则得安,虽属数九隆冬,只能饮凉水而不能饮热水。去医院检查,各项指标未见异常,多方医治无效,专程由东北来京诊治。患者素日口干咽燥,腹胀,小便短黄,大便干,数日一行。视其舌质红绛,苔白腻,脉弦而滑。据脉证特点,辨为"瘅热"之病,《金匮》则谓"谷疸"。乃脾胃湿热蕴郁,影响肝胆疏通代谢之能为病。治法:清热利湿,以通六腑,疏利肝胆以助疏泄。疏方:柴胡茵陈蒿汤。

柴胡 15g,黄芩 10g,茵陈 15g,栀子 10g,大黄 4g。

服药 7 剂,自觉胃中舒适,大便所下秽浊为多,腹中胀满减半。口渴欲饮冷水,舌红、苔白腻,脉滑数等症未去,此乃湿热交蒸之邪,仍未祛尽,转方为芳香化浊,苦寒清热之法。

佩兰 12g,黄芩 10g,黄连 10g,黄柏 10g,栀子 10g。

连服 7 剂,口渴饮冷已解,舌脉恢复正常,胃开能食,食后不作胸腹灼热和烦闷,瘅病从此而愈。

(陈明,刘燕华,李方. 刘渡舟临证验案精选[M]. 北京:学苑出版社,1996:64-66.)

一四八、越 婢 汤

【原文】

《金匮要略》

《水气病脉证并治》:风水恶风,一身悉肿,脉浮不渴,续自汗出,无大热,越婢汤主之。

【组成与用法】

麻黄六两,石膏半斤,生姜三两,大枣十五枚,甘草二两。

上五味,以水六升,先煮麻黄,去上沫,内诸药,煮取三升,分温三服。恶风者,加附子一枚,炮。风水,加术四两。

【功能与主治】

疏风解表,宣肺利水。用于发热,恶风寒,一身悉肿,口微渴,骨节疼痛;或身体反重而酸,汗自出;或眼睑水肿,按手足肿上陷而不起,脉浮或寸口脉沉滑。

【临床病案选录】

周期性眼睑浮肿

田某,女,33 岁。

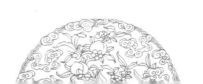

自诉:近5年来眼睑周期性浮肿,曾多次做血液分析、尿液等,均未发现明显异常,可每个月均有10天左右眼睑浮肿,然后自行消失,经中西医治疗,均因无效而更医。刻诊眼睑浮肿,眼皮拘紧,无汗,口干欲饮水,舌质红,苔薄略黄,脉浮。辨证为太阳风水夹热证,治当解表散邪、清热散水,以越婢汤加味治之。

麻黄18g,石膏48g,生姜9g,炙甘草6g,大枣15枚,桂枝10g,白术15g。

6剂,每日1剂,水煎2次,分2次服。

二诊:眼睑浮肿已基本消失,又以前方6剂。

三诊:为了巩固疗效,继以前方6剂。

1年后相遇,其曰眼睑周期性浮肿未再发作。

(王付.经方实践论[M].北京:中国医药科技出版社,2006:40.)

一四九、真 武 汤

【原文】

《伤寒论》

82条:太阳病,发汗,汗出不解,其人仍发热,心下悸,头眩,身瞤动,振振欲擗地者,真武汤主之。

316条:少阴病,二三日不已,至四五日,腹痛,小便不利,四肢沉重疼痛,自下利者,此为有水气。其人或咳,或小便利,或下利,或呕者,真武汤主之。

【组成与用法】

茯苓、芍药、生姜(切)各三两,白术二两,附子(炮去皮,破八片)一枚。

上五味,以水八升,煮取三升,去滓,温服七合,日三服。若咳者,加五味子半升,细辛、干姜各一两;若小便利者,去茯苓;若下利者,去芍药,加干姜二两;若呕者,去附子,加生姜足前为半斤。

【功能与主治】

温肾阳,利水气。用于发热,心下悸,头眩,身瞤动,振振欲擗地,小便不利;或腹痛,四肢肿痛,或利,或咳,或小便利,或下利。

【临床病案选录】

1. 多涎

杜某之子,6岁。

1973 年 10 月 4 日,由幼婴即流口涎,至今尤重。查:下颌及颈胸膺成浸渍,皮肤变红溃,部分糜烂。舌溃,脉小流,余平象。诊为:津液行常。脾寒失其转运,津液失摄失统,客标为涎乃寒虚伤其正元。虽有异常,且忌凉药。应吴茱萸汤、理中、真武、小青龙之类。看轻重用于成人亦然,或重用甘草温补元气,或四君加附子片。血虚可用仲景八味丸。予温中挽逆渗以代运。

白附子 6g,茯苓 24g,肉桂 6g,贡白术 12g,炙甘草 30g,甘松 10g,干姜 6g,芍药 15g,细辛(后入)12g,半夏 10g,五味子 6g,鲜姜 10 片,煎服。

1974 年 4 月 4 日,患儿父亲亲自来院说,孩子流口涎仅服 12 剂药就痊愈,且一直正常。

(刘沛然. 细辛与临床[M]. 北京:人民卫生出版社,2012:34-35.)

2. 痰喘咳嗽兼气虚便秘

刘某之父,年过六旬。

1924 年 9 月,病已月余,六脉沉迟无力,舌苔白腻,喜热饮,咳嗽哮喘而多痰。腹胀且痛,不思食,大便秘结二十日不更衣,小便赤而长,夜难入寐,精神极弱。查前所服方药,均以清热消食降气为主,且以硝、黄峻剂通下之,仍不能便,其势较危。此系脾肾阳虚,中土失运,痰湿水饮阻逆于肺,清肃不降,致痰喘咳嗽,传导失司,无力输送。

加之阳虚则气不化津,无以滋润肠道,致成气虚寒凝之便秘不通,此太阴、阳明经气不相传也。宜扶阳温化主之,拟真武汤加味。

附片 100g,茯苓 30g,白术 20g,杭白芍 10g,干姜 30g,北细辛 6g,五味子 5g。

1 剂见效,2 剂后喘、咳约去十之六七,3 剂在则照原方去杭芍,服后痰喘咳嗽若失,略进饮食。第 3 日以四逆汤加茯苓、上肉桂、砂仁、北口芪。

附片 100g,干姜 50g,茯苓 50g,砂仁 10g,上肉桂(研末,泡水兑入)10g,北口芪 60g。

上方服 1 剂后,是晚便意迫肛,解出干结黑色粪便半痰盂许,腹中顿觉舒缓。然年老气虚,解便时用力过盛,旋即昏晕不省人事。急诊之,气短欲绝,脉沉迟无力,但见白苔已退,唇舌已转红润,此乃气虚下陷之故。当即以煎好之汤药喂服。俄顷,人事已省,脉转有神。原方连服 3 剂,食增神健,咳喘不作,二便通达。

(吴佩衡. 吴佩衡医案[M]. 北京:人民军医出版社,2009:61-62.)

3. 寒伤脾胃之头痛

李某,男,32 岁。

患头痛病,每在夜间发作,疼痛剧烈,必以拳击头始能缓解。血压正常,心肺正常,西医检查未明确诊断。头痛不耐时,只好服止痛药片。问如何得病?答:夏天开车苦热,休息时先痛饮冰镇汽水,每日无间,至秋即觉头痛。问头痛外尚有何症?答:两目视物有时黑花缭乱。望其面色黧黑,舌质淡嫩,苔水滑,脉沉弦而缓。此证

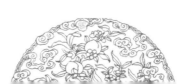

乃阳虚水泛上弊清阳所致,从其舌脉之诊可以决定。

附子四钱,生姜四钱,桂枝二钱,茯苓八钱,白术三钱,炙甘草二钱,白芍三钱。

共服六剂获安,又服苓桂术甘汤四剂巩固疗效而愈。

(刘渡舟,聂惠民,傅世垣.伤寒挈要[M].北京:人民卫生出版社,2006:217.)

4. 餐后上腹胀

患者某,男,58岁。

2003年9月14日初诊。患者因胃癌行全胃切除术后,开始进食即出现胃脘胀满,恶心欲吐,面色苍白,汗出,约半小时后可自行缓解,诊断为"倾倒综合征"。经应用调节饮食疗法及抗组胺、抗乙酰胆碱制剂等治疗2周后,病状不仅无改善,反而出现进食后肠鸣辘辘,腹泻,身动,嗜睡。邀余诊治,诊见面色苍白,精神萎靡,形寒肢冷,脉细滑,舌体胖大,苔白而滑。证属肾阳不振,饮邪内伏。治宜温补肾阳,化饮和中。方用真武汤合小半夏加茯苓汤加味。

熟附子15g,白术10g,茯苓10g,炒白芍10g,生姜10g,姜半夏10g,砂仁10g,巴戟天15g。

每日1剂,水煎服,嘱其每次啜饮少许,徐徐咽下。服方3剂后,食后未出现身动,精神明显好转,大便已调。守原方8剂,仅见面色少华,精神欠佳,肢冷,脉沉细,苔薄白。再守原方去半夏、茯苓,加黄芪20g,当归10g,鹿角10g,调理2个月后,患者恢复如常人。

[杜新平.经方叠用治验举隅[J].中华中医药杂志,2006,21(3):165-166.]

5. 少阴病(腹痛下利)

严姑,素有痰饮,遇寒加剧,腹痛下利,小便不利,心悸足肿,面色青,舌淡白,脉沉滑,危候也。

淡附子9g,白术9g,白芍9g,甘草3g,生姜6g。

二诊:腹痛下利见瘥,尚需温化。

淡附子9g,白术9g,茯苓6g,甘草3g,生姜6g。

(浙江省中医研究所等.现代著名老中医名著重刊丛书——范文甫专辑[M].北京:人民卫生出版社,2006:53.)

6. 阳虚汗出

申瑞林久病之后,体气已虚,不慎风寒,又染外感,只宜培补剂中佐少许表药,殊不能视同日常表证治之。前医竟用麻黄汤发汗,因之大汗不止,头晕目眩,筋惕肉𥆧,振振欲仆地,小便难,肢微拘急,呈状甚危。余见其人神志尚清明,脉现细微,汗淋漓未休,此由峻发之后,卫气不固,津液大伤,肾气亏竭而小便难,血不营筋而肢拘急,阳虚则水气泛逆,冲激于上,故振振而眩仆,是纯一阳虚之真武汤证,为水逆之重者。若不如是辨认,泛用漏汗之桂枝附子汤,虽能回阳而不镇水;如用苓桂术甘汤,虽能镇水而不回阳,皆属本证前阶段轻者浅者言之,至阳虚水逆之本证,则

经方治疗

脾胃病医案

以真武汤为适合,且应大其量以进。

附子五钱,白术、白芍各四钱,茯苓八钱,生姜五钱。

并用五倍子研末醋拌成饼敷贴脐孔,布条捆扎,又用温粉扑身。

连进二剂,汗渐止,再三剂,不特汗全收,即眩晕拘急尿难诸候,亦均消失。后用归芍六君子汤加补骨脂、巴戟、干姜调理培补。

（赵守真.现代著名老中医名著重刊丛书——治验回忆录[M].北京:人民卫生出版社,1962:75-76.）

一五〇、栀子豉汤

【原文】

1.《伤寒论》

76条:发汗后,水药不得入口为逆,若更发汗,必吐下不止。发汗吐下后,虚烦不得眠,若剧者,必反复颠倒,心中懊憹,栀子豉汤主之;若少气者,栀子甘草豉汤主之;若呕者,栀子生姜豉汤主之。

77条:发汗,若下之,而烦热胸中窒者,栀子豉汤主之。

78条:伤寒五六日,大下之后,身热不去,心中结痛者,未欲解也,栀子豉汤主之。

221条:阳明病,脉浮而紧,咽燥口苦,腹满而喘,发热汗出,不恶寒反恶热,身重。若发汗则躁,心愦愦,反谵语。若加温针,必怵惕,烦躁不得眠。若下之,则胃中空虚,客气动膈,心中懊憹,舌上胎者,栀子豉汤主之。

228条:阳明病,下之,其外有热,手足温,不结胸,心中懊憹,饥不能食,但头汗出者,栀子豉汤主之。

375条:下利后更烦,按之心下濡者,为虚烦也,宜栀子豉汤。

2.《金匮要略》

《呕吐哕下利病脉证治》:下利后更烦,按之心下濡者,为虚烦也,栀子豉汤主之。

【组成与用法】

栀子(擘)十四枚,香豉(绵裹)四合。

上二味,以水四升,先煮栀子,得二升半,内豉,煮取一升半,去滓,分为二服,温进一服,得吐者,止后服。

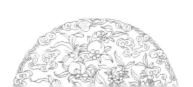

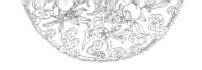

【功能与主治】

清宣郁热。用于虚烦不得眠;或反复颠倒,心中懊侬;或胸中窒;或心中结痛,苔黄;或邪热内扰,心中烦乱,胃脘嘈杂,不能进食,但头汗出;或心中不宁,按之心下濡数。

【临床病案选录】

1. 胸满

患者患胸中满闷半年之久,屡用行气降逆、利膈宣肺、陷胸泻心之辈,无明显效验。细审脉症,患者虽以胸满闷痞塞不舒为主症,但伴有心中烦热口燥,以及虚烦不眠、舌红、苔老、脉数等脉症。经反复考虑,似与仲景栀子豉汤证相符,遂改用栀子15g,香豉15g,甘草6g,黄芩10g,枳壳10g。

共服3剂后,诸症明显好转。又去芩、枳,再服2剂,而痊愈。由此悟出仲景栀豉汤证"胸中窒"即指胸中痞塞不通与烦热并见而言。

(赵明锐. 经方发挥[M]. 北京:人民卫生出版社,2009:124.)

2. 心烦懊侬

殷某,女,45岁。

由外感发热后复受精神刺激,遂引起心中烦,已3个月之久,近十数日来,每日早晨心烦更为厉害,怵惕不安,心绪不宁,夜间影响睡眠,并伴有头晕、耳鸣、食欲不振、口渴欲饮等症,脉数无力,舌红苔少。由于患者好动,余误认为有坐立不安的躁动现象,遂以为是黄连阿胶汤证,服2剂后无效。又经细询患者,发现有胸中烦热、闷塞不舒之症,忽悟为是热邪内扰胸中,改投栀子豉汤。

栀子15g,香豉15g,服2剂痊愈。

(赵明锐. 经方发挥[M]. 北京:人民卫生出版社,2009:124.)

3. 心烦呕吐

患者,男,13岁,学生。

2004年秋,外感发热,经输液治疗1周,体温正常,心烦头晕,周身不适,时发呕吐,不能上学,舌薄尖齐如刀切,色红无苔,脉数。给百合地黄汤合栀子豉汤。

百合10g,生地黄30g,栀子10g,豆豉10g,煎煮2次,混合后分2次温服,每日1剂,并作心理开导。

2剂后,心烦、头晕大减,已不呕吐。再服2剂,心情舒畅,继续上学去了,至今未复发。

(黄煌. 黄煌经方沙龙(第1期)[M]. 北京:中国中医药出版社,2007:147.)

4. 心膈郁热

王某,男,28岁。

经方治疗 脾胃病医案

先患外感,身热不解,继而心烦殊甚,坐卧不安,辗转反侧,难于成眠,心中愦愦而无可奈何。全家惶惶因来医治。其脉数而苔黄,问其大便不秘,小便则色黄,此乃"虚烦"之证。

生山栀三钱,淡豆豉三钱。

服药不久,心胸烦乱尤甚,继而上涌作吐,吐时一身出汗而病愈。

(刘渡舟,聂惠民,傅世垣.伤寒挈要[M].北京:人民卫生出版社,2006:64.)

5. 失眠(慢性肝炎)

崔某,女,27岁。

患慢性肝病已2年,失眠,纳差,胸闷,嗳气,目赤面红,鼻腔内有脓疮,口干苦,自觉有肝火上冲,谷丙转氨酶在60U/L以上:

山栀9g,豆豉9g,田基黄30g,蒲公英30g,羊蹄根30g,藿、苏梗各9g,白术9g,旋覆花9g,茯苓9g,谷、麦芽各9g。7剂。

服上方后,失眠、纳差症状减轻,尿色亦淡,但大便秘结,上方加望江南30g,方7剂。

谷丙转氨酶在40U/L以下,体重略有增加,无失眠症状,二便畅通,但咽喉疼痛。

上方去望江南加玄参9g,方7剂。

(姜春华.中国百年百名中医临床家丛书·姜春华[M].北京:中国中医药出版社,2003:69.)

6. 胃部不适、失眠

沈某,男,34岁,职工。

1977年3月19日诊。胃部不适,纳食少进,夜不安寐,舌苔黄糙。此乃胃不和则卧不安,治当清其胃热,消导和中。

黑山栀9g,淡豆豉9g,广郁金9g,陈皮4.5g,竹茹9g,神曲12g,生半夏3g,茯苓12g,甘草3g。4剂。

服后纳食正常,胃脘舒适,夜寐遂安。

(何正,张志民,连建伟.金匮方百家医案评议[M].杭州:浙江科学技术出版社,1991:336.)

一五一、栀子大黄汤

【原文】

《金匮要略》

《黄疸病脉证并治》:酒黄疸,心中懊憹或热痛,栀子大黄汤主之。

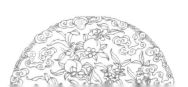

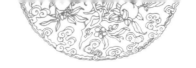

【组成与用法】

栀子十四枚,大黄一两,枳实五枚,豉一升。

上四味,以水六升,煮取二升,分温三服。

【功能与主治】

清热除烦,利湿退黄。用于湿热蕴结中焦所致黄疸,且热重于湿,心中懊恼而热或心中热痛。

【临床病案选录】

黄疸

林右,男。

湿热黄疸,为日已久,根已深,不治必死。死中逃生,勉用峻剂。

豆豉 9g,生大黄 12g,枳壳 9g,海金沙 9g,黑山栀 9g。

二诊:泻下数次,黄疸稍有减退,乃是好象。

甘草 3g,生大黄 9g,黑山栀 9g,枳壳 9g,豆豉 9g,胡连 3g,鸡内金 9g。

三诊:黄退不少,病有动象。

柏子仁 9g,陈皮 3g,车前子 9g,白芍 9g,鸡内金 9g,当归 9g,茯苓 9g,山栀 9g,柴胡 9g,胡连 3g,甘草 3g。

(浙江省中医研究所等.现代著名老中医名著重刊丛书——范文甫专辑[M].北京:人民卫生出版社,2006:91.)

一五二、栀子干姜汤

【原文】

《伤寒论》

80 条:伤寒,医以丸药大下之,身热不去,微烦者,栀子干姜汤主之。

【组成与用法】

栀子(擘)十四个,干姜二两。

上二味,以水三升半,煮取一升半,去滓,分二服,温进一服,得吐者,止后服。

【功能与主治】

清上温中。用于上焦有热,中焦有寒,身热,微烦,食少,便溏,腹满痛。

【临床病案选录】

泄泻

李某,男,42 岁。

2001 年 5 月 13 日就诊。10 日前因食不洁海鲜,发生严重恶心呕吐、腹痛泄泻。经西医应用输液疗法,给服黄连素、诺氟沙星等治疗 5 日后,症状明显好转,但大便仍溏泄,且感胃中寒冷隐痛不止。近 5 日来常感心中烦热不安,胃中寒冷隐痛,大便溏泄,每日 3～4 次。舌质淡红,苔白微腻,脉弦细。胸部 X 线摄片及心电图均属正常,大便常规为白细胞少许。辨证为上热中寒。治宜清上温中。方用栀子干姜汤。

生栀子 15g,淡干姜 10g。每日 1 剂,以水 350ml,煎取 150ml,去渣,分早、中、晚 3 次服完,每次饭前半小时温服 50ml。

上方连服 3 日,患者即感心中烦热去,胃中冷痛止,大便也成形。

[顾文忠. 栀子干姜汤治验一则[J]. 实用中医药杂志,2002,18(6):43.]

一五三、栀子厚朴汤

【原文】

《伤寒论》

79 条:伤寒下后,心烦腹满,卧起不安者,栀子厚朴汤主之。

【组成与用法】

栀子(擘)十四个,厚朴(炙,去皮)四两,枳实(水浸,炙令黄)四枚。

上三味,以水三升半,煮取一升半,去滓,分二服,温进一服,得吐者,止后服。

【功能与主治】

清热除烦,宽中消满。用于无形邪热内扰胸膈,气机阻滞于腹,心烦,腹满,卧起不安。

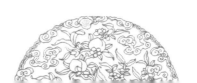

【临床病案选录】

1. 失眠

高某,女,56岁,河间市榆林庄村人。

2009年9月25日初诊。患者形体丰满,面色滋润光滑。主诉失眠5年,每夜睡眠在4个小时左右,伴心烦意乱、多梦、健忘、心悸、头晕等症。曾在他处服用镇静安神等中药多时无效。问之平日易恶心晕车。腹诊,上腹部硬满。舌苔白,脉有滑象。

陈皮10g,半夏10g,茯苓20g,枳壳12g,竹茹12g,栀子10g,厚朴10g,甘草6g。7剂,水煎服。

二诊:寸效未见,思之从体质方证辨证应该准确,为何无效?恐药物剂量不足,于是调整为下方:

陈皮30g,半夏50g,茯苓40g,枳壳30g,栀子10g,厚朴20g,竹茹12g,甘草6g。7剂,水煎服。

三诊:病人诉药后睡眠大好,已经睡眠6小时左右,且梦少,心悸轻,原方再进15剂。

四诊:睡眠已到七八小时,精力旺盛,心情愉快。家人云:与以前相比简直判若两人。

(黄煌.黄煌经方沙龙(第5期)[M].北京:中国中医药出版社,2012:57.)

2. 心膈郁热

董某,女,37岁。

患者心中烦懊,不能控制,必须跑出屋外,方得小安,并且脘腹胀满,如有物塞之状。其脉弦数,舌苔黄腻。问其大便不秘,小便则黄。辨为心胸热郁,下及于胃所致。

生山栀三钱,枳实三钱,厚朴四钱。

服一剂而病愈。

(刘渡舟,聂惠民,傅世垣.伤寒挈要[M].北京:人民卫生出版社,2006:65.)

3. 烦满

曹某某,女,72岁,住东城区首体南路。

1995年10月26日初诊。

心烦懊恼持续2年,近有逐渐加重之势。西医诊断为神经官能症,给服镇静安神药,未见好转,转请中医治疗。刻下心烦,苦不堪言。家人体恤其情,谨慎扶持,亦不能称其心,反遭斥呵。烦躁不宁,焦虑不安,烦急时欲用棍棒捶击胸腹方略觉舒畅。脐部筑动上冲于心,筑则心烦愈重。并有脘腹胀满如物阻塞之感,伴失眠,惊惕不安,呕恶纳呆;大便不调,溺黄。舌尖红,苔腻,脉弦滑,辨证:火郁胸膈,下迫胃肠。立法：宣郁清热，下气除满。

栀子 14g，枳实 10g，厚朴 15g。

7 剂后，心烦减半，心胸霍然畅通，性情渐趋平稳安静，夜能寐，食渐增，获此殊效，病家称奇，又自进 7 剂。复诊时仍有睡眠多梦，口舌干燥，口苦太息，小便黄赤等热未全解之症。转方用柴芩温胆汤合栀子厚朴汤，清化痰热。治疗月余而病除。

（陈明，刘燕华，李方．刘渡舟临证验案精选［M］．北京：学苑出版社，1996：47．）

一五四、枳实芍药散

【原文】

《金匮要略》

《妇人产后病脉证治》：产后腹痛，烦满不得卧，枳实芍药散主之。

【组成与用法】

枳实（烧令黑，勿太过），芍药等分。

上二味，杵为散，服方寸匕，日三服，并主痈脓，以麦粥下之。

【功能与主治】

行气散结，和血止痛。用于产后气血郁滞腹痛，腹痛兼烦满而不得卧，恶露不尽；或由气滞血瘀造成的疮痈脓肿。

【临床病案选录】

产后腹痛

杨某，女，27 岁。

1981 年 4 月 15 日初诊。产后 7 天，恶露已尽，小腹隐痛，经大队医生治疗无效。现小腹疼痛剧烈，面色苍白带青，痛苦面容，烦躁满闷，不能睡卧，拒按，舌质淡紫，苔薄白，脉沉弦，此乃气血壅结。治以破气散结，和血止痛。投枳实芍药散。

枳实（烧黑）12g，芍药 12g。

水煎服，当晚即安，1 剂而愈。

（尹光候．枳实芍药散治疗产后腹痛［J］．四川中医，1986，11：38．）

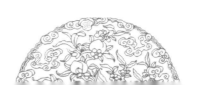

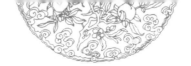

一五五、枳实薤白桂枝汤

【原文】

《金匮要略》

《胸痹心痛短气病脉证治》：胸痹心中痞，留气结在胸，胸满，胁下逆抢心，枳实薤白桂枝汤主之；人参汤亦主之。

【组成与用法】

枳实四枚，厚朴四两，薤白半斤，桂枝一两，栝蒌（捣）一枚。

上五味，以水五升，先煮枳实、厚朴，取二升，去滓，内诸药，煮数沸，分温三服。

【功能与主治】

宽胸下气，通阳散结。用于痰气郁闭心胸，牵及胁胃，腹胀，大便不畅，舌苔厚腻，脉象紧弦，阴寒邪气较著。

【临床病案选录】

胸痹

李某，男，50岁。

1959年6月13日初诊。胸痛年余，腹胀半月余。咳痰不多，消化力弱，现左胸部闷痛。舌正苔白腻；脉浮候缓，中候弦滑，沉候有力。脉证合参，属痰滞胸膈，肺胃不调，治宜调和肺胃，温化痰湿。

全瓜蒌四钱，薤白三钱，法半夏三钱，厚朴二钱，炒枳壳二钱，苏梗二钱，陈皮二钱，生姜二钱，麦芽二钱。三剂，一剂二煎，共取160ml，分二次温服。

6月16日复诊：服前方症状减轻，原方加茯苓三钱，续服三剂，煎服法同前。

（中国中医研究院．蒲辅周医疗经验［M］．北京：人民卫生出版社，1976：201．）

一五六、枳 术 汤

【原文】

《金匮要略》

《水气病脉证并治》：心下坚，大如盘，边如旋盘，水饮所作，枳术汤主之。

【组成与用法】

枳实七枚,白术二两。

上二味,以水五升,煮取三升,分温三服,腹中软即当散也。

【功能与主治】

行气散结,补脾行水。用于心下痞坚如盘,食少倦怠,少气懒言,恶心欲吐。

【临床病案选录】

1. 胰腺囊肿

沈某,女,26岁。

1977年5月31日初诊。心下坚大如盘(约10cm),又少腹结块如鸭蛋大,已3个多月。西医临床诊断为"胰腺囊肿"。现脘腹硬块疼痛拒按,并牵引胸背腰痛,不思饮食,口淡出水,食入则梗阻胃脘,肠鸣有水声,大便秘结,小便短少,夜难入寐,舌苔淡黄而腻,脉细。投以枳术汤加味。

枳实、枳壳各15g,焦白术30g,陈皮30g,丹参30g,广木香10g,砂仁10g,甘草10g,山楂15g,六曲10g,麦芽30g,鸡内金10g。嘱日进2剂。

6月1日二诊:药下腹中气窜肠鸣加甚,脘腹硬块虽稍见软而反扩大,大便仍结而少,守上方加重枳实、枳壳各为30g,更加莱菔子15g,再进3剂。

6月3日三诊:脘腹硬块明显见软,按之如皮球中有水声,胃纳渐开,食入已无梗阻感,但脘腹疼痛未减,守上方加重广木香为15g,更加云苓30g,并给胃痛散9g(加入冰片末1.5g、肉桂末3g)分作3包。

6月5日四诊:3日先服散方,一服痛减,二服痛止,三服后未再发作疼痛。接服汤方1剂,药下腹中仍有气窜动,3～4分钟自止,仍肠鸣有水声,大便已通畅而较稀。4日又服汤方1剂,脘腹硬块全部软化,腰背痛亦解除,胃纳增加,精神好转,但仍肠鸣有水声。守上方加减。

枳实、枳壳、焦白术、云苓、陈皮、橘核各30g,昆布、海藻、大腹皮、广木香、青木香、佛手各15g,胃痛散9g(分三次吞服),再进4剂。

6月8日五诊:心下硬块完全消失,按之柔软如常,仅微有压痛,右少腹结块也基本消失,只是有时鼓肠可以摸到有如鸽蛋大的结块,但按之即随手消散,大便日行3次而色黄成条,尿转清长,精神眠食均佳。最后仍守上方出入以善后。

(万友生. 中国百年百名中医临床家丛书·万友生[M]. 北京:中国中医药出版社,2003:272-273.)

2. 胃下垂

蔡某某,女,65岁,家庭妇女。

自诉多年来上腹部胀痛不适,饭后觉甚,进食难消化食物则痛剧,纳少,大便经

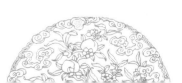

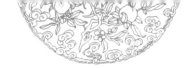

常秘结。诊见形体消瘦,面白无华,舌淡胖,脉弱乏力。X 光钡餐检查示无力型胃,下极在髂嵴连线下 7 厘米。证属中气下陷,胃气郁滞,用枳术汤加味。

白术 18g,枳实 12g,佛手 10g,木香、鸡内金各 8g,砂仁 6g。

水煎服,5 剂,每日 1 剂。服上方后脘腹胀痛减轻,大便得行,胃纳增加。改用枳术汤合补中益气汤。

北芪 30g,白术 18g,党参 15g,枳实 12g,当归、佛手各 8g,炙甘草 5g,升麻、柴胡各 3g,嘱常服此方,并视可能炖服红参或高丽参。

1 年余后患者再次复诊,诉服上方后脘腹胀痛基本消失,纳食增加,身体较前强壮。X 光钡餐检查:胃下极上升至髂嵴连线下 3cm,略呈鱼钩状。

[吴弥漫. 古四方治疗慢性病体会[J]. 中医药学报,2001,29(2):17-18.]

3. 腹胀

患者某,男,41 岁。

1989 年 10 月 2 日就诊。自诉 8 个月前因饮酒过量致心口下巴掌大一块撑闷难忍。初得病时饭后胀甚,饮食减少二、三成尚可忍耐,渐至终日胀满,虽饮食减少五六成仍胀满不减。坐卧加剧,寝食不安,因胀满畏食,近十余日每餐只敢啜稀粥一小碗。得病以来,曾服香砂养胃丸、沉香导滞丸等,偶有小效,药尽则病变如初。病人素体健壮,无胀满吞酸宿疾。望之病位正在"心下",按之坚满,深触无物,压痛轻微,大便偏干,小便正常,舌质红,舌苔白腻罩滑,脉象沉弦。诊为酒湿伤中,水饮蓄胃,正与《金匮》枳术汤证合。

枳实 24g,白术 12g。

取 2 剂,水煎,饭前服。并告诉病人不要因方小而怀疑疗效。

第 8 日病人复诊,情绪极为兴奋,言心口撑胀完全消失,自觉心胸空豁,胃饥欲食。胃脘部按之已无坚满之感,嘱以饮食调理,未再予药。几年来多次接触,未见复发。

[齐群长. 经方验案二则[J]. 天津中医,1995,12(2):37.]

4. 胃石症

黄某,男,43 岁。

一月前自觉胃脘胀满,食欲不振。半月来胃脘疼痛并日益加重,空腹时尤甚,宛如针刺刀割,得食痛略减。伴厌食嗳腐,肠鸣矢气,体倦乏力等症。1986 年 11 月 26 日去某医院"钡透"并摄片,胃内见一游离占位阴影,边缘清,约为鹅卵大,加压后活动。诊断:胃结石。患者苦于接受手术取石,故于 1986 年 12 月 5 日来我院求治中医。

内金面(冲服)45g,山楂片 50g,焦白术 60g,白参、陈皮、枳实各 10g。

陈醋 90ml 为引。每日水煎 1 剂(300ml),分 3 次,饭后服(饭后 1 小时,取煎好汤剂 100ml 再加陈醋 30ml,混合后冲服内金面 15g)。

患者因治病心切,只用 3 天时间将 5 剂汤药全部服完。药尽当天,突感胃脘舒畅。当晚便中发现 2 枚如鸡蛋黄大小的色黑坚硬结石残块。翌日摄片复查,胃十

经方治疗 脾胃病医案

二指肠未见异常。遂告病愈。

（杜源佐,卜淑勤.胃石症一例治验[J].辽宁中医杂志,1987,5:29.）

5. 脾积

周某某,男,54 岁,农民。

主诉:上腹部有一包块,疼痛,呕吐,不能进食 13 天。

缘于吃牛肉后即感胃脘部饱胀、疼痛,呕吐,不能进食,随即发现上腹部有一包块,大便每日一次,量少,小便正常。曾在某医院内科、外科检查,未能确诊。上消化道钡餐检查诊断意见:①慢性胃炎；②胃内蛔虫；③胃石症。建议 0.5～1 年后复查。超声检查报告:空腹时剑下稍偏左探及包块前后径约 5cm×6.5cm×6.5cm。经治未效,诸症如前,故来本院住院治疗。既往有咳嗽旧疾。

现症:发热(38℃),形体消瘦,面色苍黄。左侧上腹部饱满,可扪及一约 5cm×6cm 边缘不甚清楚的包块,表面无结节,压痛明显,肝脾未触及。舌质淡红,苔薄白,脉弦数。以仿枳术汤加味治之。

枳实 24g,白术 15g,山楂 30g,每日 1 剂,水煎服。

二诊:上方服 1 剂后,痛减呕止热退清。6 剂后胃脘疼痛完全缓解,饮食恢复正常,腹皮较软,但包块仍在,边缘清楚,按之稍痛,未见缩小,上方加半夏 9g,槟榔 12g,再进 5 剂;并加驱虫净 25mg×12 片,每晚 6 片,连服 2 晚。

三诊:大便解出蛔虫十余条,但包块依然,未见变软缩小。行之不散则应攻之。予一诊方中加生蒲黄 12g,五灵脂 12g,以行气散结、活血祛瘀,每日 1 剂。

四诊:服 5 剂后,包块缩小为 4cm×4cm,20 剂后,包块缩小为剑下 1 指,脉细缓,舌质淡红,苔薄白,其他尚好。仍守上方小制其剂。

枳实 24g,白术 12g,山楂 20g,生蒲黄 5g,五灵脂 5g,10 剂,每日 1 剂。

五诊:包块消失。超声波复查报告:腹部未探见肿块波型。投以健脾消食之品以善后。

《金匮要略》"心下坚,大如盘,边如旋盘,水饮所作,枳术汤主之",《难经》"脾之积,名曰痞气,在胃脘,腹大如盘。"

（邱德泽.《金匮》枳术汤治愈脾积[J].江西中医药,1984,4:26.）

一五七、炙甘草汤

【原文】

1.《伤寒论》

177 条:伤寒脉结代,心动悸,炙甘草汤主之。

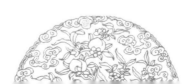

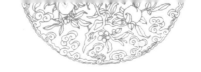

2.《金匮要略》

《血痹虚劳病脉证并治》:附方。

《肺痿肺痈咳嗽上气病脉证治》:附方。

3.《千金翼》

炙甘草汤:治虚劳不足,汗出而闷,脉结悸,行动如常,不出百日,危急者十一日死。

4.《外台》

炙甘草汤:治肺痿涎唾多,心中温温液液者。

【组成与用法】

甘草(炙)四两,生姜(切)三两,人参二两,生地黄一斤,桂枝(去皮)三两,阿胶二两,麦冬(去心)半升,麻仁半升,大枣(擘)三十枚。

上九味,以清酒七升,水八升,先煮八味取三升,去滓,内胶烊消尽,温服一升,日三服。一名复脉汤。

【功能与主治】

通阳复阴,滋阴养血。用于心阴阳两虚,心动悸,脉结代,短气,乏力,动则尤甚,或肺痿阴阳两虚,涎唾多,心中郁郁不舒,泛泛欲吐。

【临床病案选录】

1. 便秘、心悸

杜某,女,46岁。

2011年5月13日初诊。24岁产子,乃后即便秘不畅,或旬日不通,或近周一行,人以为怪。多处就医,润泄皆施,而终不得效,日以通便药为伍。二十春秋,痛楚备尝。近日忽觉心悸不安,于某医院做动态心电图检查,结论为:频发多源性室早,共13 066次,部分时间呈三联律。服药乏效,改诊中医。余见其面色㿠白,心悸气短,神疲乏力,睡眠不安,大便5日未行,舌质淡,脉细弱结代。窃思,此女便秘多年,苦寒通泻如生军辈,屡试不效;润肠通便如五仁类,久啖无功。其便秘始于产后,盖产后血虚,未得及时调理,血虚之体,日渐深顽。中土失于生化,而致阴血不足。下则不能润肠而致无水行舟,上则不能养心,遂致心不藏神。在下则为便秘,在上则为心悸。又心之阴血不足,久必累及心阳,而致面㿠白,悸动不安。治宜滋补阴血,兼顾心阳。

炙甘草30g,太子参30g,干姜3g,桂枝5g,麦冬10g,生地黄30g,玄参10g,火麻仁10g,阿胶10g,大枣10g,生姜3片。并嘱恣啖时令鲜桑果。

药至6剂,得畅便,心悸大瘥。原法续7天,大便间日一行,心悸已不明显。复查动态心电图:窦性心律,室性期前收缩 730 次。诸恙皆瘳,原方续用,以收全功。

(赵国仁.中医临床验案四百例传心录[M].北京:人民卫生出版社,2012:42-43.)

2. 味觉消失

近治一 84 岁老妪,味觉消失 1 年余,食不甘味,形体日渐消瘦,近来有所加重,几不欲食,并时感心中悸动。西医相关检查无异常发现,不能明确诊断,且无药可用,遂就诊中医。余查其形体消瘦,舌质光红无苔,脉时有歇止。思虑再三,据"脉结代,心动悸",处以炙甘草汤加味。

炙甘草 6g,党参 10g,桂枝 10g,麦冬 10g,天冬 10g,熟地黄 10g,阿胶(另烊)12g,红枣 20g,北沙参 10g。服 5 剂后胃口渐开,食量明显增加。守原方继服 5 剂。

(黄煌.黄煌经方沙龙(第 1 期)[M].北京:中国中医药出版社,2007:112.)

3. 下利

昔与章次公诊广益医院庖丁某,病下利,脉结代,次公疏炙甘草汤去麻仁方与之。当时郑璞容会计之戚陈某适在旁,见曰:此古方也,安能疗今病?次公忿与之争。仅服 1 剂,即利止脉和。盖病起已四十余日,庸工延误,遂至于此。此次设无次公之明眼,则病者所受苦痛,不知伊于胡底也。

(曹颖甫.经方实验录[M].福州:福建科学技术出版社,2007:151-152.)

4. 厌食、绝经

患者某,女,17 岁,住湖北省随县某镇,学生,未婚。

1953 年 2 月某日就诊。2 年来月经未潮,身体较瘦,食欲不旺。近月余病情逐渐加重。现月事不来,形容消瘦,面色萎黄,唇淡不华,食欲不振,心慌心悸,气息微弱,懒于言语,肢体乏力,卧床不起,脉象虚弱细微。病乃心脏衰弱,气血将竭。治宜通阳益气,养液补血。拟炙甘草汤加味。

炙甘草 12g,麦冬 10g,党参 10g,火麻仁 10g,红枣(擘)4 枚,生姜 10g,阿胶(烊化)10g,生地黄 10g,桂枝 10g,当归 10g。

以上 10 药,加水适量煎汤,取汁去渣,纳阿胶烊化,每日 1 剂,分 2 次温服。

药服 5 剂,诸症退而月经至,身体逐渐康复有体力,病告愈。

(李今庸.中国百年百名中医临床家丛书·李今庸[M].北京:中国中医药出版社,2003:265-266.)

5. 唇风

蒲某,女,11 岁。

1993 年 2 月 3 日初诊。主诉:唇翻唇裂两年多,近来又脱头发。病史:1991 年冬其母发现患儿上唇上翻,睡后尤甚,几乎盖过鼻孔,唇黏膜纵向裂口数条,微有出血,干燥不适,时缓时急,常诉心慌。某医院口腔科诊为——慢性日光过敏性唇炎,治疗无效。1992 年春去州某医院口腔科诊治如前,告以难治,均处以抗过敏药与

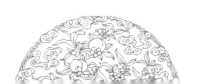

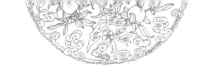

激素。服 2 个月余无效,且成满月脸而停。继服祛风清热解毒中药 50 余剂亦不见效。近又见落头发较多,恐生新变,遂来就诊。既往史:患儿吃鱼虾蛋类,或见鲜花,去异地,或微受风寒都会引发荨麻疹。本病前患黄疸型肝炎方愈。刻诊:脉弦细结代,每分钟 80 至左右,舌质红,苔微黄,上唇肿厚,虽在白天亦上翘,黏膜色赤,放射状纵向线裂,中线较宽,微有渗血。面色不华而干燥,头发略焦黄,便结 3 日一行。证为脾经阴虚液燥,血虚血热。不但其苗窍之口唇出现病证,且影响心脏血脉之功能。诊断:唇风(脾阴虚型)。治则:滋阴益气,养血凉血,解毒消肿。处方:炙甘草汤加金银花。

干生地黄 20g,党参 10g,生甘草 12g,生姜 10g,桂枝 6g,阿胶 10g,麦冬 10g,胡麻仁 15g,大枣 20g,金银花 10g。水煎服,2 剂。

2 月 8 日二诊:诸症略有减轻,续服 8 剂。

3 月 6 日三诊:上唇肿退,胀感消失,尚微上翘,头发转黑,前方加女贞子、桑椹子以增养发之效,进 6 剂后痊愈。

1996 年春随访,一切正常,面华肌丰,头发茂密,并不再过敏了。1998 年已读高中,发育良好。

[熊品焱. 唇风病虚证报告[J]. 光明中医,1999,14(84):34.]

一五八、猪胆汁导

【原文】

《伤寒论》

233 条:阳明病,自汗出,若发汗,小便自利者,此为津液内竭,虽鞕,不可攻下之,当须自欲大便,宜蜜煎导而通之。若土瓜根及与大猪胆汁,皆可为导。

【组成与用法】

又大猪胆一枚,泻汁,和少许法醋,以灌谷道内,如一食顷,当大便出宿食恶物,甚效。

【功能与主治】

清热滋阴,润肠导便。用于津亏有热,大便硬结,自欲大便而坚涩难下。

经方治疗

脾胃病医案

【临床病案选录】

大便不通

门人张永年述其戚陈姓一证,四明医家周某用猪胆汁导法奏效,可备参究。其言曰:陈姓始病咯血,其色紫黑,经西医用止血针,血遂中止。翌日病者腹满,困顿日甚。延至半月,大便不行。始用蜜导不行,用灌肠法,又不行。复用一切通大便之西药,终不行。或告陈曰:同乡周某良医也。陈喜,使人延周,时不大便已一月矣。周至,察其脉无病,病独在肠。乃令病家觅得猪胆,倾于盂,调以醋,借西医灌肠器以灌之。甫灌入,转矢气不绝。不逾时,而大便出。凡三寸许,掷于地,有声,击以石,不稍损。乃浸以清水,半日许,盂水尽赤。乃知向日所吐之血,本为病血,因西医用针止住,反下结大肠,而为病也。越七日,又不大便,复用前法,下燥矢数枚,皆三寸许,病乃告痊。予于此悟蜜煎导法惟证情较轻者宜之。土瓜根又不易得。惟猪胆汁随时随地皆有。近世医家弃良方而不用,为可惜也。

(曹颖甫.经方实验录[M].福州:福建科学技术出版社,2007:188.)

一五九、猪 苓 汤

【原文】

1.《伤寒论》

223 条:若脉浮发热,渴欲饮水,小便不利者,猪苓汤主之。

224 条:阳明病,汗出多而渴者,不可与猪苓汤,以汗多胃中燥,猪苓汤复利其小便故也。

319 条:少阴病,下利六七日,咳而呕渴,心烦不得眠者,猪苓汤主之。

2.《金匮要略》

《脏腑经络先后病脉证》:夫诸病在脏,欲攻之,当随其所得而攻之,如渴者,与猪苓汤,余皆仿此。

《消渴小便不利淋病脉证并治》:脉浮发热,渴欲饮水,小便不利者,猪苓汤主之。

【组成与用法】

猪苓(去皮)、茯苓、泽泻、阿胶、滑石(碎)各一两。

上五味,以水四升,先煮四味,取二升,去滓,内阿胶烊消,温服七合,日三服。

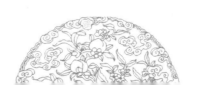

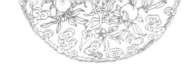

【功能与主治】

清热利水育阴。用于津伤水热互结,发热,口渴,小便不利,脉浮,或见下利,咳而呕,心烦不得眠。

【临床病案选录】

1. 再生障碍性贫血

患者来自苏北农村,患有再生障碍性贫血、下肢深静脉血栓已经数年。服中西药,效果不明显。2008 年 11 月 24 日来我门诊。体格比较魁梧,两眼明亮,皮肤白皙,纹理较细腻。易于出汗。下肢皮肤色紫,浮肿严重,按之如泥,连走路都比较困难。服用 1 年中药,血小板一直在 60×10^9/L 左右。当时测血压 166/110mmHg。我初诊给他服用的是黄芪桂枝五物汤合桂枝茯苓丸,重用黄芪、牛膝各 60g。药后 1 个月,自觉体力有增,出汗较前减少,血压 146/100mmHg。但是下肢浮肿依然如故,并觉腿冷,时有疼痛,走路后加重。我以原方加水蛭服用 1 个月,症状仍无改善。再以桂枝茯苓丸合四味健步汤打粉后搓丸,服用 1 个月,不仅没效,还感到体力下降,3 月 30 日当地医院查血小板 56×10^9/L,白细胞 2.7×10^9/L,红细胞 3.38×10^{12}/L。4 月 2 日,他来宁求诊,途中还有晕车。因当天我未出诊,在电话中与研究生讨论了处方思路。既然黄芪桂枝五物汤、桂枝茯苓丸均无效,暂只顾浮肿双腿,让研究生开猪苓汤加栀子柏皮汤,用清利湿热的方法。

上周复诊,患者一脸喜悦。告知此次药后大好,下肢浮肿减轻了,走路较前轻快,体重下降 2kg,此次坐车来宁途中心慌、头晕亦明显好转。5 月 7 日查血小板 65×10^9/L,白细胞 3.7×10^9/L,红细胞 3.8×10^{12}/L。下肢浮肿大减。

(黄煌 . 黄煌经方沙龙(第 5 期)[M]. 北京:中国中医药出版社,2012:17.)

2. 经行泄泻

马某某,女,42 岁。

1993 年 8 月 11 日初诊。患经行泄泻数年,多方调治不愈。患者平日大便正常,每次行经,便作泄泻,质稀如水。口干而渴,小溲窘迫,夜不得寐,寐则梦多,两腿自感沉重如铅。本次月经来潮量多挟有血块。视其舌红苔白,脉来弦细。辨为阴虚生热,热与水结,代谢失序,水液下趋大肠作泻,治当育阴、清热、利水,为疏猪苓汤。

猪苓 20g,茯苓 30g,阿胶(烊化)10g,泽泻 20g,滑石 16g。

服 3 剂,泄泻即止,小便自利,诸症随之而愈。

(陈明,刘燕华,李方 . 刘渡舟临证验案精选[M]. 北京:学苑出版社,2002:160.)

3. 产后下利

崔某某,女,35 岁。

因产后患腹泻，误以为脾虚，屡进温补，未能奏效。视其舌质红绛，苔薄黄，脉沉而略滑。初诊以其下利而又口渴，误作厥阴湿热下利，投白头翁汤不甚效。至第三诊时，声称咳嗽少寐而下肢浮肿，小便不利，大便每日3～4次，口渴欲饮水。思之良久，乃恍然大悟，此证非虚非湿，乃猪苓汤（咳、呕、心烦、渴）之证。《伤寒论》第319条说："少阴病，下利六七日，咳而呕渴，心烦不得眠者，猪苓汤主之。"何况下肢浮肿，小便不利，水证之情俱备无疑。

猪苓15g，茯苓20g，泽泻15g，滑石16g，阿胶（烊化）10g。

此方服5剂，腹泻止小便畅利，诸证悉蠲。

（陈明，刘燕华，李方．刘渡舟临证验案精选［M］．北京：学苑出版社，1996：174．）

一六〇、竹皮大丸

【原文】

《金匮要略》

《妇人产后病脉证治》：妇人乳中虚，烦乱呕逆，安中益气，竹皮大丸主之。

【组成与用法】

生竹茹二分，石膏二分，桂枝一分，甘草七分，白薇一分。

上五味，末之，枣肉和丸弹子大，以饮服一丸，日三夜二服。有热者倍白薇，烦喘者加柏实一分。

【功能与主治】

清热降逆，和胃止呕，安中益气。用于妇人产后虚热烦呕，心烦意乱，烦躁不安，烦渴呕逆。

【临床病案选录】

1. 更年期综合征

王某某，女，50岁。

1994年8月29日初诊。近半年来感觉周身不适，心中烦乱，遇事情绪易激动，常常多愁善感，悲恸欲哭。胸闷心悸气短，呕恶不食，头面烘热而燥，口干喜饮，失眠多梦，颜面潮红，但头汗出。月经周期不定，时有时无。某医院诊断为更年前综

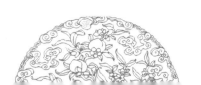

合征,服"更年康"及"维生素"等药物,未见效果。舌苔薄白,脉来滑大,按之则软。辨为妇女50岁乳中虚,阳明之气阴不足,虚热内扰之证,治宜养阴益气,清热除烦,为疏《金匮要略》竹皮大丸加减。

白薇10g,生石膏30g,玉竹20g,丹皮10g,竹茹30g,炙甘草10g,桂枝6g,大枣5枚。

服药5剂,自觉周身轻松,烦乱呕逆之症减轻,又续服7剂,其病已去大半,情绪安宁,睡眠转佳,病有向愈之势。守方化裁,共服20余剂而病瘳。

(陈明,刘燕华,李方. 刘渡舟临证验案精选[M]. 北京:学苑出版社,1996:160-161.)

2. 产后呕逆

华某,女,31岁。

1979年7月10日诊。产后3个月,哺乳。身热(38.8℃)已7～8天,偶有寒慄状,头昏乏力,心烦恚躁,呕逆不已,但吐不出。脉虚数,舌质红苔薄,以益气安胃为主。

淡竹茹9g,生石膏9g,川桂枝5g,白薇6g,生甘草12g,制半夏9g,红枣5枚,2剂。

药后热除,寒慄解,烦乱平,呕逆止,惟略头昏,复予调治痊愈。

(何正,张志民,连建伟. 金匮方百家医案评议[M]. 杭州:浙江科学技术出版社,1991:388.)

一六一、竹叶石膏汤

【原文】

《伤寒论》

397条:伤寒解后,虚羸少气,气逆欲吐,竹叶石膏汤主之。

【组成与用法】

竹叶二把,石膏一斤,半夏(洗)半升,麦冬(去心)一升,人参二两,甘草(炙)二两,粳米半升。

上七味,以水一斗,煮取六升,去滓。内粳米,煮米熟,汤成去米,温服1升,日3服。

【功能与主治】

清热和胃，益气养阴。用于伤寒热病后期，身体虚弱消瘦，发热或低热不退，汗出、心烦口渴，少气懒言，声低息微，乏困无力，气逆欲吐，小便短赤，舌红少苔，脉虚细数等。

【临床病案选录】

1. 顽固性发热(败血症)

杨某，女，23 岁。

患乳腺炎，经手术治疗后，发热 39℃ 而继续不已，注射各种抗生素亦始终不退，而且口腔黏膜溃烂，满生霉菌。西医诊为恐为败血症。其脉数而无力，视其舌涂敷龙胆紫已无法辨认。饮食亦数日不进，并且时发呕吐与心烦不安。辨证：此证原为热结阳明，发为乳痈，手术治疗，气血先伤，因而津液不滋、虚热不除，以致胃气上逆而发为呕吐。治应滋补气阴，兼清虚热而止呕吐。

生石膏一两，竹叶三钱，麦冬八钱，半夏二钱，粳米一大撮，党参三钱，炙甘草二钱。

服两剂发热降至 37.8℃，呕吐平而进饮食。照方又服三剂，发热退而出院。

（刘渡舟，聂惠民，傅世垣. 伤寒挈要[M]. 北京：人民卫生出版社，2006：140-141.）

2. 口腔溃疡

史某，女，21 岁。

1988 年 9 月 8 日初诊。患口腔溃疡两周，牙周肿痛，口臭，溃疡呈多发性，口干且渴，经中西医治疗，效果不明显；大便干燥，数日未行，脉沉数，舌质红，苔淡黄少津，牙周红肿。证属胃阴不足，蕴热上灼而致。治宜益气生津，清热解毒，宗竹叶石膏汤化裁。

淡竹叶 10g，生石膏 30g，太子参 10g，麦冬 15g，法半夏 6g，炒栀子 10g，连翘 10g，银花 15g，知母 10g，莲心 10g，炙甘草 5g。

服药 4 剂，诸症锐减。

二诊：前方去太子参，加佩兰叶 10g，继服 6 剂而愈。追访半年未复发。

（聂惠民. 伤寒论与临证[M]. 广州：广东科技出版社，1993：716-717.）

3. 顽固性呕吐

陆某，男，60 岁。

病经 3 天，历进针灸、中西药物未效。剧烈呕吐，开始呕出大量酸苦水，继而饮食均吐，滴水不能进，周身战栗恶寒，虽重被覆盖，寒战不止，大便多日未通，小便少而不畅，昨起迄今小便全无，舌苔薄黄干燥，毫无津液，舌质深红，脉沉细数。证属

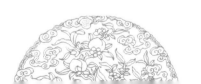

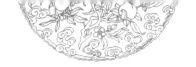

胃热津伤气逆,治拟竹叶石膏汤加生姜汁反佐。

生石膏 30g,党参 12g,炙甘草 6g,麦冬 15g,制半夏 6g,粳米 10g,鲜竹叶 20片,生姜汁少许冲,1 剂。

为了防止饮药即吐,嘱每次只进药一匙,若药入即吐,继续进药一匙,若药入未吐,10 分钟后再服,略增量。

如法服药,未吐,头煎药服完,战栗全除,呕亦全止。次日复诊:舌上津回,小便稍通,略进饮食,未吐。原方再进 1 剂,竟收全功。其后始悉患者起病腹痛呕吐,疑房室后受寒,曾用艾灸关元、气海等穴,及服桂附椒萸等辛热药多剂,以致胃津被劫,胃热更甚,热邪内郁,故反而战栗恶寒,呕甚则气逆不降,故二便皆闭。病机符合胃热津伤气逆,故用竹叶石膏汤取得预期效果。

(陈亦人.《伤寒论》求是[M]. 北京:人民卫生出版社,1987:139.)